養護教諭養成講座①

学校における 養護活動の展開

改訂 10 版

編集代表：津島 ひろ江

編著：荒木田美香子／池添志乃／岡本啓子

ふくろう出版

執筆者及び執筆分担

(執筆順)

荒木田 美香子（川崎市立看護大学）‥‥‥‥‥‥‥‥‥‥‥‥‥‥‥‥‥‥‥‥‥（第1章，第5章）

郷 木 義 子（新見公立大学）‥‥‥‥‥‥‥‥‥‥‥‥‥‥‥‥‥（第2章 I，II，III）

久 保 昌 子（熊本大学）‥‥‥‥‥‥‥‥‥‥‥‥‥‥‥‥‥‥‥‥‥（第2章 IV）

津 島 ひろ江（関西福祉大学）‥‥‥‥‥‥‥‥‥‥（第3章，第10章 I，II，III，附章）

池 永 理恵子（前 関西福祉大学）‥‥‥‥‥‥‥‥‥‥‥‥‥‥‥‥‥‥‥‥（第4章）

西 牧 眞 里（鎌倉女子大学）‥‥‥‥‥‥‥‥‥‥‥‥‥‥‥‥‥（第6章 I，II，III）

高 橋 紀和子（鎌倉女子大学）‥‥‥‥‥‥‥‥‥‥‥‥‥（第6章 IV，V，VI，VII）

入 駒 一 美（東京医療保健大学）‥‥‥‥‥‥‥‥‥‥‥‥‥‥‥‥‥‥‥（第7章）

岡 本 啓 子（四天王寺大学）‥‥‥‥‥‥‥‥‥‥‥‥‥‥‥‥‥‥‥‥‥（第8章）

田 村 裕 子（山陽学園大学）‥‥‥‥‥‥‥‥‥‥‥‥‥‥‥‥‥‥‥‥‥（第9章）

森 口 清 美（就実大学）‥‥‥‥‥‥‥‥‥‥‥‥‥‥‥‥‥‥‥‥‥（第10章 IV）

廣 原 紀 恵（茨城大学）‥‥‥‥‥‥‥‥‥‥‥‥‥‥‥‥‥‥（第11章，第13章）

佐久間 浩 美（了徳寺大学）‥‥‥‥‥‥‥‥‥‥‥‥‥‥‥‥‥‥（第12章 I，II）

池 添 志 乃（高知県立大学）‥‥‥‥‥‥‥‥‥‥‥‥‥‥‥‥‥（第12章 III，IV）

奥 田 紀久子（徳島大学）‥‥‥‥‥‥‥‥‥‥‥‥‥‥‥‥‥‥‥‥‥（第14章）

岡 本 陽 子（広島文化学園大学）‥‥‥‥‥‥‥‥‥（第15章，第17章 I，II，III）

中 島 敦 子（千里金蘭大学）‥‥‥‥‥‥‥‥‥‥‥‥‥‥‥‥‥‥‥‥（第16章）

貴 志 知恵子（徳島文理大学）‥‥‥‥‥‥‥‥‥‥‥‥‥‥‥‥‥‥‥（第17章 IV）

沖 西 紀代子（県立広島大学）‥‥‥‥‥‥‥‥‥‥‥‥‥‥‥‥‥‥‥‥（第18章）

西 岡 かおり（四国大学）‥‥‥‥‥‥‥‥‥‥‥‥‥‥‥‥‥‥（第19章 I，II，IV）

髙 田 恵美子（畿央大学）‥‥‥‥‥‥‥‥‥‥‥‥‥‥‥‥‥‥‥‥‥（第19章 III）

津 田 聡 子（中部大学）‥‥‥‥‥‥‥‥‥‥‥‥‥‥‥‥‥‥‥‥（第20章 I，II）

中 村 雅 子（福山平成大学）‥‥‥‥‥‥‥‥‥‥‥‥‥‥‥‥‥‥‥（第20章 III）

高 橋 佐和子（神奈川県立保健福祉大学）‥‥‥‥‥‥‥‥‥‥‥‥‥‥‥‥（第21章）

吉 岡 哲（関西福祉大学）‥‥‥‥‥‥‥‥‥‥‥‥‥‥‥‥‥‥‥‥‥（附章）

髙 岡 宏 一（関西福祉大学）‥‥‥‥‥‥‥‥‥‥‥‥‥‥‥‥‥‥‥‥‥（附章）

編集にあたって

　養護教諭の免許状が取得できる大学はずいぶん増えてきました．学生たちにとって憧れの養護教諭ですが，児童生徒の健康問題の多様化により，学校内外での養護教諭に対する役割への期待はとても大きなものになってきています．

　児童生徒の生活習慣の乱れからくる不健康，メンタルヘルス，SNS・ネットゲーム依存，アレルギー疾患，アナフィラキシー，肥満傾向，いじめ，保健室登校，虐待，喫煙，薬物乱用，性感染症，発達障がい，さらに近年は自然災害発生時の養護教諭の役割，世界を危機に陥らせる新型コロナウイルス感染症への対応など喫緊の課題解決にむけて，養護教諭の求められる役割が拡大されています．

　平成20年には中央教育審議会答申「子どもの心身の健康を守り，安全・安心を確保するために学校全体としての取組を進めるための方策について」において，養護教諭は「学校における救急処置，健康診断，疾病予防等の保健管理，保健教育，健康相談活動，保健室経営，保健組織活動，子どもの現代的健康課題の対応にあたり，学校内や地域の関連機関との連携を推進するコーディネーターの役割を担う」と示されました．

　学校や教員に求められる役割が拡大し，従来の教職員（教員，学校三師，栄養士等）の他にスクールカウンセラー，スクールソーシャルワーカー，部活動の指導者等のチーム学校が推進され，さらには令和3年8月に学校教育法施行規則一部改正があり，特別な支援を必要とする児童生徒への対応等の充実のために，学校において教員と連携・協働しながら不可欠な役割を果たす支援スタッフとして，医療的ケア看護職員，情報通信技術支援員，特別支援教育支援員及び教員業務支援員等について，新たにその名称・職務内容が規定されました．また，令和3年6月には医療的ケア児等及びその家族に対する支援に関する法律が公布され，特別支援教育に必要な人材の配置が国の努力義務から責務となりました．さらに多職種・多機関の連携・協働が進められる中，養護教諭のコーディネーターの役割がますます期待されています．

　養護教諭免許状取得のための教育課程では，「養護概説」が必修科目となっています．この科目名は養成校によって異なり，「養護概説」，「養護活動論」，「養護教諭の職務」などの科目名で開講されています．そこで，それらの科目の教育で用いるテキストを編集したいと考え，養護教諭養成講座①『学校における養護活動の展開』を上梓する運びとなりました．

　本書の特徴として，最新の情報を教育に取り入れるために，毎年，改編しております．また，直近（今回は令和4年度実施）の教員採用試験から抜粋した練習問題を各章末に掲載しています．講義終了後に，学生が自主的に取り組む学習方法を念頭におきながら，オリジナルなテキストとして活用されることを期待して編集しました．

　2023年4月

編著者一同

目　次

第1章　養護教諭の職務と専門性

Ⅰ　養護教諭の職務と専門性

1　教育の目標の達成と養護教諭の活動

養護教諭は，教育基本法に基づく学校教育の中で教員の一員として機能することが前提であり，保健の立場から学校教育の目的を達成するために業務を行う者である．

教育基本法における教育の目的

1. 幅広い知識と教養を身に付け，真理を求める態度を養い，豊かな情操と道徳心を培うとともに，健やかな身体を養うこと．

2. 個人の価値を尊重して，その能力を伸ばし，創造性を培い，自主及び自律の精神を養うとともに，職業及び生活との関連を重視し，勤労を重んずる態度を養うこと．

3. 正義と責任，男女の平等，自他の敬愛と協力を重んずるとともに，公共の精神に基づき，主体的に社会の形成に参画し，その発展に寄与する態度を養うこと．

4. 生命を尊び，自然を大切にし，環境の保全に寄与する態度を養うこと．

5. 伝統と文化を尊重し，それらをはぐくんできた我が国と郷土を愛するとともに，他国を尊重し，国際社会の平和と発展に寄与する態度を養うこと．

また，学校保健は，全教職員と学校医，学校歯科医，学校薬剤師，スクールカウンセラー，栄養教諭などの他職種と手を携えて，図1−1の枠組みで展開するものである．なかでも，養護教諭は保健主事と共に（兼務も可）学校保健推進の中核を担う立場である．

学校教育の場にあって，保健の立場から教育の目標を達成するためには，養護教諭として以下の点を考慮して保健管理，保健教育，組織活動を行う．

1）児童生徒の正常な発達を理解したうえで，個別の発達をアセスメントすること

　例：定型発達や発達課題を理解したうえで，障害や慢性疾患，医療的ケアの必要性などに応じて，支援活動の展開を考える．思春期やせ症，下垂体性低身長症などの早期発見につとめる．

2）現在の国民の疾病や死亡の現状を考慮すること

　例：5歳−19歳の全死亡の32％が自殺，27％が不慮の事故，16％が悪性新生物であり，この3要因でその年代の死亡の75％を占めている．

　　また，40歳−59歳の働き盛りの成人の全死亡の43％が悪性新生物，15％が心疾患，11％が自殺，10％が脳血管疾患で，この4要因でその年代の死亡の79％を占めている（令和2年人口動態統計月報年計（概数）の概況より作成）といった現状を理解したうえで，児童生徒の現在の健康課題の解決ばかりではなく，将来の健康を見据えた保健管理や保健教育を計画していく．

3）児童生徒の保健行動に影響を及ぼす社会情勢を考慮すること

　例：施設の禁煙化，食育活動といった健康政策，やせ志向，マリファナなど薬物の乱用，携帯電話などによる出合い系サイトといった社会現象，不景気など経済状況などと対象とする児童生徒たちの保健行動との関係性を分析し，エビデンスに基づいた対策を計画する．

4）医学や医療の進歩，保健や福祉制度と児童生徒の健康管理との連携を考慮すること

　例：アドレナリン自己注射製剤（エピペン®）の持参・預かり，療育機関の専門職による発達障がい児への巡回指導など，児童生徒の安全の確保や成長の保障に役立つ情報を入手し，活用する．

図1-1　学校保健の構造

2　養護教諭の拡大する職務と求められる能力

養護教諭の職務としては，学校教育法37条12項に「養護教諭は，児童の養護をつかさどる」とあるが，具体的な職務としては，1958（昭和33）年に出された学校保健法（2009（平成21）年より学校保健安全法）や1972（昭和47）年，2007（平成19）年の保健体育審議会の答申を基本的な考え方としてきた．

1972（昭和47）年保健体育審議会の答申には①専門的立場からすべての児童生徒の保健及び環境衛生の実態を的確に把握，②疾病や情緒障害，体力，栄養に関する問題など心身の健康に問題を持つ児童生徒の個別の指導，③健康な児童生徒についても健康の保持増進に関する指導にあたる，④一般教員の行う日常の教育活動にも積極的に協力するという職務が示されている．1997（平成9）年保健体育の審議会答申には，不登校や精神面の問題の増加や，性の逸脱行為，性感染症の増加，生活習慣病への対応など当時の課題に対応して，⑤専門性を生かしたカウンセリング，⑥健康教育に加えて，⑦企画力・実行力・調整能力を生かした学校保健活動の推進があげられた．

さらに，2008（平成20）年の中央教育審議会答申「子どもの心身の健康を守り，安全・安心を確保するために学校全体としての取組を進めるための方策について」では，学校におけるヘルスプロモーションの推進，児童生徒のメンタルヘルス，アレルギーなど現代的な健康課題の対応にあたり，学級担任等，学校医，学校歯科医，学校薬剤師，スクールカウンセラーなど学校内における

連携，また医療関係者や福祉関係者など地域の関係機関との連携を推進することが必要となっているなか，養護教諭はコーディネーターの役割を担う必要があること，養護教諭が子どもの現代的な健康課題に適切に対応していくためには，常に新たな知識や技能などを習得していく必要があること，養護教諭は保健室経営計画を立て教職員に周知を図り連携していくことを明記するとともに，養護教諭がその役割を十分果たせるようにするための環境整備が必要であるとしている．

学校保健安全法は，学校における児童生徒及び職員の健康の保持増進を図ることを目的としている．第7条には「健康診断，健康相談，保健指導，救急処置その他の保健に関する措置を行うため，保健室を設けるものとする」，第9条には「養護教諭その他の職員は，相互に連携して，健康相談又は児童生徒の健康状態の日常的な観察により，児童生徒の心身の状況を把握し，健康上の問題があると認めるときは，遅滞なく，当該児童生徒に対して必要な指導を行うとともに，必要に応じ，その保護者に対して必要な助言を行うものとする」と養護教諭の職務に関する記載がある．いうまでもなく，養護教諭は保健室内の業務だけではなく，健康診断，疾病予防などの保健管理，保健教育，健康相談，保健室経営，保健組織活動，学校の環境衛生も含めた幅広い活動を教職員や児童生徒，保護者と共に展開している．

1995（平成7）年に養護教諭が保健主事につくことができるようになり，1998（平成10）年に養護教諭が教科「保健」を兼務することが可能となるなど，職務の枠組

みの変化もあったが，保健指導の対象が感染症や性感
染症，メンタルヘルス，虐待へと変化するなど，より難
しいケースに対応が求められることが多くなっている．

　実際に養護教諭が行っている日常業務については，
2004（平成16）年に全国1637校に対して実施された調査
で，40項目を挙げて養護教諭に「勤務校の児童生徒の
実態等から，特に重点を置いて取り組んでいる項目（複
数回答）」をたずねたものである[1]．

　保健室来室者への個別の対応も，児童生徒の実態の
把握と分析といった集団としての健康アセスメントも
行っており，個人及び集団の健康をアセスメントするた
めの知識・判断力が求められる．また，高等学校では，
性に関して問題のある児童生徒への保健指導が重点項
目の4番目として上がり，特別支援学校の1番目には健
康状態（病気・栄養状態）に関する実態の把握があが
るなど，校種による特殊性が表れている．養護教諭の免
許は校種別ではないため，発達を理解したうえで，児童
生徒の健康を包括的に捉えることができる能力，さらに

それに対応し，解決へと導いていく問題解決のための
知識・実行力・コーディネート力が求められている．

3　養護教諭の専門性

　養護教諭は，養護教諭専修，一種，二種の免許を
持って活動する専門職である．小倉[2]は養護教諭の専
門的機能を，学校看護婦の発達過程から，図1−2の①
から④へと拡大・発展してきたとしている．③の「教育
保健」とは，一つには学校教育への寄与という観点から
捉えた学校保健活動であり，また，将来の健康管理能
力を育成するためにも，保健教育を重視するという二面
性を意味している．④の人間形成の教育機能としては
養護教諭が保健管理や保健指導をすることで，児童生
徒が変わり，親が変わり，いきいきとした生活が送れる
ようになったなどの事例から，その機能を位置づけてい
る．

　確かに学校内においては，①から④の機能を果たし
ているが，現在では，地域（子育て支援ネットワーク，

表1−1　各校種の養護教諭の重点的な取り組み状況

多い順位	小学校	中学校	高等学校	特別支援学校*
1位	保健室来室児童生徒への対応と発達支援のための指導（65.4%）	保健室来室児童生徒への対応と発達支援のための指導（75.9%）	保健室来室児童生徒への対応と発達支援のための指導（74.2%）	健康状態（病気・栄養状態）に関する実態の把握（60.0%）
2位	保健室で捉えた子どもの実態の把握と分析（44.7%）	健康相談活動を必要とする児童生徒への初期対応及び継続的対応（60.5%）	健康相談活動を必要とする児童生徒への初期対応及び継続的対応（67.1%）	日常及び非常災害時の応急手当及び救急体制の整備（55.7%）
3位	健康相談活動を必要とする児童生徒への初期対応及び継続的対応（39.4%）	保健室で捉えた子どもの実態の把握と分析（53.2%）	保健室で捉えた子どもの実態の把握と分析（49.8%）	保健室来室児童生徒への対応と発達支援のための指導（50.4%）
4位	児童生徒に委員会活動の指導（37.9%）	不安や悩み，ストレスなどの心の健康に関する実態の把握（36.4%）	性に関して問題のある児童生徒への保健指導（41.1%）	上記***以外の特に配慮を必要とする児童生徒の管理・指導（46.1%）
5位	家庭や地域社会への啓発活動及び指導助言（37.9%）**	児童生徒に委員会活動の指導（33.3%）	不安や悩み，ストレスなどの心の健康に関する実態の把握（37.9%）	心臓病，腎臓病，糖尿病等の学校生活管理指導表に基づく管理及び指導（43.5%）

* 調査時は盲・聾・養護学校
** （保健だよりの発行，学校行事等における指導助言）
***心臓病，腎臓病，糖尿病，アレルギー疾患
［日本学校保健会「養護教諭の専門性と保健室の機能を生かした保健室経営の進め方」−養護教諭の資質の向上に関する調査より
　作成］

市町村の健康づくり政策など），家庭教育支援，医療・福祉（慢性疾患，障害児，発達障害児対応）など学校外のシステムとの連携を行うコーディネート機能を果たす図１－３へとさらに発展していると考えられる．養護教諭は学校内で児童生徒がいきいきと学習や生活ができることを基本にすえて，学校外の他職種と連携をとり調整を図ることが必要であり，その観点からして⑤も養護教諭の専門的機能といえるであろう．

4　養護教諭の配置

公立学校の教員の配置は「公立義務教育諸学校の学級編制及び教職員定数の標準に関する法律」（標準法）により定められている．1958(昭和33)年による定数改善計画などにより養護教諭の数は順調に増加した．養護教諭は1980(昭和55)年から４学級以上の学校の全てに専任の養護教諭の配置計画が進められ，1995（平成７）年からは３学級以上の全ての学校に配置されることとなった．また，2001（平成13)年からは第７次公立義務教育諸学校教職員定数改善計画においては，複数配置基準が表１－２のように児童生徒数によって定められている．2021（令和３）年の中央教育審議会の“「令和の日本型学校教育」の構築を目指して～全ての子供たちの可能性を引き出す，個別最適な学びと，協働的な学びの実現～（答申）”では，「健康教育においても，児童生徒等の心身の状況等を踏まえて，エビデンスに基づく個に応じた指導・支援を充実させることにより，生涯を通じて心身ともに健康な生活を送るための資質・能力（健康リテラシー等）を育成することが重要である」とし，健康を保持増進する全ての活動を担う養護教諭を適正に配置し，養護教諭の無配置校をなくしていくべきであると明記している．

2019（令和元）年度　学校教員統計調査によると，幼・小・中・高・こども園・義務教育学校・特別支援学校への養護教諭の配置数は養護助教諭も含め36058人（2007年より7515人減）であり，少子化に伴い減少している．配置率は高等学校で119％，中学校で90.5％，小学校で94.5％であるが，幼稚園は2.8％と低い．

表１－２　養護教諭の複数配置基準（標準法）

小学校	３学級以上の学校に１人配置
	児童数が851人以上の学校に複数配置
中学校	３学級以上の学校に１人配置
	生徒数が801人以上の中学校に複数配置
特別支援学校	１校に１人配置
小学部及び中学部	61人以上の学校に複数配置
全日制高校	定員は81～800人までの課程に１人配置
	801人以上の課程に複数配置
定時制高校	定員は121～800人までの課程に１人配置
	801人以上の課程に複数配置

II　養護活動と職業倫理

養護教諭は所属する組織が定める組織人としての倫理と，さらに教職・養護教諭という専門職としての２つ

図１－２　専門的機能の拡大・発展過程
［小倉　学『改定養護教諭－その専門性と機能－』より転載］

図１－３　専門的機能のさらなる拡大・発展
［荒木田］

の倫理に従うことになる.

　養護活動の倫理を考えるにあたって参考となるものは日本看護協会が出している看護の倫理及び，アメリカの養護教諭の学会であるNational Association School Nurse（NASN）の定める倫理綱領がある. NASN[6] は基本的には全米看護協会（ANA）の倫理綱領に準ずるが，スクールナースは，保健と教育という2つの法定・規制の枠組みにまたがっており，教育に焦点を当てたシステムで看護を実践するため，独自の問題や倫理的な側面も持っているとし，ANAの9項目についてスクールナースの観点での説明を加えている.

　ANA倫理条項1：The nurse practices with compassion and respect for the inherent dignity, worth, and unique attributes of every person.（看護師は，すべての人の固有の尊厳，価値，および固有の特性を尊重し，思いやりをもって実践します.）

　この条項に対して，NASNの理事会で承認された説明として，「学校の看護師は，生徒の自主性，尊厳，および権利を促進および維持する方法でケアを提供し，学校というコミュニティの多様性を受け入れるために包括的で協力的な方法でケアを提供します. 学校の看護師は，健康，人種，性別，社会経済的地位，文化，年齢，性的指向に関係なく，すべての生徒の公平な待遇を促進します.」とある.

　これらを参考に養護教諭及びその実践活動に必要な倫理として以下の案を提案する.

1. 児童生徒及び家族へのケアに際して
　① 人権の尊重：養護教諭の行動の基本は，児童生徒の生命と尊厳及び人権の尊重である. 養護教諭はいかなる場面においてもこれらが守られることを判断や行動の基本とし，自己決定を尊重し，そのための情報提供と決定の機会の保障に努めるとともに，人間的な教育的配慮をもって対応する.
　② 安全の確保：養護教諭は常に児童生徒が適切な教育を受けられるよう配慮する.
　　そのために，児童生徒に対する不適切な判断や教育に気付いた場合は，保護するよう働きかける.
　③ 公平・平等：養護教諭は性，年齢，家庭環境，学業成績，健康問題の性質などに左右されず，平等に教育を提供する.
　④ 信頼：児童生徒との信頼関係を築き，その信頼関係に基づいて支援を提供する.
　⑤ 関係者との協働：養護教諭は児童生徒の健康の保持増進及び抱える健康問題の解決にあたって，組織的に対応し，関係機関や関係者と協働して効果的な解決を図る.
　⑥ 守秘義務：養護教諭は児童生徒の身体面，精神面，社会面など多方面にわたる個人的な情報を得る機会が多い. それらに関しては守秘義務を遵守し，また記録物などの個人情報の取り扱いには細心の注意を図る. また他の教職員や関連機関と情報を共有する場合にも同様の注意をはらう.

2. 専門職の能力の向上
　⑦ 責任：養護教諭は自己の責任と能力を常に的確に認識し，それらに応じた養護実践を行う.
　⑧ 知識・技術：養護教諭は児童生徒や家族の健康に関連する適切な知識を持つよう努力しなければならない.
　⑨ 評価：養護教諭は養護実践の基準，関連法令，規則，および政策に関連してそれら自身の養護実践を評価しなければならない.

3. 職業的責任
　⑩ 研鑽：養護教諭はその専門性を的確に発揮するために，資質向上のため研修・研鑽に努める.
　⑪ 健康：健康を支援する養護教諭は，自らの健康の保持増進に努める.
　⑫ 社会への貢献：養護教諭は養護実践の質を高めるため協力，研鑽を行う.
　⑬ 環境改善への働きかけ：児童生徒，家族，学校，地域がよりよい健康を獲得していくために環境の問題について関わっていく.

表1－3　日本養護教諭教育学会の「養護教諭の倫理綱領」の条文

第1条　基本的人権の尊重	養護教諭は，子どもの人格の完成をめざして，一人一人の発育・発達権，心身の健康権，教育権等の基本的人権を尊重する．
第2条　公平・平等	養護教諭は，国籍，人種・民族，宗教，信条，年齢，性別，性的指向，社会的問題，経済的状態，ライフスタイル，健康問題の差異にかかわらず，公平・平等に対応する．
第3条　守秘義務	養護教諭は，職務上知り得た情報について守秘義務を遵守する．
第4条　説明責任	養護教諭は，自己の対応に責任をもち，その対応内容についての説明責任を負う．
第5条　生命の安全・危機への介入	養護教諭は，子どもたちの生命が危険にさらされているときは，安全を確保し，人権が侵害されているときは人権を擁護する．
第6条　自己決定権のアドボカシー	養護教諭は，子どもの自己決定権をアドボカシーするとともに，教職員，保護者も支援する．
第7条　発育・発達の支援	養護教諭は，子どもの心身の健康の保持増進を通して発育・発達を支援する．
第8条　自己実現の支援	養護教諭は，子どもの生きる力を尊重し，自己実現を支援する．
第9条　ヘルスプロモーションの推進	養護教諭は，子どもたちの健康課題の解決やよりよい環境と健康づくりのため，校内組織，地域社会と連携・協働してヘルスプロモーションを推進する．
第10条　研鑽	養護教諭は，専門職としての資質・能力の向上を図るため研鑽に努める．
第11条　後継者の育成	養護教諭は，社会の人々の尊敬と信頼を得られるよう，品位と誠実な態度をもつ後継者の育成に努める．
第12条　学術的発展・法や制度の確立への参加	養護教諭は，研究や実践を通して，専門的知識・技術の創造と開発に努め，養護教諭にかかわる法制度の改正に貢献する．
第13条　養護実践基準の遵守	養護教諭は，質の高い養護実践を目指し，別に定める養護実践基準をもとに省察して，実践知を共有する．
第14条　自己の健康管理	養護教諭は，自己の心身の健康の保持増進に努める．

［一般社団法人 日本養護教諭教育学会のホームページより著者作成．］

また，鎌田ら[7]は養護教諭の倫理綱領（案）を起草・検討した．日本養護教諭教育学会総会は2015年に14カ条からなる「養護教諭の倫理綱領」を承認し，公表した[8]．

引用・参考文献

1）日本学校保健会．養護教諭の専門性と保健室の機能を生かした保健室経営の進め方，東京，2004

2）小倉学．改定養護教諭―その専門性と機能―12版，東山書房，京都，1997

3）文部科学省．学校基本調査報告書（初等中等教育機関専修学校・各種学校），2008

4）サラT，フライ：看護実践の倫理，日本看護協会出版，東京，2007

5）隅本邦彦：ナースが学ぶ「患者の権利」講座，日本看護協会出版，東京，2007

6）National Association of School Nursing, Code of Ethics. https://www.nasn.org/nasn-resources/resources-by-topic/codeofethics#:~:text=School%20nurses%20deliver%20care%20in,diversity%20in%20the%20school%20community（2023/2/23アクセス）

7）鎌田尚子，中村朋子，野田智子，福島きよの，丸井淑美：養護教諭の倫理綱領（案）の理論的・実践的意義，日本養護教諭教育学会誌16（1），2012，23-26

8）日本養護教諭教育学会（2015）養護教諭の倫理綱領．https://yogokyoyu-kyoiku-gakkai.jp/wp-content/uploads/4d105782a0fbef67f73bb5dd09fd65eb.pdf（2023/2/23アクセス）

[第１章関連]

令和５年度（令和４年度実施）養護教諭採用試験問題

① 次の文は，「「令和の日本型学校教育」の構築を目指して～全ての子供たちの可能性を引き出す，個別最適な学びと，協働的な学びの実現～（答申）」（令和３年１月26日　中央教育審議会）の一部である．問に答えなさい．

○　健康教育においても，児童生徒等の心身の状況等を踏まえて，　①　を充実させることにより，生涯を通じて心身ともに健康な生活を送るための資質・能力（健康リテラシー等）を育成することが重要である．

○　このために，健康を保持増進する全ての活動を担う養護教諭を適正に配置し，養護教諭の専門性や学校保健推進の中核的な役割，コーディネーターの役割を発揮し，　②　する必要がある．そのためにも，養護教諭の無配置校をなくしていくべきである．

○　その上で，学校医，学校歯科医，学校薬剤師をはじめとする専門家と引き続き連携を図るとともに，健康の保持増進にとどまらず，今日の子供たちの抱える様々な問題に対処する上でも，　③　ことが重要である．

問　空欄①～③に当てはまる文の組合せとして，正しいものを選びなさい．

	①	②	③
ア	エビデンスに基づく個に応じた指導・支援	組織的な学校保健を展開	教育界と医療界が協力して取り組む
イ	エビデンスに基づく個に応じた指導・支援	いじめや虐待などを早期に発見し対応	家庭と緊密に連携して取り組む
ウ	エビデンスに基づく個に応じた指導・支援	組織的な学校保健を展開	家庭と緊密に連携して取り組む
エ	専門家との交流による協働的な学び	組織的な学校保健を展開	家庭と緊密に連携して取り組む
オ	専門家との交流による協働的な学び	いじめや虐待などを早期に発見し対応	教育界と医療界が協力して取り組む

（北海道・札幌市）

② 次の各文は，「健康診断結果の活用」について述べたものである．各文中の空欄Ａ～Ｄに当てはまる語句の正しい組合せはどれか．１～５から一つ選べ．

○　保健管理における活用

保健調査・日常の健康観察・健康診断結果から，児童生徒等の健康課題を把握し，共通理解を図るとともに　Ａ　の立案に役立てる．また，配慮を要する児童生徒等について把握するとともに，個々の配慮事項についての共通理解を図り，学習・運動・学校行事等について，　Ｂ　を行う．

○　保健教育における活用

健康診断は　Ｃ　された疾病・異常の予防や措置に対する指導にとどまらず，児童生徒等が自らの健康問題を認識し，どうすればより健康な生活を送ることができるか，そのためには，どう行動すべきかを指導することが重要である．学校における保健教育はこれらを踏まえて展開する必要がある．

○　組織活動における活用

学校における健康問題を研究協議し，健康づくりを推進する組織としての　Ｄ　は重要であり，様々な健康問題に適切に対処するため，家庭，地域社会等の教育力を充実する観点から，学校と家庭，地域社会を結ぶ組織として　Ｄ　を機能させることが必要である．

	A	B	C	D
1	学校保健計画	個々に応じた措置（軽減，停止等）	スクリーニング	学校保健委員会
2	保健室経営計画	学年に応じた措置（軽減，変更等）	早期に発見	学校保健委員会
3	個別の教育支援計画	個々に応じた措置（軽減，停止等）	受診を指示	学校運営協議会
4	学校保健計画	学年に応じた措置（軽減，変更等）	スクリーニング	学校運営協議会
5	保健室経営計画	学級に応じた措置（変更，中止等）	早期に発見	児童生徒等保健委員会

（大阪府・大阪市・堺市・豊能地区）

③ 次の文は，学校保健安全法（昭33.4.10法律第56号）の条文である．文中の（ ① ）～（ ④ ）に該当する語句の組み合わせを，下のa～eから一つ選びなさい．

第1条　この法律は，学校における児童生徒等及び（ ① ）の健康の保持増進を図るため，学校における（ ② ）に関し必要な事項を定めるとともに，学校における教育活動が安全な環境において実施され，児童生徒等の安全の確保が図られるよう，学校における（ ③ ）に関し必要な事項を定め，もつて学校教育の円滑な実施と（ ④ ）の確保に資することを目的とする．

	①	②	③	④
a	教員	安全管理	保健管理	その成果
b	教員	保健管理	安全管理	学力向上
c	職員	保健管理	安全管理	その成果
d	職員	安全管理	保健管理	学力向上
e	教員	安全管理	保健管理	学力向上

（高知県）

④ 次の文は，学校保健と学校全体の活動との調整について述べたものである．文中の（ ① ）～（ ④ ）に該当する語句の組み合わせを，下のa～eから一つ選びなさい．

学校保健は，保健教育及び保健管理の諸活動を通して児童生徒等の健康の保持増進を図り，（ ① ）の達成に寄与することを目指しておこなわれます．そして，保健教育及び保健管理の活動の円滑な実施とその成果の確保に資するようにするためには，全教職員の共通理解に基づいて（ ② ）を明確にした上で（ ③ ）に活動を推進するとともに，家庭及び地域の関係機関等との連携を密にするための学校保健に関する（ ④ ）を充実することが求められます．

	①	②	③	④
a	学校教育目標	専門性	組織的	組織活動
b	学校保健目標	専門性	組織的	教育活動
c	学校保健目標	役割	計画的	組織活動
d	学校教育目標	役割	組織的	組織活動
e	学校保健目標	役割	計画的	教育活動

（高知県）

⑤　学校保健に関する法規について，次の問いに答えよ．

問　学校保健安全法第八条，第九条のうち，下線部①～⑤の記述について，正誤の組合せとして最も適切なものを，下の**1～6**のうちから一つ選べ．

第八条　学校においては，児童生徒等の①心身の成長に関し，②健康相談を行うものとする．

第九条　養護教諭その他の職員は，相互に連携して，③健康管理又は児童生徒等の健康状態の日常的な観察により，児童生徒等の心身の状況を把握し，健康上の問題があると認めるときは，遅滞なく，当該児童生徒等に対して必要な④支援を行うとともに，必要に応じ，その保護者（学校教育法第十六条に規定する保護者をいう．第二十四条及び第三十条において同じ．）に対して必要な⑤助言を行うものとする．

1　① 正　　② 誤　　③ 誤　　④ 誤　　⑤ 誤

2　① 誤　　② 正　　③ 誤　　④ 正　　⑤ 誤

3　① 正　　② 誤　　③ 正　　④ 誤　　⑤ 誤

4　① 誤　　② 正　　③ 誤　　④ 誤　　⑤ 正

5　① 誤　　② 誤　　③ 正　　④ 正　　⑤ 正

6　① 正　　② 正　　③ 正　　④ 正　　⑤ 正

（大分県）

第2章　養護教諭の歴史

I　養護教諭の出発である学校看護婦

養護教諭の歴史をたどると，学校看護婦，学校衛生婦さらに養護訓導という職名を経て今日の養護教諭に至るまで，様々な制度と共にその内実に幾多の変遷がある．

その背後にはいつの時代にも，その時々の児童生徒を取り巻く社会の状況とそれに伴う児童生徒の健康問題があり，学校看護婦，養護訓導，養護教諭それぞれが，児童生徒の健康問題解決への強い願いのもと，専門職として，教育職員としての位置付けを確かなものにし，今日の養護教諭に至った経緯がある．

養護教諭（Yogo Teacher）は日本社会の中で生み出された独特の制度で，各学校に「専任で常駐する教育職員」というわが国が独自に発展させていった世界的にも例を見ないものである．

わが国は明治維新後，医療や教育などのさまざまな制度構築を行った．その結果，西洋の医療制度が導入され，近代的な医学教育や看護教育が始まり，職業として正式に看護婦が認められ，各県で養成が始まった．また教育制度に関しては1872（明治5）年「学制」が公布され，義務教育推進に力を入れ，初等教育については，国民のすべてが就学すべきことを定めた．発令から数年間に全国で2万校以上の小学校が整備され，就学率は徐々に高まっていった．これらの制度改革と当時の児童生徒の健康問題が養護教諭の出発である学校看護婦を誕生させた一つの要因となった．

1）学校看護婦の誕生

1894（明治27）年に始まった日清戦争，1904（明治37）年の日露戦争後にトラホーム（現在の名前はトラコーマ）が全国的に大流行し，就学率の増加に伴って，学校内で児童生徒から児童生徒に感染し，罹患率を高める結果につながった．明治30年頃から10年間の罹患が最も多く，学校によっては全児童生徒の3分の2から時には4分の3にも及んだ．このような状況を受けて，当時，トラホームの感染防止は親たちだけでなく地域の教育関係者にとっても大きな問題であった．

この疾患は，当時から学校伝染病に指定されていたが，慢性疾患であること，長期治療を必要とすること，しかし治療は洗眼・点眼など比較的簡易な処置を行うだけであること，比較的苦痛が少なく登校にもあまり支障がないこと，などの特徴をもった疾患であった．それゆえ，伝染病として出席停止の処置をとるより，児童生徒に学業を続けさせるために，学校内で処置を行う方針をとる学校が現れた．このトラホーム蔓延対策として考えられたのが，近代看護の知識と技術を学んだ看護婦の活用であった．

しかし当初は，このような疾患の特殊性から，必ずしも全日勤務する必要がなく，勤務形態は数校を受け持つ巡回性であり，しかもパートタイムの形式がとられていた．

当時，政府は児童生徒の健康増進対策に取り組み，1898（明治31）年には公立学校に学校医をおく勅令を出しており，学校看護婦は学校医の指導のもとに，洗眼・点眼にあたりトラホームの減少に大きな成果をあげていった．

この「学校医令」制定後，6人の学校医をおいた岐阜県は，1905（明治38）年5月，学校児童トラホーム予防に関する通達を出し，県下一斉に眼病調査を行った．この結果，小学校で22.4％，中学校では17.5％という高い罹患率であった．そしてトラホーム罹患率が県平均よりも高かった2つの小学校，羽島郡竹ヶ鼻尋常高等小学校と笠松尋常小学校の2校に1905（明治38）年9月，校費で学校に看護婦を配置した．これがわが国の学校看護婦の誕生といわれている．竹ヶ鼻小学校においては

1905（明治38）年4月には検査者669人のうち罹患者は458人（罹患率66.4％）であったが，1906（明治39）年4月の検査によると，検査者662人のうち罹患者は286人（罹患率42.6％）と減少しており，また同年9月の罹患率は24.1％とさらに減少していった．また，笠松小学校においては，1905（明治38）年4月には検査者850人のうち罹患者は298人（罹患率34.7％）であったが，1906（明治39）年4月の検査によると，検査者942人のうち罹患者は245人（罹患率24.6％）と減少していった．このときの両校の看護婦に関しては，氏名などの詳細は不明とされている．

次いで，1906（明治39）年2月，児童の罹患率が35.0％と高率であった岐阜市高等小学校（後の京町小学校）においては，岐阜県立病院に派遣依頼し，洗眼・点眼を行った．京町小学校においては，初めは学校経費で採用され，1908（明治41）年に学校看護婦として派遣されたのが広瀬ますであった．広瀬は翌年の1909（明治42）年11月より市の嘱託の身分となり，京町小学校専任看護婦として，給与も市から支給されるようになり，日本で初めての公費による専任学校看護婦の誕生であり，学校看護婦第1号となった．その後1935（昭和10）年に死亡するまで，28年間京町小学校に勤務した．広

表2－1　全国府県別学校看護婦数

	大11	大13	大14	昭3	昭4	昭5	昭6	昭8	昭9
北海道	－	－	17	59	64	75	82	86	98
青森	13	12	13	15	18	20	11	20	28
岩手	－	1	3	26	25	25	26	19	33
宮城	1	2	1	12	9	15	20	29	29
秋田	2	5	8	31	21	28	31	37	48
山形	2	5	5	19	22	10	10	44	35
福島	－	2	1	3	3	6	6	24	27
茨城	－	－	－	－	1	3	4	13	20
栃木	－	－	2	6	8	9	9	9	16
群馬	－	2	2	7	9	8	8	13	19
埼玉	－	－	2	1	6	7	6	17	23
千葉	－	5	8	11	17	15	13	14	16
東京	8	14	32	91	123	124	154	333	507
神奈川	4	5	7	14	17	18	23	26	40
新潟	7	9	10	28	33	39	36	52	59
富山	－	1	1	2	3	4	3	2	3
石川	2	4	6	18	22	20	19	24	30
福井	－	2	－	1	5	5	8	11	15
山梨	－	－	1	6	10	10	7	8	10
長野	7	13	13	25	28	28	28	31	48
岐阜	－	－	－	12	25	24	26	38	46
静岡	1	2	3	9	11	17	42	90	115
愛知	2	－	3	8	12	13	9	24	28
三重	－	－	3	8	7	9	8	8	12
滋賀	1	2	3	8	8	7	11	27	70
京都	13	86	77	221	238	251	266	275	322
大阪	7	4	32	44	68	80	97	100	140
兵庫	5	7	8	11	10	14	11	13	15
奈良	－	3	8	1	9	11	10	10	15
和歌山	－	－	－	1	4	6	7	12	14
鳥取	－	－	1	9	14	17	19	24	25
島根	1	11	17	20	18	23	28	14	32
岡山	5	12	25	41	50	65	88	105	112
広島	－	7	15	24	30	31	30	35	28
山口	－	－	2	4	5	6	10	8	8
徳島	9	15	14	31	32	31	30	42	58
香川	－	4	8	20	24	30	27	40	31
愛媛	－	－	－	1	3	2	3	5	9
高知	9	2	32	60	87	101	136	182	234
福岡	2	21	32	69	78	85	80	88	65
佐賀	4	35	36	82	87	100	106	114	115
長崎	1	8	16	29	31	37	49	52	74
熊本	5	5	10	12	12	12	12	20	26
大分	－	7	－	9	7	7	18	27	38
宮崎	－	3	5	9	19	36	40	58	77
鹿児島	－	－	－	1	12	30	38	51	70
沖縄	－	－	－	10	12	17	23	41	57
台湾	－	－	－	4	6	12	12	13	15
樺太	－	－	7	9	12	14	14	23	33
満州	－	－	－	22	22	25	30	40	38
関東州	－	－	－	－	－	－	－	－	－
朝鮮	－	－	14	27	38	35	36	59	57
計	111	316	503	1,199	1,436	1,618	1,824	2,460	3,093

［文部省調査による．都道府県等の名称は調査当時のもの］

瀬はその間に，単にトラホーム対策のみならず，栄養の補給，肝油の投与，太陽燈の照射，乾布摩擦，時には家庭訪問を行い，保護者への保健指導を行うなど，学校衛生の充実や児童生徒の保健活動のため尽力した．広瀬は現職の52歳のとき死亡したが，学校関係者のみならず地域の人々が彼女の死を悼み，記念碑が建立された．

その後，1912（明治45）年４月，大阪府堺市が市の学務課の職員として学校看護婦５名を採用し，市内のすべての学校を分担させた．その仕事内容は単にトラホームの治療だけでなく，救急処置，身体検査，環境衛生など学校衛生全般にわたるものとなっていった．その後，学校看護婦を配置する市町村がしだいに増加し，その数は，大正になってから徐々に増加し，1924（大正13）

年には316人となり，公費での配置が増加するとともに，仕事内容も学校衛生全般に拡大していった．

1922（大正11）年から1934（昭和９）年までの全国府県別学校看護婦数を表２－１に示した．

2）学校看護婦の活躍や思い

学校看護婦の実際の活動内容や思いは1928（昭和３）年に創刊された学校看護婦の専門誌である雑誌「養護」に見ることができる．

また日赤東京支部から東京女子高等師範学校付属小学校に派遣された篠崎ハルが1934（昭和９）年に著した「学校衛生児童養護の実際」からも，当時の学校看護婦の執務の実際や思いをうかがい知ることができる．これは戦前学校看護婦や養護訓導が著した唯一の専門書

資料２－１　※文部省訓令

○学校看護婦ニ関スル件

（昭和4年10月29日
文部省訓令第21号）

近時学校衛生ノ発達ニ伴ヒ之ニ関スル各種ノ施設漸ク其ノ普及ヲ見ルニ至レルハ児童生徒ノ健康増進上洵ニ慶ブベキコトナリトス惟フニ学校衛生ニ関シテハ学校教職員，学校医主トシテ之ニ従事スト雖モ就中幼弱ナル児童ヲ収容スル幼稚園，小学校等ニ於テハ学校看護婦ヲシテ其ノ職務ヲ補助セシメ以テ周到ナル注意ノ下ニ一層養護ノ徹底ヲ図ルハ極メテ適切ナルコトト云フベシ

而シテ学校看護婦ノ業務ハ衛生上ノ知識技能並ニ教育ニ関スル十分ナル理解ヲ必要トスルヲ以テ之ニ対シテハ特殊ノ指導ヲナサザルベカラズ然ルニ未ダ規準ノ拠ルベキモノナク為ニ往々業務ノ実行上不便アルノミナラズ延イテ該事業ノ発達上支障無キヲ保シ難キハ甚ダ遺憾ナルコトト云ハザルベカラズ地方長官ハ叙上ノ趣旨ニ鑑ミ左記要項ニ準拠シ夫々適当ノ方法ヲ講ジ以テ学校衛生ノ実績ヲ挙グルニ力メラルベシ

1　学校看護婦ハ看護婦ノ資格ヲ有スルモノニシテ学校衛生ノ知識ヲ修得セル者ノ中ヨリ適任者ヲ採用スルコト但シ教育ノ実務ニ経験アルモノニシテ学校衛生ノ智識ヲ修得セル者ヲ採用スルモ妨ゲナキコト

2　学校看護婦ハ学校長，学校医其ノ他ノ関係職員ノ指揮ヲ受ケ概ネ左ノ職務ニ従事スルコト

　イ　疾病予防・診療介補消毒，救急処置及診療設備ノ整整並ニ監察ヲ要スル児童ノ保護ニ関スルコト

　ロ　身体検査，学校食事ノ補助ニ関スルコト

　ハ　身体，衣服ノ清潔其ノ他ノ衛生訓練ニ関スルコト

　ニ　家庭訪問ヲ行ヒテ疾病異常ノ治療矯正ヲ勧告シ又ハ必要ニ応ジテ適当ナル診療機関ニ同伴シ或ハ眼鏡ノ調達等ノ世話ヲ為シ尚病気欠席児童ノ調査，慰問等ヲ為スコト

　ホ　運動会，遠足，校外教授，休暇聚落等ノ衛生事務ニ関スルコト

　ヘ　学校衛生ニ関スル調査並ニ衛生講話ノ補助ニ関スルコト

　ト　校地，校舎其ノ他ノ設備ノ清潔，採光，換気，暖房ノ良否等設備ノ衛生ニ関スルコト

　チ　其ノ他ノ学校衛生ニ関スルコト

3　学校看護婦執務日誌其ノ他必要ナル諸簿冊ヲ学校ニ備フルコト

4　幼稚園其ノ他ノ教育機関ニ於テモ本訓令ニ準拠スルコト

である.

3）学校看護婦制度の確立

1929（昭和4）年3月，全国の学校看護婦の組織化を図る目的で，帝国学校衛生会主催（実際の企画運営は文部省）第1回全国学校看護婦大会が開かれた．出席者150人，初めての同職種大会交流において，多くの課題を共有した．そして，諮問に対する答申のなかで，学校看護婦設置規定の制定，養成機関の設置，資格検定試験制度の設定，職務規定の発布，専任制の実施，衛生室の整備等の諸提案がなされた．この大会は以後毎年開催されていった.

また1929（昭和4）年，文部省訓令「学校看護婦ニ関スル件」（資料2－1）が交付され，職務内容に関してはほぼ統一が図られた．しかし，学校看護婦の身分は不安定であり，他の教諭と比較して待遇などに差があった．これを改善するために，教育職としての身分確立を求める学校看護婦達の声が高まっていき，職務制度確立運動（職制運動）が次第に広がり，1936（昭和11）年有志による全国学校衛生婦促進連盟が結成され，その成果が次なる身分の確立へと繋がっていった.

Ⅱ　学校看護婦から養護訓導へ

1941（昭和16）年，国民学校令が発令され，教諭は訓導，学校看護婦は養護訓導となり，教育職員として初めてその制度が確立され，現在の養護教諭の原点となった.

その頃の児童生徒は身体虚弱や結核など多くの健康問題を抱えていた．国民学校令の起草が進むにつれて，児童生徒の養護が重要な課題とされ，養護は教授・訓練と不可分であり，教科そのものではないがその延長であると言われるようになった．そこでその役割を担い，しっかりと支えていく教育職員が必要とされた.

そこで学校看護婦の人たちや多くの保護者の願いが集結し，教科を扱う訓導と同様に，教科の延長である養護を担当する職員も訓導の身分であるべきだとされ，養護訓導が誕生した.

養護訓導の資格は国民学校令第18条に「女子にして国民学校養護訓導免許状ヲ有スルモノタルベシ」と規定されており，女子に限られていた.

具体的な職務は1942（昭和17）年養護訓導執務要領（訓令）（資料2－2）で示され，教育的関与が増加するとともに，教育的な性格が強まり自律性が認められた

資料2－2
養護訓導執務要領（訓令）

1．養護訓導ハ常ニ児童ノ心身ノ情況ヲ査察シ特ニ衛生ノ躾，訓練ニ留意シ児童ノ養護ニ従事スルコト
2．養護訓導ハ児童ノ養護ノ為概ネ左ニ掲クル事項ニ関シ執務スルコト
　イ　身体検査ニ関スル事項
　ロ　学校設備ノ衛生ニ関スル事項
　ハ　学校給食其ノ他児童ノ栄養ニ関スル事項
　ニ　健康相談ニ関スル事項
　ホ　疾病ノ予防ニ関スル事項
　ヘ　救急看護ニ関スル事項
　ト　学校歯科ニ関スル事項
　チ　要養護児童ノ特別養護ニ関スル事項
　リ　其ノ他ノ児童ノ衛生看護ニ関スル事項
3．養護訓導ハ其ノ執務ニ当リ他ノ職員ト十分ナル連絡ヲ図ルコト
4．養護訓導ハ医務ニ関シ学校医，学校歯科医ノ指導ヲ承クルコト
5．養護訓導ハ必要アル場合ニ於テハ児童ノ家庭ヲ訪問シ児童ノ養護ニ関シ学校ト家庭トノ連絡ニ力ムルコト

教育職員となった.

しかし, 1930年代からの日中戦争, 1941 (昭和16) 年の第二次世界大戦に伴い, 国は体力増強, 富国強兵策をうたい, 「強い児童生徒, 強いからだ」が要求されたことが国民学校令制定の背景にある. 養護訓導も一生懸命それに応えようとした側面があった事実を見逃してはならない.

戦後, 児童生徒の中には家族を失うものも多く, 健康状態は劣悪で, 特に食糧難による栄養不足や不衛生な環境下での感染症の罹患など, 健康問題は多く, 養護訓導への期待も大きかった.

Ⅲ　教育職である養護教諭として出発

1945 (昭和20) 年8月, 終戦を迎えたわが国は, 新しい憲法と教育基本法に基づき, 民主的国家として新たに出発した. 1947 (昭和22) 年「学校教育法」が制定され, 国民学校は小学校と改正され, 小学校, 中学校, 高等学校の6・3・3制が定められた. そして訓導は教諭, 養護訓導は養護教諭に改称され, 教育を担当する教諭と同等な位置づけで示され新たな出発をした.

養護教諭の職務は学校教育法に第37条12項 (平成19年6月27日に最終改正) に「養護教諭は児童の養護をつかさどる」と規定されている.

[コラム]

養護教諭の歴史から学ぶもの

養護教諭という職種は教育制度のなかで国が作りだしたものではなく, 百数年前, 岐阜県のたった2人の学校看護婦の仕事が, その後に続いた学校看護婦たちに受け継がれていった. 児童生徒はもとより, 保護者や多くの人々から信頼され, 期待されて生み出されていくと同時に, 児童生徒のために教育職員になることを願い, 仕事を通して自分たちの存在意義を社会に明確に訴え, 身分確立を獲得していった成果の歴史である.

今や, 学校保健活動にあって中心的な役割を果たしている養護教諭の制度は, まだまだ様々な課題を抱えてはいるものの, わが国が誇れる制度である.

児童生徒を取り巻く環境は大きく変化し, 児童生徒の健康問題は複雑, 深刻化して, 教育制度も変化してきているが, 歴史の中で受け継がれてきた確かな養護教諭の仕事の根底に流れているものをしっかりと受け止めていくことが大切である.

(郷木　義子・新見公立大学)

(p.17 へ続く)

資料2−3

科学技術史散歩　⑤　北村　二朗

五十話

保健・養護に献身した広瀬ます

オランダの海軍軍医ポンペ（一八二九―一九〇八）は、長崎の幕府海軍伝習所医官として、安政四年（一八五七）に来日した。ポンペは四年後の文久元年（一八六一）、わが国初の西洋式病院、長崎養生所を設立したが、『日本滞在見聞記』に次のように記している。

◆眼病の多い日本に驚く

「眼病も日本にはきわめて多い。世界のどこの国をとっても、日本ほど盲目の人の多いところはない。（中略）他の土地ではこれほどまでに眼病が多く発生することは考えられない。（中略）眼病をひき起こす原因は気候のためというよりもむしろ生活態度にある」（沼田・荒瀬共訳、雄松堂刊）と驚いている。

明治になっても、この状態はあまり改善されなかった。例えば、明治四十三年の岐阜県徴兵検査におけるトラホーム患者は、八千六百三十二人の受検者のうち、二千三百十二人（約二七％）に達し、軍隊、学校などでは深刻な問題で、その対策に苦慮していた。

明治三十八年九月、岐阜県羽島郡笠松小学校と竹ケ鼻小学校では、校費で看護婦を採用し、トラホームの児童の洗眼治療をはじめた。

学校看護婦の草分け

わが国で「学校看護婦」が誕生したのは、これが最初であった。ついで明治三十九年二月、岐阜市高等小学校（現・京町小学校）でも岐阜県病院から派遣された看護婦による点眼洗浄がはじまった。

広瀬は明治十六年一月一日、岐阜市柳町に徳蔵の三女として誕生した。岐阜県病院の産婆看護婦養成所を卒業後、同病院に勤務中に、初代の荒垣敏子に代わって高等小学校に派遣され、その世界に他界するまで、昭和十年四月二日現職中に、児童の保健・養護のために心血を注いだ業績の大きさは、日本の学校看護婦の草分けとして学校保健史上に特記されねばならない。

◆洗眼でトラホーム退治

このような看護婦を雇い入れて洗眼をおこない、トラホームを治そうと立案したのは校医の佐賀孝三郎で、校長の後藤斉吉と協議のうえ、保護者大会の同意を得て実施された。当時、児童の罹患（りかん）率は三五％。別棟に衛生室が設置されたのは大正七年のことであった。

洗眼治療には硫酸亜鉛・グリセリン水および硝酸銀溶液の点眼が用いられ、患者一人につき毎月十銭を徴集し、当初は独立した部屋もなく、階段の下にムシロを敷いて行われたという。洗眼には限界がみられたからである。家庭への治療勧告だけを超え、トラホームの罹患率の減少に大きな効果を発揮するにつれて、次第に学校衛生全般に拡大されていった。設備は非常に貧弱なものであった。

田その活躍ぶりが特筆される、広瀬ます（広瀬家の遺族提供）⑤功績をたたえる頌徳碑（岐阜市上加納の市営墓地で）

った。広瀬の業務の内容も身体検査、校内傷病者の救急手当て、傷病・欠席児童の家庭訪問、それに校内児童の換気など環境衛生の管理にまでおよんだ。さらに親からの要請で家庭看護法の指導にもあたり、深い信頼と敬愛の念が寄せられた。

このような活発な活動に注目した文部省は、大正十一年五月には日本赤十字社に依頼して、所属の看護婦に、東京女子高等師範付属小学校で学校看護婦勤務の内容を検討させた。また同年六月には全国の学校看護婦の調査を行ったが、百十一人に過ぎなかったので、十二年十一月に文部大臣は全国にその設置を勧告している。こうして、わが国の学校看護婦は年々増えて大正十四年五百四人、昭和六年千八百二十四人、同九年三千七百九十二人に達した。

◆職制制定運動の先頭に

しかし、その身分は不安定な状態が続いた。「昭和五年、世界経済恐慌による空前の大不況に際し、教職員の俸給の切り下げ、退払いが続出したとき、法制上規定のない学校看護婦に対しては人員整理の波が押し寄せた。

このため全国的に学校看護婦の職制制定を要求する運動が起こったが、広瀬はその先頭に立った。さらに岐阜市役所で働き、昭和七年三月、大阪で開かれた第四回全国大会でも代表者として趣旨提案を行った。また同年十一月十七日、岐阜薬学専門学校の開校式に出席するため岐阜市を訪れた、文部大臣鳩山一郎に直接面会して、この件の陳情をした。

広瀬は生涯独身を通し、学校看護婦の業務に情熱を傾けるとともに、校下の貧困者の助産にもあたっていたが、謝礼など少しも受けなかったので、昭和十年三月、患家の腸チフスに感染し、四月二日に世を去った。京町小学校父兄会は停年を機に「天ハ人生尊ムベキハ富力志操献身的行為ニ存ス」にはじまる頌徳（しょうとく）碑を建立し、その生涯をたたえた。

（岐阜薬科大学助教授・微生物学、科学史）

このシリーズは毎週金曜日に掲載します。来週からの筆者は名大文学部教授の石原潤さん（人文地理学）です。

養護訓導十五名

岡山市、一両日中に発令

国民学校令の実施に伴び岡山市でも市内十五国民学校へ養護訓導を設置することとなり、これが経費六千六百円は過日の市会で承認を得たので一両日中には十五養護訓導の氏名を行ふ見込みであるが、右訓導はいはゆる学校看護婦ともいふべきもので、従前の小学校時代には十五名のうち看護婦免状を有する者一名のほか残りは訓導又は代用教員で間に合はせてゐたが、今回の養護訓導の設置によりその氏名を有するものとなってゐるので、総てこれによって任用することとなるわけである

どろ的書した

養護訓導十五名

岡山市，一両日中に発令

国民学校令の実施に伴い岡山市でも市内十五国民学校へ養護訓導を設置することとなり，これが経費六千六百円は過日の市会で承認を得たので一両日中には十五養護訓導の任命を行う見込みであるが，右訓導はいわゆる学校看護婦ともいうべきもので，従前の小学校時代には十五名のうち看護婦免状を有する者一名のほか残りは訓導又は代用教員で間に合わせていたが，今回の養護訓導の設置によりその資格も高等女学校卒業者にしてかつ看護婦の免状を有するものとなっているので，総てこれによって任用することとなるわけである

1941（昭和16）年5月2日　合同新聞

（現代漢字・かなづかいに置き換え，適宜句読点を打ってある）

国民学校養護訓導免許状（昭和19年3月～）

［個人所有］

Ⅳ　近年における養護教諭の職務の動向

　戦後に敷かれた新教育制度の根幹をなす法律として制定された学校教育法（昭和23年・法律第26号）の第28条，第40条，第50条第2項において，養護教諭は小・中・高等学校それぞれで児童生徒等の養護をつかさどるものとその職務を規定されている．

　こうしてスタートを切った戦後教育新制度は，社会の目まぐるしい変化にともない子どもたちの心身の健康問題の複雑化と多様化に直面してきた．

　戦後，生活様式の変化や人びとの価値観の多様化による社会問題を背景に児童生徒の抱える心身の不調や健康問題が多様化し深刻化している．こうした社会背景を反映して，文部科学省の答申やその後の法改正により，養護教諭は新たな役割を求められ職務が多様化してきた．ここでは養護教諭の職務が多様化してきた流れを紹介する．

1　学校保健法（昭和33年4月施行）

　第1章：総則，第2章：健康診断及び健康相談，第3章：伝染病の予防，第4章：学校医，学校歯科医及び学校薬剤師，第5章：地方公共団体の援助及び国の補助，第6章：雑則からなり，主な内容として，身体検査から健康診断へ，就学時検診（市町村教育委員会が実施すること），職員の健康診断，学校環境衛生，学校医，学校歯科医及び学校薬剤師制度の規定がなされ，学校保健の基本的な法律となった．

2　保健体育審議会答申（昭和47年）

　昭和47年12月に出された「児童生徒等の健康の保持増進に関する施策について」では，養護教諭の役割について別掲のように述べられている．

　「養護をつかさどる」の解釈について，これまでは補助的な役割として捉えられていたが，この答申から養護教諭の主体的な役割が明確化された．

　社会的な背景として，1955年から1973年の高度経済成長によって核家族化が進み，自動車やテレビ，メディア社会が到来した．子どもたちの外遊びの減少に伴って，肥満，視力低下，大気汚染による呼吸器疾患などの増加が健康課題となった時期であり，健康な児童生徒についても健康増進に関する指導が期待された．

保健体育審議会答申（昭和47年）（抄）

　養護教諭は，専門的立場からすべての児童・生徒の保健及び環境衛生の実態を的確に把握し，疾病や情緒障害，体力，栄養に関する問題等，心身の健康に問題を持つ児童生徒の指導に当たり，また，健康な児童生徒についても健康の増進に関する指導のみならず，一般教員の行う日常の教育活動にも積極的に協力する役割を持つものである．

3　保健体育審議会答申（平成9年）

　平成9年9月に「生涯にわたる心身の健康の保持増進のための今後の健康に関する教育及びスポーツ振興の在り方について」が答申された．

　1995年に阪神・淡路大震災が起こりPTSD（心的外傷後ストレス障害）という言葉が広く社会に周知された．1996年には，O-157集団食中毒事件（大阪府堺市）が発生し，給食の衛生管理に対する関心が高まった．保健室登校の増加傾向やいじめの深刻化もあり，スクールカウンセラー調査研究事業が1995年から始まり現在のスクールカウンセラーの配置につながり，養護教諭の行うヘルスカウンセリング（健康相談活動）の重要性が示された．

　近年の心の健康問題の深刻化に伴い，学校におけるカウンセリング等の機能の充実が求められるようになった．養護教諭は，児童生徒の身体的不調の背景に，いじめなどの心の健康問題が関わっていること等のサインに気づく立場にあり，養護教諭が行うヘルスカウンセリング（健康相談活動）が重要な役割を持っている．＜中略＞健康に関する現代的課題等の変化に伴い健康診断，保健指導，救急処置など従来の職務に加え専門性と保健室の機能を生かして心の健康問題にも対応した健康の保持増進を実践できる資質の向上を図る必要がある．

4　中央教育審議会答申（平成２０年）

　平成20年1月に出された「子どもの心身の健康を守り，安全・安心を確保するために学校全体としての取組を進めるための方策について」では別掲のように述べられている．

　児童生徒の状況として，1998年頃から，ナイフによる事件や校内暴力などの問題行動や不登校などが増加した．児童虐待が増加し深刻化したことを受け，2000年に児童虐待の防止等に関する法律（児童虐待防止法）が制定された．これらのことから養護教諭は，いじめや児童虐待などの早期発見・早期対応への期待もされている．

　また，2007年に学校教育法改正「特別支援教育の推進について」により，特殊教育から特別支援教育に転換して以降，障害者基本法の改正など特別支援教育を取り巻く状況は大きな改革が行われた．養護教諭に対しても，特別支援教育において期待される役割が増した．子どもたちの健康課題の解決や学校保健活動の推進のためには，学級担任等の教職員，学校医，学校歯科医，学校薬剤師，スクールカウンセラーなどの校内連携，さらに地域の医療機関や福祉機関などの関係機関との連携が必要となる．その連携の中心となる養護教諭には，コーディネーターとしての役割が求められている．

Ⅱ　学校保健の充実を図るための方策について

　2．学校保健に関する学校内の体制の充実

　（1）養護教諭

　①　養護教諭は，学校保健活動の推進に当たって中核的な役割を果たしており，現代的な健康課題の解決に向けて重要な責務を担っている．＜中略＞養護教諭の行う健康相談活動がますます重要となっている．また，メンタルヘルスやアレルギー疾患などの子どもの現代的な健康課題の多様化により，医療機関などとの連携や特別な配慮を必要とする子どもが多くなっているとともに，特別支援教育において期待され役割も増してきている．そのため，養護教諭がその役割を十分果たせるようにするため環境整備が必要である．

　②　養護教諭の職務は，学校教育法で「児童生徒の養護をつかさどる」と定められており，昭和47年及び平成9年の保健体育審議会答申において主要な役割が示されている．それらを踏まえて，現在，救急処置，健康診断，疾病予防などの保健管理，保健教育，健康相談活動，保健室経営，保健組織活動などを行っている．

　　　また，子どもの現代的な健康課題の対応に当たり学級担任等，学校医，学校歯科医，学校薬剤師，スクールカウンセラーなど学校内における連携，また医療関係者や福祉関係者など地域の関係機関との連携を推進することが必要となっている中，養護教諭はコーディネーターの役割を担う必要がある．＜中略＞

　③　研修体制に関すること

　④　退職養護教諭の活用のこと

⑤　深刻化する子どもの現代的な健康課題の解決に向けて，学級担任や教科担任等と連携し，養護教諭の有する知識や技能などの専門性を保健教育に活用することがより求められていることから，学級活動などにおける保健指導はもとより専門性を生かし，ティーム・ティーチングや兼職発令を受け保健の領域にかかわる授業を行うなど保健学習への参画が増えており，養護教諭の保健教育に果たす役割が増している．＜中略＞

⑥　保健室へ来室する子どもの心身の健康問題が多様化しており，また，来室者が多い上に，一人当たりの対応時間も増加しているため，一人の養護教諭では，より良い対応を図ることが困難な状況にある．また，特別な配慮を必要とする子どもが多い状況にあり，学校，家庭，地域の関係機関との連携の推進が必要であることから，養護教諭の複数配置の推進などを図ることが必要である．

⑦　近年，社会的な問題となっているいじめや児童虐待などへの対応に当たっては，すべての教職員がそれぞれの立場から連携して組織的に対応するための校内組織体制の充実を図るとともに，家庭や，地域の関係機関等との連携を推進していくことが求められている．養護教諭はその職務の特質からいじめや児童虐待などの早期発見・早期対応を図ることが期待されており，国においても，これらの課題を抱える子どもに対する対応や留意点などについて養護教諭に最新の知見を提供するなど，学校の取組を支援することが求められる．

⑧　子どもの健康づくりを効果的に推進するためには，学校保健センター的役割を果たしている保健室の経営の充実を図ることが求められる．そのためには，養護教諭は保健室経営計画を立て，教職員に周知を図り連携していくことが望まれる．＜中略＞

5　学校保健安全法（平成21年4月施行）

中央教育審議会答申（平成20年1月）を踏まえ，学校保健法の改正が50年ぶりに行われた．学校保健と学校安全の両方を規定した法律として「学校保健安全法」と名称が変更された．

2001年の大阪教育大学附属池田小学校不審者侵入事件をはじめとして登下校中における誘拐事件や集団登校中の交通事故などの悲惨な事例が発生した。また，多発する自然災害の対応をふまえ，学校における危機管理が見直された結果，学校保健安全法の改正へとつながっていったと考えられる．

ここでは別掲のように規定されている．

養護教諭に関わるところとして，・学校保健計画の策定（第5条）　・保健室（第7条）　・健康相談（第8条）　・保健指導（第9条）　・地域医療機関との連携（第10条）　・学校安全計画の策定（第27条）などの項目があげられる．

特に，第9条において，健康観察（日常的な観察），保健指導，健康相談が規定されたことは意義がある．

学校保健安全法　平成21年4月施行（抄）

保健指導（第9条）：養護教諭その他の職員は，相互に連携して，健康相談又は児童生徒等の健康状態の日常的な観察により，児童生徒等の心身の状況を把握し，健康上の問題があると認めるときは，遅滞なく，当該児童生徒等に対して必要な指導を行うとともに，必要に応じ，その保護者に対して必要な助言を行うものとする．

6　その後～現在

2012年に給食アレルギーによる死亡事故（東京都調布市）が起こった．学校給食に関する食物アレルギー対応指針（文部科学省）が2015年に出され，食物アレルギーをもつ子どもたちへの対応が徹底されるようになった．

2017年12月には中央審議会答申「チームとしての学校の在り方と今後の改善方策について」により，いじめ，不登校，特別支援教育，貧困などの複雑化し多様化した問題を解決するために心理や福祉の専門スタッフ（スクールソーシャルワーカー）と連携するなど「チームとしての学校」が示された．

2020年3月に新型コロナウイルス感染症により，全国一斉休校が行われた．新しい生活様式の一つとして，「健康観察」の重要性が認識された．

引用・参考文献

1）杉浦守邦著：養護教員の歴史，東山書房，京都，1974.

2）杉浦正輝監修：学校保健，建帛社，東京，2006.

3）三木とみ子編集代表：養護概説，ぎょうせい，東京，2000.

4）瀧澤利行編著：学校保健，建帛社，東京，2008.

5）教育科学研究会・藤田和也編：保健室と養護教諭，国土社，東京，2008.

6）藤田和也著：養護教諭実践論，青木教育叢書，東京，1985.

7）大谷尚子著：養護学・序説，ジャパンマシニスト，東京，2008.

8）宍戸洲美編著：養護教諭の役割と教育実践，学事出版，東京，2004.

9）杉浦守邦著：養護教諭制度の成立と今後の課題，東山書房，京都，2001.

10）采女智津江編集代表：新養護概説＜第3版＞，小年写真新聞社，東京，2008.

11）澤山信一編著：学校保健の近代，不二出版，東京，2004.

12）文部省監修：学校保健百年史，第一法規，東京，1974.

13）数見隆生：教育としての学校保健，青木教育叢書，東京，1980.

14）杉浦守邦監修：養護概説，東山書房，京都，2004.

15）文部科学省〜保健体育審議会答申（平成9年9月）「生涯にわたる心身の健康の保持増進のための今後の健康に関する教育及びスポーツの振興の在り方について」（抜粋）https://www.mext.go.jp/b_menu/shingi/chousa/sports/004/toushin/010701j.htm（2023.1.5 アクセス）

16）文部科学省〜中央教育審議会答申（平成20年1月）「子どもの心身の健康を守り，安全・安心を確保するために学校全体としての取組を進めるための方策について」https://www.mext.go.jp/b_menu/shingi/chukyo/chukyo5/08012506/001.pdf（2023.1.5 アクセス）

17）采女智津江編集代表：養護概説＜第8版＞，少年写真新聞社，2015　15ページ

表 2 - 2　養護教諭の職務の動向

年	学校保健・養護教諭に関することがら	根拠となる法の施行・改正や答申等
1949 (昭 24)	養護教諭養成コースを定めるが，GHQ の勧告により，看護婦資格を基礎資格とした養成制度となる．	教育職員免許法
1952 (昭 27)	看護婦とは関係のない養成コースが認められ大学や短大の養成所が設けられる．	教育職員免許法改正
1952 (昭 27)	健康診断，就学時健康診断，職員の健康診断，学校環境衛生検査の明文化，学校医・学校歯科医・学校薬剤師制度の規定．	学校保健法制定
1958 (昭 33)	保健主事制度の法制化．	学校教育法施行一部改正
1972 (昭 47)	養護教諭の役割について記述． ①専門的立場から児童生徒の実態を的確に把握 ②心身の健康問題を持つ児童生徒の個別指導 ③健康な児童生徒の健康増進の指導 ④一般教育の教育活動に積極的に協力をもつものである．	児童生徒等の健康の保持増進に関する施策について（保健体育審議会答申）
1995 (平 7)	保健主事は教諭に限らず養護教諭も充てることができる． SC に関する調査研究事業開始．	学校教育法施行規則一部改正
1996 (平 8)	保健主事の登用への制度改正から，「企画・調整・実行力」の期待．	
1997 (平 9)	9 つの具体的な職務が示された． ①学校保健情報の把握に関すること ②保健指導・保健学習に関すること ③救急処置及び救急体制の整備に関すること ④健康相談活動に関すること ⑤健康診断及び医師の行う健康相談に関すること ⑥学校環境衛生に関すること ⑦学校保健に関する各種計画組織活動への参画と運営に関すること ⑧伝染病の予防に関すること ⑨保健室の運営に関すること	生涯にわたる心身の健康の保持増進のための今後の健康に関する教育及びスポーツの振興の在り方について（保健体育審議会答申）
1998 (平 10)	3 年以上の勤務経験がある養護教諭は，保健の授業を担当する教諭等になることができる．	教職員免許法一部改正
2008 (平 20)	学校保健関係者の役割の明確化と校内外の組織体制づくりに焦点を当て審議され，養護教諭は学校保健活動の推進に当たって中核的な役割を求められた．また，養護教諭の役割が示された． ①校内及び地域の関係機関等との連携におけるコーディネーターの役割 ②いじめや児童虐待の早期発見・早期対応 ③保健教育（保健学習・保健指導）に果たす役割 ④学校保健活動のセンター的役割を果たしている保健室経営の充実（保健室経営案の作成） ⑤学級担任等をはじめとする学校保健関係者との連携 養護教諭の職務が示された． ①保健管理 ②保健教育 ③健康相談活動 ④保健室経営 ⑤学校保健組織活動	子どもの心身の健康を守り，安全・安心を確保するために学校全体としての取組を進めるための方策について（中央教育審議会答申）
2009 (平 21)	学校保健については，学校環境衛生基準の規定，保健室と養護教諭の役割の明確化，保健指導の充実などが記された．学校安全に関しては，災害や不審者の侵入事件等への対処要領の策定など学校安全体制の強化が加わった．	学校保健安全法施行
2014 (平 26)	座高検査及び寄生虫卵検査について必須項目から削除．四肢の状態（運動器検診）を必須項目に追加，色覚検査（希望者）の実施．	学校保健安全法施行規則一部改正

令和5年度（令和4年度実施）養護教諭採用試験問題

① 次の文は，「学校保健の課題とその対応－養護教諭の職務等に関する調査結果から－令和2年度改訂」（公益財団法人日本学校保健会　令和3年3月）に示されている「Ⅳ健康相談及び保健指導」（4）健康相談における養護教諭・学級担任等・学校医等の役割のなかに記載されている養護教諭の職務の特質である．文中の（　①　）～（　⑩　）に入る語句を下のア～タから選び記号で答えよ．

○　全校の児童生徒等を対象としており，入学時から（　①　）に児童生徒等の（　②　）を見ることができる．

○　活動の中心となる（　③　）は，誰でもいつでも利用でき安心して話ができる場所である．

○　学校における健康診断，（　④　）等を通して児童生徒等の（　⑤　）を容易に把握でき，異常等を早期に発見しやすい．

○　児童生徒等は，（　⑥　）を言葉に表すことが難しく，（　⑦　）として現れやすいため，問題を早期に発見しやすい．

○　保健室頻回来室者，（　⑧　），非行や性に関する問題など様々な問題を抱える児童生徒等と（　③　）で関わる機会が多い．

○　職務の多くは，（　⑨　）をはじめとする教職員，学校医等，保護者等との（　⑩　）の下で遂行される．

ア	不登校傾向者	イ	感染症対策	ウ	食育	エ	心の問題
オ	問題行動	カ	身体症状	キ	経年的	ク	一時的
ケ	健康状態	コ	保健室	サ	連携	シ	教育相談室
ス	成長・発達	セ	学級担任	ソ	保健体育	タ	救急処置

（佐賀県）

② 養護教諭の職務に関連する法令について，以下の各問いに答えよ．

問1　次の文は，法令の一部を抜粋したものである．文中の（　①　）～（　⑧　）に当てはまる語句を答えよ．

（A）この法律において「発達障害」とは，自閉症，アスペルガー症候群その他の（　①　），学習障害，注意欠陥多動性障害その他これに類する（　②　）の障害であってその症状が通常（　③　）において発現するものとして政令で定めるものをいう．

（B）養護教諭その他の職員は，相互に連携して，（　④　）又は児童生徒等の健康状態の日常的な観察により，児童生徒等の心身の状況を把握し，（　⑤　）があると認めるときは，（　⑥　）なく，当該児童生徒等に対して必要な指導を行う．

（C）養護教諭の免許状を有する者（（　⑦　）以上養護をつかさどる主幹教諭又は養護教諭として勤務したことがある者に限る．）で養護をつかさどる主幹教諭又は養護教諭として勤務しているものは，当分の間，その勤務する学校において，保健の教科の領域に係る事項の教授を（　⑧　）する教論又は講師となることができる．

問 2　上記（A）〜（C）の法令名等を語群から 1 つずつ選び，記号で答えよ．

語群

ア　学校保健安全法	イ　学校教育法	ウ　学校保健安全法施行規則
エ　社会教育法	オ　発達障害者支援法	カ　教育公務員特例法
キ　学校保健安全法施行令	ク　児童福祉法	ケ　教育職員免許法

（長崎県）

第3章　養護教諭の免許と養成制度

I　免許状の種類

養護教諭として勤務するためには，養護教諭の免許を取得し，都道府県等の教育委員会や私学協会などの採用試験を受験して合格することが必要である．

養護教諭の免許状には二種免許状，一種免許状，専修免許状の3種類がある．いずれの免許状であっても，同じ養護教諭採用試験を受験し，幼稚園，小学校，中学校，高等学校，特別支援学校のどの学校種においても働くことができる．

各免許状の種類，基礎資格は以下のとおりである．

1　養護教諭二種免許状

養護教諭養成課程認定を受けた短期大学課程の履修を主とした基礎資格としている．しかし，二種免許状には保健師免許状に付加された副次的な養成の課程が残っているため，保健師免許取得者が，保健師免許を基礎資格として教育委員会へ個人申請することによって，二種免許を取得することができる．

申請する際には教育職員免許法第66条の6に定められている科目の単位を修得しておく必要がある．

2　養護教諭一種免許状

文部科学省より課程認定を受けた大学課程の履修を主とした基礎資格としている．教育系のみでなく，保健系，体育系，栄養系，看護系大学における養成が増加している．

看護系大学のカリキュラムは看護師・保健師等の免許取得に必要な科目を開講しており，養護教諭一種免許状取得を希望する学生は，さらに養護教諭免許に必要な科目を取得する．

看護師免許取得者は看護系大学課程認定校に3年次編入し，養護教諭一種免許状を取得することもでき

る．また，国立大学養護教諭養成課程の特別別科（1年コース）に入学して，免許を取得することもできる．

放送大学で教員免許状を取得することはできないが，「養護に関する科目」および「教職に関する科目」に対応する科目の一部を開講しており，上級免許取得時に活用することができる．

3　養護教諭専修免許状

養護教諭専修免許状は，1988（昭和63）年の免許法の大幅改正で新設されたものである．文部科学省より課程認定を受けた大学院修士課程の履修を主とした基礎資格としている．大学院に入学して取得することが基本であるが，科目履修生として入学し，必要な科目・単位数を取得して教育委員会へ申請する方法もある．2006（平成18）年中央教育審議会の答申「今後の教員養成・免許制度の在り方」において，専門職大学院制度を活用した教員養成教育の改善・充実を図るため，教員養成に特化した専門職大学院としての枠組みで，「教職大学院」制度を創設した．

II　免許状の申請

免許申請は各都道府県の教育委員会に申請する．それには次の方法がある．

① 課程認定校で一括申請し，卒業時に免許状を取得する．
② 個人が必要な単位の取得証明書を申請して，免許状を取得する．

例えば，二種免許状取得者が大学で開講される認定講習会等で必要な単位を取得後に，教育委員会へ個人

申請して一種免許状を取得することができる．あるいは一種免許状取得者が実務年数3年経過後，課程認定を受けた大学院修士課程で科目履修をし，必要な科目（養護又は教職に関するもの）15単位を取得後に，教育委員会へ個人申請して専修免許状を取得することができる．

一種免許状（大学卒業程度）を取得できる大学が135大学，養護教諭二種免許状（短期大学卒業程度）を取得できる短期大学が10大学あり，通信課程では養護教諭一種免許状を4大学で取得できる．

III　養護教諭の養成制度と養成校

養護教諭専修・一種・二種免許状を取得するための方法は図3－1に示すとおりである（そのほか多様な取得方法があるが，高等学校卒業後について図示している）．

文部科学省のホームページによると令和4年4月1日現在，通学課程の養護教諭専修免許状（大学院修士課程卒業程度）を取得できる大学が67大学，養護教諭

IV　教育職員免許法改正と養護教諭の養成カリキュラム

中央教育審議会答申「これからの学校教育を担う教育の資質能力の向上について〜学び合い，高め合う教員育成コミュニティの構築に向けて〜」2015（平成27）年において，教員養成に関する改革の具体的な方向性についての提言がなされた．その提言を踏まえ，2016（平成28）年に教育職員免許法が改正され，翌年の2017（平成29）年には教育職員免許法施行規則が改正された．

図3－1　養護教諭免許を取得するための方法

［出典：津島『公衆衛生看護活動論① 改訂』メヂカルフレンド社，2015］

2018（平成30）年には，再課程認定が必要となり，2019（平成31）年４月から施行される．その年度に入学した学生は，大学の養護教諭養成のためのカリキュラムの改正を確認して履修することが必要である．

総単位数は変更していないが，表３－１のとおり，科目区分が大括り化している．養護に係る教育に関する科目は専修免許状，一種免許状，二種免許状ともに変更なしとなっているが，教職科目については大括り化して改正されている．

専修免許状については，いずれにおいても変更していない．

① 養護に係る教育に関する科目
② 教育の基礎的理解に関する科目
③ 道徳，総合的な学習の時間などの内容及び生徒指導，教育相談に関する科目
④ 教育実践に関する科目
⑤ 大学が独自に設定する科目

その他には，「養護実習」５単位の内に学校インターンシップ（学校体験活動）を２単位まで含むことができる．また全教育課程において，「特別な支援を必要とする幼児，児童及び生徒に対する理解」については１単位以上が必修となっている．

各大学においては，コアカリキュラム・地域のニーズ・大学の独自性等を踏まえて，体系的な教職課程を編成しなければならない．

Ⅴ　教員免許に伴う制度・研修

教員は，その職責を遂行するために，絶えず研修に努めなくてはならない．都道府県・指定都市・中核市教育委員会等は，研修の計画的な実施に努める必要があり，法定研修をはじめとする各種研修の体系的な整備を図っている．各地域でリーダー的役割を果たす教職員を対象とした研修や新任教員を対象とした研修や学校教育に係る喫緊の課題に対応するための研修等を実施している．

１．教員免許状更新制の見直し

文部科学省が教員免許に10年の有効期限を設け，更新の際に講習の受講を義務づける「教員免許更新制」を2009（平成21）年から導入していたが，この制度の在り方について抜本的な見直しに着手している．それに代わる教員の資質向上策として，オンラインなどを通じた研修機能の強化について検討している．2023（令和５）年からの新制度での実施をめざしている．

２．養護教諭初任者研修

養護教諭初任者研修は，養護教諭の新規採用者に対して，その職務の遂行に必要な事項に関する研修を実施し，実践的指導力と使命感を養うとともに，幅広い知見を習得させることを目的に実施している．研修は，県教育委員会が主催し，総合教育センターが実施する．

３．10年経験者研修

個々の教員の能力，適性等に応じた研修を実施することにより，教科指導，生徒指導等，指導力の向上や得意分野づくりを促すことをねらいとして，2003（平成15）年度から10年経験者研修が行われている．研修は県教育委員会が実施する．

４．免許法認定講習・公開講座・通信教育

免許法認定講習・公開講座・通信教育とは，一定の教員免許状を有する現職教員が上位の免許状や他の種類の免許状を取得しようとする場合に，大学の教職課程によらずに必要な単位を修得するために開設されている講習・公開講座であり，養護教諭二種免許状から一種免許状を取得するための講座などがある．

教員免許状を取得するためには，原則として大学等において学士の学位等の基礎資格を得るとともに，教職課程において所定の単位を修得する必要がある（図３－１）．

表3−1　養護及び教育に関する科目（教育職員免許法施行規則第9条）

最終改正：2017（平成29）年11月17日　文部科学省令

第1欄 養護及び教育に関する科目		各科目に含めることが必要な事項	養護教諭		
			専修免許状	一種免許状	二種免許状
最低修得単位数	第2欄 養護に関する科目	衛生学及び公衆衛生学（予防医学を含む。）	4	4	2
		学校保健	2	2	1
		養護概説	2	2	1
		健康相談活動の理論及び方法	2	2	2
		栄養学（食品学を含む。）	2	2	2
		解剖学及び生理学	2	2	2
		「微生物学，免疫学，薬理概論」	2	2	2
		精神保健	2	2	2
		看護学（臨床実習及び救急処置を含む。）	10	10	10
	第3欄 教育の基礎的理解に関する科目	①　教育の理念並びに教育に関する歴史及び思想	8	8	5
		②　教職の意義及び教員の役割・職務内容（チーム学校への対応を含む。）			
		③　教育に関する社会的，制度的又は経営的事項（学校と地域との連携及び学校安全への対応を含む。）			
		④　幼児，児童及び生徒の心身の発達及び学習の過程			
		⑤　特別の支援を必要とする幼児，児童及び生徒に対する理解			
		⑥　教育課程の意義及び編成の方法（カリキュラム・マネジメントを含む。）			
	第4欄 道徳，総合的な学習の時間等の内容及び生徒指導，教育相談等に関する科目	①　道徳，総合的な学習及び特別活動に関する内容	6	6	3
		②　教育の方法及び技術（情報機器及び教材の活用を含む。）			
		③　生徒指導の理論及び方法			
		④　教育相談（カウンセリングに関する基礎的な知識を含む。）の理論及び方法			
	第5欄 教育実践に関する科目	①　養護実習	5	5	4
		②　教職実践演習	2	2	2
	第6欄 大学が独自に設定する科目		31	7	4
合　　計			80	56	42

[出典：文部科学省 Webサイト http://www.mext.go.jp/b_menu/hakusho/nc/__icsFiles/afieldfile/2017/11/30/1398706_2_1.pdf （2022.12.23 アクセス）]

Ⅵ　教員の養成・採用・研修を通した育成

1　育成指標

「これからの時代に求められる教員の資質・能力とそれを培う教育，教師の在り方について」において，教職生活全体を通じた育成指標の明確化等を出している．

そこには教師の養成・採用・研修の各段階を通じて，教師の能力形成を体系的に支援するため，国，地方公共団体，大学等が協働して，教師がキャリアステージに応じて標準的に修得することが求められる能力の明確化を図る教育指標を策定することについて提言されている．教師養成・採用・研修を通じた育成支援の具体的な

方針が共有され，これに基づく共同の取り組みが一層
進むよう，地方公共団体，国公私立それぞれの大学，学
校等からなる協議の仕組みを整備することや地方公共
団体，大学は連携・協働して新たな指導法の開発や，養
成や研修のプログラムの開発，実施を推進し，国はこう
した取り組みを支援することを提言している（教育再生
実行会議第七次提言 平成27年5月14日）．

中教審答申「未来を担う子供たちのために「次世代
の学校」の創生へ」（平成27年12月21日）では，教員改
革として，国は，養成・採用・研修を通じた不断の資質
向上をめざしたキャリアステージに応じた育成指標策定
指針を図3−2のとおり，①養成段階，②採用段階，③
1〜数年目，④中堅段階，⑤ベテラン段階に分け，各段
階の接続を強化し，一体化を確保することが求められ
ている．

国が育成指標策定指針を大綱的に提示し，都道府県
が教員育成指標を策定することになっている．

図3−2　中教審答申（平成27年12月21日）概念図
文部科学白書 2015，27（一部を抜粋）

2　養護教諭の育成指標

教員改革に向けて，各都道府県の教育委員会は養護
教諭の育成指標の策定に取り組んでいる．表3−2は
ホームページに掲載されている「横浜市のキャリアス
テージにおける人材育成指標」である．

Ⅶ　養護教諭にかかわる制度

1　学校教育法第37条（関係事項の抜粋）

小学校には，校長，教頭，教諭，養護教諭及び事務
職員を置かなければならない．小学校には，前項に規定
するもののほか，副校長，主幹教諭，指導教諭，栄養教
諭その他必要な職員を置くことができる．副校長を置く
ときその他特別の事情のあるときは教頭を，養護をつか
さどる主幹教諭を置くときは養護教諭を，特別の事情が
あるときは事務職員をそれぞれ置かないことができる．

> ①　養護教諭は「児童の養護をつかさどる」（第37
> 条⑫）
> ②　養護助教諭は，養護教諭の職務を助ける．（第
> 37条⑰）
> ③　特別の事情があるときは，養護教諭に代えて
> 養護助教諭を置くことができる．（第37条⑱）

2　保健主事制度

保健主事が学校に置かれるようになったのは，1950
（昭和25）年からである．その役割は，学校保健活動の
企画，調整，推進，評価するためのリーダーシップを発
揮することにある．1995（平成7）年に学校教育法施行
規則の一部改正が行われ，教諭だけでなく養護教諭も
保健主事に任命されることとなった．

3　「保健」の教科領域の教諭または講師

教育職員免許法の附則第15項の新設により，養護教
諭の免許状を有し，3年以上養護教諭として勤務経験
を有する者で，現に養護教諭として勤務している者は，
その勤務する学校において「保健」の教科の領域に係
る事項の教授を担任する教諭または講師となることが
できることが規定された．ただし，各学校の実情を踏ま
えて任命されなければならない．

表3－2　養護教諭のキャリアステージにおける人材育成指標

平成22年2月策定
平成29年3月改訂

資質能力 ＼ ステージ			横浜市が求める着任時の姿	第1ステージ 養護教諭としての 基盤を固める	第2ステージ 養護教諭としての専門性を高め 教職員のリーダーとして 推進力を発揮する	第3ステージ 豊富な経験を生かし 広い視野で組織的な 運営を行う
養護教諭としての素養		自己研鑽・探究心	・常に自己研鑽に努め，探究心をもって自主的に学び続ける．			
		情熱・教育的愛情	・横浜を愛し，教職への誇りと強い情熱，児童生徒への愛情をもつ．			
		使命感・責任感	・教育公務員として，自己の崇高な使命を深く自覚し，法令及び「横浜市公立学校教職員行動基準」を遵守する．			
		人間性・社会性	・豊かな人間性や広い視野・高い人権感覚をもち，児童生徒や教職員・保護者・地域等との信頼関係を構築する．			
		コミュニケーション	・周囲の状況や相手の思いや考えを汲み取るとともに，自分の考えを適切に伝え，積極的に助け合い支え合う．			
学び続ける教職員	児童生徒指導	児童生徒理解	・児童生徒理解の意義や重要性を理解し，一人ひとりに積極的に向き合おうとしている．	・一人ひとりの背景を意識して，児童生徒に向き合う．	・児童生徒を取り巻く環境を的確に捉え，一人ひとりの理解を図る．	・教職員相互で共通理解を図ることができるように，組織の環境を整える．
		児童生徒指導	・個や集団を指導するための手立てを理解し，実践しようとしている．	・保護者等の関係者や校内組織と連携しながら，養護教諭として，個や場面に応じた指導を行う．	・関係機関等と連携して，養護教諭として全校の児童生徒に対し組織的に指導にあたる．	・様々な関係機関等と連携して環境を整え，養護教諭として，適切な指導を推進する．
	養護教諭の専門性 専門領域における主な職務内容	保健管理	・学校保健安全法を理解し，児童生徒の実態把握の必要性を認識し，適切な保健管理を実施しようとしている．	・児童生徒の発達の段階に応じてよく見られる心身の疾病や障害を理解し，健康課題を把握し，適切に対応できる．	・保健管理について指導的立場を果たすとともに，保健情報を総合的に評価し，把握した健康課題の解決に向けて，組織的対応ができる．	・学校における事件事故・災害に備えた救急体制や心のケアの支援体制を整えるなど，保健安全について学校運営に参画することができる．
		保健教育	・学習指導要領を理解し，養護教諭の専門性を生かした指導をしようとしている．	・保健教育における養護教諭の役割を理解した上で，学級担任等と連携し，養護教諭の専門性を生かした保健教育ができる．	・学習指導要領，児童の実態に基づいた保健教育を実践し，評価，改善し，効果的に推進できる．	・保健安全教育について教育課程の編成・実践・評価を通して全体計画を作成できる．
		健康相談	・学校保健安全法による健康相談の位置づけを理解し，心身の発達の段階における健康課題に対応しようとしている．	・健康相談の基本的なプロセスを理解し，児童生徒の心身の発達の段階の課題や現代的な健康課題との関連を踏まえた，健康相談を実施することができる．	・心身の健康課題を総合的にとらえ，校内支援体制の充実に努めるとともに，学校医等の専門職や保護者と連携し，健康課題について適切な対応ができる．	・心身の健康問題に関して教職員に対し，指導的役割を果たすことができる．
		保健組織活動	・保健組織活動の意義と学校保健に関する学校内外の協力体制の重要性を理解しようとしている．	・保健組織活動の意義を理解し，企画運営に参画できる．	・保健組織が主体的に活動できるよう内容の工夫，改善を図ることができる．	・近隣の小中学校と連携し，地域レベルでの健康づくりを推進することができる．
		研究の推進と研究体制構築	・研究会や研修会に積極的に参加する意義を理解し，実践しようとしている．	・校内研究会や市内の研究会に積極的に参加し，保健室経営に生かす．	・校内研究会・校外研修会の企画・運営に携わり，養護教諭としての知識・能力・マネジメント力の向上を図る．	・研修会で得た情報や自らの実践を広く情報発信して，自校の教育活動に生かす．
	マネジメント力	保健室経営・学校経営ビジョンの構築	・養護教諭の役割と職務内容及び，学校組織・運営や校務分掌を理解し，自分にできることを実践しようとしている．	・学校教育目標を理解し，保健教育や保健室経営の方針を立て，一貫性のある指導・運営を行う．	・養護教諭として，全校組織運営や保健指導充実に積極的に関わり，学校教育目標の実現に向けて工夫改善を行う．	・学校運営について創造的なビジョンの構想やプランの構築に参画し，教育活動を活性化させる．
		人材育成（メンターチーム等の活動）	・学び続けることの意義を理解し，アドバイスに耳を傾け，自らを改善しようとしている．	・疑問点や悩みを相談したり，共有し合ったりしながら，自らの実践力を磨く．	・互いの課題や悩みに気付き，支え合える環境をつくるとともに，経験の浅い教職員を積極的に支援する．	・人材育成の重要性をふまえ，養護教諭として，教職員の経験に応じた効果的な人材育成の環境をつくる．
		資源（人・もの・情報・時間・資金等）の活用	・学校内外の資源の種類やその活用の目的・意義を理解し，実践しようとしている．	・身の回りの資源を積極的に教育活動に生かす．	・教育活動に効果的な資源を見極めて活用する．	・状況や課題にふさわしい活用方法を考え，教育活動全体の充実を図る．
		危機管理	・危機管理の重要性を理解し，危機を察知した場合に，素早い行動をとろうとしている．	・安全や教育効果に配慮した環境を整備し，課題について「報告・連絡・相談」を確実に行う．	・危機を予測し連携して未然防止を図るとともに，早期発見，早期対応に努める．	・平常時の未然防止，抜本的改善，再発防止を組織的に推進する．
	連携・協働力	同僚とチームでの対応	・組織の一員としての自分の役割を理解し，同僚と協力して対応しようとしている．	・組織の一員として教職員と積極的に関わり，求められている役割を理解して対応する．	・互いのよさを認め合い，それぞれの力を生かして対応する．	・組織の特性をふまえ，広い視野をもって対応力を高める．
		保護者や他の組織等との連携・協働	・保護者連携の重要性を理解し，保護者や地域と積極的に関わろうとしている．	・保護者，地域と積極的に関わり，連携・協働して対応する．	・保護者，地域，関係機関との関わりを深め，連携・協働して対応する．	・保護者，地域，関係機関との連携・協働のネットワークを形成する．

［出典：横浜市教育センターWebサイト https://www.edu.city.yokohama.jp/tr/ky/k-center/shihyou-1.pdf（2022.12.15.アクセス）］

4　大学院修学休業制度

大学院入学の弾力化により，養護教諭一種免許を取得している者は，学士の学位を取得した者と同等の学力があると認められ，大学院入学資格を有するものとなった．

2000（平成12）年の教育公務員特例法の一部を改正する法律により，養護教諭が専修免許状を取得することを目的として，大学院に入学・在学するために休業することができることになり，2001（平成13）年から開始されている．任命権者の許可を受けて，3年を超えない期間，年単位で大学院に修学することができるようになり，養護教諭の学びの機会が拡大されている．

5　地域と連携した学校保健推進事業

近年，いじめ，不登校，虐待，貧困などに起因する心身の不調，アレルギー疾患，生活習慣の乱れ，性の逸脱行動，ネットゲーム依存症等の健康課題が複雑多様化する中で，児童生徒等の保健指導・保健管理，危機管理などの校内体制及び学校・家庭・地域の関係機関との連携・協働した適切な対応が一層求められ，その中核的役割を担う養護教諭の役割は，一層重要になっている．しかしながら養護教諭の未配置校や経験の浅い養護教諭の配置校においては，児童生徒等の健康課題に対し適切な対応が困難な状況となっている．その対策として，スクールヘルスリーダーの派遣がなされている．経験豊かな退職養護教諭の知見を活用して，週に数日派遣されている．

Ⅷ　養護教諭に関係する機関・学会

養護教諭の養成協議会や学会について，全国的規模の機関のホームページを見ると，多くの情報を収集することができる．

①　文部科学省ホームページ
　http：//www.mext.go.jp

②　日本養護教諭養成大学協議会
　http：//www.j-yogo.jp

③　日本養護教諭教育学会
　http://www.yogokyoyu-kyoiku-gakkai.jp

④　日本養護実践学会
　http://www.yjissen.jpn.org

⑤　全国養護教諭連絡協議会
　http://www.yougo.jp/pdf3/kenkyu_28_youkou2.pdf

私の出会った養護教諭

引用・参考文献

1）津島ひろ江：最新保健看護学講座1　第4版，金川克子編，p293，メヂカルフレンド社，東京，2015．

2）文部科学省ホームページ：http：//www.mext.go.jp/（2022.12.15 アクセス）

3）文部科学省（2015）文部科学白書2015　https://www.mext.go.jp/b_menu/hakusho/html/hpab201601/1375335_006.pdf（2022.12.15. アクセス）

4）横浜市教育センターWebサイト　https://www.edu.city.yokohama.jp/tr/ky/k-center/shihyou-1.pdf（2022.12.15. アクセス）

5）文部科学省Webサイト　令和4年4月1日現在の教員免許状を取得できる大学　https://www.mext.go.jp/a_menu/shotou/kyoin/daigaku/1286948.htm（2023.3.10アクセス）

第4章 児童生徒の健康実態

Ⅰ 児童生徒の健康実態の変遷

戦後から高度経済成長の時代をたどり，児童生徒を取り巻く社会情勢や生活環境の変化が成長発達や健康状態に与えた影響を概観する．

1 第二次世界大戦終結からの出発

1945（昭和20）年の第二次世界大戦の終結時は，多くの国民が飢えと物資が無い困窮生活を強いられた．家や家族を失った児童生徒も多く，施設に収容される者や，路頭に迷い浮浪児として生活する者も少なくない状況であった．栄養不良や不衛生な生活環境により，発疹チフス，パラチフス，痘瘡（天然痘）など海外から持ち込まれた感染症の大流行や結核・寄生虫・皮膚病なども蔓延し，児童生徒の体格や栄養状態は最悪の状態であった．1946（昭和21）年に東京都内でシラミ駆除のためにDDTの頭部への強制散布が実施され，全国の小学校でも行われた．

1947（昭和22）年に小学校でアメリカの救援物資による学校給食が全国の主要都市で再開された．主食のご飯は家庭から持参し，副食のみであった．また，当時多くの児童生徒に寄生虫の保有者が多く，全国の児童生徒に検便が実施された．1948（昭和23）年に予防接種法が制定され，続いて1951（昭和26）年に結核予防法が改正された．これにより，全国で保健所・学校を中心として組織的に予防接種が実施された．また，1960（昭和35）年にポリオウイルスの感染による小児麻痺が大流行し，これを受けて1961（昭和36）年に全ての乳児から小学校の児童までポリオワクチンの一斉接種が行われた．

こうした国を挙げた感染症に対する取り組みによって，感染症の発生は漸減していった．

2 復興から経済成長の時代へ

1950（昭和25）年，文部省は食糧事情の好転により，児童生徒の体格や栄養状態が改善されたことを発表した．日本は戦後の復興を遂げ，経済成長の時代を迎える．都市に人口が集中し，土地開発により団地が次々と造成され，車社会が始まり，都市部に住む児童生徒の生活環境や遊びに大きな影響を及ぼした．野外での遊び場が奪われ，団地周辺の場所や路上での遊びが増えた．

1953（昭和28）年のテレビ放送開始以降，家庭に次々と電化製品が導入された．また，インスタントラーメンや様々な菓子類・飲料水が発売され，家庭生活や食生活は大きく変化した．1958（昭和33）年に学校保健法が制定され，健康診断・健康相談・学校環境衛生が本格実施された．同年，文部省の行った学校保健統計調査では，児童生徒の寄生虫や結核などの感染症は減少したが，う歯の罹患率は9割を越え，裸眼視力1.0未満の児童生徒も増加してきた．

3 高度経済成長の及ぼした影響

1960（昭和35）年に政府が出した「国民所得倍増計画」以降，全国各地に工業地域が形成され，日本は豊かな工業国へ発展していった．

東京オリンピックを機に新幹線や高速道路が整備され，都市部の風景は一変した．1947（昭和22）年生まれのベビーブームと呼ばれた世代が中学校・高等学校に進学し，各地の学校で教室不足が深刻化し，すし詰め学級など学習条件が問題となった．また，戦後の教育改革や経済成長により国民の進学熱が高まり，受験競争は以後さらに昂進されていった．

児童生徒は塾と学校の合間にテレビや漫画を楽しむという遊びが多くなり，都市部では夫婦と子どもの世帯の核家族化が進み，食生活は魚や野菜類から肉・卵・乳

製品類を中心とした洋風へと変化していった.

　また, 大規模な公害問題が相次いで表面化し, 社会問題となった. こうした生活環境の変化により, 児童生徒の疾病構造は従来から課題であった, う歯・近視の他, 肥満, ぜん息などの慢性疾患, 交通事故による傷害の増加へと変化していった. 特に光化学スモッグによる被害や四日市ぜん息・水俣病などの公害病は全国に広がり, 児童生徒の健康障害に深刻な影響を与えた.

　1973（昭和48）年の学校保健法の一部改正により, 健康診断項目に尿検査・心臓検査が追加され, これにより, 腎疾患や心臓疾患の早期発見が可能となった. 夜遅くまで起きて受験勉強やテレビを見る生活によって, 児童生徒の朝食の欠食, 起立性調節障害, 姿勢の悪さからくる脊柱異常など生活習慣の乱れによる健康障害や情緒不安・無気力・非行などの心の健康課題も注目されるようになった.

4　バブル経済以降から現代に至るまで

　1980年代には日本は所得水準で世界のトップクラスとなった. 児童生徒の保護者は能力主義の原則と競争主義により, 高学歴獲得による社会的安定を求めて受験競争は更に過熱していった. 女性の社会進出が進み, 共働き家庭が増加していく中で児童生徒が1人で食事をとる, 「孤食」が問題視された. また, 校内暴力や家庭内暴力, いじめ, 10代の人工妊娠中絶の増加や性の商品化, シンナー遊びなど児童生徒の心の荒れが表面化した. また, 疾病・外傷以外の理由により長期欠席をする不登校の児童生徒の増加が課題となり, これに対応して保健室登校や養護教諭による健康相談が実施された.

　1996（平成8）年に全国の学校で病原性大腸菌O-157による集団食中毒が全国36都府県で発生した. これにより, 給食設備や消毒などの点検が強化された.

　1990年代以降になると電子工学技術の発達にともない, 様々な情報機器が家庭や学校に普及し, 情報化社会が到来した. それと並行して児童生徒の遊びやコミュニケーションの手段がインターネットや携帯電話へと移行していった. 現代では, 児童生徒の生活の夜型への変化や, 基本的生活習慣の乱れから朝食の欠食, 運動

能力の低下や肥満・痩せの増加, 糖尿病や高脂血症などの生活習慣病が新たな課題となっている.

II　児童生徒の健康実態と健康課題

　2019（令和元）年12月に中国武漢市から発生した新型コロナウイルス感染症の世界的な広がりによって, 社会の在り方が劇的な変容を余儀なくされ, 予測困難な時代の到来を迎えた. こうした事態を踏まえて, 2021（令和3）年1月に『「令和の日本型学校教育」の構築を目指して〜全ての子供たちの可能性を引き出す, 個別最適な学びと, 協働的な学びの実現〜』とした, 中央教育審議会答申が示された. これまで日本型教育が果たしてきた, ①学習機会と学力の保障, ②社会の形成者としての全人的な発達・成長の保障, ③安全安心な居場所・セーフティネットとしての身体的, 精神的な健康の保障, の3点を学校教育の本質的な役割として重視していくこととしている. 学校保健分野においては, 感染症や災害の発生等を乗り越えて学びを保障するために, 感染予防行動を取り入れた「新しい生活様式」を踏まえて教育活動を継続することや, 子どもの健康に対する意識の向上, 関係機関との連携, 心のケアや虐待防止を図り, 学びを保障することが示されている. また, 「新時代の義務教育の在り方」の中では, 生涯を通じて心身共に健康な生活を送るための資質・能力を育成するために, 健康リテラシーの育成や養護教諭の適正配置, 学校医等専門家との連携, 学校保健情報の電子化, 栄養教諭の配置促進などが対策として挙げられている. 学校保健の現代的課題としては, 従来からの課題に加え, 臨時休業措置やICT教育が進められる中で, 子どもの虐待件数や自殺件数の増加および裸眼視力1.0未満者の増加, ゲーム障害などが新たに示されており, その取り組みが進められている.

1　学校保健統計調査から

　2021（令和3）年度に文部科学省が発表した学校保健統計調査による児童生徒の疾病・異常の被患率等の概要は表4－1の通りである.

表4－1　学校種別疾病・異常の被患率順位

順位	幼稚園（5歳）		小学校		中学校		高等学校	
	疾病・異常	%	疾病・異常	%	疾病・異常	%	疾病・異常	%
1	むし歯（う歯）	26.5	むし歯（う歯）	39.0	裸眼視力1.0未満	60.7	裸眼視力1.0未満	70.8
2	裸眼視力1.0未満	24.8	裸眼視力1.0未満	36.8	むし歯（う歯）	30.4	むし歯（う歯）	39.8
3	歯列・咬合	4.6	鼻・副鼻腔疾患	11.9	鼻・副鼻腔疾患	10.1	鼻・副鼻腔疾患	8.8
4	鼻・副鼻腔疾患	3.0	歯・口腔のその他の疾病・異常	6.8	歯列・咬合	5.3	歯列・咬合	4.6
5	耳疾患	2.0	耳疾患	6.8	耳疾患	4.9	歯垢の状態	4.2
6	歯・口腔のその他の疾病・異常	2.0	眼の疾患・異常	5.1	眼の疾患・異常	4.8	その他の疾病・異常	4.1
7	アトピー性皮膚炎	1.8	その他の疾病・異常	4.9	その他の疾病・異常	4.7	歯肉の異常	4.0
8	その他の疾病・異常	1.5	歯列・咬合	4.9	歯垢の状態	4.6	眼の疾患・異常	3.4
9	ぜん息	1.5	歯垢の状態	3.4	歯肉の異常	4.1	心電図異常	3.2
10	その他の皮膚疾病	1.0	ぜん息	3.3	歯・口腔のその他の疾病・異常	4.0	アトピー性皮膚炎	2.3

（注）1.「口腔咽頭疾病・異常」とは，アデノイド，へんとう肥大，咽頭炎，へんとう炎，音声言語異常のあるもの等である．

　　　2.「歯・口腔のその他の疾病・異常」とは，口角炎，口唇炎，口内炎，唇裂，口蓋裂，舌小帯異常，だ石，癒合歯，要注意乳歯等のある者等である．

　　　3.　心電図検査は6歳，12歳，15歳のみ実施している．「心電図異常」とは，心電図検査の結果，異常と判定された者である．

［「令和3年度学校保健統計調査　年齢別疾病・異常被患率等」より作成］

幼稚園，小学校において被患率が最も高い疾病・異常は「むし歯（う歯）」である．しかし近年，8020運動などの歯科保健活動の成果により，年次推移では被患率は減少傾向にある．「裸眼視力1.0未満の者」は中学校，高等学校において最も高い被患率であるが，小学校ですでに3割以上の被患率となっており，年齢が上がるにつれ増加している．特に歯科保健活動や視力低下予防に留意して生活習慣・食事・睡眠・運動などの生活全般にわたる保健教育を進める必要がある．

2　保健室来室状況

日本学校保健会による校種別1日平均保健室利用者の概数は，表4－2の通りである．

1日当たりの保健室利用者数は2011（平成 23）年度と2016（平成28）年度とで比較すると，どの校種においても減少している．2016（平成28）年度の学年別の利用者をみると，学年が上がるにつれて増加しており，最も利用者が多い学年は中学3年生であった．2016（平

表4－2　校種別　1日平均保健室利用者数（人）

校　種	小学校	中学校	高等学校
2011（平成23）年度	25.8	24.7	26.6
2016（平成28）年度	22.0	19.0	19.8

成28）年度における利用時間帯では午前中の休み時間が最も多く，保健室の対応内容では小学校は「けがの手当て」が63.0%，中学校と高等学校は「健康観察」が最も多く，それぞれ53.7%，58.8%である．また，「健康相談」の必要の有無は，小学校5.9%，中学校12.7%，高等学校16.1%と学年が上がるにつれ増加している．2016（平成28）年度の1年間に養護教諭が把握した身体の健康に関する主な事項では，各校種ともアレルギー疾患が最も多い．

3　養護教諭が関わる具体的な健康課題

1）アレルギー疾患

2013（平成25）年に文部科学省が日本学校保健会に

第4章　児童生徒の健康実態

委託事業として行った「学校生活における健康管理に関する調査事業報告書」（以下，報告書とする）では，公立の小学校，中学校，高等学校・中等教育学校に所属する児童生徒のアレルギー疾患に関する調査が行われている．エピペン®使用者についての調査結果は表4－3の通りである．本人使用が最も多いが，次に保護者，次に学校教職員がエピペン®を実施している．救急救命士による使用は学校教職員の約半数である．アナフィラキシーショックの発作時に側に居合わせた学校教職員がエピペン®による緊急措置をする場合を想定した

対応技術を習得しておく必要がある．

2020（令和2）年には，日本学校保健会から「学校のアレルギー疾患に対する取り組みガイドライン令和元年度改訂」（以下，ガイドラインとする）が発行された．ガイドラインでは，2004（平成16）年と2013（平成25）年の疾患と有症率の比較をしており，「アナフィラキシー」「食物アレルギー」「アレルギー性結膜炎」「アレルギー性鼻炎」は増加し，「ぜん息」は横ばい，「アトピー性皮膚炎」は減少している．疾患ごとの有症率の比較は，図4－1の通りである．今後は学校におけるア

表4－3　学校においてのエピペン®使用者

	男子		女子		合計	
	人数	%	人数	%	人数	%
本人自己注射	61	34.9	48	26.8	109	30.8
学校教職員	42	24.0	50	27.9	92	26.0
保護者注射	51	29.1	49	27.4	100	28.2
救急救命士注射	21	12.0	32	17.9	53	15.0
合計	175	100	179	100	354	100

[（公財）日本学校保健会（2013）平成25年度学校生活における健康管理に関する調査事業報告書，https://www.gakkohoken.jp/book/ebook/ebook_H260030/H260030.pdf（2022.12.25アクセス）を元に著者作成]

図4－1　児童生徒のアレルギー疾患の有症率

（文部科学省委託事業「学校生活における健康管理に関する調査」（平成25年度））

＊アナフィラキシーとは，アレルギー反応により，じんましんなどの皮膚症状，腹痛やおう吐などの消化器症状，ゼーゼー，呼吸困難などの呼吸器症状が，複数同時にかつ急激に出現した状態をいう．ここでいうアナフィラキシーとは，特定の物質や食品に対してアナフィラキシーを起こしたことのあるもの．

＊＊エピペン®とは，アドレナリン自己注射のことをいう．

[出典：（公財）日本学校保健会監修，文部科学省初等中等教育局健康教育・食育課（2019）学校のアレルギー疾患に対する取り組みガイドライン　令和元年度改訂，p.3　https://www.gakkohoken.jp/book/ebook/ebook_R010060/R010060.pdf（2022.12.25アクセス）]

レルギー疾患を抱える児童生徒へ適切な対応と学校生活管理指導表に基づく学校支援体制の整備の充実が求められる.

2）感染症

　麻しんウイルスの感染経路は空気感染，飛沫感染，接触感染で，その感染力は非常に強いとされ，脳炎発症の場合，約15％の死亡率があることや，約20〜40％に重い後遺症が残ると考えられている. 国は2007（平成19）年12月（平成28年2月3日一部改正・平成28年4月1日適用）に「麻しんに関する特定感染症予防指針」を告示し，MRワクチン接種の積極的な推奨を行った. その結果，麻しん発生数の大幅な減少と大規模な集団発生の消失，抗体保有率の上昇が認められた. 2015（平成27）年に日本が麻しんの排除状態であることが世界保健機関西太平洋地域事務局により認定された. 排除後は海外からの輸入例とそれに関連した感染事例のみとされている. 今後においても麻しんを学校保健上の重要な課題として位置づけ，対策に取り組むことが必要である.

　2020（令和2）年1月30日，世界保健機関（WHO）は，新型コロナウイルスによる肺炎（2020年2月11日正式名称「COVID-19」と発表）の拡大により，「国際的に懸念される公衆衛生上の緊急事態」に該当することを宣言した. その後，感染者は120か国・地域以上で計12万人を超え，死者は4,600人を上回り，同年3月11日WHOは新型コロナウイルス感染症の感染拡大を「パンデミック（感染症の世界的な大流行）」と表明した. 新型コロナウイルス感染症は2012（平成24）年に制定された新型インフルエンザ等対策特別措置法（以下，特措法とする）の改正によって特措法の適用対象となり，指定感染症として追加された. 国は2020（令和2）年に全国の小・中・高校・特別支援学校に臨時休校の要請を行った. その後も新型コロナウイルスの全国的な感染者増加によって緊急事態宣言が延長され，多くの学校が長期の休講措置を講じた. 文部科学省は地域の感染状況に応じて3段階のレベルに分けて，学校での感染予防策を示した衛生管理マニュアル「学校の新しい生活様式」を作成し，学校再開後の徹底した感染予防対策

を示した. その後，感染対策を講じながら学びを保障するための手段としてオンライン授業や分散登校等により，学校が再開された. 文部科学省は2022（令和4）年度においても最近の知見を取り入れた「学校における新型コロナウイルス感染症に関する衛生管理マニュアル」を示し，感染防止策の徹底を学校に要請している. 今後もインフルエンザと併せて新型コロナウイルス感染症の対策と予防教育の充実が必要とされる.

　ヒトパピローマウイルスの感染が子宮頸がんの発症原因であり，性感染症の罹患率が若年者において高率であることから，厚生労働省は2010（平成22）年より，子宮頸がんなどワクチン緊急促進事業として，13歳から16歳までの女子を対象に医療機関において接種を受けることができる取り組みを行った. しかし，その後ワクチン接種後に持続的な疼痛等の諸症状が相次いで報告されたことから，厚生労働省は2013（平成25）年に「積極的な接種勧奨」を中断した. その後，厚生労働省の専門部会がワクチンの安全性や接種による有効性が副反応のリスクを明らかに上回る等のデータに基づき，2021（令和3）年11月にワクチン接種の個別の推奨を再開することを通知した.

3）生活習慣病

　2021（令和3）年度における文部科学省の学校保健統計調査報告[注]では，肥満傾向児の出現率の最も高いのは男子では10歳および12歳の12.6％，次いで15歳の12.3％，11歳が11.5％と，小学校中学年から高学年が高値であった. 女子では11歳の9.4％，次いで10歳の9.3％と，小学校高学年が高い出現率であった. 痩身傾向児では，男子で出現率の最も高いのは10歳の9.3％，次いで16歳の3.3％であった. 女子の出現率の最も高いのは12歳の3.6％であり，次いで13歳3.2％であった. 成長期の健康課題として肥満傾向児，痩身傾向児ともに対策が必要である. やせ願望やストレスなどとの対応と共に保護者や医療機関との連携が重要となる.

　生活習慣病は，食習慣との関連が深い. 2019（令和元）年度国民健康・栄養調査によると，児童生徒の朝食欠食状況は図4-2の通りである. 1歳〜6歳の朝食欠食率は男子3.8％，女子5.4％，7歳〜14歳では男子

（注）1．欠食とは次の3つの合計である．
　　　①食事をしなかった場合，②錠剤などによる栄養素の補給，栄養ドリンクのみの
　　　場合，③菓子，果物，乳製品，嗜好飲料などの食品のみを食べた場合

図4−2　児童生徒の朝食欠食率

［令和元年度国民健康・栄養調査第1部栄養素等摂取状況調査結果から作図］

5.2%，女子3.4%，15歳～19歳では男子19.2%，女子では5.9%であり，20歳以上では男女の総数の割合は20%を超える．朝食欠食率は1歳～59歳の年齢において年齢が高くなるほど増加傾向にある．養護教諭は規則正しい食習慣や家族と共に食べる楽しさ，感謝の心などの食育の重要性を栄養教諭や教職員と共に組織的に取り組む必要がある．

4）メンタルヘルスの問題

　学校生活においていじめ・不登校・児童虐待・児童生徒の貧困などの問題が顕在化している．2013（平成25）年6月に「いじめ防止対策推進法」が公布され，学校は，いじめ防止等の基本施策として道徳教育の充実や早期発見，相談体制の整備等の措置を講ずることが定められている．文部科学省が2022（令和4）年に公表した「令和3年度児童生徒の問題行動など生徒指導上の諸問題に関する調査」では，小・中・高・特別支援学校におけるいじめの認知件数は約615,351件と前年度の517,163件より98,188件（19.0%）増加している．養護教諭は職務上，いじめに気づきやすい立場にある．いじめが児童生徒の生命の危険や心身に重大な影響を生じさせる事象であることを十分認識して，日常の健康観察の充実や，教職員や保護者および心理その他の専門職と連携して対応する必要がある．

　同一の調査結果によれば，小・中学校における不登校の児童生徒（年間30日以上欠席者）は244,940人で,前年度から48,813人（24.9%）の増加となっている．在籍数に占める割合は，小学校1.3%，中学校5.0%で全体では2.6%である．高等学校における長期欠席者は118,232人で，このうち不登校によるものは全日制と定時制を合計すると50,985人である．長期欠席者のうち新型コロナウイルスの感染回避によるものは12,388人であった．不登校生徒の在籍者数に占める割合は，1.7%である．学年別の不登校の児童生徒の人数では小学校6年生では25,004人，中学1年で45,778人と，学年が上がるにつれ増加傾向となっている.年度別不登校の児童生徒数の推移は図4−3である．学年別不登校の児童生徒数は図4−4である．不登校の要因を小・中学校でみると，「本人に係る状況」においては，「無気力・不安」が最も多く，「学校に係る状況」では，「いじめを除く友人関係をめぐる問題」が最も多い．高等学校では「本人に係る状況」では，「無気力・不安」が最も多く，「学校に係る状況」では「入学・転編入学・進級時の不適応」が最も多い．近年の研究では，不登校の背景に発達障害があり，友達とのトラブルや学習困難などによる学校不適応の可能性があることが報告されている．養護教諭をはじめ教職員の相談活動や学校全体の支援体制の充実が求められる．

「令和 3 年度児童生徒の問題行動など生徒指導上の諸問題に関する調査」における学年別児童生徒の自殺の状況は図 4 - 5 の通りである．調査結果では，中学 1 年から急増し，学年が上がるごとに増加の傾向がみられる．学年別では高校 3 年生の自殺者の人数が最も多い．厚生労働省の令和 4 年度版の自殺対策白書によると，令和 2 年度の年代別の死因順位では 10 〜 39 歳の各年代の死因の第 1 位は自殺となっており，我が国における若い世代の自殺は深刻な状況にある．同白書によ

ると，10〜19 歳未満の自殺者は763人であった．その原因・動機は小・中学生では「不詳」が最も多い．小学生で「不詳」を除くと「家庭問題」の割合が高く，中学生では「不詳」を除くと「学校問題」の割合が高い．高校生では男子は「学校問題」の割合が最も高く，女子では「健康問題」の割合が最も高い状況にある．学校では，命を大切にする教育の実施や教育相談体制の充実，学校と地域・関係機関が連携したきめ細やかな対策を継続する必要がある．

（注1）調査対象：国公私立小・中学校・高等学校（小学校には義務教育学校前期課程，中学校には義務教育学校後期課程を含む）
（注2）年度間に連続又は断続して 30 日以上欠席した生徒数を理由別に調査．

図4－3　令和3年度　年度別不登校の児童生徒数（30日以上欠席者）の推移

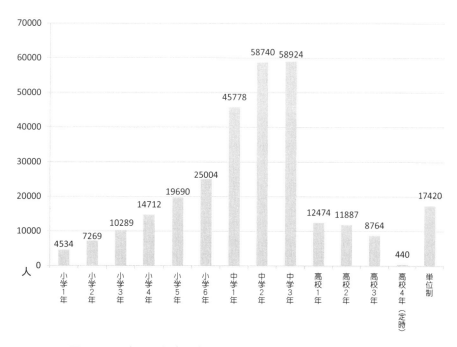

図4－4　令和3年度　学年別の不登校児童生徒数（国公私立）

［図4－3，図4－4とも文部科学省（2022）「令和3年度文部科学省児童生徒の問題行動など生徒指導上の諸問題に関する調査について」より作図］

虐待に関しては，2021（令和3）年度の厚生労働省の調査によると，全国の児童相談所の相談対応件数は207,659件であり，前年度比では2,615件（1.3％）増加している．児童相談所に寄せられる虐待相談の内訳の概数は，表4－4の通りである．同一の調査における，児童相談所での虐待相談の経路別件数の推移は表4－5の通りである．経路別件数では，警察を経路として発見されるものが最も多く，次いで近隣知人，次いで家族親戚，次に幼稚園を含む学校が挙げられている．こうした点からも児童虐待の早期発見・早期対応においては，学校の果たす役割は大きい．今後さらに学校の組織全体で対応の充実を図る必要がある．

近年，経済的に厳しい状況に置かれたひとり親家庭や多子世帯が増加傾向となり，児童生徒の貧困が課題となっている．2013（平成25）年に「子どもの貧困対策の推進に関する法律」が制定された．この法律は，子供が生まれ育った環境に左右されることのないよう，貧困の状況にある子供の環境整備や教育の機会均等を図り，貧困対策を総合的に推進することを目的としている．厚生労働省が2019（令和元）年に実施した国民生活基礎調査の結果では，17歳以下の児童生徒の貧困率は13.5％（OECDの所得定義による新基準では14.0％）であった．厚生労働省が関連する，生活保護受給者の健康管理支援等に関する検討会がまとめた資料では，経

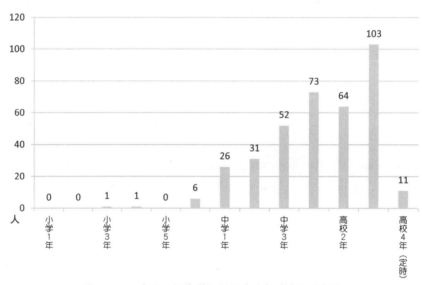

図4－5　令和3年度学年別児童生徒の自殺の状況

[文部科学省（2022）「令和3年度　文部科学省　児童生徒の問題行動など生徒指導上の諸課題に関する調査について」より作図]

表4－4　令和3年度　児童相談所に寄せられる虐待相談の内訳

虐待の内容	身体的虐待	心理的虐待	保護の怠慢ないし拒否（ネグレクト）	性的虐待
（総数）207,659件	23.7%	60.1%	15.1%	1.1%

表4－5　令和3年度　児童相談所での虐待相談の経路別件数の推移

	家族親戚	近隣知人	児童本人	都道府県児童相談所，福祉事務所，保健センター	市町村児童相談所，福祉事務所，保健センター	保育所	児童福祉施設	保健所	医療機関	警察等	幼稚園，学校等	教育委員会	その他
令和元年	8.2	13	0.9	5.8	4.8	0.8	0.6	0.1	1.9	49.8	7.5	0.2	6.4
2年	8.2	13.5	1.0	5.9	4.2	0.8	0.7	0.1	1.7	50.5	6.9	0.3	6.3
3年	8.4	13.5	1.2	5.8	4.5	0.8	0.6	0.1	1.7	49.7	7.0	0.2	6.6

[表4－4，表4－5ともに厚生労働省（2022）「令和3年度厚生労働省福祉行政報告例の概況」より作成]

済的な暮らしにゆとりがない家庭の子どもは，適切な食習慣や運動習慣，生活習慣が確立されておらず，う歯や肥満などの健康への影響があることが報告されている．養護教諭はスクールソーシャルワーカーやスクールカウンセラーなどの専門職や関係機関と連携し，チーム学校の中で専門的役割を果たすことが求められる．

5）スマートフォンやインターネットの依存による影響

2017（平成29）年に厚生労働省研究班が報告した「中学生・高校生の病的なネット依存が疑われる生徒の割合」では，中学・高校生の病的なネット依存者が7人に1人，93万人にも上ることが明らかになった．子どものインターネット利用は低年齢化しており，利用率も年々増加傾向にあるため，心身の健康への深刻な影響が課題となっている．2017（平成29）年に埼玉県学校保健会が小・中・高校生を対象に行った「子供のインターネット利用と健康に関する調査報告」では，対象者の小・中・高校生はインターネットの利用による生活の楽しさや友達関係の広がりなどを感じていた半面，会話の減少や閉じこもりなど人間関係の希薄化，ネットいじめの目撃や人間関係のトラブル，犯罪被害への危険性，運動不足や心の不調などの健康への影響，不適切なサイトへの接触，学業における集中力の低下など，様々な問題を自覚していたことが報告されている．2019（令和元）年度の内閣府による「青少年のインターネット利用率実態調査」によると，子どものスマートフォン等機器の占有率は小学校で40.1%，中学生では81.8%，高校生では98.6%であった．文部科学省は2021（令和3）年に中央教育審議会答申として公表した「令和の日本型教育」の中で，ICT（情報通信技術）を効果的に活用した学びを進める方針を示した．今後，子ども達は益々パソコンやインターネットなどの電子メディアへの接触時間が長くなることが予想される．

2018（平成30）年3月に公示された高等学校学習指導要領では，保健体育科科目保健の指導内容の1つとして精神疾患を取り上げることになり，高等学校学習指導要領（平成30年告示）解説（保健体育編・体育編，文部科学省）において，「アルコール，薬物などの物質への依存症に加えて，ギャンブル等への過剰な参加は習慣化すると嗜癖（しへき）行動になる危険性があり，日常生活にも悪影響を及ぼすことに触れるようにする．」と記載され，精神疾患の1つとしてギャンブル等依存症を含めた依存症について取り上げることとなっている．WHO（世界保健機関）は，スマートフォンなどのゲームのやり過ぎで日常生活に支障をきたすゲーム依存症やゲーム中毒を「インターネット・ゲーム障害（Internet Gaming Disorder：IGD）」として新たに精神疾患の一種として国際疾病分類に加えた．WHOのガイドラインによる，「インターネット・ゲーム障害」の診断基準を表4－6に示す．養護教諭は教職員とともに健康観察や登校状況などから児童生徒のストレスや心身の変化の早期発見に努め，対応する必要がある．また，全ての教職員が依存症の理解を深め，学校全体での支援体制を構築する必要がある．

6）性感染症予防および性に関する課題

厚生労働省から出された2021（令和3）年の感染症発生動向調査報告によると，梅毒が2013（平成25）年から15歳から54歳までの年代で毎年増加傾向にある．15〜19歳の年代においては，2020（令和2）年度に205件の報告があり，その内の142件（69.3%）は女子であった．発生件数は前年度263件よりやや減少してい

表４－６　「インターネット・ゲーム障害」の診断基準

1．ゲームをする頻度や時間のコントロールができない
2．日常生活でゲームを優先する
3．悪影響が出ているにもかかわらず，ゲームを続けたり，エスカレートする
4．個人・家族・社会における学業上または職業上の機能が果たせない
上記4項目が12か月以上続く

る．また，性器クラミジアは2011（平成23）年頃から横ばい状態であったが，2020（令和２）年には15〜19歳の年代において，2,275件の報告数があり，前年度の2,246件よりやや増加している．そのうち69.4%は女子の件数である．梅毒においても74.1%は女子の件数が占めている．そのため，厚生労働省や関連学会からも感染予防の啓発がなされている．また，自治体による感染状況の格差があることや近年の新規HIV感染者の中にも10代の感染者が報告されていることから，地域の実情に応じた取り組みや継続した指導が必要である．

文部科学省は2018（平成30）年に「公立の高等学校における妊娠を理由とした退学等に係る実態把握の結果等を踏まえた妊娠した生徒への対応等について」の通知を出している．これは，公立の高校等学校における妊娠を理由とした退学等に係る実態把握の結果，生徒又は保護者が引き続きの通学を希望した事情があるにも関わらず学校が退学を勧めた事案が32件認められたことが背景にある．生徒の学習権の保障とともに関係者間で十分な話し合いを行い，母体の保護を最優先としつつ，教育的な配慮を行うものとされている．養護教諭は専門的立場で支援し，関連職種との連携を行うことが求められている．

文部科学省は2020（令和２）年に「性犯罪・性暴力対策の強化の方針の決定について」を通知した．この中では，学校等において生命の尊さを学び生命を大切にする教育や相手を尊重する教育の推進，相談を受ける体制の強化などを示している．特に子どもから話を聞いた初動対応が重要であるとされていることから，学校の組織的な支援体制や保護者および関係機関との適切な連携が重要である．

引用・参考文献

１）岩本務・鈴木亮・長島保・本間昇編集：写真・絵画集成　日本の子どもたち近現代を生きる③廃墟からの出発，初版，日本図書センター，p6-160，1996，東京

２）岩本務・鈴木亮・長島保・本間昇編集：写真・絵画集成　日本の子どもたち近現代を生きる④21世紀に向けて，初版，日本図書センター，p8-102，1996，東京

３）下川耿史・稲葉眞弓・稲見みぎわ・小川晋二・岡崎正悦・峰岸百合：近代子ども史年表1926-2000　昭和・平成編，初版，河出書房新社，p136-467，2002，東京

４）朝日新聞社・全日本健康推進学校表彰会：健康優良・推進学校の軌跡―小学校の心づくりと体づくり，初版，朝日新聞社文化企画局，p185-194，1998，東京

５）野村陽子：最新保健看護学講座⑦保健医療福祉行政論第２版，メヂカルフレンド社，p67-77，2008，東京

６）読売新聞：2020（令和２）年２月２日（2020/11/30）

７）文部科学省：「令和の日本型学校教育」の構築を目指して〜全ての子供たちの可能性を引き出す，個別最適な学びと，協働的な学びの実現〜（答申）（中教審第228号）【令和３年４月22日更新】
https://www.mext.go.jp/b_menu/shingi/chukyo/chukyo3/079/sonota/1412985_00002.htm（2022/12/27アクセス）

８）文部科学省：学校保健統計調査−令和３年度（確定値）の結果の概要
https://www.mext.go.jp/content/20221125-mxt_chousa01-000023558.pdf（2022/12/18アクセス）

９）財団法人日本学校保健会：保健室利用状況に関する調査報告書　平成28年度調査結果，公益財団法人日本学校保健会，平成30年度
https://www.gakkohoken.jp/book/ebook/ebook_H290080/index_h5.html#1（2022/12/27アクセス）

10）日本学校保健会：平成25年度学校生活における健康管理に関する調査事業報告書
https://www.gakkohoken.jp/book/ebook/ebook_H260030/H260030.pdf（2022/12/27アクセス）

11）公益財団法人 日本学校保健会監修　文部科学省初等中等教育局健康教育・食育課：《令和元年度改訂》学校のアレルギー疾患に対する取り組みガイドライン令和元年改訂版
https://www.gakkohoken.jp/book/ebook/ebook_R010060/R010060.pdf（2022/12/27アクセス）

12）国立感染症研究所ウェブサイト感染症発生動向調査（IDWR）
https://www.niid.go.jp/niid//images/idsc/disease/measles/2020pdf/meas20-53.pdf（2022/12/27アクセス）

13）内閣官房：新型インフルエンザ特措法
https://corona.go.jp/news/news_20200405_19.html

（2022/12/27アクセス）

14）厚生労働省：ヒトパピローマウイルス感染症に係る定期接種の今後の対応について
https://www.mhlw.go.jp/content/000858761.pdf
（2022/12/27アクセス）

15）厚生労働省：令和元年国民健康・栄養調査報告
https://www.mhlw.go.jp/stf/seisakunitsuite/bunya/kenkou_iryou/kenkou/eiyou/r1-houkoku_00002.html
（2022/12/18アクセス）

16）文部科学省：令和 3 年度「児童生徒の問題行動等生徒指導上の諸問題に関する調査」結果について
https://www.mext.go.jp/content/20221021-mxt_jidou02-100002753_1.pdf （2022/12/16アクセス）

17）小枝達也：小特集　発達障害にみられる心身の問題への対応，心身の不適応行動の背景にある発達障害，発達障害研究23（4），p258-266，2002

18）厚生労働省令和 4 年度版自殺対策白書
https://www.mhlw.go.jp/content/r4h-2-3.pdf （2022/12/18アクセス）

19）厚生労働省：令和 3 年度児童相談所での児童虐待相談対応件数（速報値）
https://www.mhlw.go.jp/content/000863297.pdf
（2021/12/18アクセス）

20）厚生労働省2019年　国民生活基礎調査の概況
https://www.mhlw.go.jp/toukei/saikin/hw/k-tyosa/k-tyosa19/dl/03.pdf （2022/12/27アクセス）

21）厚生労働省：第 4 回生活保護受給者の健康管理支援等に関する検討会 資料
https://www.mhlw.go.jp/stf/shingi2/0000148910.html
（2022/12/27アクセス）

22）内閣府，令和元年度 青少年のインターネット利用環境実態調査結果（速報）
https://www8.cao.go.jp/youth/kankyou/internet_torikumi/tyousa/r01/net-jittai/pdf/sokuhou.pdf
（2022/12/27アクセス）

23）厚生労働省：ゲーム依存症対策関係者連絡会議資料，曽根一郎，インターネット・ゲーム障害（Internet Gaming Disorder, IGD）
https://www.mhlw.go.jp/content/12205250/000759249.

24）厚生労働省　性感染症報告数（2004年〜2020年）
https://www.mhlw.go.jp/topics/2005/04/tp0411-1.html
（2022/12/21アクセス）

25）文部科学省：公立の高等学校における妊娠を理由とした退学等に係る実態把握の結果等を踏まえた妊娠した生徒への対応等について（通知）
https://www.mext.go.jp/a_menu/shotou/seitoshidou/1411217.htm（2022/12/27アクセス）

26）文部科学省：性犯罪・性暴力対策の強化の方針の決定について（通知）
https://www.mext.go.jp/content/20200716-mxt_kyousei01-000008930_01.pdf （2022/12/27アクセス）

[第4章関連]

令和5年度(令和4年度実施)養護教諭採用試験問題

① 次の文は,「『ギャンブル等依存症』などを予防するために 生徒の心と体を守るための指導参考資料(平成31年3月 文部科学省)」について述べたものである.文中の( )のア〜ウに当てはまる語句の組み合わせを,下のa〜eの中から一つ選びなさい.ただし,( )の同じ記号には,同じ語句が入るものとする.

- ・ 一般的に(ア),アルコール,薬物,ギャンブル等,ゲームなどを「やめたくてもやめられない」状態のことを「依存症」といいますが,医学的には「嗜癖(しへき)」という用語を使います.
- ・その対象が「物質」の摂取の場合は「物質依存」といい,対象が「行動」の場合は「行動嗜癖」といいます.
- ・「物質依存」の場合,特定の物質((ア),アルコール,薬物等)を体内に吸収すると,心地よくなり,(イ)使用するうちに,その物質なしではいられなくなり,1回の使用量や使用頻度が増えていきます.そのような状態が続くと,やがて健康や生活面に支障が出てきます.
- ・一方,「行動嗜癖」の場合も同様に,ギャンブル等の行動にのめり込んでしまうと,自分の意思ではコントロールできなくなり,やめたくてもやめられなくなります.
- ・行動嗜癖は,誰でもなる可能性があり,開始年齢が低いほど,陥りやすい傾向があります.
- ・いずれの嗜癖行動も(ウ)から始まりますが,のめり込むかどうかは,以下の要因が関わると考えられています.
    - ①心理的な要因(ストレスなど)
    - ②環境的な要因(簡単に手に入れやすい,いつでも,どこでもできる)
    - ③家族の要因(家庭環境等)

	a	b	c	d	e
ア	ニコチン	カルシウム	ニコチン	カルシウム	ニコチン
イ	繰り返し	若年で	繰り返し	繰り返し	若年で
ウ	興味・関心	拒否・抵抗	拒否・抵抗	興味・関心	拒否・抵抗

(茨城県)

② 精神疾患について,次の各問いに答えなさい.

(1) 次の①〜④の文は,「精神疾患に関する指導参考資料」(令和3年3月 公益財団法人日本学校保健会)において,若者が注意すべき精神疾患としてあげられているものについて説明したものである.内容が正しいものを○,誤っているものを×としてそれぞれ答えなさい.

- ① うつ病は,抑うつ気分,興味や喜びの喪失,自責感といった感情の障害や食欲低下や睡眠障害などの身体症状があり,治療としては休養のみが有効である.
- ② 統合失調症は,知覚,思考,感情,対人関係などに障害をきたす脳の疾患である.1,000人に1人程度しか罹患しない珍しい疾患である.治療には,ドーパミン遮断薬が有効である.
- ③ 不安症は,パニック症,分離不安症,恐怖症などが含まれ,わが国では不安症全体で約9％の人が経験するもので,精神疾患の中では最も多い.

④　神経性やせ症の特徴は，著しい低体重でＢＭＩ17あるいは18前後で月経不順がみられる．治療は，栄養回復と低い自己評価への働きかけのような心理面の治療と家族関係の改善やコミュニケーションの支援が必要な場合もある．

(2)　「オーバードーズ」について説明しなさい．

（京都府）

③　「保健主事のための実務ハンドブック－令和２年度改訂－」（令和３年３月，公益財団法人　日本学校保健会）について，次の問いに答えなさい．

問　次の文は，子供の健康課題の把握について述べたものである．文中の（　①　）～（　④　）に該当する語句の組み合わせを，下のａ～ｅから一つ選びなさい．

　我が国における学校保健は，明治初期に（　①　）として始まり，現在の制度は，昭和33年に制定された学校保健法により形づくられました．昭和33年当時は，寄生虫・（　②　）・結核などの伝染病や（　③　）などが子供の重要な健康課題と認識されていましたが，これらの課題について学校保健は大きな成果を上げてきたと言えます．

　近年，都市化，少子高齢化，情報化，国際化などによる社会環境や生活環境の急激な変化は，子供の心身の健康にも大きな影響を与えており，新たな課題が顕在化しています．また，過度な運動・スポーツによる運動器疾患・障害のある子供や，（　④　）が日常的に必要な子供も見られる状況にあります．

	①	②	③	④
a	公衆衛生	疥癬	近視	医療的ケア
b	学校衛生	トラコーマ	むし歯	医療的ケア
c	学校衛生	トラコーマ	近視	精神的ケア
d	公衆衛生	疥癬	むし歯	精神的ケア
e	公衆衛生	疥癬	むし歯	精神的ケア

（高知県）

④　次の文は，ゲームへののめり込みについて述べたものである．文中の（　①　）～（　④　）に該当する語句の組み合わせを，下のａ～ｅから一つ選びなさい．

　従来のパソコンを利用したオンラインゲームに加えて，最近ではスマートフォンや携帯ゲーム機等を利用してゲームをする人が増えています．これらは，（　①　），どこでもゲームを行うことができるため，ゲームへののめり込みが社会的に問題になっています．

　2018年６月に公表されたICD-11（最終草案）では，下記の４項目が（　②　）続く場合，「ゲーム障害」に該当するとされています．

　　・ゲームの使用を制御できない．

　　・ゲームを最優先する．

　　・問題が起きてもゲームを続ける．

　　・ゲームにより個人や家庭，学習や仕事などに重大な問題が生じている．

　小中学生などの場合，ゲームを始めて（　③　）でも深刻な状況となるケースがあるため，重症の場合は（　②　）未満

43

でもゲーム障害に該当するとされています.

インターネットを利用してゲームができるスマートフォン，携帯ゲーム機等は，（　④　）に陥る要因である「（　①　），どこでもできる」ことから，ゲームへののめり込みに対して，小学生，中学生のみならず，高校生においても注意が必要です.

	①	②	③	④
a	いつでも	12か月	3〜4か月	行動嗜癖
b	誰でも	6か月	10〜11か月	行動嗜癖
c	いつでも	6か月	10〜11か月	行動嗜癖
d	いつでも	6か月	3〜4か月	行動依存
e	誰でも	12か月	3〜4か月	行動依存

（高知県）

5 次は，「令和2年度　児童生徒の問題行動・不登校等生徒指導上の諸課題に関する調査結果について」（令和3年10月13日文部科学省）の「2　いじめ　(5)いじめの発見のきっかけ」をまとめたものです.（　①　）〜（　⑤　）にあてはまる語句の組み合わせとして正しいものを，下の**1〜4**の中から1つ選びなさい.

		小学校・中学校・高等学校・特別支援学校	件数（件）
（国立・公立・私立）計	（A）	学校の教職員等が発見	349,012
	(1)	（　①　）	49,737
	(2)	（　②　）	10,482
	(3)	（　③　）	1,627
	(4)	（　④　）	774
	(5)	（　⑤　）	286,392
	（B）	学校の教職員以外からの情報により発見	168,151
	（C）	計	517,163

1　① 学級担任が発見　　　　　　　　　　　　② アンケート調査など学校の取組により発見

　　③ スクールカウンセラー等の相談員が発見　④ 養護教諭が発見

　　⑤ 学級担任以外の教職員が発見（養護教諭，スクールカウンセラー等の相談員を除く）

2　① 学級担任が発見

　　② 学級担任以外の教職員が発見（養護教諭，スクールカウンセラー等の相談員を除く）

　　③ 養護教諭が発見　　　　　　　　　　　　④ スクールカウンセラー等の相談員が発見

　　⑤ アンケート調査など学校の取組により発見

3　① 学級担任が発見　　　　　　　　　　　　② スクールカウンセラー等の相談員が発見

　　③ アンケート調査など学校の取組により発見　④ 養護教諭が発見

　　⑤ 学級担任以外の教職員が発見（養護教諭，スクールカウンセラー等の相談員を除く）

4　① 学級担任が発見　　　　　　　　　　　　② 養護教諭が発見

　　③ 学級担任以外の教職員が発見（養護教諭，スクールカウンセラー等の相談員を除く）

　　④ スクールカウンセラー等の相談員が発見　⑤ アンケート調査など学校の取組により発見

（埼玉県）

6 児童虐待について，次の1・2に答えなさい．

1 次のグラフは，平成21年度と令和2年度における児童虐待相談対応件数（厚生労働省）の内容別の割合を示したものです．グラフ中の①〜④に当てはまる語は何ですか．下の（ア）〜（エ）の中からそれぞれ選び，その記号を書きなさい．なお，同じ番号には，同じ語が入ります．

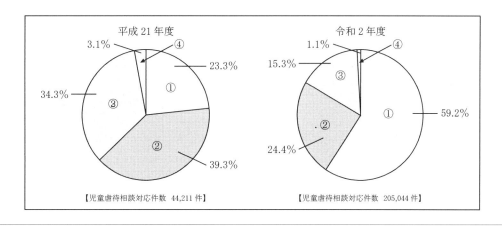

（ア）性的虐待　　　　（イ）身体的虐待　　　　（ウ）心理的虐待　　　　（エ）ネグレクト

2 児童虐待を早期発見するために，養護教諭として，どのような取組を行いますか．簡潔に3つ書きなさい．

（広島県）

7 次のア〜オの各文は，喫煙，飲酒，薬物乱用防止教育について述べたものである．正しいものを○，誤っているものを×としたとき，正しい組合せを選びなさい．

ア　平成21年から令和元年の10年間でみると，20歳以上の男性の喫煙率は低下しているが，20歳以上の女性の喫煙率は増加傾向にある．

イ　喫煙，飲酒を経験したことのある中・高校生の割合は，男女ともに年々顕著に低下している．

ウ　学校における教育では，常習的な喫煙や飲酒が様々な疾病の原因となることについて取扱うが，喫煙や飲酒のメリットについては触れる必要はない．

エ　喫煙，飲酒，薬物乱用防止教育においては，指導内容を限定的に，単発で実施することで教育効果が得られる．

オ　薬物乱用防止教育は，疾病予防の考え方としての二次予防を目的にしている．

	ア	イ	ウ	エ	オ
①	×	○	○	×	×
②	○	○	×	×	○
③	○	×	○	○	○
④	×	×	×	○	×
⑤	○	×	○	×	×

（福岡県）

第5章　スクール・ヘルス・アセスメント

Ⅰ　スクール・ヘルス・アセスメントとは

　学校には教育目標があり，それを具体化するために学級目標がある．その目標を達成するために学級経営方針や指導計画がある．それと同様に教育目標の一環としての学校保健目標や保健室経営方針，計画がある．この目標・方針・計画の設定のプロセスに焦点を当てるのがこの章の目的である．

　養護教諭は学校における保健の専門家であり，その視点で個々の児童生徒，学級，学年，教職員，学校環境，保護者，地域環境という観点で学校全体の健康を評価し，児童生徒の課題や優れた点を検討し，養護教諭やその他の教員が関わるべき健康課題の設定とその対策の検討を行っている．この情報収集・情報の評価・課題の発見・目標の設定のプロセスをスクール・ヘルス・アセスメントという．スクール・ヘルス・アセスメントという用語はこれまでの学校保健活動では強調されてこなかった．しかし実際には，養護教諭はこの思考プロセスを頭の中で行ってきたといえる．つまり養護教諭にとっては，豊かな日々の実践の中から肌で感じてきたことなのである．しかし，計画立案までのプロセスを文章に表すことなく，暗黙知として養護教諭の頭の中にのみとどめ保健室経営案や学校保健計画に表現していたことが多かったため，このプロセスが強調されてこなかったといえる．しかし学校という集団の健康を守る立場である養護教諭には，その活動の根拠を説明する責任（説明責任）がある．そこで今回，スクール・ヘルス・アセスメントのプロセスを形式知とし，多くの養護教諭がエビデンスに基づいた保健室経営案，学校保健計画を立案できることをねらいとしてこの章を起こした．

Ⅱ　スクール・ヘルス・アセスメントとPDCA

　PDCA（Plan Do Check and Act）とは課題の発見から計画，実施，評価を行ってさらに計画を見直していくという課題に基づいた活動の流れであり，学校運営でも取り入れられている手法である．スクール・ヘルス・アセスメントはPlanとActの段階に位置づく活動である（図5−1）．

スクール・ヘルス・アセスメント

スクール・ヘルス・アセスメント

図5−1　スクール・ヘルス・アセスメントとPDCA

Ⅲ　スクール・ヘルス・アセスメントの概要

　スクール・ヘルス・アセスメントは①情報収集と統合・加工，②情報の評価，③課題の発見，④課題の優先順位の検討というプロセスからなる．

1　情報収集と統合（図5−2）

　収集すべき情報については，収集すべきデータの種類と収集したデータの加工というポイントがある．

　収集するデータの種類では，まず【児童生徒の健康状態】に関する情報である．保健調査票の集計を含め，健康診断に関する情報，保健室来室状況は必須である．単に疾病や所見の有無だけではなく児童生徒の

学校での活動性やQOLに関係する情報も重要である．児童生徒の生活時間や学校環境，児童生徒の学力などの【児童生徒の健康に関係する学校環境】の情報に加えて，教育扶助受給率（保護者の経済状況に関する情報），交通や犯罪，繁華街の状況など安全な環境に関する情報など【家庭や地域の環境】に関する情報がある（図5−2）．

これらの情報は過去の情報と比較したり加工することで，その情報が持つ意味が大きく異なる．たとえば，児童数600人の小学校で保健室来室者が毎日平均10.5人であったとする．10.5人が多いのか，少ないのかを考える場合には全体の児童数が影響する．児童100人あたりの来室数にデータを加工すると，1.75人/日（100人あたり）となる．このようにすると児童生徒数の異なる他の学校の状況と比較することができる．また，過去3−5

年間のデータと比較してみると，増加傾向にあるのか，減少傾向にあるのかがわかる．そのため，経年変化がわかるように過去データを蓄積しておく必要がある．

全ての情報を包括的に情報収集し学校全体のヘルス・アセスメントを行うことは重要である．しかし包括的に情報収集しなければアセスメントできないわけではない．情報収集すること自体が目的ではなくて，妥当な方針や計画を立てるために必要な情報を収集するのである．そのため，う歯の多い学校では，まず歯科保健に関する情報を収集して計画に反映させるという焦点化したスクール・ヘルス・アセスメントは実際的である．

データ収集の方法であるが，健診データや保健室の来室情報などはデータベースを活用して日々の記録が統計化されるように工夫したほうが良い．また，学校で基本的な統計として収集している情報に加えて，児

図5−2　スクール・ヘルス・アセスメントの概要

童生徒保健委員会を活用して地域の安全マップ・環境マップなどを作成して情報収集することや，市町村保健センターや保健所，警察などに情報提供を求めるなどの方法がある．収集する情報は統計データばかりでなく，保護者会での話題や，保健委員会での討議，保健室来室者の意見など質的な情報も重要である．

2　情報の評価

次の段階では収集・統合・加工した情報を評価することになる．評価の基本的な方法は比較することである．1つには経年変化をみることと，地域内や都道府県，全国データ等との比較がある．この他に統計的な処理を行って全国と比較しやすい状況にするといった方法もある．

3　課題の発見

課題の発見では，情報の評価の段階で特徴的であったことに着目して，それに関連する情報をピックアップして関連性を検討することから，主たる課題を特定していくことになる．

たとえば，児童数600人の小学校で，喘息を有する割合が8％であり，全国平均と比較して高かったとする．これに関連する情報としては，車の通行量に関係する道路の状況，疾病のコントロールに関係する医療機関の状況，児童生徒の睡眠時間などの生活状況，ほこりや換気などの学校の衛生状態に関係する環境測定記録などを検討し，それに基づき，原因や対策の方向性を検討して，課題を特定していくことである．

4　課題の優先順位の検討

複数の課題が特定された場合，すべての課題に取り組むことは理想であるが限られた学校教職員の人的パワーと予算の範囲の中では優先順位を決めて取り組まざるを得ない．課題の優先順位を決める方法にはいくつかの視点がある．

課題の重大性（児童生徒の命に直結する問題である場合），得られる効果の波及範囲（重大性は大きくなくても対策を行うことで得られる利益の及ぶ範囲が広いか狭いか），取るべき対策の有無（安全性や効果が証明されている具体的な対策があるかどうか）から検討する必要がある．優先順位の決定に関与する情報を提示し，校務分掌として保健部会，教職員会議，学校保健委員会などで検討して，合意をはかるとことが望ましい．

合意をはかる方法として，会議での検討を行う際に，参加者の考えを得点化して優先順位をつけるノミナル・グループ・プロセス（注）等の方法を活用しても良い．

この後の段階は，学校保健計画の立案であり，保健室経営方針と計画立案（第6章）へとつながる．

暗黙知と形式知

暗黙知とは経験や勘に基づく知識のことで，言葉にされていない状態のものである．一方，形式知とは，文章や図表，数式などによって説明・表現されている知識のことである．形式知は暗黙知より他者に伝えやすく，理解も得やすい．

注）ノミナル・グループ・プロセス（NGP）

NGPは1960年代ごろより，社会学や政策決定の事前調査，NASAでのプログラムデザイン研究，環境問題に関する分野などで用いられてきた．その後，医学・看護教育においても活用されている．公衆衛生分野ではヘルスプロモーションにおいて，地域住民の意思決定を促す方法として活用されている．グループで問題や課題を抽出する．次に，参加者それぞれが，たとえば5つの取り組むべき課題を選び，それぞれの課題に重要度に応じて5点（最重要）から1点（重要度は低い）の点数をつける．その後に参加者全員の点数を足して，重要度を検討する．基本的には合計点が高いほうが重要度が高い課題と判断する方法である．

引用・参考文献

1）エリザベス　T．アンダーソン，コミュニティ・アズ・パートナー，地域看護学の理論と実際，医学書院，東京，2007

2）水嶋　春朔編，地域診断のすすめ方―根拠に基づく生活習慣病対策と評価，医学書院，東京，2006

第6章 保健室経営

I 学校保健における養護教諭の役割

1 養護教諭の職制と保健室の変遷

1905（明治38）年にトラホーム治療のため，公費で学校看護婦がおかれた．1908（明治41）年に岐阜県の小学校に歴史上初の専任学校看護婦がおかれた．その後，学校看護婦が普及し，執務場所として保健室は衛生室と呼ばれるようになった．

1941（昭和16）年の国民学校令の制定において，学校看護婦は養護訓導となり養護訓導の職制が成立した．1947（昭和22）年になると学校教育法が制定され，養護訓導（地方技官）は養護教諭と改称する．

1972（昭和47）年の保健体育審議会答申「児童生徒の健康の保持増進に関する施策について」により，養護教諭の役割が，保健管理的側面，個別指導から健康に関する教育的側面，集団指導へ移った．

1995（平成7）年には，学校教育法施行規則の一部改正により「保健主事は，教諭又は養護教諭をもってこれに充てる」ことが可能になった．1997（平成9）年には，保健体育審議会答申「生涯にわたる心身の健康の保持増進のための今後の健康に関する教育及びスポーツの振興の在り方について」において「養護教諭の新たな役割」が提言された．社会の急激な変化に伴う生活様式などの変化は，児童生徒の心や身体の健康に様々な影響を及ぼし，不登校，いじめ，薬物乱用，性の逸脱行動，生活習慣病などの現代的課題を緊急的に解決しなければならなくなった．身体面だけでなく，心のケアの両面からの対応が求められ，養護教諭の役割に大きな期待が寄せられた．

養護教諭の新たな役割は次の3点である．

① カウンセリング機能の充実

② 健康に関する現代的課題の解決

③ 保健主事の登用により，企画力，実行力，調整力を生かした学校保健活動の推進

また，教育職員養成協議会「養護教諭の養成カリキュラムの在り方について（報告）」により改善の内容が示された．養護に関する科目の精選と充実として，「健康相談活動の理論及び方法」の新設，「学校保健（養護教諭の職務を含む）」から独立して「養護概説」が新設された．

さらに，2008（平成20）年の中央教育審議会答申「子どもの心身の健康を守り，安全・安心を確保するために学校全体としての取り組みを進めるための方策について」では，学校におけるヘルスプロモーションの推進，児童生徒のメンタルヘルス，アレルギーなどの現代的な健康課題の対応にあたり，学級担任等，学校医，学校歯科医，学校薬剤師，スクールカウンセラーなどの学校内における連携，また，医療関係者や福祉関係者などの地域の関係機関との連携を推進することが必要となっている中，養護教諭はコーディネーター的な役割が期待される．

II 現代的健康課題と養護教諭の役割

1 児童生徒の心身の健康の保持増進に向けた取り組み

養護教諭は，児童生徒が生涯にわたって健康な生活を送るために必要な力を育成するため，教職員や家庭・地域と連携しつつ，日常的に，「心身の健康に関する知識・技能」「自己有用感・自己肯定感（自尊感情）」「自ら意思決定・行動選択する力」を育成する取り組みを実施することが重要である．

図6−1　健康な生活を送るために，児童生徒に必要な力

[出典　文部科学省，現代的健康課題を抱える子供たちへの支援〜養護教諭の役割を中心として〜，p.2，2017]

2　養護教諭が中心となり取り組む児童生徒の問題解決の基本的な進め方

　心身の健康の保持増進に関して問題を抱えた児童生徒を学校で確実に把握するため，養護教諭が中心となり，児童生徒の健康観察で把握しなければならない基本的な項目について，全教職員及び保護者に対して周知するとともに，学校内及び地域の関係機関との連携について，学校として体制を整備しておく．その際，養護教諭が関係機関との連携のための窓口として，コーディネーター的な役割を果たしていくことが重要である．

　具体的な養護教諭の役割としては，以下の4点があげられる．

　・誰でもいつでも相談できる保健室経営を行う．

　・医学的な情報や現代的な健康課題について，最新の知見を学ぶ．

　・地域の関係機関とも連携できるような関係性を築く．

　・地域の関係機関をリスト化し，教職員に周知する．

　また，養護教諭は，管理職や学級担任等に対しては，気になる児童生徒の学級での様子について聞いたり，医学的な情報や現代的な健康課題の傾向を的確に伝える必要がある．保護者に対しては，家庭での観察のポイントや保健室はいつでも誰でも相談できること，相談できる関係機関について，学級通信や保健だより，学校保健委員会活動等を活用して常に情報発信をしていく必要がある．

養護教諭による児童生徒の健康課題の早期発見・早期対応は問題の深刻化を防止する．養護教諭は，保健室だけにとどまらず，校内を見回ることや部活動等での児童生徒の様子や声かけなどを通して，日頃の状況などを把握するように努め，児童生徒等の変化に気づいたら，管理職や学級担任等に報告・連絡・相談するとともに，他の教職員や児童生徒，保護者，学校医等からの情報も収集する．また，児童生徒の健康課題に速やかに対応するとともに，児童生徒の状況の変化を丁寧に把握する．

3　養護教諭の専門性

養護教諭に求められている役割は以下のものが考えられる．

① 学校内及び地域の医療機関等との連携を推進する上でのコーディネーターの役割

② 養護教諭を中心として関係教職員等と連携した組織的な健康相談，保健指導，健康観察の充実

③ 学校保健センター的役割を果たしている保健室経営計画の作成

④ いじめや児童虐待などの子どもの心身の健康問題の早期発見・早期対応

ステップ1
対象者の把握
（1 体制整備）
養護教諭は，関係機関との連携のための窓口として，コーディネーター的な役割を果たしていくことが重要である．
（2 気付く・報告・対応）
養護教諭は，日頃の状況などを把握し，児童生徒等の変化に気付いたら，管理職や学級担任等と情報を共有するとともに，他の教職員や児童生徒，保護者，学校医等からの情報も収集する．児童生徒の健康課題が明確なものについては，速やかに対応する．

ステップ2
課題の背景の把握
（1 情報収集・分析）
養護教諭は，収集・整理した情報を基に専門性を生かしながら，課題の背景について分析を行い，校内委員会に報告する．
（2 校内委員会におけるアセスメント）
養護教諭は，校内委員会のまとめ役を担当する教職員を補佐するとともに，児童生徒の課題の背景について組織で把握する際，専門性を生かし，意見を述べる．

ステップ3
支援方針・支援方法の検討と実施
（1 支援方針・支援方法の検討）
養護教諭は，健康面の支援については，専門性を生かし，具体的な手法や長期目標，短期目標等について助言する．
（2 支援方針・支援方法の実施）
養護教諭は，課題のある児童生徒の心身の状態を把握し，必要に応じ，健康相談や保健指導を行う．

ステップ4
児童生徒の状況確認及び支援方針・支援方法等の再検討と実施
（児童生徒の状況確認及び支援方針・支援方法等の再検討と実施）
養護教諭は，これまでの支援に基づく実施状況等について，児童生徒の課題が正確であったか，その他の原因は考えられないか，新たな要因が生じていないかなど，情報収集及び分析を行い，支援方針・支援方法を再検討するに当たり，児童生徒にとって有効なものになるか，専門性を生かし助言する．

図6−2　学校における児童生徒の課題解決の基本的な進め方

［出典　文部科学省，現代的健康課題を抱える子供たちへの支援〜養護教諭の役割を中心として〜，p.5，2017］

ステップ1　対象者の把握

図6-3　対象者の把握

[出典　文部科学省，現代的健康課題を抱える子供たちへの支援〜養護教諭の役割を中心として〜，p.6，2017]

Ⅲ　保健室経営

1　保健室経営

　近年，保健室を訪れる児童生徒は増加傾向にあり，その理由も複雑・多様化しており，保健室を拠点に活動している養護教諭に求められるのは，児童生徒が充実した学校生活を送れるように心身の健康問題解決に向けて計画的に組織力を生かした保健室経営である．学校種の共通性と相違点や地域の実情を踏まえ，養護教諭はしっかりした保健室経営計画を作成し，教職員や保護者等の十分な理解及び協力を得ながら保健室経営にあたる必要がある．

1）保健室経営計画とは

　「保健室経営計画とは，当該学校の教育目標及び学校保健目標などを受け，その具現化を図るために，保健室の経営において達成されるべき目標をたて，計画的・組織的に運営するために作成される計画である」

2）保健室経営計画の必要性

　保健室の必要性は，次の通りである．

① 学校の教育目標や学校保健目標の具現化を図るための保健室経営を，計画的，組織的に進めることができる．

② 児童生徒の健康課題の解決に向けた保健室経営計画（課題解決型）を立てることによって，児童生徒の健康課題を全職員で共有することができる．

③ 保健室経営計画を教職員や保護者等に周知することによって，理解と協力が得やすくなり，効果的な連携ができる．

④ 保健室経営計画を立てることによって，養護教諭の職務や役割を教職員等に啓発していく機会となる．

⑤ 保健室経営計画の自己評価及び他者評価（教職員等）を行うことにより，総合的な評価ができるとともに課題がより明確になり，次年度の保健室経営に生かすことができる．

図6－4　保健室経営の構造図（例）

〔出典　公益財団法人 日本学校保健会：保健室経営計画作成の手引　平成26年度改訂，p.6，2015〕

⑥　養護教諭が複数配置の場合には，お互いの活動
　　内容の理解を深めることができ，効果的な連携
　　ができる．

⑦　異動による引継ぎが，円滑に行われる等

2　保健室経営計画の作成

1）学校保健計画と保健室経営計画

　　学校保健計画は全職員が取り組む総合的な基本計画
であるのに対し，保健室経営計画は，学校保健計画を
踏まえた上で，養護教諭が中心になって取り組む計画
である．

表6－1　学校保健計画と保健室経営計画

	学校保健計画	保健室経営計画
推進者	全教職員 ＊役割分担して組織的に活動を推進	養護教諭が中心
特徴	・学校保健活動の年間を見通して，「保健教育」「保健管理」「組織活動」の３領域について立てる総合的な基本計画 ・単年度計画 ・学校経営の評価に位置付け，評価を実施	・教育目標等を踏まえた上で，保健室経営の目標に対して，計画的，組織的に運営するための計画 ・養護教諭の職務（役割）と保健室の機能を踏まえた計画 ・単年度計画 ・保健室経営目標に対する評価を実施

[出典　公益財団法人 日本学校保健会：保健室経営計画作成の手引　平成 26 年度改訂，p.11，2015]

2）保健室経営計画の作成手順

図6－5　保健室経営の作成手順（様式例と作成のポイント）

[出典　公益財団法人 日本学校保健会：保健室経営計画作成の手引　平成26年度改訂，p.13，2015]

保健室経営目標	保健室経営目標達成のための具体的な方策（※…評価の観点）	自己評価					他者評価			
		到達度	向けて今後に	理由／	いつ	だれから	方法	到達度	意見・助言等

＊重点目標と関連を図った保健室経営の達成目標を立てて記載する. ［作成に当たっての留意点］ ◇主な健康課題の中で，より緊急度やニーズの高い課題を優先する. ◇今年度重点的に取り組むものを記載する. （目標としてあげている事項だけを実施するという意味ではない.）	＊保健室経営の目標達成のためにその年度，重点的に取り組む具体的な手立てを記載する. ＊実施後，自己評価・他者評価をする際の指標となるよう，評価の観点を記載する. ［作成に当たっての留意点］ ◇保健室の機能を十分考慮する. ◇各目標に対し，養護教諭としての取組事項を記載する. ◇「保健管理・保健教育・健康相談・保健室経営・保健組織活動」の枠組みに沿って整理するとわかりやすい. （5項目全てを書き込むという意味ではない.） ◇保健室経営計画は，短年度の計画である. 1年間に実施できる範囲で，何を行うかが分かるように具体的に記入する. ◇養護教諭の役割や，教職員及び関係者との連携における評価の観点を明確にしておく.	＊保健室経営の目標や方策について振り返り，今後（次年度）の課題を明らかにするために，どのような観点・指標で，誰が，いつ，どのように評価するかを記載する. ［作成に当たっての留意点］ ◇保健室経営の目標に対する達成の状況について「経過評価」及び「結果・成果評価」を行う. ◇客観的なデータによる評価も取り入れる. ◇自己評価だけでなく，他者評価（保健主事・教職員・児童生徒等）も取り入れる.
【Point】 ＊「○○をして～の充実を図る」の表記を用いると分かりやすい. ＊どのような手立てで取り組むのかを大枠でとらえ目標に入れ込む. ＊個人の目標ではないので「～に努める」の表現は使わない.		【Point】 ＊到達度 「よくできた」「ほぼできた」「あまりできなかった」「まったくできなかった」の4件法で評価する. ＊いつ 評価の時期を具体的に明記する.〈例〉「実施後」「学期末」「年度末」等 ＊だれから だれが評価をするのかを明記する. 〈例〉「児童生徒」「教職員」「学級担任」「保護者」「学校保健委員会参加者」等 ＊方法 どのような方法で評価をするのか明記する. 〈例〉「ワークシート」「アンケート」「聞き取り」「評価シート」等
【Point】 ＊前年度の評価の結果や保護者，学校医，スクールカウンセラー等関係者からの意見や助言，アンケート結果などを踏まえて，計画に反映させる.	【Point】≪評価の観点について≫ ＊「目標の裏返しが評価の観点」であることを念頭に置き設定する. ○具体的な方策を実施できたか ○実践の中でねらいを達成できたか ＊評価の観点は1つから3つくらいまでとする.	
保健室経営目標に対する総合評価		1　2　3　4

〈総評と次年度への課題〉
【Point】
＊養護教諭が行う自己評価と，関係者による他者評価を総合し，1年間の実践の総評を文章表記し次年度の計画立案に生かす.

【Point】
＊各方策の到達度を総合した評価を記入する欄を設ける.
（到達度と同様に4件法）

＊評価に関しては，計画段階では記載がないため簡略化しているが，実際は評価用に別立てで評価シートを作成するなどして実施することが望ましい.

図6−6　保健室経営の作成手順（様式例と作成のポイント）（続き）

［出典　公益財団法人 日本学校保健会：保健室経営計画作成の手引　平成26年度改訂, p.14, 2015］

3）保健室経営計画の評価方法

① 評価の観点

保健室経営計画に基づいて適切に評価を行うことが大切である．保健室経営計画の評価は，養護教諭による自己評価と教職員等による他者評価の両方で行うことが適切である．

［評価の観点例］

○計画は適切であったか

○計画に基づいて遂行できたか

○昨年度の評価結果が生かされたか

○目標が達成できたか

○教職員の役割分担は適切であったか

○教職員の共通理解と協力が得られたか

○保護者の理解と協力が得られたか

○学校医等の理解と協力が得られたか

○地域の関係機関の理解と協力が得られたか　等

評価には，自己評価と他者評価，経過評価と結果・成果評価などがあり，適宜，具体的に実施し総合評価の根拠とする．保健室経営計画は，単年度計画としていることから計画の実施による児童生徒の変容等を把握できるものもあるが，できないものもあることを周知することが必要である．また，総合評価を行い次年度への課題を明確にし，教職員をはじめとする児童生徒に関係する全ての人々に共有しておくことが重要である．

Ⅳ　保健室の役割

1　保健室の設置根拠

学校教育法施行規則第1条第1項には，「学校には，その学校の目的を実現するために必要な校地，校舎，校具，運動場，図書館又は図書室，保健室その他の設備を設けなければならない」と規定されている．また，学校保健安全法第7条には，「学校には，健康診断，健康相談，保健指導，救急処置その他の保健に関する措置を行うため，保健室を設けるものとする」となっている．

2　保健室の役割

児童生徒の心や身体の健康課題の変化とともに，学校教育における学校保健の役割も変化している．保健室への期待も高まり，その役割もまた変化してきた．保健室の役割としては，次のようなことが考えられる．

① 個人及び集団の健康課題を把握し解決に向けた支援

② けがや病気などの児童生徒の救急処置や休養の場

③ 心身の健康に問題を有する児童生徒の保健指導・健康相談及び健康相談活動の場

④ 健康に関する情報収集・活用・管理

⑤ 感染予防及び疾病予防・管理

⑥ 保健教育・保健指導推進のための資料収集・保管・調査分析

⑦ 児童生徒の学校保健委員会活動等の場

⑧ 健康危機管理の場

⑨ 特別な支援の必要な児童生徒の支援の場

3　保健室の機能

保健室の機能は，中央教育審議会答申（平成20年）に示されているように，学校保健活動のセンター的機能として統括することができる．学校保健安全法第7条では「健康診断」「健康相談」「保健指導」「救急処置」が示されている．児童生徒の健康課題の変化に伴い，単に存在としての保健室というだけでなく，学校保健活動のセンター的機能の場としての保健室として期待は高まっている．保健室の機能は以下のように考えられる．

① 健康診断

② 健康相談

③ 保健指導

④ 救急処置（休養を含む）

⑤ 発育測定

⑥ 学校保健情報センター

⑦ 学校保健組織活動センター

V　保健室の位置や空間等の計画

1　学校の施設設備と保健室

　学校は児童生徒の学習及び生活の場として，日照，採光，通風等に配慮した良好な環境を確保するとともに，障害のある生徒にも配慮しつつ，十分な防災性，防犯性など安全性を備えた安心感のある施設環境を形成することが重要である．学校教育に必要な学校施設機能を確保するため，文部科学省は校種別に学校の施設設備に関する計画及び設計における留意事項を示している．小学校・中学校・高等学校・特別支援学校施設整備指針がそれぞれ策定され，設置にあたっての具体的な指針が示されている（資料6－1，6－2，6－3）．

　施設整備指針には，生徒の健康への配慮のほか，保健室の校内での位置や空間に関しても織り込まれており，時代の変化や学習指導要領の改訂，事故・災害の発生等に対応できるようにニーズに合わせて適宜見直し改訂されている．小・中学校施設整備指針が平成31年3月の改訂では，「新学習指導要領への対応，ICT を活用できる施設整備，インクルーシブ教育システムの構築に向けた取組，教職員の働く場としての機能向上，地域との連携・協働の促進，学校施設の機能向上，変化に対応できる施設整備の観点から記述の充実」が行われたことが「はじめに」に記載されている．しかし，保健室に関する部分についての改訂はなかった．保健室の機能のさらなる多様化に備えて，防災防犯時の対応を含め，養護教諭の創意工夫の姿勢が問われると考えられる．

2　保健室の校内での位置に関する留意事項

　保健室は，職員室や教育相談室（心の教室），適応指導教室，保護者等のための相談スペース等について，カウンセリングの機能を総合的に計画することや，静かで，良好な日照，採光，通風などの環境を確保することのできる位置であることとされている．また，屋内外の運動施設との連絡がよく，児童の出入りに便利で，救急車，レントゲン車などが容易に近接することのできる位置とすることが重要である．健康に関する情報を伝える掲示板を設定するなど，健康教育の中心となるとともに，児童のカウンセリングの場として，児童の日常の移動の中で目にふれやすく，立ち寄りやすい位置に計画することが望ましいとされている．

3　保健室の空間等に関する留意事項

　保健室内は，各種業務に柔軟に対応し，ベッドを配置する空間を適切に区画することのできる面積，形状等とし，屋外と直接出入りすることのできる専用の出入口を設け，その近くに手洗い，足洗い等の設備を設置する空間を確保するなどが望ましいとされている．

4　高等学校における保健室の留意事項

　高等学校においては，さらに発達段階等における配慮が必要とされる．必要に応じ生徒が養護教諭に自由に相談できる空間を設置する等してプライバシーに留意しつつ確保することや，健康教育に関する掲示・展示のためのスペースや委員会活動のためのスペースを確保すること，保健室に近接した位置に便所を計画することが望ましいとされている（資料6－2）．

5　特別支援学校における保健室の留意事項

　特別支援学校においては，児童生徒の特性への配慮や工夫が必要とされている．換気，室温，音の影響等に配慮した良好な環境を確保でき，処置，検査，休養等に必要な空間や，保健室に付随した相談室及び医師等の控え室，冷暖房や便所やシャワー等の設備なども望ましいとされている．また，肢体不自由又は病弱に対応した施設であれば，病院等との日常的な連携を考慮し，往来のための出入口部分に計画することも有効であるとされ，医療的ケアの迅速な対応に向けて，必要に応じて保健室や職員室に隣接するように看護師の控室等を置くこと等の動線の工夫が求められている（資料6－3）．

VI　保健室の設備備品の管理

1　保健室の備品の最低基準

　保健室の備品等の基準については，昭和33年6月16

日付け文体保第55号体育局長通達「学校保健法および同法施行令等の施行にともなう実施基準について」及び，昭和61年4月1日付け文体保第105号体育局長通達「保健室の備品等について」において示されている．学校における保健室の役割は，健康診断や健康相談，保健指導，救急措置など学校保健の中核を担っており，求められる機能や備えるべき備品についても，社会の状況や学校の環境，児童生徒の健康問題等を踏まえ，その内容や品目を適宜見直す必要があるとされている．

「保健室備品等について（通知）（令和3年2月3日付　文部科学省　文部科学省初等中等教育局長）」において，保健室の備品は，以下のように改定を踏まえ，保健室の機能及び備品について整備を図るように通知され，約35年ぶりに見直された．

(1) 保健室は，学校保健安全法（昭和三十三年法律第五十六号）第7条の規定により，健康診断，健康相談，保健指導，救急処置その他の保健に関する措置を行うために設けられるものであるから，これに応じた設備をすることが必要であること．

(2) 保健室は，使用に便利で通風，採光の良好な位置に設けるとともに，地域の実態に応じて冷暖房の設備を備えることが必要であること．

(3) 保健室には，最低限，別紙の備品を備えることが適当であるが，その品目，数量等については，学校の種別，規模等に応じて適宜措置するものとし，例えば，学校環境衛生検査に使用する機器等で，年間の使用頻度が数回程度のものについては，数校の兼用として差し支えないものであること．

これを表6-2に示す．

なお，保健室の医薬品の購入に際しては，同通達において「医薬品は，学校医・学校歯科医及び学校薬剤師の指導のもとに購入する」ことが示されている．使用期

表6-2　保健室の備品

区分	品名	区分	品名	区分	品名	区分	品名
一般備品	机（救急処置用，事務用）	健康診断・健康相談用	身長計	救急処置・疾病の予防処置用	体温計	環境衛生用	温湿度計(0.5度目盛又は同等以上のもの)
	いす（救急処置用，事務用）		体重計		ピンセット		風速計
	ベッド		巻尺		ピンセット立て		WBGT（暑さ指数）計
	寝具類及び寝具入れ		国際標準式試視力表及び照明装置		剪刀		照度計
	救急処置用寝台及びまくら		遮眼器		膿盆		ガス採取器セット
	脱衣かご		視力検査用指示棒		ガーゼ缶		塵埃計
	長いす（待合用）		色覚異常検査表		消毒盤		騒音計
	器械戸棚		オージオメータ		毛抜き		黒板検査用色票
	器械卓子		額帯鏡		副木，副子		水質検査用器具
	万能つぼ		捲綿子		携帯用救急器具		プール用水温計
	洗面器及び洗面器スタンド		消息子		担架		プール用水質検査用器具
	薬品戸棚		耳鏡		マウス・トゥ・マウス用マスク		ダニ検査キット
	書類戸棚		耳鼻科用ピンセット		松葉杖		
	健康関係書類格納庫		鼻鏡		救急処置用踏み台		
	ついたて		咽頭捲綿子		洗眼瓶		
	湯沸器具		舌圧子		洗眼受水器		
	ストップウォッチ		歯鏡		滅菌器オートクレーブを含む）		
	黒板（ホワイトボード含む）		歯科用探針		汚物投入器		
	懐中電灯		歯科用ピンセット		氷のう，氷まくら		
	温湿度計		聴診器		電気あんか		
	冷凍冷蔵庫		打診器				
	各種保健教育資料		血圧計				
			照明灯				
			ペンライト				

〔出典：文部科学省（2021）保健室備品等について（通知），令和3年2月3日付 文部科学省初等中等教育局長2文科初第1633号〕

限切れの薬品などについては，学校薬剤師に相談の上適切な処理を行う（学校保健安全法第24条）．予算の中で過不足なく計画的購入が望ましい．購入が必要な場合は，根拠・理由を明確に示し，会議等で提示することが必要である．

2　現代の保健室に望まれる備品

情報関連：保健室専用パソコン，セキュリティソフト，保健室専用プリンター，保健室専用シュレッダー，校内電話，各教室との連絡設備（インターフォン），校内LAN，外線電話，ファクシミリ，インターネット接続環境等（利用目的に応じ，必要とする回線網を適切に確保できるよう，あらかじめシステムを検討し，導入することが重要である），養護教諭専用の電子メールアドレス

処置関連：AED，サチュレーションモニター，救急用品用携帯バッグ，使い捨て手袋，アルコールベースの擦式手指消毒薬，マスク，ゴーグル，ケア用ワゴン，感染物用蓋付ごみ箱，汚物洗浄機，汚物処理用キット，経口補水液，車椅子，製氷機，災害発生時用の救急処置用備品，非接触式体温計

その他一般：掃除機，電子レンジ，応接セット（ソファーなど），作業用デスク，保健室専用洗濯機・乾燥機

3　救急処置用備品

救急処置用備品，薬品，衛生材料等は使用頻度や使用期限を考慮して，厳選した物をすぐに使える状態にして備えておく．救急処置コーナーに，ラベルなどを活用し，誰にでもすぐに置き場所がわかるようにまとめて置く．

最近では，消毒はせずに洗浄のみで対応したり，湿布薬は使わずに必要時は氷水で冷却したり，内服薬は備品として置かない等，アレルギー疾患の増加もあり，薬剤の使用をできるだけ避ける傾向にある．備品として選択する際は，例えばかぶれにくいテープ類，薬剤添加していない絆創膏など，アレルギー反応を起こしにくいものにしておくと良い．

4　保健室の設備

保健室の学校保健活動のセンター機能を果たせるような設備である必要がある．児童生徒，教職員，保護者，学校医，学校歯科医等，地域の様々な人が利用することがあるため，それぞれの動線に配慮し，目的に合わせてスムーズに動ける配置にしておく．

「救急処置コーナー」「健康診断コーナー」「保健指導コーナー」「健康相談コーナー」を必ず設定し，処置台やつい立てやカーテン等を使い，エリアを区分する．他にも，養護教諭がパソコン等を用い執務を行う「執務コーナー」，書棚や丸いテーブル・いすを配置した「学習コーナー」「委員会活動コーナー」等をおく．

出入口は廊下側2か所，校庭側1か所あり，バリアフリー構造とする．窓や入り口付近は物を置かず，外や室内が見渡せるようにする．養護教諭の動線と児童生徒の動線ができるだけ別になるようにする．

5　保健室利用のルールとマナー

お互いが気持ちよく利用するために，教職員も含めて，保健室利用にあたってのルールを設けて周知しておく必要がある．その際は，シンプルで誰にでも理解しやすいように，発育段階や特性に合わせて，標語や絵カード等を活用する等，粘り強く保健室のルールとマナーを守る文化を作っていく．

6　掲示物等

健康教育に関する掲示物等は季節や行事などに応じて活用する．来室を保健指導の機会と捉え，児童生徒自身の健康の保持・増進に興味関心を持ち，手に取り主体的に学べるように，色覚や安全な形状や高さなど，ユニバーサルデザインに耐えうる掲示物や保健教材等を備えておく．

掲示物等は整理整頓し，過度の掲示による視覚的刺激が及ぼす影響についての観点も必要である．

7　アレルギーや感染予防に関する配慮

常に清潔，整理整頓を心掛け，埃やダニの発生を防ぐ．感染予防としては，汚さないことが一番良いが，汚れたらすぐに掃除，必要時は消毒，換気等を行うことが

望ましい.

使用するのであれば, ぬいぐるみは汚染時に消毒や洗濯可能なもの, ソファーは耐久性があり汚染時に拭き取り消毒可能な素材とし, 感染源やアレルゲンとならないように留意する. 植物や土も害虫や感染源, 花粉や匂いの発生源になり得ることを踏まえて備える.

リネン・タオル類等の洗濯に際しては, 化学物質過敏症等の健康状態に影響を及ぼす可能性もあるため, 洗剤や柔軟剤等の選択には十分に配慮する必要がある. 化学的刺激となり得る芳香剤や除菌や消臭スプレー等の使用は控える. 壁紙, 床, 塗料や備品など, アレルギー疾患等に配慮した材質材料のものを使用する.

8 保健室のレイアウト

保健室の機能を満たし, 養護教諭からの死角を作らないことが条件となり, 常に工夫と点検が必要である. 執務机で仕事をする場合には, パソコン画面や机の上の情報が他人から覗かれないように, 背側に書類棚を置くなどの工夫が必要である. いつでも必要物品を持ち, 傷病者のもとに出ていけるように, 出入口への動線は確保しておく.

保健室は様々な児童生徒等が利用する. レイアウトを考える際は, 起こり得る多様な行動に対し, 十分な安全性を確保する.

事故の危険性を内包する安全性を重視し, 鋭利な器具等の収納場所の工夫, 使用頻度に応じた取り出しやすい配置収納を心掛ける. また, 学校安全の観点からも, 地震等の災害に備えて, 重い物は高いところには置かない, 出入口を塞がず非常口を確保することや, 日常の動線と避難動線とを十分に考慮しておく必要がある.

湯沸器具や温湯が出る蛇口等の熱傷の恐れがある物品に関しては, よく使う動線上に置かないなどの特に危機管理に努める.

レイアウトの一例を図6-7に示している.

9 新型コロナウイルス感染症対応関連

養護教諭は, 自身も感染予防を徹底し, 常に最新の知識を持ち, 情報を取り入れながら職務を果たす事が求められる. 新型コロナウイルス感染症対策に関しては, 長期的な対応が求められることが見込まれており, 現状では文部科学省等からの最新の通知やガイドラインに沿った対応をしていくしかない段階にある.

「学校における新型コロナウイルス感染症に関する衛生管理マニュアル〜「学校の新しい生活様式」〜」によると, 保健室に関しては, 密閉・密集・密接を避ける, 手洗いなどの手指衛生の徹底, マスクの適切な着用等の集団感染のリスクへの対応が必要であり, 密を避けるために広さや状況に応じて入室制限を設ける事なども検討が必要である. また, 発熱や症状がある児童生徒が発生した場合の対応等, 学校内でコミュニケーションを十分に図り, 共通認識を持って行う.

いずれにしても, 感染から命を守る事は重要ではあるが, 学校が役割を果たし, 保健室を利用したい, 利用する必要がある全ての児童生徒に不利益が無いように適切な危機意識を持って常に検討し, 工夫し続ける必要がある.

VII 保健情報の管理

1 養護教諭と個人情報の収集・管理

保健室で取り扱う情報は, 心身に関するものを含み, 特に機密性の高い個人情報といえる. 情報の収集, 保管・破棄については, 具体的方法は, 通常, 自治体や学校組織ごとに決まりがあり, 十分に留意しなければならない.

また, 特に児童生徒の個人情報は, 校長の責任において学校組織で管理する性質のものであり, 養護教諭が異動・退職等によって職場を離れる際に持ち出すなど, 個人的に保持してよいものではない. 個人情報の取り扱いについての遵守し職務を行うことが学校組織で働く一員としての義務と責任である.

保健室に備えてある健康に関する情報に関しては, 種類・保管期間・破棄の基準など, 保管・破棄に関しての記録簿を作成し, 整理しておく必要がある. 学校教育法施行規則では, 以下のように定められている.

学校教育法施行規則 第15条〔学校備付表簿〕一部

図6－7　保健室のレイアウト例

抜粋

「二，学則，日課表，教科用図書配当表，学校医執務記録簿，学校歯科医執務記録簿，学校薬剤師執務記録簿及び学校日誌，四　指導要録，その写し及び抄本並びに出席簿及び健康診断に関する表簿」「2前項の表簿は，別に定めるもののほか，5年間保存しなければならない．」保存期間が過ぎたら裁断や溶解など，学校で決められた安全な方法で廃棄処分する．法的に期限が決められていないものに関しては，学校でルールを定め，廃棄期限や方法を決めておき，整理整頓に努める．

2　個人情報保護法の改正と保健室で取り扱う情報

個人情報保護法は，平成27年9月に改正され，平成29年5月30日に全面施行された．これに伴い，民間の事業者に対する監督権限は，各事業分野の主務大臣から個人情報保護委員会に一元化され，個人情報保護法に関する問合せ，漏えい等事案の対応は，個人情報保護委員会が行うことになり，全ての事業者に個人情報保護法が適用される．

教育委員会が保有する個人情報の取り扱いについては，各地方自治体の個人情報保護条例が適用され，地域の団体等が保有する個人情報の取り扱いについては，個人情報保護法が適用されるようになった．児童生徒が不利益を被ることが無いよう，地域学校協働活動を実施する際の個人情報の取り扱いについては，ルール等を策定し，関係者で共有することが期待されている．

個人情報保護法は，平成27年改正法附則第12条の規定を踏まえ，3年ごと見直される．令和2年6月12日には「個人情報の保護に関する法律等の一部を改正する法律」が公布された．自身の個人情報に対する意識の高まり，技術革新を踏まえた保護と利活用のバランス，越境データの流通増大に伴う新たなリスクへの対応等の観点から，個人の権利の在り方，事業者の守るべき責務やデータ利活用に関する施策の在り方等についての改正内容であり，令和4年4月1日に施行された．

3　個人情報保護法と子どもの医療情報

医師や看護師などの医療専門職には，これまでも法律上の「守秘義務」があったが，個人情報保護法第23条の「第三者提供の制限」では個人情報取扱事業者は，あらかじめ本人の同意を得ないで，個人データを第三者に提供してはならない事が定められている．

厚生労働省「医療・介護関係事業者における個人情報の適切な取扱いのためのガイダンス」の中で，「学校からの照会」に関しての解説では，「学校の教職員等から，児童・生徒の健康状態に関する問合せがあったり，休学中の児童・生徒の復学の見込みに関する問合せがあった場合，患者の同意を得ずに患者の健康状態や回復の見込み等を回答してはならない」と明記されている．児童生徒の健康状態を知り理解することは重要ではあるが，個人情報という権利利益を保護することも重要な時代になっている．養護教諭にとってはジレンマを生じることもあるかもしれないが，専門家として組織で働く以上，倫理観を持ち，遵守すべきことである．

また，これらの情報の取り扱いについては，例えば医療機関との関係においてだけではなく，教職員室の中で，児童生徒の病名や病状その他，要配慮個人情報に関して必要がない時に話題にすることの無いような配慮が必要とされているということでもある．

4　健康診断時の情報取り扱い

養護教諭は，以下のような機会で児童生徒等の健康情報を扱う．就学時健康診断票を作成し，就学後は児童生徒等の健康診断表を作成し，5年間保存が義務付けられている．また，校長は，児童又は生徒が進学・転学した場合においては，進学・転学先の校長に送付することになっている．

※学校保健安全法施行規則（昭和33年6月13日最終改正平成24年3月30日）第4条，第8条，11条．

また，学校医は職務に従事した時は，その状況の概要を学校医執務記録簿に記入して校長に提出するもの（第22条2）とし，学校歯科医も同様に学校歯科医執務記録簿（第23条2），学校薬剤師の場合は学校薬剤師執務記録簿に記入して校長に提出するもの（第24条2）と定められている．

5　養護教諭と情報漏えい

　教育情報セキュリティポリシーに関するガイドライン（平成29年10月18日文部科学省策定，令和3年5月改訂，令和4年3月一部改訂）によると，情報資産の例示では，児童・生徒に関する個人情報　健康関係として健康診断票，健康診断に関する表簿は，情報資産の重要性分類Ⅱ「「セキュリティ侵害が学校事務及び教育活動の実施に重大な影響を及ぼす」に記載されている．

　教職員が情報資産を不正に利用したり，適正な扱いを怠った場合，コンピューターウイルス等の感染，情報漏えい等の被害が発生し得る．情報漏えい事案の多くが教職員等の過失による規定違反から生じており，職場の実態を踏まえつつ，教職員等の遵守事項を適正に定めるとともに，既定の実効性を高める環境を整備することが重要である．

6　養護教諭と諸帳簿等の記録

　保健室や養護教諭の職務の実践状況を記録した帳簿類は，保健室を経営する上で重要である．個人情報保護法を守り，学校評価や法的な場面でも記録は重要であり，次年度以降の活用を見越して，柔軟で継続性のある書類作成と管理が必要である．素早く正確な書類作成をすることで，児童生徒に直接関わる時間を確保できる．迅速な記録・伝達は，緊急時の生死やけがや病気の予後や保護者や関係者との信頼関係にも影響することをしっかりと心に留め，能力を発揮していく姿勢が求められる．

　また，養護教諭はチーム学校の中でのコーディネーターとしての役割からも，情報を正確に適宜，迅速に扱い共有していくためにも，情報シートや会議の正確な議事録等，書類作成力は重要である．

　記録は組織に残すものであり，以下のように意識を持って取り組む．

① 誰が見ても正確に伝達できるような，客観的情報を記載する．（特に日時や場所，数値，発言内容等）

② 客観的情報と主観的情報を区別して記載する．養護教諭の判断に関しては，必ず根拠を明確に

する．

③ 提出期限の遅れ，提出先間違い，誤字脱字，フォーマットの崩れ等が無いよう見直し，美しく信頼できる書類作成に留意する．

④ 効率化を図り，基本的にはパソコンでデータ作成，管理する．

⑤ 情報管理一覧表を作成し，どこにどんな情報があるのか一目瞭然の状態にしておく．

⑥ 児童生徒の健康診断結果や個別対応記録は，個人別に継続保管し，緊急時や保健指導等の必要時に活用しやすくする．

⑦ 情報は統計として扱えるように，使用する用語は統一し，集計分析しやすいフォーマットを作っておく．

⑧ 紙の書類のファイリングの際は，誰でも必要時に取り出せるように，年度や学年等の内容別に色を変えるなどラベリングを工夫し，鍵付きキャビネットに収納する．

⑨ 必要時に簡便に取り出せて，継続活用ができるように，耐久性や汎用性に優れたファイルを使用する．

⑩ 個人情報を含む電子データのファイルはパスワードをかけ，パスワードは別に保管する．ファイル名は年度や内容で検索可能なものとする．

⑪ 日頃から異動・退職等によって職場を離れる場合を見越して引継ぎ可能な仕事をする．いつでも引継ぎが円滑にできるように整理しておく．

7　養護教諭の個人情報に関わる事故事例

　実際に起こった事例を紹介する．どのようにしたら防ぐことができるか，考察してみよう．自分に当てはめてこれらの事故から学びとる姿勢が大切である．

1）2017.4.　東京都の都立高校において，保健室で保管していた卒業生192名の1～3年生に受診した生徒健康診断票（5年間保存）を紛失した．

【記載内容】生徒健康診断票（一般）は氏名，性別，生年月日，身長，体重，視力，聴力，耳鼻咽喉疾患，心臓（心電図），結核（フィルム番号等），尿，学校医所見等，生徒健康診断票（歯・口腔）は氏名，性別，生年月

日，歯式，歯の状態，学校医所見等．

【事故の経緯】保健室において養護教諭が新年度準備のため書類整理していたところ，上記が所在不明になっていることに気づいた．校長に報告し，捜索したが発見できなかった．保存期間が経過した文書を廃棄するため，養護教諭が一人で書類整理をしたところ，誤って当該の診断票が混入し，事業者に委託して裁断し廃棄した可能性が高いことが聞き取りからわかった．

【対応】該当する卒業生及び保護者に対し，概要とお詫びを記した文書を発出した上で，説明会を開催．

【再発防止】同校に対し，教育委員会で作成した「学校保健における適切な個人情報管理のための手引き（平成25年4月）」を再確認し，毎年度の文書整理や廃棄は複数人で対応確認するなど，さらなる徹底を図り，再発防止に向けた措置を講ずるよう指示．全ての都立学校に対し通知し，注意喚起した．

2）2017.6　柏市の小学校養護教諭による個人情報が含まれたUSBメモリの紛失

【経緯】小学校に勤務する養護教諭が，個人情報の管理規定に反して用いていた私物のUSBメモリが保健室の事務机上から無くなっていることに気づいた．

当該USBメモリには，当該養護教諭が校長の許可を得ず保存していた当該校の児童に関する情報に加え，同様に保存していた前任校及び前々任校の小学校の児童に関する情報も含まれていた．保健室内，校内各所や自宅等を捜索したが見つからず，教頭に報告．

その後，当該校において職員全員で校内各所，敷地内等に範囲を広げ捜索したが発見できず，柏警察署へ遺失物の届け出をしたが発見には至らず．私物のUSBメモリに個人情報を記録して持ち出すことは禁止されていたにも関わらず遵守せず，校長に無断で持ち出したこと，さらには，当該USBメモリの保管方法がずさんであったこと．

【記載内容】A小学校在籍児童名簿344名分，B小学校（前任校）2年度分の在籍児童に関する情報117名分（きめ細やかな学習及び生活支援を要する児童名簿，準要保護児童名簿，児童の健康に関する記録）

・2年度分の保護者の氏名・緊急連絡先26名分・在籍

職員の健康診断記録13名分，C小学校（前々任校）3年度分の在籍児童の発育測定結果135名分

※USBメモリ及びこれらのファイルには，パスワード設定等のセキュリティ対策は施されていない．※現時点では，第三者における不正使用等の事実は確認されていない．

【対応】A，B小学校においては，児童に対し事情説明及び謝罪したとともに，保護者に対しても，お詫びとともに7月3日に説明会を開催する旨を記した文書を通知．説明会当日は，個人情報の適正な管理が徹底できていなかったことを謝罪し，個人情報の管理を厳重に行うことを伝える．C小学校においては，全て卒業生であるため，個別に対応．

【再発防止】市教育委員会は，本件の該当校である3校に対し，個人情報の管理及びUSBメモリ使用に関して，校内の管理規定の遵守の徹底，管理・運用の厳格化を図るよう，また市内全小・中学校に対しても，同様に校内の管理規定のさらなる徹底を図るよう指導した．さらに，今年度から2カ年かけて実施予定であった，各教職員（管理職及び教務主任を除く）の端末に対するUSBメモリ等の使用制限設定について，8月から2カ月間で全台数に対し，前倒しで実施し，教職員に対する情報セキュリティ教育の徹底を図り，学校教育に携わる公務員としての職責についての自覚を促す．

引用・参考文献

1）学校保健・安全実務研究会編著『新訂版学校保健実務必携［第5次改訂版］』，第一法規，東京．

2）公益財団法人日本学校保健会『保健室経営計画作成の手引き』2015．

3）津島ひろ江編集代表『学校における養護活動の展開　改訂6版』ふくろう出版，岡山，2019．

4）公益財団法人日本学校保健会『保健室経営計画作成の手引　平成26年度改訂』2015．

5）公益財団法人日本学校保健会『養護教諭の専門性と保健室の機能を生かした保健室経営の進め方』2004．

6）文部科学省「小学校施設整備指針」「中学校施設整備指針」2019．「高等学校施設整備指針」「特別支援学校施設整備指針」2016．

7 ）文部科学省『現代的健康課題を抱える子供たちへの支援
　　－養護教諭の役割を中心として－』2017.

8 ）渡邉正樹編著『学校保健概論』光生館，2017.

9 ）津島ひろ江編集代表『養護教諭養成講座　学校における
　　養護活動の展開　改訂 4 版』ふくろう出版，2017.

10）林典子他著『スキルアップ養護教諭の実践力　養護教諭・
　　保健室の 5 S ＋ S　整理・整頓・清掃・清潔・躾・作法・セ
　　キュリティ』2016.

11）加藤忠明，西牧謙吾，原田正平編著『すぐに役立つ小児慢
　　性疾患支援マニュアル　改訂版』2012.

12）個人情報保護委員会　厚生労働省『医療・介護関係事業
　　者における個人情報の適切な取扱いのためのガイダンス』
　　2017.

13）厚生労働省『医療情報システムの安全管理に関するガイド
　　ライン　第 5 版』2017.

14）文部科学省『教育情報セキュリティポリシーに関するガイ
　　ドライン』2021.

15）東京都教育委員会『都立高校における個人情報に関わる事
　　故について』2017.4.7.

16）柏市学校教育部教職員課『290628　報道資料（小学校養
　　護教諭による個人情報を含む USB メモリ紛失について）』
　　2017.6.28.

17）個人情報保護委員会「個人情報の保護に関する法律等の
　　一部を改正する法律」の概要等について

資料6－1　小学校施設整備指針・中学校施設整備指針（抜粋）＊

文部科学省大臣官房文教施設企画部
平成4年3月31日作成
平成31年3月22日改訂

【第1章　総則】

第2節　学校施設整備の課題への対応

第2　安全でゆとりと潤いのある施設整備

2　健康に配慮した施設

(1)　児童の健康に配慮し，校内の快適性を確保するため，採光，通風，換気等に十分配慮した計画とすることが重要である．

(2)　児童の心と体の健康を支えるため，保健衛生に配慮した施設計画とすることが重要である．

(3)　児童の体力向上に資するよう，運動のための空間を利用のしやすさに配慮し，計画することが望ましい．

(4)　建材，家具等は，快適性を高め，室内空気を汚染する化学物質の発生がない，若しくは少ない材料を採用することが重要である．

(5)　新築，改築，改修等を行った場合は，養生・乾燥期間を十分に確保し，室内空気を汚染する化学物質の濃度が基準値以下であることを確認させた上で建物等の引渡しを受け，供用を開始することが重要である．

7　カウンセリングの充実のための施設

保健室，教育相談室（心の教室），適応指導教室，保護者等のための相談スペース等については，カウンセリングの機能を総合的に計画することが重要である．

【第3章　平面計画】

第10　管理関係室

3　保健室

(1)　静かで，良好な日照，採光，通風などの環境を確保することのできる位置に計画することが重要である．

(2)　特に屋内外の運動施設との連絡がよく，児童の出入りに便利な位置に計画することが重要である．

(3)　救急車，レントゲン車などが容易に近接することのできる位置に計画することが重要である．

(4)　職員室との連絡及び便所等との関連に十分留意して位置を計画することが望ましい．

(5)　健康に関する情報を伝える掲示板を設定するなど，健康教育の中心となるとともに，児童のカウンセリングの場として，児童の日常の移動の中で目にふれやすく，立ち寄りやすい位置に計画することが望ましい．

【第4章　各室計画】

第10　管理関係室

4　保健室

(1)　各種業務に柔軟に対応し，ベッドを配置する空間を適切に区画することのできる面積，形状等とすることが重要である．

(2)　屋外と直接出入りすることのできる専用の出入口を設け，その近傍に手洗い，足洗い等の設備を設置する空間を確保することも有効である．

(3)　必要に応じ養護教諭がカウンセリングを行うことのできる空間を保健室に隣接した位置又は保健室内に間仕切り等を設置して確保することも有効である．

【第8章　設備設計】

第6　空気調和設備

3　冷暖房設備

(6)　保健室や特別支援学級関係室等は，地域の実態等に応じ，暖房設備又は冷房設備の設置を計画することが重要である．

＊筆者注　小学校，中学校とも内容は共通である．

資料6−2　高等学校施設整備指針（抜粋）

文部科学省大臣官房文教施設企画部
平成6年3月31日作成
平成28年3月25日改訂

【第4章　各室計画】
第7　管理関係室
　7　保健室
　⑶　必要に応じ生徒が養護教諭に自由に相談できる空間を，保健室に隣接した位置又は保健室内に間仕切りを設置する等してプライバシーに留意しつつ確保することも有効である．
　⑷　健康教育に関する掲示・展示のためのスペースや委員会活動のためのスペースを，室内又は隣接した位置に確保することが望ましい．
　⑸　保健室に近接した位置に便所を計画することが望ましい．

資料6−3　特別支援学校施設整備指針（抜粋）

文部科学省大臣官房文教施設企画部
平成8年1月25日作成
平成28年3月25日改訂

【第3章　平面計画】
第9　管理関係室
　1　共通事項
　⑷　必要に応じて，職員室や保健室等の一部又は隣接した位置に看護師のための室・空間を計画することが重要である．

　3　保健室
　⑴　静かで，良好な日照，採光，通風，換気，室温，音の影響等に配慮した良好な環境を確保できる位置に計画することが重要である．
　　【肢体不自由又は病弱に対応した施設】：病院等に併置する場合は，病院等との日常的な連携を考慮し計画することが重要である．その際，病院等との往来のための出入口部分に計画することも有効である．
　⑵　特に屋内外の運動施設との連絡がよく，幼児児童生徒の出入りに便利な位置に計画することが重要である．また，必要に応じ，開放時の利用も考慮して計画することが望ましい．
　⑶　救急車両，レントゲン車両等が容易に近接できる位置に計画することが重要である．
　⑷　職員室等と連絡のよい位置に計画することが重要である．
　⑸　処置，検査，休養等に必要な空間や，保健室に付随した相談室及び医師等の控え室を適切に構成できる規模のものを，便所等の施設と一体的に配置することが望ましい．
　⑹　健康に関する情報を伝える掲示板を設定するなど，健康教育の中心となるとともに，幼児児童生徒のカウンセリングの場として，幼児児童生徒の日常の移動の中で目にふれやすく，立ち寄りやすい位置に計画することが重要である．

【第4章　各室計画】
第9　管理関係室
　7　保健室
　⑴　各種業務に柔軟に対応し，各種機器・器具等を適切に配置・収納し，ベッドを配置する空間又は畳敷きの空間を適切に区画できる面積，形状等とすることが重要である．
　　また，必要に応じ，医療的ケアに対応できるよう必要な機器・器具等の設置や洗浄，点滴等が実施できる面積，

形状等とすることが重要である.

(2)　明るく落ち着いた心を和ませる雰囲気の空間とすることが重要である.

(3)　幼児児童生徒が屋外から直接出入りできる専用の出入口を設け,その近傍に手洗い,足洗い等の設備を設置する空間を計画することも有効である.

(4)　幼児児童生徒が養護教諭に自由に相談等のできる空間を,保健室に隣接した位置又は保健室内に間仕切りを設置するなどしてプライバシーに留意しつつ計画することも有効である.

(5)　健康教育に関する掲示・展示のためのスペースや委員会活動のためのスペースを保健室内又は隣接して計画することが望ましい.

(6)　保健室に近接した位置に便所を計画することが望ましい.

(7)　アレルギー疾患などに対応できるよう,シャワー等の設備を設置できるように計画することも有効である.

【第8章　設備設計】
第6　空気調和設備
　3　冷暖房設備
　(7)　保健室は,地域の実態等に応じ,冷暖房設備の設置を計画することが重要である.

[第６章関連]

令和５年度（令和４年度実施）養護教諭採用試験問題

① 保健室について，各問いに答えよ．

1　次の文は，学校保健安全法（昭和33年法律第56号）第７条である．（　①　）～（　④　）に当てはまる語句を漢字で答えよ．

> 学校には，（　①　），（　②　），（　③　），（　④　）その他の保健に関する措置を行うため，保健室を設けるものとする．

2　次の各文は「小学校施設整備指針」（平成31年３月　文部科学省大臣官房文教施設企画・防災部）の一部である．（　①　）～（　⑥　）に当てはまる語句を次の（ア）～（セ）からそれぞれ一つ選び，記号で答えよ．

> 3　保健室
>
> (1)　静かで，良好な日照，（　①　），（　②　）などの環境を確保することのできる位置に計画することが重要である．
>
> (4)　（　③　）との連絡及び（　④　）等との関連に十分留意して位置を計画することが望ましい．
>
> (5)　健康に関する情報を伝える掲示板を設定するなど，（　⑤　）の中心となるとともに，児童の（　⑥　）の場として，児童の日常の移動の中で目にふれやすく，立ち寄りやすい位置に計画することが望ましい．

> （ア）温度・湿度　　　（イ）昇降口　　　（ウ）健康教育　　　（エ）校長室　　　（オ）休養
>
> （カ）便所　　　（キ）採光　　　（ク）危機管理　　　（ケ）職員室　　　（コ）教室
>
> （サ）シャワー室　　　（シ）通風　　　（ス）情報発信　　　（セ）カウンセリング

（岡山県）

② 次のア～オは，「Ⅴ　保健室経営　(5)保健室経営計画の必要性」について説明したものである．ア～オの説明について，その正誤の組合せとして最も適切なものを，後の①～⑥のうちから選びなさい．

ア　学校教育目標や学校保健目標等に基づく保健室経営を計画的，継続的に進めることができる．

イ　児童生徒等の健康課題等を踏まえた保健室経営計画を立てることによって，健康課題を教職員等で共有できる．また保健室経営計画を教職員や保護者等に周知をすることによって，理解（養護教諭の職務や役割等）や協力が得られ，効果的な連携ができる．

ウ　保健室経営計画の自己分析及び他者分析を行うことにより，課題が明確になり改善点を次年度の保健室経営に生かすことができる．

エ　養護教諭が複数配置の場合には，お互いの活動内容の理解を深めることができ，効果的な連携ができる（計画は一つ）．

オ　異動による引き継ぎが，円滑に行われる．

① ア－正　　イ－誤　　ウ－誤　　エ－誤　　オ－正

② ア－誤　　イ－正　　ウ－正　　エ－誤　　オ－正

③ ア－誤　　イ－正　　ウ－誤　　エ－正　　オ－正

④ ア－誤　　イ－誤　　ウ－正　　エ－正　　オ－誤

⑤ ア－正　　イ－誤　　ウ－誤　　エ－正　　オ－誤

⑥ ア－正　　イ－正　　ウ－正　　エ－誤　　オ－誤

（神奈川県）

③ 「保健室経営計画作成の手引　平成26年度改訂」（公益財団法人　日本学校保健会）について，次の(1)・(2)の問いに答えなさい.

(1) 次の文は，養護教諭に求められている役割について述べたものである．これらのうち，保健主事を兼務している養護教諭の役割はどれか．正しい組み合わせを，下のa〜eから一つ選びなさい.

① 学校保健センター的役割を果たしている保健室経営の充実（保健室経営計画の作成）

② いじめや児童虐待など子供の心身の健康問題の早期発見，早期対応

③ 総合的な学校保健計画の作成

④ 学校保健委員会（地域学校保健委員会）の活性化

⑤ 学校内及び地域の医療機関等との連携を推進する上でコーディネーターの役割

⑥ 健康・安全に関わる危機管理への対応

⑦ 学校保健と学校全体の活動に関する調整

⑧ 校内保健組織を核とした組織的な運営と活動

⑨ 学校保健活動の評価（PDCA）等

⑩ 学級（ホームルーム）活動における保健指導をはじめ，TTや兼職発令による保健学習などへの積極的な授業参画

a	b	c	d	e
①②③⑨⑩	①③⑤⑦⑨	②④⑥⑧⑩	③④⑦⑧⑨	⑤⑥⑦⑧⑩

(2) 次の文は，保健室の機能について述べたものである．文中の（　①　）〜（　③　）に該当する語句の組み合わせを，下のa〜eから一つ選びなさい.

　保健室の機能は，中教審答申（H20.1）に示されているように，学校保健活動のセンター的機能として統括することができる．「場」としての機能として整理すると，「健康診断」「健康相談」「（　①　）」「救急処置」に加え，「（　②　）」「保健情報センター」「保健組織活動のセンター」などの機能がある.

　養護教諭は，保健室経営をするに当たり職務や役割，保健室の機能を十分考慮した上で，保健室経営計画（（　③　）型）を立て，組織的に運営していくことが重要である.

	①	②	③
a	保健指導	環境衛生検査	課題解決
b	健康観察	環境衛生検査	問題提起
c	保健指導	発育測定	課題解決
d	健康観察	環境衛生検査	課題解決
e	健康観察	発育測定	問題提起

（高知県）

④　次は，「保健室経営計画作成の手引　平成26年度改訂」（平成27年2月　日本学校保健会）に示されている「3　保健室経営計画の作成　⑷保健室経営計画の評価方法」をまとめたものです．⑴～⑷の内容の正誤の組み合わせとして正しいものを，下の1～4の中から1つ選びなさい．

> ⑴　保健室経営計画に基づいて適切に評価を行うことは，保健室経営の改善，発展の鍵となる．
>
> ⑵　保健室経営計画の評価は，養護教諭による自己評価と教職員等による他者評価のいずれかで捉えることが重要である．
>
> ⑶　経過評価とは，目標達成の方策の実現状況を実施の途中の段階で見取っていくことで，児童生徒や教職員，保護者等の意見や面接，アンケートなどを方策の各段階で計画的に行い，問題があれば調整を行い，計画の修正に利用する．
>
> ⑷　保健室経営計画は，単年度計画としていることから計画の実施による児童生徒の変容等を把握できるものもあるが，できないものもあることを周知することが必要である．

　　1　⑴　×　　　⑵　○　　　⑶　×　　　⑷　×　　　　2　⑴　○　　　⑵　○　　　⑶　×　　　⑷　×

　　3　⑴　○　　　⑵　×　　　⑶　○　　　⑷　○　　　　4　⑴　×　　　⑵　×　　　⑶　○　　　⑷　○

（埼玉県）

⑤　次の文は，保健室経営計画を作成する必要性について述べたものである．文中の（　ア　）～（　ウ　）に当てはまる語句を記入しなさい．ただし，同じ記号には同じ語句が入る．

・（　ア　）　や学校保健目標の具現化を図るための保健室経営を計画的，組織的に進めることができる．

・　児童生徒の健康課題の解決に向けた保健室経営計画（課題解決型）を立てることによって児童生徒の健康課題を（　イ　）で共有することができる．

・　保健室経営計画の自己（　ウ　）及び他者（　ウ　）（教職員等）を行うことにより，総合的な（　ウ　）ができるとともに課題がより明確になり，次年度の保健室経営に生かすことができる．

（福岡県）

⑥　次は，「学校における薬品管理マニュアル」（平成21年7月　日本学校保健会）に示されている「第2章　学校での医薬品取扱いに関する対応　1　一般用医薬品の取扱いに関する対応　⑴　学校における共通理解」についてまとめたものです．⑴～⑷の内容の正誤の組み合わせとして正しいものを，下の1～4の中から1つ選びなさい．

> ⑴　一般用医薬品の購入や保管などの取扱いについては，養護教諭等だけで判断せず，必ず保健主事に相談し，校長の指導・助言を受け，決定する．
>
> ⑵　一般用医薬品の購入や保管などの取扱いについては，前年度までの児童生徒の傷病の状況，それに伴う一般用医薬品の使用状況及び学校の実態などを踏まえて考えることが必要である．
>
> ⑶　一般用医薬品の保管や使用状況などについては，養護教諭が一般用医薬品管理簿などに記録し，学校薬剤師へ報告する．
>
> ⑷　年度当初には，養護教諭が教職員に対し，保健室の利用の仕方及び一般用医薬品にかかわる取扱いなどについて提案し，保健主事と協力して共通理解を図る．

　　1　⑴　○　　　⑵　×　　　⑶　○　　　⑷　×　　　　2　⑴　○　　　⑵　○　　　⑶　×　　　⑷　×

　　3　⑴　×　　　⑵　○　　　⑶　×　　　⑷　○　　　　4　⑴　×　　　⑵　×　　　⑶　○　　　⑷　○

（埼玉県）

第 7 章　学校保健計画・学校安全計画

I　学校保健計画と学校安全計画の意義

学校保健を推進するためには，現代的な健康課題や自校の子供の健康課題を踏まえて重点を明確にするとともに，教職員の理解を得ることが必要である．

そのためには，児童生徒等及び教職員の心身の健康の保持増進を図るための総合的な基本計画である「学校保健計画」を策定すること，また，全体的な立場から年間を見通した安全に関する諸活動の総合的な基本計画である「学校安全計画」を策定することとなっている．

II　学校保健計画と学校安全計画に関する調査結果から

「『学校保健の課題とその対応　―養護教諭の職務等に関する調査結果から―』令和 2 年度改訂」によると，「学校保健計画」に関する調査結果と課題では，①学校保健計画の原案作成者は，保健主事（教諭）14％，保健主事（養護教諭）30％，養護教諭55％であった．②学校保健計画を学校医等や保護者に周知している割合は，小学校で37％，中学校40％，高等学校58％，特別支援学校57％であり，全体で58％の学校が学校保健計画を学校医等や保護者に周知していなかったことが課題として挙げられている．③全職員で学校保健計画の評価をしている割合は，小学校36％，中学校33％，高等学校15％，特別支援学校22％であり，各校種とも60％以上の学校が，全職員で学校保健計画の評価をしていなかったことが課題として挙げられている．

同調査による「学校安全計画」に関する調査結果では，①学校安全計画の作成（参画）に取り組んでいる学校は，小学校61％，中学校62％，高等学校61％，特別支援学校52％であり，②危機等発生時対処要領（危機管理マニュアル）に心のケアの記載がある学校は，小学校65％，中学校65％，高等学校55％，特別支援学校43％であり，全体で前回調査より16ポイント増加したが，まだ36％の学校で記載がなかったことが課題として挙げられている．また，危機等発生時対処要領（危機管理マニュアル）を職員会議で検討・周知している学校は，校種別で比較すると高等学校で低かったことが課題として挙げられている．③危険等発生時対処要領（危機管理マニュアル）の見直しを毎年行い，実効性のあるものにしている学校は，小学校82％，中学校79％，高等学校68％，特別支援学校86％であり，校種別で比較すると高等学校で低かったことが課題として挙げられている．

III　学校保健計画

校長は学校の教育目的や目標の効果的な達成を目指して「学校の教育目標」を設定し，その目標達成のために学校の諸活動を編成・展開し，組織の維持・発展を図る総括作用である「学校経営目標」を掲げて教育計画を作成する．

これを受け，各分掌ではそれぞれの教育活動における目標と計画を作成するのであるが，学校保健の場合は，全教職員がかかわる「学校保健目標」を掲げ，その達成のために「学校保健計画」を作成することとなる．さらに，その学校保健目標達成のための養護教諭（保健室）としての目標と計画が「保健室経営計画」である．

因みに，「経営」とは「広辞苑（第 7 版　岩波書店）」によると，「継続的・計画的に事業を遂行すること．会社・商業など経済的活動を運営すること．またそ

のための組織」としている．学校の場面に置き換えてみると，「保健室経営は，児童生徒は健康の保持増進のために学校全体に関わることであり，教職員の連携が必要となることから，学校経営の観点に立って保健室経営計画を作成・実施し，児童生徒の心身の健康の保持増進に向けてねらいや方策，手立て及び実施状況等を外から見えやすく，わかりやすくしていくことが，ひいては教職員，保護者，地域住民及び関係機関等の理解と協力を得られることにつながっていく．」としている．

（引用：公益財団法人日本学校保健会『保健室経営計画作成の手引き　平成26年度改訂』2015）

1　学校保健計画と保健室経営計画

自校の教育目標を受け，学校保健目標は児童生徒等の健康課題を解決するために掲げる目標である．その目標を設定する場合には，特に重点とする目標とし，かつ実現可能な行動目標として設定することが重要である．そして，その学校保健目標の具現化を図るために策定するのが「学校保健計画」であり，全教職員がかかわる計画的・組織的な学校保健活動を展開する必要がある．

保健室経営計画については，「当該学校の教育目標及び学校保健目標などを受け，その具現化を図るために，保健室の経営において達成されるべき目標を立て，計画的・組織的に運営するために作成される計画である」と中央教育審議会答申（2008.1）で述べている．

また，「その計画は，養護教諭が立案し，職員会議等に提案の上，校長の判断で設定することとなるが，実施に当たっては校内外の関係者との協力体制を十分に確保する必要がある．計画は年度末の評価を経て翌年の計画に生かしていくことが求められる」（引用：財団法人日本学校保健会『養護教諭の専門性と保健室の機能を活かした保健室経営の進め方』2004）

まとめると，「学校保健計画」は全教職員が取り組む総合的な基本計画であり，「保健室経営計画」は，「学校保健計画」を踏まえて養護教諭が中心となって取り組む計画である．

2　学校保健計画策定の法的根拠

「学校保健計画」は学校保健安全法第5条及び文部科学省通知において「学校においては，児童生徒等及び職員の心身の健康の保持増進を図るため，児童生徒等及び職員の健康診断，環境衛生検査，児童生徒等に対する指導その他保健に関する事項について計画を策定し，これを実施しなければならない．」と規定されている．また，作成するだけではなく，課題解決を目指した計画となるように留意することが必要である．

さらに，この計画については原則として保護者等の関係者に周知を図ることとしている．

3　学校保健計画の目的と意義

学校での教育活動では，健康及び安全という面を保証されなければならない．しかしながら，現代的健康課題と言われる「不登校・いじめ・虐待・薬物乱用・アレルギー・生活習慣の乱れ・性に関する諸問題・新たな感染症等」の諸問題が山積している状況の改善のためには，健康及び安全に関する学校保健の諸活動全体を円滑で合理的に実施するために総合的な計画を立案することが必須である．

また，「学校保健計画」の策定が法に規定されていることからも重要であると捉えられていることがわかる．

4　学校保健計画の内容

様式に指定はないが，学校保健安全法に規定された「児童生徒等及び職員の健康診断，環境衛生検査，児童生徒等に対する指導に関する事項」は必ず盛り込まなくてはならない．

また，保健教育が教育課程の基準としての学習指導要領の示すところに従って，意図的計画的に進められること，学校における保健管理が多数の関係教職員，関係機関によって進められなければならないこと，個々の学校や地域によって課題も異なること，保健教育と保健管理の調整も行いつつ，体育・学校給食など関連する分野との関係も鑑みて内容を作成する必要がある．

さらに，計画を具現化するために月間計画が必要となる．月ごとの活動内容が実態に応じて課題解決のために位置づけられることで，教職員の学校保健に対する

意識も喚起され連携・協力も得られやすい.

ここで図7-1にあるように学校保健の構造図からその内容例を挙げる.

1）保健管理に関する事項
- 健康観察や保健調査
- 健康相談
- 定期健康診断及び事後措置
- 感染症や食中毒の予防
- 定期環境衛生検査及び日常における環境衛生
- その他必要な事項

2）保健教育に関する事項
- 体育科・保健体育科の保健領域・保健に関する指導事項
- 関連教科における保健に関する指導事項
- 総合的な学習（探求）の時間における健康に関連する活動
- 道徳の時間における健康に関連する指導事項

- 学校行事の健康安全・体育的行事等の保健に関する行事
- 学級活動・ホームルーム活動における保健に関連する活動
- 児童会（生徒会）活動での保健に関する活動
- 保健講話等における集団指導や清掃指導
- 個別の保健指導
- その他必要な事項

3）組織活動に関する事項
- 学校内及び学校外の組織活動
- 学校保健に関する校内研修
- 家庭，地域社会との連携
- 学校保健委員会，地域学校保健委員会
- その他必要な事項

5　学校保健と保健主事

保健主事は，「学校保健と学校全体の活動に関する

図7-1　学校保健の構造図

調整や学校保健計画の作成，学校保健に関する組織活動の推進（学校保健委員会の運営）など学校保健に関する事項の管理に当たる職員であり，その果たすべき役割はますます大きくなっている．このことから，保健主事は充て職であるが，学校における保健に関する活動の調整に当たる教員として，すべての教職員が学校保健活動に関心を持ち，それぞれの役割を円滑に遂行できるように指導・助言することが期待できる教員の配置を行うことやその職務に必要な資質の向上が求められている．」と中央教育審議会答申（2008.1）で述べている．

すなわち，保健主事は，「学校保健と学校全体の活動に関する調整」，「学校保健計画の作成」，「学校保健に関する組織活動の推進」などの中心となり，全ての教職員が学校保健活動に関心をもち，それぞれの役割を円滑に遂行できるように企画，連絡・調整，実施，評価，改善などの働きかけをすることが求められ，その際，マネジメントの考え方を十分に生かすことが大切である．（引用：「保健主事のための実務ハンドブック令和2年度改訂」公益財団法人日本学校保健会）

また，教諭だけでなく養護教諭が保健主事を兼務している割合は高くなっていると考えられるが，Ⅱの調査結果からもわかるように，学校保健計画の原案作成は「養護教諭の保健主事」と「養護教諭」を合わせると85％であり，養護教諭が学校保健計画の策定の中心になっていることが明らかになっており，学校保健における専門職である養護教諭が保健主事とより一層連携して学校保健を推進していくことが重要であると考えられる．

6 学校保健計画の作成と立案

「学校保健計画」は，校長の「学校経営方針」を踏まえた上で，保健主事（養護教諭）のリーダーシップにより以下の順で，各校内外組織と連携を図りながら案を作成する．

1）健康情報の収集と作成方針の決定：学校保健活動の評価記録からの情報，児童生徒の健康に関する情報，学校環境衛生の状況に関する情報，教職員・保護者・地域社会からの健康に関する情報，学校三師からの情報など

2）目標や活動の内容の設定：年度の重点や内容の設定

3）原案の作成

4）原案についての意見聴取（学校三師など）

5）全教職員による協議と共通理解

6）学校保健委員会での協議

7）学校保健計画の作成

その後，校長の決裁を受け，実施に当たってはマネジメントサイクルを十分に機能させながら具体的な学校保健活動を推進し，「学校教育目標」，「学校保健目標」の具現化を図る．

7 学校保健計画作成上の留意点

1）学校評価を十分に生かし，児童生徒や地域の実態，学校種別，学校規模等に即して自校の実情に合った計画とする．

2）収集した保健室利用状況や健康に関する情報，各種調査結果等の情報を活用して，学校の実態を把握した上で，実効性のある計画にする．

3）教育目標や学校行事等を配慮し，重点事項を精選し，重点事項の内容に有機的な関連を持たせる．

4）保健管理と保健教育との関連を明確にする．

5）学校側だけの一方的な計画にならないように，設置者や各関係機関との連携・調整を図る．

6）学校保健に関する諸活動への関係教職員の理解と関心を深めるとともに，責任分担を明確にする．

7）保護者，PTA，家庭や地域社会の保健活動との連携を図る．

8）学習指導要領解説を参考にし，それぞれの目標や児童生徒の実態を踏まえた上で，カリキュラム・マネジメントの内容を盛り込む．

8 学校保健計画の評価の実施

学校保健活動の成果は，学校の教育目標の達成につながることから，学校評価に学校保健活動に関する自校の特性を生かした項目が適切に設定されること，その結果に基づき学校保健活動を総合的に改善することが重要である．

表7−1　学校保健計画の具体例（小学校）

月	保健目標	学校保健関連行事	保　健　管　理	
			対　人　管　理	対　物　管　理
4	自分の体の発育状態や健康状態について知ろう	・定期健康診断 ・大掃除	・保健調査 ・健康観察の確認と実施　・健康相談 ・健康診断の計画と実施と事後措置（身体計測，内科検診，歯科検診，視力検査，聴力検査等） ・結核検診，運動器検診の問診 ・有所見者の生活指導　・手洗いの励行	・清掃計画配布 ・大掃除 ・飲料水等の水質及び施設・設備の検査 ・雑用水の水質及び施設・設備の検査 ・机，いすの高さ，黒板面の色彩の検査
5	運動会を元気に迎えよう	・定期健康診断 ・運動会 ・新体力テスト ・避難訓練	・健康観察の実施（強化）　・健康相談 ・健康診断の実施と事後措置（結核検診，耳鼻咽喉科検診，眼科検診，尿検査等） ・有所見者の生活指導 ・１年生の歯みがき指導 ・運動会前の健康調査と健康管理	・照度・まぶしさ，騒音レベルの検査 ・運動場の整備
6	歯を大切にしよう 梅雨時の健康に気をつけよう	・歯と口の健康週間 ・宿泊学習５年 ・プール開き ・心肺蘇生法	・健康観察の実施　・健康相談 ・歯と口の健康の取組 ・水泳時の救急体制と健康管理 ・宿泊前の健康調査と健康管理 ・食中毒・感染症予防 ・熱中症予防	・水泳プールの水質及び施設・設備の衛生状態の検査
7	夏を元気に過ごそう	・大掃除 ・学校保健委員会 ・個人懇談	・健康観察の実施　・健康相談 ・水泳時の救急体制と健康管理 ・夏休みの健康生活指導と健康管理	・換気，温度，相対湿度，浮遊粉じん，気流，一酸化炭素及び二酸化窒素の検査 ・ネズミ，衛生害虫等の検査 ・水泳プールの水質検査 ・揮発性有機化合物の検査 ・ダニ又はダニアレルゲンの検査 ・清掃用具の点検・整備
8・9	生活リズムを整えよう	・身長・体重測定 ・プール納め ・修学旅行６年	・健康観察の実施（強化）　・健康相談 ・夏休みの健康調査 ・疾病治療状況の把握 ・手洗いの励行 ・修学旅行前の健康調査と健康管理	・日常点検の励行
10	目を大切にしよう	・目の愛護デー ・視力検査 ・就学時の健康診断 ・宿泊学習５年	・健康観察の実施　・健康相談 ・目の健康について ・正しい姿勢について ・就学時の健康診断の協力 ・宿泊前の健康調査と健康管理	・照度・まぶしさ，騒音レベルの検査 ・雑用水の水質及び施設・設備の検査
11	寒さに負けない体をつくろう	・学校保健委員会 ・いい歯の日	・健康観察の実施　・健康相談 ・屋外運動の奨励と運動後の汗の始末 ・かぜやインフルエンザの予防 ・歯と口の健康の取組	
12	室内の換気に注意しよう	・健康相談 ・大掃除 ・個人懇談	・健康観察の実施　・健康相談 ・かぜの罹患状況把握 ・室内の換気及び手洗いの励行 ・冬休みの健康生活指導と健康管理	・大掃除の実施の検査
1	外で元気に遊ぼう インフルエンザを予防しよう	・身長・体重測定 ・避難訓練	・健康観察の実施（強化）　・健康相談 ・冬休みの健康調査 ・屋外運動の奨励と運動後の汗の始末 ・かぜの罹患状況把握 ・疾病治療状況の把握	・日常点検の励行 ・換気，温度，相対湿度，浮遊粉じん，気流，一酸化炭素及び二酸化窒素の検査 ・雨水の排水溝等，排水の施設・設備の検査 ・ストーブ管理
2	かぜをひかないように健康管理をしよう	・新入生説明会，一日入学 ・学校保健委員会	・健康観察の実施　・健康相談 ・屋外運動の奨励 ・かぜの罹患状況把握 ・室内の換気及び手洗いの励行	・ストーブ管理
3	健康生活の反省をしよう 耳を大切にしよう	・耳の日 ・大掃除	・健康観察の実施 ・一年間の健康生活の反省 ・春休みの健康生活指導と健康管理 ・新年度の計画	・保健室の整備 ・学校環境衛生検査結果等のまとめと次年度への課題整理 ・清掃用具の点検・整備

※学校保健の重点，役割分担等の総括的な部分は略す．
※縦書き又は横書きでもよいし，保健管理，保健教育，組織活動の順番を入れ替えたり，必要な項目を加えたりする場合も考えられる．
※保健管理については，対人管理，対物管理に分けて示す場合も考えられる．
※保健教育については，各教科，特別活動，道徳の時間，総合的な学習等に分けて示す場合も考えられる．

第7章 学校保健計画・学校安全計画

月	保健教育				組織活動
	保健体育科等と関連教科	特別活動等における指導			
		学級活動	児童会活動	個別・日常指導	
4	・道徳「自分を見つめて（節度・節制）」（1年）	・健康診断の目的・受け方 ・保健室の利用の仕方	・組織づくりと年間計画作成 ・係分担	・健康診断の受け方 ・保健室の利用の仕方 ・身体・衣服の清潔 ・トイレの使い方 ・手洗いの仕方	・組織づくり（職員保健部，PTA保健部，学校保健委員会等） ・保健だより等の発行（毎月）
5	・体育「心の健康」（5年） ・社会「人々の健康や生活環境を支える事業」（4年） ・道徳「自分を高めて（節度・節制）」（3年）	・せいけつな体（2年）	・歯と口の健康週間の計画	・歯みがきの仕方 ・基本的な生活習慣 ・遊具の正しい遊び方 ・光化学スモッグ，PM2.5	・職員保健部会
6	・体育「病気の予防」（6年） ・家庭「衣服の着用と手入れ」（6年） ・道徳「いのちにふれて（生命の尊さ）」（2年）	・むし歯をふせごう（2年）	・歯と口の健康週間の活動 ・梅雨時の過ごし方 ・保健集会①	・むし歯の予防 ・手洗いの仕方 ・雨の日の過ごし方 ・食中毒の予防 ・体の清潔，プール ・光化学スモッグ，PM2.5	・第1回学校保健委員会の開催 ・職員保健部会 ・PTA保健部会 ・心肺蘇生法講習会
7	・体育「健康な生活」（3年） ・家庭「食事の役割」（5年）	・薬物乱用防止教育（5・6年）	・1学期の反省 ・保健集会②	・望ましい食生活 ・夏に多い病気の予防 ・歯みがき指導 ・夏の健康生活	・職員保健部会 ・個人懇談
8・9	・理科「人の体のつくりと運動」（4年） ・理科「人の体のつくりと運動」（6年） ・総合的な学習の時間「目指せ生き生き健康生活」（6年）	・よい姿勢（2年）	・2学期の活動計画 ・目の愛護デーの計画	・積極的な体力つくり ・基本的な生活習慣 ・運動後の汗の始末 ・歯みがき指導	・職員保健部会 ・夏休みの健康状況把握
10	・体育「体の発育・発達」（4年） ・理科「動物の誕生」（5年） ・家庭「栄養を考えた食事」（5年）	・目を大切にしよう（4年）	・目の愛護デーの活動 ・保健集会③	・目の健康 ・正しい姿勢 ・けがの防止 ・積極的な体力つくり	・職員保健部会 ・学校保健に関する校内研修
11	・家庭「快適な住まい方」（6年） ・道徳「命を感じて（生命の尊さ）」（4年）	・みんなが輝く学級生活をつくるために（4年） ・永久歯を守ろう（3年）	・かぜ予防ポスター作成 ・いい歯の日の活動 ・保健集会④	・かぜの予防 ・手洗いの指導	・第2回学校保健委員会の開催 ・職員保健部会 ・地域の健康祭りへの参加
12	・道徳「命をいとおしんで（生命の尊さ）」（6年）	・健康な生活を続けるために（6年）	・かぜ予防の啓発活動 ・2学期の反省	・かぜの予防 ・冬の健康生活 ・手洗いの指導	・職員保健部会 ・地区懇談会 ・個人懇談
1	・社会「我が国の国土の自然環境と国民生活との関連」（5年） ・「自分をみがいて（節度・節制）」（5年）	・からだのせいけつ（1年）	・かぜ予防の啓発活動	・かぜの予防 ・外遊びについて ・歯みがき指導 ・手洗いの指導	・職員保健部会 ・冬休みの健康状況把握
2	・体育「けがの防止」（5年） ・生活「家庭生活：自分でできること」（1年）	・いのちのつながり（3年）	・耳の日の計画 ・保健集会⑤	・かぜの予防 ・外遊びについて ・歯みがき指導 ・手洗いの指導	・職員保健部会 ・第3回学校保健委員会の開催
3	・生活「家庭生活：自分の役割」（2年）	・早ね早おき朝ごはん（1年）	・耳の日の活動 ・1年間の反省	・耳の病気と予防 ・1年間の健康生活の反省 ・春の健康生活	・職員保健部会 ・1年間のまとめと反省

［出典：（公財）日本学校保健会（2021）保健主事のための実務ハンドブック－令和2年度改訂－，pp60-61（参考にして著者作成）］

表7－2　学校安全計画の具体例（小学校）

項目 ＼ 月			4	5	6	7・8	9
月　の　重　点			通学路を正しく歩こう	安全に休み時間を過ごそう	梅雨時の安全な生活をしよう	自転車のきまりを守ろう	けがをしないように運動をしよう
道　徳			規則尊重	生命の尊重	思いやり・親切	勤勉努力	明朗誠実
安全教育	生　活		・遊具の正しい使い方 ・校内探索 ・廊下の歩き方，安全な校内での過ごし方	・地域巡り，野外観察の交通安全 ・活動に使用する用具等の安全な使い方	・通学路の様子，安全を守っている人々の働き	・虫探し・お店探検時の交通安全	・はさみの使い方
	社　会		・我が国の国土と自然環境（5年）	・地域の安全を守る働き（消防署や警察署）（3年）	・自然災害と人々を守る行政の働き（4年）	・地域に起こる自然災害と日ごろの備え（4年）	・国土の保全と国民生活（自然条件と災害の種類や発生の位置や時期）（5年）
	理　科		・天気の変化 ・ガスバーナーの使い方など正しい加熱，燃焼や気体の発生実験	・カバーガラス，スライドガラス，フラスコなどガラス実験器具の使い方	・雨水の行方と地面の様子 ・実験・観察器具の正しい使い方	・夜間観察の安全	・天気の変化と災害
	図　工		・はさみ・カッター・ナイフ・糸のこぎり・金づち・釘抜き・彫刻刀・ペンチ等の用具，針金・竹ひご・細木，接				
	家　庭		・針，はさみの使い方 ・用具の個数確認	・アイロン等のかけ方 ・熱源用具の安全な取扱い	・食品の取扱い方	・包丁の使い方 ・調理台の整理整頓	・実習時の安全な服装
	体　育		・固定施設の使い方 ・運動する場の安全確認	・集団演技，行動時の安全	・水泳前の健康観察 ・水泳時の安全		・鉄棒運動の安全
	総合的な学習の時間		「つうがくろの安全（1年）」「じしんが来たら（2年）」「○○大好き～町たんけん（3年）」「交通安全ポスターづくり（4年）」				
	学級活動	低学年	●通学路の確認 ◎安全な登下校 ●安全な給食配膳 ●子ども110番の家の場所	●休み時間の約束 ◎防犯避難訓練の参加の仕方 ●遠足時の安全 ●運動時の約束	●雨天時の約束 ◎プールの約束 ●誘拐から身を守る	●夏休みの約束 ◎自転車乗車時の約束 ●落雷の危険	◎校庭や屋上の使い方のきまり ●運動時の約束
		中学年	●通学路の確認 ◎安全な登下校 ●安全な清掃活動 ●誘拐の起こる場所	●休み時間の安全 ◎防犯避難訓練への積極的な参加 ●遠足時の安全 ●運動時の約束 ◎防犯教室（3年生）	●雨天時の安全な過ごし方 ◎安全なプールの利用の仕方 ●防犯にかかわる人たち	●夏休みの安全な過ごし方 ◎自転車乗車時のきまり ●落雷の危険	◎校庭や屋上の使い方のきまり ●運動時の安全な服装
		高学年	●通学路の確認 ◎安全な登下校 ●安全な委員会活動 ●交通事故から身を守る ◎身の回りの犯罪	●休み時間の事故とけが ◎防犯避難訓練の意義 ●交通機関利用時の安全	●雨天時の事故とけが ◎救急法と着衣泳 ●自分自身で身を守る ◎防犯教室（4，5，6年生）	●夏休みの事故と防止策 ●自転車の点検と整備の仕方 ●落雷の危険	◎校庭や屋上で起こる事故の防止策 ●運動時の事故とけが
	児童会活動等		・新1年生を迎える会	・児童総会 ・クラブ活動・委員会活動開始		・児童集会 ・地域児童会集会	
	主な学校行事等		・入学式 ・健康診断 ・交通安全運動	・運動会・遠足 ・防犯訓練（不審者）	・自然教室 ・集団下校訓練（大雨時） ・プール開き		・交通安全運動 ・総合防災訓練（地震→引渡し）
安全管理	対人管理		・安全な通学の仕方 ・固定施設遊具の安全な使い方	・安全のきまりの設定 ・電車・バスの安全な待ち方及び乗降の仕方	・プールでの安全のきまりの確認	・自転車乗車時のきまり，点検・整備 ・校舎内での安全な過ごし方	・校庭や屋上での安全な過ごし方
	対物管理		・通学路の安全確認 ・避難経路の確認 ・安全点検計画	・諸設備の点検及び整備	・学校環境の安全点検及び整備	・夏季休業前や夏季休業中の校舎内外の点検	・校庭や屋上など校舎外の整備
学校安全に関する組織活動（保護者，地域，関係機関等との連携）			・登下校時，春の交通安全運動期間の街頭指導（保護者等との連携）	・校外における児童の安全行動把握，情報交換	・地域ぐるみの学校安全推進委員会 ・学区危険箇所点検	・地域パトロール ・意見交換会	・登下校時，秋の交通安全運動期間の街頭指導，地域パトロール（保護者等との連携）
	研　修		・通学路の状況と安全上の課題 ・防犯に関する研修（緊急時の校内連絡体制マニュアルの点検）	・熱中症予防と発生時の対応 ・安全教育に係るカリキュラム・マネジメントの考え方	・応急手当（止血等，心肺蘇生とAEDを含む）研修（PTAと連携）	・遊具等の安全点検（方法等）	・防災に関する研修（訓練時）

※学級活動の欄　◎…１単位時間程度の指導　●…短い時間の指導

10	11	12	1	2	3
乗り物の乗り降りに気をつけよう	けがをしないように運動をしよう	安全な冬の生活をしよう	災害から身を守ろう	道路標識を守ろう	安全な生活ができるようにしよう
思いやり親切	家庭愛	勇気	勤勉努力	節度節制	愛校心
・竹ひご，つまようじ，きりの使い方	・郵便局見学時の安全	・はさみ，ステープラーの使い方	・はさみの使い方	・昔遊びの安全な行い方	・移植ごての使い方
			・自然災害からの復旧・復興（6年）		
・薬品の正しい使用・管理・廃棄	・流れる水の働き ・河川の働きと水害 ・ポリ袋，ゴム風船の使い方	・土地のつくりと変化（地震・津波・火山活動と災害） ・鏡，凸レンズ，ガラス器具の使い方	・夜間観察の安全	・試験管，ビーカー，フラスコ，ガラス管の使い方	
着剤・ニス等の造形活動で使用する用具等の安全な扱い方					
・熱湯の安全な取扱い方	・ミシンの使い方	・油の安全な取扱い方	・食品の取扱い方	・包丁の使い方	・実習時の安全な服装
・用具操作の安全	・けがの防止（保健）	・ボール運動時の安全	・持久走時の安全	・跳躍運動時の安全	・器械運動時の安全
「安全マップづくり」（5年）「社会の一員として活動しよう」（6年）					
◎乗り物の安全な乗り降りの仕方 ●廊下の安全な歩行の仕方	◎誘拐防止教室 ●安全な登下校	●安全な服装 ◎冬休みの安全な過ごし方	◎「おかしも」の約束 ●危ないものを見つけたとき	◎身近な道路標識 ●暖房器具の安全な使用	●1年間の反省 ◎けがをしないために
◎車内での安全な過ごし方 ●校庭・遊具の安全な遊び方	◎校庭や屋上の使い方のきまり ●安全な登下校	◎冬休みの安全な過ごし方 ●凍結路の安全な歩き方	●「おかしも」の約束 ◎安全な身支度	◎自転車に関係のある道路標識 ●暖房器具の安全な使用	●1年間の反省 ◎けがをしやすい時間と場所
◎乗車時の事故とけが ●校庭・遊具の安全点検	◎校庭や屋上で起こる事故の防止策 ●安全な登下校	◎冬休み中の事故やけが ●凍結路の安全な歩き方	◎災害時の携行品 ●安全な身支度，衣服の調節	◎交通ルール ●暖房器具の安全な使用	●1年間の反省 ◎けがの種類と応急処置
		・児童集会			
・修学旅行	・収穫祭，音楽発表会	・避難訓練（火災）	・学習発表会	・ありがとう集会（地域の見守り隊等） ・避難訓練（地震）	・卒業式
・校外学習時の道路の歩き方 ・電車・バスの安全な待ち方及び乗降の仕方	・安全な登下校	・凍結路や雪道の歩き方	・災害時の身の安全の守り方	・道路標識の種類と意味	・1年間の評価と反省
・駅・バス停周辺の安全確認	・通学路の確認	・校内危険箇所の点検	・防災用具の点検・整備	・学区内の安全施設の確認	・通学路の安全確認 ・安全点検の評価・反省
・学校安全委員会（学校保健委員会）	・地域教育会議	・年末年始の交通安全運動の啓発	・地域パトロール ・意見交換会	・学校安全委員会（学校保健委員会）	・地域ぐるみの学校安全推進委員会
・校内事故等発生状況と安全措置に関する研修	・学校安全における先進的な実践校の視察	・防災に関する研修（訓練時）	・各種訓練結果の検証と各マニュアルの見直し	・災害共済給付，交通事故の事例から指導のポイント分析	・安全教育の指導計画作成に向けた考え方

［出典：学校保健・安全実務研究会（2020）新訂版学校保健実務必携〈第5次改訂版〉，第一法規，pp1150-1153（参考にして著者作成）］

「学校保健計画」の作成及び改善のための観点及び内容

（引用：「保健主事のための実務ハンドブック　令和2年度改訂」公益財団法人日本学校保健会）

1）「保健教育」「保健管理」「組織活動」を網羅した全体計画となっているか.

2）1）の具体的内容が含まれて計画されているか.

3）作成に当たっては，校内の教職員等の意見も取り入れているか.

4）児童生徒だけでなく，学校が立地する地域の状況を把握した計画となっているか.

5）前年度の評価を精査し，改善を取り入れた計画となっているか.　など

Ⅲ　学校安全計画

1　学校安全計画の目的と意義

学校は，児童生徒等の教育の場として最も安全でなければならない．そして，生涯を通じて健康で安全な生活を送るための基礎が培われるように配慮しながら学校教育目標の達成に努めなければならない.

また，学校管理下で発生する犯罪被害，交通事故，自然災害の発生状況，スマートフォンやソーシャル・ネットワーキング・サービス（以下「SNS」という）の普及など児童生徒等を取り巻く環境の変化や学校を標的とした新たな危機事象も懸念されており，刻々と変化する社会状況を受けて発生する様々な危険への対応が迫られている.

このような状況の中で，児童生徒等が自ら安全に行動し，他の人や社会の安全に貢献できる資質・能力を育成するとともに，児童生徒等の安全を確保するための環境を整えることが求められることから，安全教育の各種教育に盛り込まれる内容と安全管理の内容とを関連させ，統合し，全体的な立場から年間を見通した安全に関する諸活動の基本計画を策定する必要がある.

2　学校安全計画策定の法的根拠

「学校安全計画」は，学校保健安全法第27条（学校

安全計画の策定）において，「学校においては，児童生徒等の安全の確保を図るため，当該学校の施設及び設備の安全点検，児童生徒等に対する通学を含めた学校生活その他の日常生活における安全に関する指導，職員の研修その他学校における安全に関する事項について計画を策定し，これを実施しなければならない.」と規定している.

また，同法第28条（学校環境の安全の確保）において，「校長は，当該学校の施設又は設備について，児童生徒等の安全の確保を図る上で，支障となる事項があると認めた場合には，遅滞なく，その改善を図るために必要な措置を講じ，又は当該措置を講ずることができないときは，当該学校の設置者に対し，その旨を申し出るものとする.」としている.

上記の法の目的を実現するために，学校においては，生活安全（防犯含む），交通安全及び災害安全（防災）に対応した総合的な安全対策を講ずることが求められており，これらの課題に的確に対応するため，「学校安全計画」の策定が必須である.

さらに，各学校では総合的な計画として「学校安全計画」を策定し，PDCAサイクルを重視したマネジメントを行う必要がある．その際，中核となる教職員（安全担当者，安全主任等）を明確にし，校長（管理職）がリーダーシップを発揮して，全教職員が役割を分担して組織的に取り組む体制を確立することが重要である.

3　学校安全計画に盛り込む内容

「学校安全計画」は，①安全管理そのものの計画的・合理的かつ円滑な実施のために必要であること，②安全教育の目標や各教科等において年間を通じて指導すべき内容を整理して位置づけることにより，系統的・体系的な安全教育を計画的に実施するために必要であること，③安全教育，安全管理，組織活動と調整を図り，一体的かつ効果的に実施するために必要であること等を踏まえて立案する.

また，法に則った必須の内容として，①施設設備の安全点検，②日常生活における安全に関する指導，③職員の研修，④その他学校における安全に関する指導の内容に留意しながら教科横断的に作成する（図7-2参

図7-2　学校安全計画に盛り込む内容

照）.

　さらに，学校保健安全法第29条では，学校安全計画を踏まえて，危機管理を具体的に実行するための必要事項や手順を示した「危険等発生時の対処要領」を作成するものとして規定している.

4　学校安全計画の評価

　「学校安全計画」の評価については，学校全般の評価の中に組み入れ，評価の結果については，学校安全活動全体の中で総合的に改善する必要がある.

　評価の項目例　　（引用：「新訂版学校保健実務第5次改訂版，2020」）

1）学校安全計画が安全教育，安全管理及び組織活動を含む総合的な基本計画となっているか.

2）安全教育，安全管理及び組織活動に関する内容がもれなく盛り込まれているか.

3）学級担任等教職員の意見，養護教諭の情報や意見，地域の関係機関や保護者等の意見が反映されているか.

4）児童生徒の実態や地域社会の実態等が反映されているか.

5）前年度の学校安全に関する評価の結果が生かされているか.

引用・参考文献

1）公益財団法人日本学校保健会：学校保健の課題とその対応　令和2年度改訂，公益財団法人日本学校保健会，東京，2021.

2）公益財団法人日本学校保健会：保健室経営計画作成の手引き　平成26年度改訂，公益財団法人日本学校保健会，東京，2015.

3）中央教育審議会（平成20年1月17日）：「子どもの心身を守り，安全・安心を確保するために学校全体としての取組を進めるための方策について」（答申），2008.

4）新村出編著：広辞苑第七版，岩波書店，2018.

5）財団法人日本学校保健会：養護教諭の専門性と保健室の機能を生かした保健室経営の進め方，財団法人日本学校保健会，東京，2004.

6）文部科学省：学校保健安全法，同施行規則，2009.

7）文部科学省：保健主事のための実務ハンドブック　令和2年度改訂，公益財団法人日本学校保健会，東京，2021.

8）学校保健・安全実務研究会編著：新訂版学校保健実務第5次改訂版，第一法規，東京，2020.

9）徳山美智子ら編著：新版学校保健，東山書房，京都，2019.

10）三木とみ子編集代表著：新訂養護概説，ぎょうせい，東京，2018.

11）文部科学省：「生きる力」をはぐくむ学校での安全教育，2019.

令和5年度（令和4年度実施）養護教諭採用試験問題

① 次の文は，学校保健計画の作成と実施について述べたものである．文中の（　①　）～（　④　）に該当する語句の組み合わせを，下のa～eから一つ選びなさい．

平成20年7月9日付け20文科ス第522号「学校保健法等の一部を改正する法律の公布について」の「第二　留意事項　第1　学校保健安全法関連　二　学校保健に関する留意事項」では，次のように示されています．

・学校保健計画は，学校において必要とされる保健に関する具体的な（　①　）であり，毎年度，学校の状況や前年度の学校保健の取組状況等を踏まえ，作成されるべきものであること．

・学校保健計画には，法律で規定された児童生徒等及び職員の健康診断，（　②　），児童生徒等に対する指導に関する事項を必ず盛り込むこととすること．

・学校保健に関する取組を進めるに当たっては，学校のみならず，保護者や関係機関・関係団体等と連携協力を図っていくことが重要であることから，学校教育法等において学校運営の状況に関する情報を（　③　）提供するものとされていることも踏まえ，学校保健計画の内容については原則として保護者等の関係者に周知を図ることとすること．このことは，学校安全計画についても同様であること．

各学校においては，これらの留意事項を踏まえ，学校における保健管理と保健教育，（　④　）などの組織活動など学校保健活動の年間を見通した総合的な基本計画となるよう作成することが大切です．

	①	②	③	④
a	実施計画	健康相談	必要に応じて	学校保健委員会
b	指導計画	環境衛生検査	積極的に	健康相談
c	指導計画	環境衛生検査	必要に応じて	健康相談
d	実施計画	健康相談	積極的に	学校保健委員会
e	実施計画	環境衛生検査	積極的に	学校保健委員会

（高知県）

② 次の表は，「保健室経営計画作成の手引　平成26年度改訂」（公益財団法人日本学校保健会　平成27年2月）「3保健室経営計画の作成」で示されている表である．表中の(1)～(4)に入る語句を答えなさい．

	学校保健計画	保健室経営計画
推進者	全教職員 ＊役割分担して組織的に活動を推進	(4)が中心
特徴	・学校保健活動の年間を見通して，「(1)」「(2)」「(3)」の3領域について立てる総合的な基本計画 ・単年度計画 ・学校経営の評価に位置付け，評価を実施	・教育目標等を踏まえた上で，保健室経営の目標に対して，計画的，組織的に運営するための計画 ・(4)の職務（役割）と保健室の機能を踏まえた計画 ・単年度計画 ・保健室経営目標に対する評価を実施

（佐賀県）

3　保健教育の実施にあたっての記載内容について，（　　）に当てはまる語句の組み合わせとして正しいものを，下の選択肢から1つ選び，記号で答えなさい．ただし，同じ番号には同じ語句が入るものとする．

> 保健教育を実施するにあたっては，学校保健計画など，各分野における学校の全体計画等との（　①　）を十分に行うことが大切である．（中略）こうした（　①　）を行うことによって，（　②　）の充実を図り，より効果的な指導を実現することが重要である．

ア　①　役割分担　　②　カリキュラム・マネジメント

イ　①　役割分担　　②　ソーシャル・スキル

ウ　①　関連付け　　②　カリキュラム・マネジメント

エ　①　関連付け　　②　ソーシャル・スキル

（宮崎県）

令和5年度　採用試験問題

第 8 章　健康観察

　中央教育審議会答申「子どもの心身の健康を守り，安全・安心を確保するために学校全体としての取り組みを進めるための方策について」（2008（平成20）年1月17日）において，健康観察の重要性について次のように述べられている．

■ 健康観察は，学級担任，養護教諭などが子どもの体調不良や欠席・遅刻などの日常的な心身の健康状態を把握することにより，感染症や心の健康問題などの心身の変化について早期発見・早期対応を図るために行われるものである．また，子どもに自他の健康に興味・関心を持たせ，自己管理能力の育成を図ることなどを目的として行われるものである．日常における健康観察は，子どもの保健管理などにおいて重要であるが，現状は，小学校96.4%，中学校92.3%，高等学校54.3%で実施されており，学校種によって取組みに差が生じている．

■ 学級担任等により毎朝行われる健康観察は特に重要であるため，全校の子どもの健康状態の把握方法について，初任者研修をはじめとする各種現職研修などにおいて演習などの実践的な研修を行うことやモデル的な健康観察表の作成，実践例の掲載を含めた指導資料作成が必要である．

出典：「中央教育審議会答申」文部科学省，2008（平成20）.1.17（一部抜粋）

　さらに，学校保健安全法第9条において，「養護教諭その他の職員は連携して，相互に健康相談又は児童生徒等の健康状態の日常的な観察により，児童生徒等の心身の状況を把握し，健康上の問題があると認めるときは，遅滞なく，当該児童生徒等に対して必要な指導を行うとともに，必要に応じ，その保護者（学校教育法第16条に規定する保護者をいう）に対して必要な助言を行

うものとする」と，養護教諭が他の職員と連携し，学校全体で児童生徒の健康観察を行うことが明確に示された．

　また，文部科学省「教職員のための子どもの健康観察の方法と問題への対応」（2009（平成21）年3月）においては，健康観察の機会・内容などが詳細に示されるとともに実際の事例を用いて説明がされた．

　その後，「現代的健康課題を抱える子どもたちへの支援〜養護教諭の役割を中心として〜」（2017（平成29）年3月）では，全ての教職員は緊急時に状況の判断と働きかけを適切にできるようにするため，日頃の児童生徒をよく観察し関わりをもっておくことや，養護教諭と学級担任は児童生徒の状況を必ず記録に残し，学年の移行期，校種間の移行期など，確実に引き継ぎを行うよう努力することが留意点として示された．組織で情報共有するためであるが，引き継ぎについては，本人・保護者の同意を得ることが原則である．

　2020（令和2）年2月末〜5月末までの4か月間，新型コロナウイルス感染症対策として全国の学校が一斉休校となった．その後，学校は様々な感染対策をとりながら，模索・工夫しながら学校生活が続けられている．文部科学省「学校における新型コロナウイルス感染症に関する衛生管理マニュアル〜学校の新しい生活様式〜」（2020（令和2）年9月）において，新しい生活様式を実践するための学校の役割として，朝の検温から始まり在学中の見守り（健康観察），家庭との情報共有などが示された．これらは従来，日常的に行われてきた健康観察の徹底がさらに重要視されたと考えられる．

　2022（令和4）年4月の「学校における新型コロナウイルス感染症に関する衛生管理マニュアル〜学校の新しい生活様式〜」では，児童生徒の感染経過についてはすべての学校種で「家庭内感染」の割合が高くなっていることから，登校前の健康観察の充実を家庭に求

めるなど，徹底することを示している．

Ⅰ　健康観察の目的

　健康観察の目的は，児童生徒の心身の異常を早期に発見し，日常生活における健康の保持増進と学習能率の向上を図ることである．

①　日々の児童生徒の心身の健康状態を把握することにより，健康で安全な学校生活を保障し，円滑な教育活動ができる．

②　日々の継続的な実施により，児童生徒に自他の健康状態に興味・関心を持たせ，自己管理能力の育成を図る．

③　児童生徒の保健管理，保健指導の資料として活用する．

④　学校における感染症発生の早期発見につながり，感染の拡大防止および予防対策を容易にする．

⑤　児童生徒の心身の変化からいじめや不登校傾向，虐待等の早期発見につながり，迅速な対応

ができる．

Ⅱ　健康観察の機会と内容

　学校における健康観察は，教職員が行うものと，児童生徒が自己の健康状態を観察し，変化や異常に気づくなどを自覚するものとがある．また，登校前の健康状態については保護者等からの情報を得，高学年の児童や生徒の場合は，他者の健康状態を観察することができるので，そこからの情報を得る場合も考えられる．児童生徒を中心に関係を持つすべての者が，健康観察を行う必要がある．そのためには，健康観察について教職員および児童生徒（保健係など）に対する研修が必要であり，養護教諭はその指導的立場にある．

1　健康観察の機会・内容・主な実施者（図8−1）

　学校における健康観察は，教育活動全体を通して行われなければならない．また，家庭における健康観察も大切で，保護者などの理解と協力を得ながら情報収集を行う．

図8−1　健康観察の機会・内容・主な実施者

2 健康観察事項（表8－1）

養護教諭が中心となって，健康観察時の観察事項について教職員間での共通理解をしておくことが大切である．養護教諭は教職員に示す観察の視点を季節ごと，または月ごとに少し変化させ，体調の変化に気づく能力をつけられるように援助する必要がある．

また，心と体は密接に関係しており，児童生徒は自分の気持ちを言葉でうまく表現できないことが多く，心にもつ問題が表情や行動に現れることや，頭痛や腹痛などの身体症状に現れることが多い．できる限り対象の児童生徒の発達，障害や特性などに合わせた，きめ細やかな観察が必要である．児童生徒の「いつもと違うこと」に気づくことが大切である．

3 朝の健康観察（図8－2）

児童生徒の前日の家庭での健康状態の把握と，その日を元気に活動できるかの判断資料となる朝の健康観察は大切である．この朝の健康観察は，全校一斉に実施することが望ましい．1日の始まりに名前を呼び，声かけすることは，教職員と児童生徒の信頼関係構築の基盤となり，そこに安心感を育むことにつながる．各学級で実施された健康観察結果は担任を経て，高学年の児童や生徒の場合は保健係などを通じて，最終的には養護教諭（保健室）に集め，養護教諭は結果を把握して適切に対応することが大切である．

4 特別なニーズがある児童生徒

特別なニーズがある児童生徒の健康状態は非常に変動しやすいので，健康観察は朝のみでなく，1日を通し

表8－1 健康観察の項目と観点について

		観察事項	観察内容 全項目において「いつからか」と問うことが必須	
欠席		日数，曜日，理由	継続的な欠席，散発的な欠席，限定した曜日などのパターンはないか．欠席理由の確認	
遅刻		回数，理由	継続的な遅刻，散発的な遅刻，限定した曜日などのパターンはないか．遅刻理由の確認	
心身の健康状態	外見からわかる他覚的症状	いつもと変わった様子がある	視線は，落ち着きは	
		元気がない	疲れていないか，よく眠れたか	
		顔色が赤い，青い	熱は，吐き気は，便通は，疲労は，食欲は	
		皮膚の異常	痛みは，痒みは，発疹は，熱は，場所は，部位は	
		目の異常	痛みは，目やには，充血は，眠れたか	
		咳やくしゃみをする	熱は，アレルギーはあるか	
		鼻汁を出している	頭痛は，熱は，痛みは	
		けがをしている	痛みは，腫れは	
		姿勢が悪い	背骨の曲がりは，痛みは，部位は	
	本人の訴えによる自覚症状	頭が痛い	風邪は，疲労は，睡眠は，打撲は，視力異常は，精神不安定は，息苦しさは，部屋の喚気不足は	
		腹が痛い	便秘は，下痢は，部位は，意欲は，過食は，吐き気は，尿は	
		気持ちが悪い	吐き気は，頭痛は，腹痛は，下痢は，熱は，疲れは，眠れたか	
		風邪をひいている	熱は，咳は，のどは，鼻汁は，頭痛は	
		耳・鼻・のどに異常がある	熱は，痛みは，部位は	
		歯に異常がある	痛みは，部位は，熱は	
		目に異常がある	見え方は，痛みは，部位は，熱は	
		四肢に異常がある	痛みは，部位は，可動域は	
	特別ニーズ	バイタルサイン （聴診器，パルスオキシメーター，血圧計などを活用して行う）	体温は，呼吸は，脈拍は，血圧は	普段とどのように違うのか
			意識は，皮膚の温度と発汗の状態は	
			排尿・排便は	

図8－2　朝の健康観察について

5　学校生活全体の健康観察

　学校生活全体においての健康観察が大切である．異常時の変化に早く気づくためには，普段から児童生徒の様子を十分に把握することに努める必要がある．健康観察の状況や結果は，担当する教職員はもちろんのこと，全教職員で共有する．また，全教職員で継続して健康観察を続けることが大切である．

て注意を払うことが大切である．さらに，複数の目で観察し，提出場所についても一カ所だけでなく，数カ所設けるなど工夫する必要がある．

　さらに，学校種および児童生徒の特性により，寄宿舎職員・施設等の職員・保護者には的確に健康観察情報を申し送る必要がある．

　朝の健康観察に加え，学校生活全般（授業中，休憩時間，保健室，給食時間，放課後，学校行事等）を通じて行う健康観察の視点について，体・行動・態度・対人関係に現れるサインに注意する．サインの現れ方は，発達の段階によって変化することを考慮する必要がある．

　サインを見逃さないための着眼点は，まず，生育状況として既往症や過去のトラウマ体験の有無である．次に，心身面の変化として病気にかかる頻度（風邪を引

きやすくなった，発熱や腹痛が多くなった等），アレルギー症状（症状の悪化，新たな症状の出現等），下校後の過ごし方（友達と遊ばなくなった，帰宅が遅い等）や家庭での様子（ふさぎこむ，学習に取り組まない，好きな遊びをやらない等），睡眠の様子（寝つきが悪くなった，眠りが浅い，よく眠れない，怖い夢を見る等）などである．最後に環境面として家族構成の変化（弟妹の誕生，父親の単身赴任，家族の死去，保護者の離婚・再婚，兄姉の自立等），家庭環境の変化（新築，転居，一人部屋への移行等）や学校外の活動（習い事を始めたりやめたりした，習い事でのトラブルの有無等）などに着眼して観察する必要がある．

これらのサインの推測される背景要因の例としては，内科・小児科疾患，発達障害，精神疾患，てんかん，心身症，いじめ，虐待，生活環境の問題などがあげられる．疾患や障がいが原因となっている場合は，専門機関との連携が必要となるので留意する．

Ⅲ 健康観察の事後措置

健康観察実施後の事後措置において，以下に示す事項について，特に留意する必要がある．

1 家庭との連絡

家庭との連絡が必要な場合は，学校における児童生徒の状況を伝え，家庭での様子を聞き，適切な対応を図るようにする．早退の措置が必要な場合，保護者などと連絡を取り，安全の確保が図られるようにする．

2 医療機関の受診

医療機関の受診が必要な場合には，児童生徒の状態や受診先などの情報を保護者に伝え，保護者による該当の医療機関の受診を勧める．学校から直接医療機関を受診した場合だけでなく，保護者などと連絡を必ず取り，その結果は校内関係者に報告して共通理解を図るようにする．

3 感染症の発生

インフルエンザや新型コロナなどのウイルス感染症や食中毒の発生の場合またはその疑いがある場合には，該当する児童生徒の学級はもとより，他の学級においても状況把握に努める．校内での状況把握を行った後，速やかに学校医に報告して対応について指導を受ける．その後，校内の関係者と共通理解を図りながら適切な対応に努め，必要な場合は校外の関係機関と連携を図りながら，適切な対応に努める．

食中毒の発生の場合には，1週間前までの状況把握が必要となり，健康観察およびその集計結果が重要な資料となる．

新型コロナウイルス感染症の場合には，感染経路不明な感染者数が増加している地域では，休日における友人同士や家族ぐるみの外出・行き来・接触などを控えるなど，学校を通じた人間関係の中での感染を防ぐことが必要である．

4 個別の健康相談

症状が続く場合は，個別の健康相談を行うように努める．

Ⅳ 健康観察記録簿の作成

学級ごとに健康観察記録簿を作成し，同時に欠席状況の記録も行うようにする．欠席，遅刻が記入でき，その日の天気，気温，湿度が記入できる学級健康観察表（資料8−1）や個人の健康観察表（資料8−2）の作成が必要である．いずれの健康観察記録簿にも，学校において予防すべき感染症情報を貼付することが望ましい．この場合，季節により流行する感染症などの一覧表を提示する工夫があるとよい．また，学校全体の集計を行う際に必要な集計用記録表の作成も必要である．

さらに，特別な支援が必要な個別対応できる健康観察表（資料8−3）の作成，感染症（例：インフルエンザ，新型コロナ感染症）発生時に対応できる健康観察表（資料8−4）（資料8−5）（資料8−6）などの作成の必要がある．

いずれも各学校の実状に合わせて工夫が必要である．

V　健康観察の記録の活用方法

① 児童生徒の集団および個々の健康問題を把握する資料

② 健康診断・健康相談・保健指導等の際の資料

③ 感染症や食中毒等の集団発生の早期発見やその予防，発生原因確定の資料

④ いじめ，不登校傾向，虐待等の早期発見やその予防の資料

⑤ 家庭訪問時・保護者面談時の資料

⑥ 児童生徒を理解するための資料

⑦ 部活動や学校行事への参加および休業中の計画などの資料

⑧ 学校保健計画立案時の資料

⑨ 学校安全計画立案時の資料

⑩ 児童生徒の保健委員会の資料

VI　健康観察の評価

　健康観察を実施する際には，その計画，実施，事後措置などの対応および記録などは必ず評価しなければならない．また評価は学期ごとや学年末に行い，次年度の実施に評価結果を必ず活かすことが重要である．

　評価観点について以下に示す．

① 全職員が健康観察の必要性を理解しているか

② 学級担任による朝の健康観察は適切に行われたか

③ すべての教育活動において常時実施されたか

④ 健康観察事項は適切だったか

⑤ 心身の健康問題の早期発見に活かされているか

⑥ 健康観察の事後措置は適切に行われたか

⑦ 児童生徒に自己健康管理能力が育まれたか

⑧ 児童生徒の健康づくりが推進されたか

⑨ 必要な事項が記録され，次年度の計画に活用できるか

⑩ 保護者等の理解や協力が得られたか

引用・参考文献

1）文部科学省：中央教育審議会答申，2008.

2）文部科学省：学校保健安全法，2009.

3）文部科学省：学校保健法施行規則，2009.

4）文部科学省：教職員のための子どもの健康観察の方法と問題への対応，2009.

5）文部科学省：学校における子供の心のケア－サインを見逃さないために－（平成26年3月），2014.

6）日本学校保健会：児童生徒の健康診断マニュアル〈平成27年度改訂〉，2015.

7）文部科学省：現代的健康課題を抱える子供たちへの支援～養護教諭の役割を中心として～，2017.

8）文部科学省：学校における新型コロナウイルス感染症に関する衛生管理マニュアル～「学校の新しい生活様式」～（2020.9.3Ver.4），2020.

9）文部科学省：学校における新型コロナウイルス感染症に関する衛生管理マニュアル～「学校の新しい生活様式」～（2022.4.1Ver.8），2022.

第8章　健康観察

資料8−1　欠席および健康観察表　（クラス用）

令和○○年○月		欠席および健康観察表																												○年○組　担任名　○○○○	
		1	2	3	4	5	6	7	8	9	10	11	12	13	14	15	16	17	18	19	20	21	22	23	24	25	26	27	28	29	30	備考
		水	木	金	土	日	月	火	水	木	金	土	日	月	火	水	木	金	土	日	月	火	水	木	金	土	日	月	火	水	木	
	天候																																
	気温・湿度																																
	行事																																
1	児童生徒名																																
2																																	
3																																	
41																																	
42																																	
	担任のサイン																																

> 1　健康観察の結果状況を記号で記入する.
> 　欠席は理由を○で囲む, 事故欠／, 遅刻は理由を△で囲む, 早引きは理由を□で囲む.
> 　（理由：出停テ, 頭痛ア, 腹痛フ, 胃痛イ, 風邪カ, 発熱ネ, 外科ケ, 耳鼻科ミ, 眼科メ, 歯科シ, 皮膚科ハ, その他ソ）
> 2　その他の理由は備考欄に入れる.
> 3　1時間目の休み時間までに保健室（職員室）に提出する.

資料8−2　欠席および健康観察表（個別用）

令和○○年○月		欠席および健康観察表																												○年○組　氏名　○○○○	
		1	2	3	4	5	6	7	8	9	10	11	12	13	14	15	16	17	18	19	20	21	22	23	24	25	26	27	28	29	30	備考
		水	木	金	土	日	月	火	水	木	金	土	日	月	火	水	木	金	土	日	月	火	水	木	金	土	日	月	火	水	木	
	欠席																																
	遅刻																																
いつもと違う様子																																	
登校時の様子	発熱																																
	風邪症状																																
	頭痛																																
	腹痛																																
	嘔吐																																
	けが																																
	湿疹・かゆみ																																
	顔色（赤, 青）																																
	声かけに反応																																
	大声を出す																																
	四肢の動き悪い																																
保護者からの情報	朝食食べず																																
	排便なし																																
	睡眠不十分																																
	発作が多い																																
	その他																																
	備考																																

> 1　健康観察の結果状況を記号で記入する.
> 　欠席は理由を○で囲む, 事故欠／, 遅刻は理由を△で囲む, 早引きは理由を□で囲む.
> 　（理由：出停テ, 頭痛ア, 腹痛フ, 胃痛イ, 風邪カ, 発熱ネ, 外科ケ, 耳鼻科ミ, 眼科メ, 歯科シ, 皮膚科ハ, その他ソ）
> 2　登校時の様子で該当する項目に○をつけ, その様子は備考欄に入れる.
> 3　保護者からの情報がある場合に○をつけ, その様子は備考欄に入れる.
> 4　1時間目の休み時間までに保健室（職員室）に提出すること.

資料8-3　支援学校における健康観察表例

✿ 令和ＸＸ年度　Ｘ月　健康観察カード　〇年〇組（クラス）✿

給食の時間までに所定の場所へ提出
記載内容に変更がある場合は
直接保健室に連絡・報告してください

☆お願い☆　確認したら日付に〇を付けてください

名　　前	記入欄	1 月	2 火	3 水	4 木	5 金	6 土	7 日	8 月	9 火	10 水	11 木	12 金	13 土	14 日	15 月	16 火	17 水	18 木	19 金	20 土	21 日	22 月	23 火	24 水	25 木	26 金	27 土	28 日	29 月	30 火	31 水
〇〇　　△●	出欠																															
	体調 欠席理由																															
	特記事項																															
〇×　　△●	出欠																															
	体調 欠席理由																															
	特記事項																															
△△　　●〇	出欠																															
	体調 欠席理由																															
	特記事項																															
■□　　△〇	出欠																															
	体調 欠席理由																															
	特記事項																															
	出欠																															
	体調 欠席理由																															
	特記事項																															

【記入方法】
1. 上段に，出欠状況を記入
2. 下段に，出席の場合は登校時の体調①～⑧，欠席の場合は欠席理由Ⓐ～Ⓗを記入する

出欠状況	出席　空欄
	欠席
	事故欠⊠
	病欠☑　忌引き・出停

体調
①咳が出ている　②鼻水，くしゃみ　③熱っぽい
④下痢　⑤嘔吐　⑥湿疹・かゆみ　⑦顔色悪い
⑧四肢の動き悪い　⑨奇声を発する
⑩言葉かけに反応悪い
その他の事項は【体調を直接記入】する

病　欠
欠席理由　Ⓐ体調不良（自宅療養）Ⓑ体調不良による受診　Ⓒ入院【理由記入】
Ⓓ感染症【疾患名記入】
事故欠　Ⓔ検診　Ⓕ訓練
Ⓖ家事都合Ⓗその他【理由記入】

（吉田純子作成を著者改変）

資料8-4　インフルエンザ発生時の健康観察表（中学校・高等学校用）

朝の健康チェック

年　組　番　　　　　　　　　　氏名

部活動名

1．現在の健康状態について，以下の症状で該当するものに〇印を記入し，症状がない場合は
「ない」と記入してください．

症　状	熱感あり （熱っぽい感じ）	鼻水または 鼻づまりあり	咽頭痛あり （のどの痛み）	咳あり	その他の症状 （あれば書く）
「〇」 または 「ない」					

体温（　　　　　℃）

2．以下の質問について該当するものに〇印つけ，（　　　）内に答えられる範囲で内容を
記入してください．

　　1）家族や身近な人に体調不良（上記症状）を訴える人はありましたか？
　　　（1）　　ない
　　　（2）　　あった　→　誰ですか？　　　（　　　　　　　　　）
　　　（3）　　いつ頃ですか？　　　　　　（　　　　　　　　　）
　　　（4）　　どんな症状でしたか？　　　（　　　　　　　　　）
　　2）学校外でインフルエンザと診断された人や，インフルエンザの疑いのある人と
　　　接触がありましたか？
　　　（1）　　ない
　　　（2）　　あった　→　誰ですか？　　　（　　　　　　　　　）
　　　（3）　　いつ頃ですか？　　　　　　（　　　　　　　　　）
　　　（4）　　どんな症状でしたか？　　　（　　　　　　　　　）

［中島敦子作成］

資料8－5　新型コロナウイルス感染症対応の健康観察チェックシート

健康観察個人チェックシート（9月）

年	組	番	生徒名

登下校の方法 　スクールバス（　　　　　　　線） 　その他（徒歩・自転車・　　）	クラブ活動	基礎疾患の有無　なし・あり

毎日の健康観察の記録⇒　保護者の確認⇒　登校時持参　➡　担任へ提出・確認してもらう

月/日（曜）	今朝の体温 37.0℃以上注意！	今日の体調		いつから？　どんな症状？ 咽頭痛・咳・くしゃみ・鼻水・鼻づまり・強いだるさ(倦怠感)息苦しさ(呼吸困難) 相談・受診の有無？ 　月/日　〇時にかかりつけ医に相談受診	保護者㊞又はサイン
		良い	悪い ※少しも含む		
9 月 1 日（火）	．　　℃	良い	悪い		㊞
9 月 2 日（水）	．　　℃	良い	悪い		㊞
9 月 3 日（木）	．　　℃	良い	悪い		㊞
9 月 4 日（金）	．　　℃	良い	悪い		㊞
9 月 5 日（土）	．　　℃	良い	悪い		㊞
9 月 6 日（日）	．　　℃	良い	悪い		㊞
9 月 7 日（月）	．　　℃	良い	悪い		㊞

（西巻裕子作成）

資料8－6　新型コロナウイルス感染症対応の健康観察カード　特別支援学校（11月）

健康観察カード

　　　　　　　部　　年　　組　名前

平熱　　　　　℃

登校しない日も毎日必ず記入してください！

※検温時間と体温は数字で記入してください。それ以外の項目は該当する欄に〇を付けてください。

日付	検温時間	体温	咳		のどの痛み		体のだるさ		息苦しさ		鼻水鼻づまり		その他(においや味がしない、嘔吐・下痢など)	保護者印またはサイン
			あり	なし	あり	なし	あり	なし	あり	なし	あり	なし		
【 記入例 】	8:15	36.3℃		〇		〇		〇		〇		〇	頭痛	AB
10/ 1（木）	：	℃												
10/ 2（金）	：	℃												
11/ 3（火）	：	℃												
11/ 4（水）	：	℃												
11/ 5（木）	：	℃												
11/ 6（金）	：	℃												
11/ 7（水）	：	℃												
11/ 8（土）	：	℃												
11/ 9（日）	：	℃												
11/ 10（月）	：	℃												
11/ 11（日）	：	℃												
11/ 12（月）	：	℃												
11/ 13（火）	：	℃												

（10/1行の注記）体温の記載がない場合は、学校にて検温

（11/9～11/11欄の注記）
・免疫抑制剤服用中の児童生徒や気管切開、酸素ボンベ常用、心臓疾患でカテーテルの入っている場合等は、6月からの登校前に主治医の登校許可を得て登校
・この表に1つでも〇があれば「健康観察簿」に担任が転記（欠席理由を記入）
・発熱等での体調不良者は原則待機室で待機

（11/13欄の注記）
・花粉症等での鼻水等の症状も考えられるため、〇が一つあるから即早退ではなく、保健調査や連絡帳等から総合的に判断する旨を職員会議で保健部より書類にて周知

　次のような場合は、新型コロナ受診相談センターへ連絡してください。
　A.息苦しさ（呼吸困難）、強いだるさ（倦怠感）、高熱等の強い症状のいずれかがある場合
　B.重症化しやすい方＊で、発熱や咳などの比較的軽い風邪症状がある場合
　D.それ以外の方で、発熱や咳など比較的軽い風邪症状が4日以上続く場合
　　（強い症状や解熱剤を飲み続けている方はすぐに相談）。
　＊重症化しやすい方：糖尿病・心不全・呼吸器疾患等の基礎疾患がある、透析を受けている、
　　免疫抑制剤や抗がん剤等を用いている

　学校で発熱や咳などの風邪症状がある場合はお迎えをお願いします。

このカードは必ず連絡帳に挟んで持参してください！

（鍵本由子作成）

[第8章関連]

令和5年度（令和4年度実施）養護教諭採用試験問題

① 「教職員のための子どもの健康観察の方法と問題への対応」（平成21年3月　文部科学省）について，各問いに答えよ．

　1　次の（ア）～（エ）は，「健康観察の目的」の文である．正しいものを全て選び，記号で答えよ．

　　（ア）感染症や食中毒などの集団発生状況を把握し，感染の拡大防止や予防を図る．

　　（イ）子どもの心身の健康問題の早期発見・早期対応を図る．

　　（ウ）日々の継続的な実施によって，子どもに自他の健康に興味・関心をもたせ，自己管理能力の育成を図る．

　　（エ）日々の継続的な実施によって，学校全体の健康状態の変化を把握し，学校保健委員会等での活用を図る．

　2　学校生活全般を通じて行う健康観察の視点について三つのサインが示されている．「体に現れるサイン」・「行動や態度に現れるサイン」ともう一つは，何に現れるサインか．漢字4字で答えよ．

　　（岡山県）

② 「学校心臓検診の実際～スクリーニングから管理まで～令和2年度改訂」（公益財団法人　日本学校保健会）について，次の問いに答えなさい．

　問　次の文は，1次検診の実施項目とその判定のうち，養護教諭，担任，体育教師などからの情報・意見について述べたものである．文中の（　①　）～（　⑤　）に該当する語句の組み合わせを，下のa～eから一つ選びなさい．

　　学級担任，養護教諭，体育教師，学校長は健康に問題を持つ児童生徒の健康障害の内容，その程度，学校生活上の（　①　），日常健康状態の変化の注意点，急変時の応急対応法などの情報を共有しておくことが必須である．健康状態に関する正確な情報と必要な知識を備えた教師らによる日常的健康監視は，児童生徒の健康維持・発展にとって極めて有用かつ重要なことである．

　　一般の児童生徒と同様，健康観察には以下のような項目が挙げられる．顔貌・表情，皮膚の色調，（　②　）の可否，動作・行動・反応性，話し方・言葉つき，総合的印象などである．こうした観察項目の短期的・長期的変化の把握が重要である．

　　心疾患を持つ児童生徒には，上記の一般的観察のほかに次のような観察にも心がけてほしい．（　③　）の動悸・息切れ，胸痛や息苦しさ，めまいやいわゆる貧血症状，（　④　）・爪床・四肢末端のチアノーゼ，活気・表情，食欲などであり，一般的観察項目と同じく長期的に見た変化と，短期的病態悪化の把握が必要である．観察項目の短期的・急激な変化があれば直ちに学校医または主治医と連絡をとり，（　⑤　）の遅れが無いようにしなければならない．また，いずれの項目の変化も家庭と学校医に報告することを忘れてはならない．

	①	②	③	④	⑤
a	規制基準	姿勢の保持	安静時	口唇	教育的支援
b	規制基準	学習継続	活動時	頬	医学的対応
c	管理基準	学習継続	安静時	頬	医学的対応
d	管理基準	姿勢の保持	活動時	口唇	医学的対応
e	管理基準	学習継続	安静時	口唇	教育的支援

　　（高知県）

③ 次の文は，「教職員のための子どもの健康観察の方法と問題への対応」（文部科学省）において，心理社会的要因に基づく
問題について述べたものである．文中の（　①　）～（　⑤　）に該当する語句の組み合わせを，下のa～eから一つ選びな
さい．

　　心理社会的要因に基づく問題は，心理的問題，環境要因，ストレスなどが原因となって生じた症状や疾患を指す．具体的
　には，虐待，事件・事故，自然災害等による心的外傷後ストレス障害（ＰＴＳＤ），保護者のアルコール依存の影響による
　精神症状，いじめや不適応による（　①　）などが含まれる．
　　心理社会的問題の背景には，複数の要因（家庭の経済状態，保護者の精神疾患や家族病理，交友関係，地域性など）が
　複合的に絡むことが多い．そのため，丁寧な（　②　）に基づく教育相談，健康相談，生活指導などに加え，保健所や
　（　③　）を介した保護者へのアプローチ，家族支援，（　④　）のような校外機関との連携が必要となることがある．
　　心理社会的要因に由来する問題でも，精神症状や心身の不調が激しいときには，（　⑤　）の受診が必要である．

	①	②	③	④	⑤
a	発達障害	課題分析	ソーシャルワーカー	福祉的介入	総合心療科
b	うつ状態	課題分析	カウンセラー	教育的介入	精神科
c	うつ状態	情報収集	ソーシャルワーカー	福祉的介入	精神科
d	うつ状態	情報収集	カウンセラー	教育的介入	総合心療科
e	発達障害	情報収集	ソーシャルワーカー	教育的介入	精神科

（高知県）

④ 次は，「教職員のための子どもの健康観察の方法と問題への対応」（文部科学省）に示されたものである．1～2の問いに
答えよ．

　1　次の文は中央教育審議会答申（平成20年1月17日）で健康観察について述べられた一部である．（　ア　）～
　　（　エ　）にあてはまる語句を下のa～hから選び，記号で答えよ．

　Ⅱ　学校保健の充実を図るための方策について
　　2．学校保健に関する学校内の体制の充実
　　（3）（　ア　）や教科担任等
　　　②健康観察は，（　ア　），養護教諭などが子どもの体調不良や欠席・遅刻などの（　イ　）な心身の健康状態
　　　　を把握することにより，（　ウ　）や心の健康課題などの心身の変化について早期発見・早期対応を図るため
　　　　に行われるものである．また，子どもに自他の健康に興味・関心を持たせ，（　エ　）の育成を図ることなど
　　　　を目的として行われるものである．

---

a　保護者		b　自己肯定感		c　学級担任		d　感染症	
e　具体的		f　自己管理能力		g　管理職		h　日常的	

　2　平成21年4月1日施行の学校保健安全法において健康観察が新たに位置づけられ，充実が図られた．第何条か答えよ．

（滋賀県）

⑤　次の文は，「教職員のための子どもの健康観察の方法と問題への対応」（平成21年3月文部科学省）「第1章　健康観察」
「2　健康観察の目的」を抜粋したものである．文中の（　ア　）～（　ウ　）に当てはまる語句を記入しなさい．

　　健康観察の目的は，以下のとおりである．

　①　子どもの心身の健康問題の早期発見・早期対応を図る．

　②　感染症や食中毒などの集団発生状況を把握し，（　ア　）や予防を図る．

　③　日々の継続的な実施によって，子どもに（　イ　）に興味・関心をもたせ，（　ウ　）の育成を図る．

（福岡県）

⑥　次の文は，「学校保健の課題とその対応　−養護教諭の職務等に関する調査結果から−　令和2年度改訂」（令和3年3月
公益財団法人　日本学校保健会）「第2章　調査結果から見た学校保健の課題とその対応」「Ⅱ　保健管理」「3　健康観
察」「（4）　健康観察の留意点」からの一部抜粋である．文中の　1　～　5　に当てはまる語句として正しいも
のを①～⑨の中からそれぞれ一つ選びなさい．

・学校における健康観察は，　1　や養護教諭が中心となり，教職員との連携の下に実施すべきものであることから，
全教職員が健康観察の意義と重要性を理解し　2　実施できるようにすることが重要である．

・児童生徒等は，自分の気持ちを言葉でうまく表現できないこともあり，　3　が顔の表情や行動に現れたり，頭痛・
腹痛などの　4　となって現れたりすることもあるため，きめ細やかな観察が必要である．

・心の健康課題が疑われる場合でも，まず，身体的な　5　があるかないかを見極めてから対応することが大切であ
る．（例：友達関係や家庭環境などの心理社会的な問題ではなく，脳の機能障害や心身症などの　5　が原因となっ
ている場合がある．）

①　身体症状	②　共通認識のもとに	③　見通しを持って
④　疾患	⑤　心の問題	⑥　学級担任
⑦　保健主事	⑧　健康状態	⑨　体調不良

（三重県）

第 9 章　健康診断

I　健康診断の意義と法的位置付け

1　法的位置付け

　健康診断については，学校教育法および学校保健安全法に規定されている．学校教育法第12条において，「学校においては，別に法律で定めるところにより，幼児，児童，生徒及び職員の健康の保持増進を図るため，健康診断を行い，その他その保健に必要な措置を講じなければならない．」とされ，また，児童生徒等の定期健康診断については，学校保健安全法第13条第1項に，「学校においては，毎学年定期に，児童生徒等（通信による教育を受ける学生を除く．）の健康診断を行わなければならない．」とされ，第2項には臨時健康診断について「学校においては，必要があるときは，臨時に，児童生徒等の健康診断を行うものとする．」とされている．その他，学校保健安全法には，第11条に就学時健康診断，第14条に事後措置，職員の健康診断及び事後措置については，第15条，第16条に規定されている．さらに，学習指導要領による教育課程上では，「特別活動」の健康安全・体育的行事に位置付けられ，保健管理の中核としてのみでなく，教育活動としても実施されている．

2　健康診断の意義

　健康診断は，学校における児童生徒等及び職員の健康の保持増進を図り，学校教育の円滑な実施とその成果の確保に資するという学校保健における保健管理のための中核としての活動であるとともに，児童生徒等の生涯にわたる健康の保持増進のために必要な実践力を育成するための教育活動でもある．また，学校における健康診断は，家庭における健康観察を踏まえて，学校生活を送るに当たり支障があるかどうかについて，疾病をスクリーニング（選別）（健康であるか，健康上問題があるか，疾病や異常の疑いがあるかという視点で選び出す）し，児童生徒等の健康状態を把握するという役割と，学校における健康課題を明らかにすることで，健康教育の充実に役立てるという役割がある．

II　学校で行われる健康診断

1　健康診断の種類

表9－1　学校における健康診断の種類・実施主体・実施時期・規定法及び条項

種類	実施主体	実施時期	規定している法及び条項		
			学校保健安全法	学校保健安全法施行令	学校保健安全法施行規則
就学時健康診断	市（特別区を含む）町村教育委員会	学齢簿が作成された後翌学年の初めから4月前（就学の手続きの実施に支障がない場合にあっては，3月前）までの間	第11条（就学時の健康診断の実施） 第12条（事後措置の実施）	第1条（実施時期） 第2条（検査項目） 第3条（保護者への通知） 第4条（就学時健康診断）	第3条（方法及び技術的基準） 第4条（就学時健康診断票）
児童生徒の健康診断 1．定期健康診断 2．臨時健康診断	学校	1．毎学年定期（6月30日までに） 2．必要時	第13条（児童生徒等の健康診断，臨時の健康診断の実施） 第14条（事後措置の実施）		第5条（実施時期） 第6条（検査項目） 第7条（方法及び技術的基準） 第8条（健康診断票） 第9条（事後措置） 第10条（臨時の健康診断） 第11条（保健調査）
職員の健康診断 1．定期健康診断 2．臨時健康診断	学校の設置者	1．毎学年定期（規則第5条の規定を準用する．この場合において，同条第1項中「6月30日までに」とあるのは，「学校の設置者が定める適切な時期に」と読み替えるものとする） 2．必要時	第15条（職員の健康診断の実施） 第16条（事後措置）		第12条（実施時期） 第13条（検査項目） 第14条（方法及び技術的基準） 第15条（健康診断票） 第16条（事後措置） 第17条（臨時の健康診断）

2　検査の項目および実施学年

表9−2　定期健康診断の検査項目及び実施学年

平成28年4月1日現在

項　目	検診・検査方法	幼稚園	小1年	小2年	小3年	小4年	小5年	小6年	中1年	中2年	中3年	高1年	高2年	高3年	大学
保健調査	アンケート	○	◎	◎	◎	◎	◎	◎	◎	◎	◎	◎	◎	◎	○
身　長		◎	◎	◎	◎	◎	◎	◎	◎	◎	◎	◎	◎	◎	◎
体　重		◎	◎	◎	◎	◎	◎	◎	◎	◎	◎	◎	◎	◎	◎
栄養状態		◎	◎	◎	◎	◎	◎	◎	◎	◎	◎	◎	◎	◎	◎
脊柱・胸郭　四肢　骨・関節		◎	◎	◎	◎	◎	◎	◎	◎	◎	◎	◎	◎	◎	△
視　力	視力表　裸眼の者　裸眼視力	◎	◎	◎	◎	◎	◎	◎	◎	◎	◎	◎	◎	◎	△
	視力表　眼鏡等をしている者　矯正視力	◎	◎	◎	◎	◎	◎	◎	◎	◎	◎	◎	◎	◎	△
	視力表　眼鏡等をしている者　裸眼視力	△	△	△	△	△	△	△	△	△	△	△	△	△	△
聴　力	オージオメータ	◎	◎	◎	◎	◎	◎	◎	◎	◎	◎	◎	◎	◎	△
眼の疾病及び異常		◎	◎	◎	◎	◎	◎	◎	◎	◎	◎	◎	◎	◎	◎
耳鼻咽喉頭疾患		◎	◎	◎	◎	◎	◎	◎	◎	◎	◎	◎	◎	◎	◎
皮膚疾患		◎	◎	◎	◎	◎	◎	◎	◎	◎	◎	◎	◎	◎	◎
歯及び口腔の疾患及び異常		◎	◎	◎	◎	◎	◎	◎	◎	◎	◎	◎	◎	◎	△
結　核	問診・学校医による診察		◎	◎	◎	◎	◎	◎	◎	◎	◎				
	エックス線撮影											◎			◎ 1学年（入学時）
	エックス線撮影　ツベルクリン反応検査　喀痰検査等		○	○	○	○	○	○	○	○	○				
	エックス線撮影　喀痰検査・聴診・打診											○			○
心臓の疾患及び異常	臨床医学的検査　その他の検査	◎	◎	◎	◎	◎	◎	◎	◎	◎	◎	◎	◎	◎	◎
	心電図検査	△	◎	△	△	△	△	△	◎	△	△	◎	△	△	△
尿	試験紙法　蛋白等	◎	◎	◎	◎	◎	◎	◎	◎	◎	◎	◎	◎	◎	△
	試験紙法　糖	△	◎	◎	◎	◎	◎	◎	◎	◎	◎	◎	◎	◎	△
その他の疾病及び異常	臨床医学的検査　その他の検査	◎	◎	◎	◎	◎	◎	◎	◎	◎	◎	◎	◎	◎	◎

（注）　◎　ほぼ全員に実施されるもの
　　　　○　必要時または必要者に実施されるもの
　　　　△　検査項目から除くことができるもの

［出典：児童生徒等の健康診断マニュアル（平成27年度改訂版）日本学校保健会，p19，2015］

　定期健康診断の項目および実施学年については，学校保健安全法施行規則第6条に定められているが，「学校保健安全法施行規則の一部を改正する省令（平成26年文部科学省令第21号）」が公布され，職員の健康診断及び就学時健康診断票に係る改正規定については同日に，児童生徒等の健康診断に係る改正規定等については平成28年4月1日から施行されることとなった．また，平成27年9月11日付けで「児童，生徒，学生，幼児及び職員の健康診断の方法及び技術的基準の補足事項及び健康診断票の様式例の取扱いについて」が，文部科学省スポーツ・青少年局学校健康教育課から発せられ，これらに基づき実施しなければならない．

第9章　健康診断

3　定期健康診断実施の流れ

学校における定期健康診断は，概ね1）～8）のような流れで実施される．

1）実施計画の作成
　　・前年度の評価や反省をもとに，学校三師（学校医・学校歯科医・学校薬剤師）の指導・助言を踏まえ，学校保健委員会などで原案作成．
　　・実施計画・実施要項の決定．
　　・関係者と共通理解を図り，確認する．
　　・検診・検査会場の確保と準備．
2）準備
　　・検診・検査機器・用具・使用物品などの点検及び必要数の確認．
　　・学校医・学校歯科医・検査機関等との打ち合わせ．
　　・健康診断票や必要書類の確認・準備．
3）事前準備
　　・健康診断の実施に関する資料作成（指導資料・保護者への通知など）．
　　・児童生徒等への事前指導の実施（健康診断の意義や受け方など）．
4）保健調査
　　・問診票やアンケート等の実施（資料9－1：調査内容，資料9－2：小・中学校の児童生徒に対する定期健康診断における結核検診の流れ，資料9－3：結核健康診断の問診票）．
5）打ち合わせ
　　・学校医・学校歯科医等との打ち合わせ（検診時の留意事項・事後措置・未受検者への対応など）．
6）健康診断の実施（6月30日までに）
　　・教職員の役割分担の再確認．
　　・検診・検査用器機や器具の配置．
　　・健康診断票等必要書類の準備．
　　・学校医・学校歯科医等による健康診断．
　　・学校医・学校歯科医からの指導．
　　・学校医による総合判定．

7）事後措置・事後の活動
　　・検診・検査で使用した器機・器具の片付け（適切な管理・保管）．
　　・結果通知（21日以内）．
　　・事後措置の実施．
　　・未受検者への指導と対応．
　　・管理が必要な児童生徒等への対応．
　　・学校医・学校歯科医・学校薬剤師による健康相談の実施．
　　・養護教諭による健康相談の実施．
　　・必要時，地域の関係機関との連携．
　　・健康診断結果のまとめと統計処理（児童生徒等の健康課題の把握・教育計画の改善）．
　　・健康診断結果の健康教育への活用．
　　・健康診断票等の整理・保管．
8）評価
　　・学校保健活動および健康診断に関する評価（次年度の計画・実施に活かす）．

令和2年度の定期健康診断の実施については，令和2年3月19日付で，「新型コロナウイルス感染症の影響により実施体制が整わない等，やむを得ない事由によって当該期日までに健康診断を実施することができない場合には，当該年度末日までの間に，可能な限りすみやかに実施すること．」等の事務連絡がなされた．今後の動向を注視する必要がある．

4　臨時の健康診断

児童生徒等の臨時の健康診断については，学校保健安全法第13条第2項に「学校においては，必要があるときは，臨時に，児童生徒等の健康診断を行うものとする．」と規定されており，また，学校保健安全法施行規則第10条に，次に掲げるような場合で必要があるときに，必要な検査の項目について行うものとすることが規定されている．
1）感染症又は食中毒の発生したとき．
2）風水害等により感染症の発生のおそれのあるとき．
3）夏季における休業日の直前又は直後．
4）結核，寄生虫病その他の疾病の有無について検査を行う必要のあるとき．

5）卒業のとき.

　これらの場合以外でも修学旅行や宿泊研修前など，学校医・学校歯科医と相談の上，臨時健康診断を実施している.

5　その他の健康診断

1）職員の健康診断

　学校保健安全法第15条第1項において，「学校の設置者は，毎学年定期に，学校の職員の健康診断を行わなければならない.」と規定され，第2項に臨時健康診断，第16条に事後措置，また，学校保健安全法施行規則において実施時期，検査項目など具体的に規定されている（表9-1）.学校保健安全法施行規則の一部を改正する省令（平成26年文部科学省令第21号）により，平成28年4月1日から，方法及び技術的基準（第14条関係）では，血圧の検査の方法について，水銀血圧計以外の血圧計が利用できるようになり，胃の検査の方法について，胃部エックス線検査に加えて，医師が適当と認める方法が新たに認められることとなった.関連法規では，労働安全衛生法第66条，健康増進法第9条などがある.

2）就学時の健康診断

　就学時の健康診断は，就学予定の子どもたち（学校教育法第17条第1項の規定により翌学年の初めから同項に規定する学校に就学させるべき者で，当該市町村の区域内に住所を有するもの）を対象として実施し，心身の状況を把握し，保健上適切な就学についての指導を行い，義務教育の円滑な実施をするために行われるものである.

　学校保健安全法第11条において，市（特別区を含む.）町村の教育委員会が実施することが規定されており，第12条において「健康診断の結果に基づき，治療を勧告し，保健上必要な助言を行い，及び学校教育法第17条第1項に規定する義務の猶予若しくは免除又は特別支援学校への就学に関し指導を行う等適切な措置をとらなければならない.」ことが規定されている.また，学校保健安全法施行令に，実施時期，検査項目，保護者への通知など，学校保健安全法施行規則に，方法及び技術的基準，就学時健康診断票について規定されている（表9-1）.

　なお，学校保健安全法施行規則の一部改正により，就学時健康診断の様式については，平成25年4月1日より予防接種法の一部を改正する法律（平成25年法律第8号）が施行されたことを受けて，第一号様式（就学時健康診断票）の予防接種の欄に，Hib感染症と肺炎球菌感染症の予防接種が加えられた.

※健康診断の方法及び技術的基準については，「児童，生徒，学生，幼児及び職員の健康診断の方法及び技術的基準の補足的事項及び健康診断票の様式例の取扱いについて」（平成27年9月11日付　文部科学省スポーツ・青少年局学校健康教育課事務連絡）も参照のこと.

Ⅲ　定期健康診断の実際

1　保健調査

　学校保健安全法施行規則第11条では，「法第13条の健康診断を的確かつ円滑に実施するため，健康診断を行うに当たっては，小学校，中学校，高等学校及び高等専門学校においては全学年において，幼稚園及び大学においては必要と認めるときに，あらかじめ児童生徒等の発育，健康状態等に関する調査を行うものとする.」と規定されている.

　保健調査は，事前に個々の児童生徒の健康情報を把握したり，健康状態を総合的に評価するための補助的資料としたり，健康診断の際に参考とするために実施する.また，調査結果で得られた生活習慣などの情報は保健管理や保健指導にも活用できる.

　具体的な保健調査項目については，保健調査内容（資料9-1）に例を示す.なお，結核検診の問診項目を統合させた保健調査票例については，学校における結核対策マニュアルを参照のこと.

　児童生徒等が自身の色覚の特性を知らないまま不利益を受けることがないよう，保健調査に色覚に関する項目を追加するなど，より積極的に保護者等への周知を図る必要がある.

児童生徒保健調査票（内科・眼科）

　この票は，健康診断にあたって，児童・生徒の健康状態を正しく理解するためのものです．個人のプライバシー保護に十分配慮します ので，ありのまま正確に記入してください．なお，記入にあたっては，ペンまたはボールペンを使用してください．どうしても わかりにくい点には，？をつけてください．**裏面の眼科の欄（小学1年生は予防接種の欄）へも必ずご記入ください．**

学　校　名					
氏名（性別）		（男・女）	生年月日	R　　年　　月　　日	
学年・組・番号	1－　・ 2－　・ 3－　・ 4－　・ 5－　・ 6－　・	Ⅰ－　・	Ⅱ－　・	Ⅲ－　・	

Ⅰ　1　過去1年間にかかった病気および以前にかかって今も続いている病気については，現在の学年欄に〇を記入する．
　　2　過去1年間にかかっていない病気および以前かかったが，今はなおっている病気については，現在の学年欄に／を記入する．
　　3　初めてこの票を使うときは，入学前の状況についてかかった病気があればそのときの年齢を，なければ／を該当欄に記入する．
　　4　「1　心臓病またはその疑い」に〇，または年齢を記入した場合は，**裏面にも記入する．**
　　5　「18　アレルギー」については，病名または，原因となるものを（　）の中に記入する．
　　6　その他，注意を要する病気があれば記入する．

病気　＼学年	入学前（歳）	小学校 1	2	3	4	5	6	中学校 Ⅰ	Ⅱ	Ⅲ	病気　＼学年	入学前（歳）	小学校 1	2	3	4	5	6	中学校 Ⅰ	Ⅱ	Ⅲ
1 心臓病またはその疑い											12 手足，せなかの痛みや運動障害										
2 川崎病，リウマチ熱，不整脈											13 麻しん（はしか）										
3 腎臓病（腎炎，ネフローゼ等）											14 風しん（三日ばしか）										
4 腎う炎，ぼうこう炎											15 水痘（みずぼうそう）										
5 ぜんそく，慢性気管支炎等											16 流行性耳下腺炎（おたふくかぜ）										
6 糖尿病（　　　型）											17 熱を伴う「へんとう炎」（年,数回くり返す）										
7 肝障害（肝炎等）											18 アレルギー　皮膚科										
8 けいれん											19 アレルギー　耳鼻科										
9 貧血											20 アレルギー　眼科										
10 脳炎，ずい膜炎											21 食物アレルギー（　　　　）										
11 頭のけが（脳の損傷が疑われる程度の）											22 その他（　　　　）										

Ⅱ　過去1年間ほどふりかえって，あてはまるものには〇，あてはまらないものには／を各項目ごとに学年欄に記入する．

項目　＼学年	小学校 1	2	3	4	5	6	中学校 Ⅰ	Ⅱ	Ⅲ
1 走ったり，階段を昇ったり，または少し運動をしても「どうき」「息切れ」がして，苦しくなったり，胸が痛んだりする．									
2 少し長い距離を歩いたり，または走ったりすると，苦しくなりうずくまって休むことがある．									
3 ふだんでも，くちびる，つめ，ほほなどが，むらさき色がかっている．									
4 強い運動をすると，くちびる，つめ，ほほなどが，むらさき色になる．									
5 ふだんでも脈拍が早すぎたり，おそすぎたり，または不規則であるように思う．									
6 朝起きたとき，顔やまぶたがむくんでいることがある．									
7 足が，むくむことがある．									
8 夜中に「せき」や「たん」が多く，急に息苦しくなってすわりこむことがある．									
9 「かぜ」をひくと「気管支炎」や「肺炎」になりやすい．									
10 「せき」と「たん」が，1年のうち3ヶ月以上続くことがある．									
11 はげしく怒ったり，泣いたりすると，気を失うことがある．									
12 「立ちくらみ」や「めまい」がしたり，または長く立っていると気分が悪くなったり，倒れたりすることがある．									
13 はっきりした病気ではなく「頭痛」「めまい」「だるさ」などで特に午前中に調子が悪いことがたびたびある．									
14 乗物に酔いやすい．									
15 よくおなかが痛くなる．									

Ⅲ　児童・生徒の健康状態から考えて，特に学校に希望すること，配慮してほしいことがあれば記入する． ［小・中別］［学年］

〈次頁へ続く〉

Ⅳ　おもてのⅠの「1　心臓病またはその疑い」に記入したときは，下のそれぞれの該当欄に必要事項を記入する.

1 「心臓に異常がある」と医師に言われてから今までに受けた精密検査や手術があれば，順次記入し，診断された病名も記入する.		2　現在の状況について，該当する項目の学年欄に○を記入する.										
		項目＼学年	小学校						中学校			
			1	2	3	4	5	6	Ⅰ	Ⅱ	Ⅲ	
精密検査	1．H　年　月　日　歳（　）病院・医院	精密検査の結果	まだ精密検査を受けていないので，わからない.									
	2．H　年　月　日　歳（　）病院・医院		1．心配ない.									
	3．H　年　月　日　歳（　）病院・医院		2．病気はあるが手術は不要である.									
	4．H　年　月　日　歳（　）病院・医院		3．今後の様子をみる．または検査を進める.									
	5．H　年　月　日　歳（　）病院・医院		4．手術の必要がある.									
	診断された病名		5．手術をすることは困難である.									
手術	受けたとき H　年　月　歳のとき	手術の結果	1．運動その他，ほかの人と同じでよい.									
	病院名　　　　　　　　病院		2．軽い運動程度なら，さしつかえない.									
	病名		3．運動はしない方がよい．または禁止.									

〈眼　科〉　※検診日に「目やにがでる」「目がかゆい」の症状がある場合，またご家族に感染性の眼の疾病にかかっておられる方がいる場合は，当日担任に必ず申し出て下さい.

Ⅰ　日頃の児童・生徒の目の健康状態について，あてはまるものには○，あてはまらないものには／を各項目ごとに学年欄に記入する.

項目＼学年	小学校						中学校		
	1	2	3	4	5	6	Ⅰ	Ⅱ	Ⅲ
1．現在，眼科専門医で治療または定期検診を受けている.									
（1で○を記入した人のみ記入）受診している病名を番号で該当学年に記入する.｛①近視　②遠視　③斜視　④弱視　⑤結膜炎　⑥その他｝（⑥その他の場合は，下段Ⅱの欄に病名または症状名を記入する.）									
2．視力が以前にくらべて低下しているようだ.									
3．物を見るとき，視線の状態が気になることがある.（斜視などの疑い）									
4．「目やに」が出ることがある.									
5．目をかゆがる.									

児童保健調査票（耳鼻咽喉科）

この欄は家庭で記入してください.						
平素の状態を考えて，あてはまることがあれば，右の学年欄に○印をつけ，なければ該当学年欄に／を記入する.	小1	小2	小3	小4	小5	小6
1．耳のきこえがわるい.						
2．耳なりがつづく.						
3．よく鼻汁をだす.（鼻汁がたまる）						
4．よく鼻がつまる.（口を開けている）						
5．つづけざまに，くしゃみが出る.						
6．いつもいびきをかく.						
7．たびたび鼻血が出る.						
8．よくのどがはれて痛くなる.						
9．声がかれている.						
10．現在耳鼻咽喉科の病気のある場所 — 耳						
鼻						
のど						
11．今までに入院して手術を受けたことのある場所 — 耳						
鼻						
アデノイド扁桃						
12．耳鼻咽喉科以外の病気 — 喘息						
アトピー						
その他						

2　定期健康診断の具体的な実施方法

　健康診断の方法や技術的基準は，学校保健安全法，学校保健安全法施行令及び学校保健安全法施行規則に基づき，学校及び個々の児童生徒の実情に配慮して実施される．また，会場設営や準備物等は，学校・地域の実情に合わせて行われる．

　検査・検診項目は以下のとおりである．

1）身体計測（身長・体重）の実施

(1)　目的

・児童生徒の発育状態を正しく知り，評価する．

・発育の経過を把握し，疾病や異常を早期に発見する．

(2)　対象

　全学年．

(3)　事前準備

・実施計画，配布物（実施要項，保健だよりなど）作成

・職員打ち合わせ（順序，方法，記録など）

・会場確保（広さ，経路，動線，騒音など配慮）

・会場の環境整備（照度，温度など）

・測定器具の点検整備

・公簿・記録用紙の準備

・指導資料の準備

・保護者への連絡

・児童生徒への指導　など

(4)　必要物品

・身長計，体重計，貼り紙，記録用机，椅子，記録用紙，筆記用具など

(5)　事前指導

・自分の体の発育に関心を持たせる．発育に個人差があることを理解させる．

・検査の種類とその目的，正しい受け方を発達段階に応じた方法により理解させる．

・検査までに伝えること
　計測時の服装，髪型，衣服等への名前の記入，測定前に用便は済ませる　など

(6)　事後指導

・発育曲線等により各自の発育の状況を把握させる．

・肥満ややせ傾向等の対象児童・生徒に対する食事・運動・生活等の指導及び学校医の助言も含め，保護

者に連絡する　など

(7)　検査方法の実際

身　長

眼耳水平

目盛は必ず視線を水平にして読む

眼耳水平

・靴下を脱ぎ，両踵をつけ，膝を伸ばし顎を引き（眼耳水平），両踵，背，臀部を身長計の尺柱につけ，直立し，上肢を体側に垂れる．後頭部は身長計に接触しなくても差し支えない．

・正面から見たとき，体の正中線と尺柱とが重なっていること．

・目盛を読む時，検査者の目が目盛と同じ高さになるようにする．

・横規を数回上下させ，2回ないし3回同じ値が得られたら身長として読みとる．単位はcm，小数点第1位まで記録する．

体　重

・実施に先だち体重計を水平に保ち，移動したり振動したりしないようにくさび等によって安定を図り，指針を零点に調整しておく．

・測定前に用便を済ませる．

・体重計の中央に静かに立たせ，測定者は，体重計の針が静止した時の目盛を読む．（足形が有る場合は，足形の中に立たせる）

・測定値は，単位はkg，小数点第1位まで記録する．

・測定後は静かに体重計から降りる．

(8)　会場設営（例）

○　児童生徒
●　測定・記録者
◎　計測器具
PC　記録入力用パソコン
〰　スクリーン

（補足）左側の机三脚は上から身長，体重の各測定を行う場所．各机の間にはスクリーンを置くなど配慮すること．

＊ー＊ー＊ー＊ー＊ー＊ー＊ー＊ー＊ー＊ー＊ー＊ー＊ー＊

2）栄養状態の検査

(1)　目的

・食物の栄養摂取バランスが適切で，体内の組織・器官での代謝が円滑に行われているかどうかを把握する．

(2)　対象

　全学年

(3)　事前準備

・学校医と日程などを調整

・肥満度の算出，成長曲線・肥満度曲線の作成

・日常の健康観察の情報の整理

・記録用紙の準備　など

(4)　必要物品

・保健調査票

・身長・体重測定・貧血検査結果記録

・成長曲線・肥満度曲線を記入した成長曲線基準図と肥満度曲線基準図　など

　栄養状態の検査は，視診によって行い，貧血の有無なども含めて学校医により総合的に判定される．栄養不良又は肥満傾向を発見するために必要な場合には，次の観点も参考にすることを考慮する．

身長別標準体重から算出される肥満及びやせ傾向

$$肥満度 = \frac{実測体重（kg）－身長別標準体重（kg）}{身長別標準体重（kg）} \times 100$$

※身長別標準体重（kg）＝ a × 実測身長（cm）－ b（a および b は性別年齢別係数）

　また，児童生徒等の成長曲線や肥満度曲線について，パーセンタイル値を用いた成長曲線基準図と肥満度曲線基準図を用いて作成しておくと，一人一人の児童生徒等特有の成長特性を評価すること，病気等を早期に発見すること，児童生徒等及び保護者がその変化を理解すること，肥満ややせの状態を分かりやすく評価することなどができる．

(5)　事後指導

・異常の疑いがあった児童生徒に対して学校医の指導助言を受け，必要時受診するなど適切な対応を行うよう指導する．

・必要時，個別に学級担任，栄養教諭等と連携して食生活，運動，生活時間等を含めた具体的指導を実施する．

・学校医，学級担任等と連携し，必要時，保護者に対しても必要な助言を行う．

＊ー＊ー＊ー＊ー＊ー＊ー＊ー＊ー＊ー＊ー＊ー＊ー＊ー＊

3）脊柱及び胸郭の疾病及び異常の有無並びに四肢の
　状態

（1）　目的

・成長発達の過程にある児童生徒等の脊柱・胸郭・四
　肢・骨・関節の疾病及び異常を早期に発見する．

（2）　対象

　全学年．ただし，大学においては検査項目から除くこ
とができる．

（3）　事前準備

・運動器検診保健調査票（資料9−6参照）の整形外
　科のチェックがある項目の整理およびその項目の観察
　と情報整理

・日常の健康観察の情報を整理

・学校医と日程・検査の進め方等を調整

・実施計画，配布物（実施要項，運動器検診保健調査
　票）作成

・職員打ち合せ（順序，方法，記録など）

・会場確保（広さ，経路，動線，騒音，照度など配慮）

・会場の環境整備（脱衣ができる場所が必要である）

・記録用紙の準備

・保護者への連絡

・児童生徒への指導　など

（4）　必要物品

・保健調査票，記録用紙，ペーパータオル，使い捨て手
　袋，消毒液，スクリーン，椅子（医師用，記録者用な
　ど），貼り紙，記録用机，記録用紙，筆記用具　など

（5）　検査例（運動器検診保健調査票（資料9−6）を
　参照）

・脊柱の形態については，前後及び側方から観察し，側
　わん等の異常わん曲に注意する．
　　特に，側わん症の発見にあたっては，次の要領で行
　う．
　　①被検査者を後ろ向きに直立させ，両上肢は自然に
　　垂れた状態で，両肩の高さの左右不均衡の有無，
　　肩甲骨の高さと位置の左右不均衡の有無及び身体
　　の曲線の左右不均衡の有無を観察する．
　　②被検査者に，身体の前面で手のひらを合わせさ
　　せ，肘と肩の力を抜いて両上肢と頭が自然に垂れ
　　下がるようにしながら上体をゆっくり前屈させた状

態で，被検査者の前面及び必要に応じ背面から，
背部及び腰部の左右の高さの不均衡の有無を観察
する．

・四肢の状態については，保健調査票の記載内容，学校
　における健康観察の情報等を参考に，入室時の姿勢・
　歩行の状態等に注意して，学業を行うのに支障がある
　疾病及び異常の有無等を確認する．

（6）　事後指導

・学校医による視触診等で，学業を行うのに支障がある
　ような疾病・異常等が疑われる児童生徒に対して，学
　校医の指導助言を受け，必要時受診するなど適切な
　対応を行うよう指導する．

・学校医，学級担任等と連携し，必要時，保護者に対し
　ても必要な助言を行う．

4）視力検査の実施

（1）　目的

　学習に支障がない見え方であるかどうかを知る．

（2）　対象

　全学年．ただし，大学においては検査項目から除くこ
とができる．

（3）　事前準備

・実施計画，配布物（実施要項，保健だよりなど）作成

・職員打ち合わせ（順序，方法，記録など）

・会場確保（広さ，経路，動線，騒音など配慮）

・会場の環境整備（照度・・・視標面は500から1,000ル
　クス，室内は視力表の照度基準を超えず，その基準の
　10分の1以上であることが望ましい，直射日光が入ら
　ないよう注意，被検査者の視野にまぶしさがないこと
　が望ましい）

・国際標準ランドルト環使用の視力表や視力検査器の
　点検整備（汚損，変色，しわなど）

・記録用紙の準備

・指導資料の準備

・保護者への連絡

・児童生徒への指導　など

（4）　必要物品

・視力表（視力検査器），遮眼器，遮眼器消毒用アル
　コール綿，指示棒，巻尺，貼り紙，記録用机，椅子，

記録用紙，筆記用具など

(5)　事前指導

・眼の健康に関心を持たせる．

・学習や学校生活に支障がない見え方かどうかを調べる検査であることを理解させる．

・眼鏡やコンタクトレンズ使用者に検査当日持参させる．

・検査の受け方を理解させる．

　検査の順序，矯正視力の検査について，遮眼器の使い方，ランドルト環の見方など

(6)　事後指導

・視力が低下傾向の児童生徒に対して姿勢，テレビ・ビデオ・DVD・PC等の視聴時間，テレビゲーム実施時間，食生活などについて指導する．

・視力Bの者の再検査の指示．また再検査結果，B以下の者については眼科受診を勧奨する．

・心因性の場合，専門医受診勧奨，不安の軽減や支援などを行なう．

(7)　検査方法の実際

・原則として国際標準に準拠したランドルト環を使用した視力表を用いて左右別に裸眼視力を検査する．

・視力表から眼までの距離は5mとし床上にテープを貼るなど明示し，立たせるか椅子にかけさせる．（ただし，5mの距離が取れない場合は，3m用視力表を使用しても良い）

・視力表の照度は，概ね500ルクスから1,000ルクスとする．

・検査場の照度は，視力表の照度の標準を超えず，ま

たその基準の10分の1以上であることが望ましい．なお，被検者の視野の中に明るい窓や裸の光源等，まぶしさがないこと．

・検査は，検査場に被検査者が入ってから2分以上経過した後，検査を開始する．

・検査は，まず右眼から開始する．両眼を開かせたまま遮眼器等をもって左眼を圧迫しないよう，遮蔽し，右眼で目を細めることなく視力表の指標を見させる．

・ランドルト環の切れ目の向きを答えさせ，同一視力の指標4方向のうち3方向が正しく判別できれば，その視力はあるものとする．

・視力は1.0以上：A，1.0未満0.7以上：B，0.7未満0.3以上：C，0.3未満：Dの区分を用いて判定する．

・右眼の検査が終わった後，左眼について同様の方法により検査する．

・眼鏡（コンタクトレンズを含む）を使用している者については，当該眼鏡（コンタクトレンズを含む）を使用している場合の矯正視力についても検査する．ただし，眼鏡・コンタクトレンズを使用している者の裸眼視力の検査はこれを除くことができる．

・コンタクトレンズを使用している者に裸眼視力検査を行う場合は，検査を始める30分前までにコンタクトレンズを外させておくこと．

・被験者の表現力不足によって生ずる判定誤差を避けるため，小学校低学年以下においてはランドルト環の切れ目が上下左右にあるものにとどめ，小学校高学年以上においては斜めの方向も加える配慮が望ましい．

(8)　会場設営（例）

＊ー＊ー＊ー＊ー＊ー＊ー＊ー＊ー＊ー＊ー＊ー＊ー＊ー＊ー＊ー＊ー＊ー＊ー＊ー＊

5）聴力検査の実施

(1) 目的

・難聴の有無やその程度を知り，難聴の早期発見やすでに分かっている難聴を確かめ，その後の変化を見極める．

(2) 対象

　全学年．ただし，小学校（特別支援学校の小学部を含む．）第四学年・第六学年，中学校（中等教育学校の前期課程及び特別支援学校の中学部を含む．）及び高等学校（中等教育学校の後期課程及び特別支援学校の高等部を含む．）の第二学年並びに高等専門学校の第二学年・第四学年及び大学においては検査の項目から除くことができる．

(3) 事前準備

・実施計画，配布物（実施要項，保健だよりなど）作成

・職員打ち合わせ（順序，方法，記録など）

・会場確保（広さ，経路，動線，騒音など配慮）

・会場の環境整備（正常聴力者が1,000Hz25dBの音を明瞭に聞きうる場所であること）

・測定器具の点検整備（検査者自身がオージオメータの受話器で聞いて音を確かめる）

・公簿・記録用紙の準備

・指導資料の準備

・保護者への連絡

・児童生徒への指導　など

(4) 必要物品

・オージオメータ（平成12年8月1日制定以後のJISによるもの），記録用机，椅子，記録用紙，筆記用具など

(5) 事前指導

・聴力障害，難聴の有無を明らかにし，その程度を知るための検査であることを理解させる．

・聴力検査前日に耳垢をとるよう指導する．

・検査の受け方を理解させる．小さな音が聞こえるかを検査するため静かにすることを指導する．（特に廊下待機時及び検査終了後）．

・レシーバーの使い方やボタンの押し方を指導する　など

(6) 事後指導

・難聴が疑われた場合，耳鼻科校医の指示の下，再検査を実施する．

・既往歴やこれまでの経過を確認し，必要時耳鼻科受診を指示する．

・心因性の場合，専門医受診勧奨，不安の軽減や支援などを行なう．

・難聴（伝音難聴，感音難聴）や聴力異常について指導する．

・耳掃除や中耳炎の予防などについて指導する．

・聴力低下の自覚がある場合は随時検査することや受診について指導する　など

(7) 検査方法の実際

・検査場は，正常聴力者が1,000Hz，25dBの音を明瞭に聞きうる場所にする．

・検査は聞こえのよい方の耳から始める．どちらがよく聞こえるか分からない場合は右耳から始める．

・オージオメータの聴力レベルデシベルダイアルを30dBに固定し，レシーバーを被検査者の耳にきっちりとあてさせる．

・まず，1,000Hz30dBの音を聞かせ，音を継続し，聞こえるかどうか応答させる．

・応答は応答ボタンを押すか手をあげるなどの合図で行わせる．

・1,000Hz30dBの応答が不明確な場合は，断続音を用いて音を切ったり，出したりすることにより応答を確認する．

・1,000Hz30dBに明確な応答が得られたら，4,000Hz25dBに切り替え，同様に音を継続し，不明確な場合は，断続音により確認する．

・聞こえのよい方の耳（あるいは右耳）の検査が済んだら，反対側の聴力を検査する．

・このような方法で，1,000Hz30dBあるいは4,000Hz25dBの音を両方又は片方いずれでも聴取できない者を選び出す．

・検査の結果は健康診断票の聴力欄に応答がなければ○を記入し，難聴疑いとして，耳鼻科校医の指導の下にプライバシーに配慮しながら再検査を行う．

［再検査について］

① 1,000Hzで十分に聞こえる強さの音を聞かせる.

② 次第に音を弱め，全く聞こえなくなった時点の音の強さから再び音を強めていき，初めて聞こえた音の強さ（dB）を聴力レベルデシベルとする.音を強めるときは，1ステップを1秒から2秒の速さで強くする.断続器を使用できない場合には，聴力レベルダイアルを一度左に戻してから再び強めることを繰り返し，その認知を確認する.

③ 同様に2,000Hz（cdB），4,000Hz，再度1,000Hz（bdB），500Hz（adB）を測定する.

④ 聴力レベルデシベルを算出する.　$聴力レベルデシベル = \frac{a+2b+c}{4}$

⑤ 4,000Hzの聴力レベルデシベルは（　）内に記入する.

| a：500Hz |
| b：1,000Hz |
| c：2,000Hz |

※旧規格によるオージオメータを用いて行う検査の場合

・検査場は，正常聴力者が1,000Hz，15dB（聴力損失表示による）の音を明瞭に聞きうる場所とする.

・オージオメータの聴力損失ダイアルを20dBに固定し，レシーバーを被検査者の耳にきっちりとあてさせ，まず，1,000Hz，20dBの音を聞かせ，音を断続し，合図が確実であれば，4,000Hz，20dBに切り替え，同様に音を断続し，確実に聞こえたら反対側の耳に移る.このような方法で，1,000Hzあるいは4,000Hz，20dBの音を両方または片方いずれでも聴取できない者を選び出し，その者に対しては，次のように再検査を行う.

・検査音の種類は，少なくとも500Hz，1,000Hz，2,000Hz，4,000Hzとする.

・被検査者を眼を閉じて楽に座らせ，耳にオージオメータのレシーバーをよくあてさせ，1,000Hz，2,000Hz，4,000Hzと進み，次いで1,000Hz，500Hzの順とする.これらの検査音のそれぞれについて，あらかじめ十分聞こえる音の強さを聞かせ，次いで音の強さを弱めていき，全く聞こえないところまで下げ，次に検査音をだんだん強めていき，初めて聞こえた音の強さ（dB）を聴力損失デシベルとする.音を強めるときは，1ステップを1秒から2秒の速さで強くするようにする.

・検査音の認知が明瞭でないときには，断続音を用いて音を断続させて聞かせ，その認知を確かめる.断続音を使用できない場合には，聴力損失ダイアルを一度左に戻してから再び強めることを繰り返し，その認知を確かめる.

・聞こえのよい耳を先に検査し，左右とも同じときは，右耳を先に検査する.

・この検査による聴力損失デシベルを次の式により算出する.

$$聴力損失デシベル = \frac{a+2b+c}{4}$$

（上の式のうち，aは500Hz，bは1,000Hz，cは2,000Hzの聴力損失デシベルを示す.）

健康診断票の聴力の欄の記入に当たっては，次の換算式により聴力レベルデシベルに換算して記入する.

聴力レベルデシベル ＝ 聴力損失デシベル ＋ 10dB

なお，4,000Hzの聴力損失デシベルは，次の換算式により聴力レベルデシベルに換算し，健康診断票の聴力の（　）内に記入する.

聴力レベルデシベル ＝ 聴力損失デシベル ＋ 5dB

(8) 会場設営（例）

6）心電図検査の実施

(1) 目的

・心疾病の早期発見と心疾患児に日常生活の適切な指導を行い，子どものQOLを高め，生涯を通じて，できるだけ健康な生活を送ることができるように援助する．

(2) 対象

　全学年．ただし，幼稚園（特別支援学校の幼稚部を含む．）の全幼児，小学校（特別支援学校の小学部を含む．）の第二学年以上の児童，中学校（中等教育学校の前期課程及び特別支援学校の中学部を含む．）及び高等学校（中等教育学校の後期課程及び特別支援学校の高等部を含む．）の第二学年以上の生徒，高等専門学校の第二学年以上の学生並びに大学の全学生については，心電図検査を除くことができる．

(3) 事前準備

・検査機関と日程を調整

・実施計画，配布物（実施要項，保健だよりなど）作成

・職員打ち合わせ（順序，方法，記録など）

・会場確保（広さ，経路，動線，騒音，照度など配慮）

・会場の環境整備（温度調節が可能でカーテンがある会場）

・検査に必要な器具の点検整備

・公簿・記録用紙の準備

・指導資料の準備

・保護者への連絡

・児童生徒への指導　　など

(4) 必要物品

・心臓検診票，名簿，椅子（児童生徒用，測定者用），貼り紙，記録用机，筆記用具，スクリーン，延長コードなど

(5) 事前指導

・検診の目的を理解させる．

・検査の受け方（内容・方法含む）を理解させ，不安や緊張感を取り除く　など

(6) 事後指導

・異常の疑いがあった児童生徒に対して学校医の指導助言を受け，必要時早急に受診するなど適切な対応を行うよう指導する．

・主治医・学校医からの指導・助言・指示により，学校生活管理指導表に基づき必要な指導支援を行うなど

(7) 検査方法の実際

・個人情報が他の児童生徒に見えたり，聞こえないようプライバシーの保護に配慮する．

・事前に保健調査を実施し，児童生徒の既往歴，現症等を把握しておく．

・体育授業やスポーツ活動の直後は検査を避ける．

・検査会場では，児童生徒を静かにさせる．

(8) 会場設営（例）

○　児童生徒
●　測定・記録者

＊ー＊ー＊ー＊ー＊ー＊ー＊ー＊ー＊ー＊ー＊ー＊ー＊ー＊ー＊ー＊ー＊

7）尿検査の実施

(1)　目的

　尿中の蛋白，糖（潜血）について検査し，腎炎，ネフローゼ，糖尿病などの早期発見につとめる.

(2)　対象

　全学年. ただし，幼稚園においては糖の検査を，大学においては尿検査を検査の項目から除くことができる.

(3)　事前準備

・検査機関と日程を調整

・実施計画，配布物（実施要項，保健だよりなど）作成

・職員打ち合わせ（順序，方法など）

・提出場所確保（広さ，経路，動線など配慮）

・検査容器，採尿袋，提出用袋（検尿容器を入れる）の準備

・指導資料の準備

・保護者への連絡

・児童生徒への指導　など

(4)　必要物品

・検尿容器，採尿袋，提出用袋（検尿容器を入れる），各クラス毎の回収用袋，提出者名簿など

(5)　事前指導

・検診の目的を理解させる.

・検査の受け方（内容・方法含む）を理解させる　など

(6)　事後指導

・異常の疑いがあった児童生徒に対して学校医の指導助言を受け，必要時早急に受診するなど適切な対応を行うよう指導する.

・主治医・学校医からの指導・助言・指示により，学校生活管理指導表に基づき必要な指導支援を行うなど

(7)　検査方法の実際

・提出日の早朝尿を提出させる. その尿は出はじめの尿ではなく中間尿を10ml採尿させる.

・尿は，配布した採尿コップに採尿し，検査容器に吸い上げ，栓をしっかり締めさせ，検尿容器を提出用袋に入れ提出日の決められた時間に提出させる.

・月経中の女子は，後日提出させる.

・学校では提出された検尿容器をクラス毎に回収し，検査機関に提出する. 検査機関に提出するまで検体は涼しい場所で保管する.

(8)　検査の流れ（例）

・全員に対し一次検査実施→該当者に二次検査実施→該当者に対し，学校医の指導・助言により，医療機関の受診指示.

・該当者は，受診後，医療機関（主治医）より，学校生活管理指導表（資料10-1，10-2，10-3参照）を学校へ提出.

＊ー＊ー＊ー＊ー＊ー＊ー＊ー＊ー＊ー＊ー＊ー＊ー＊ー＊ー＊ー＊ー＊

8）結核検診の実施

(1)　目的

・結核の有無について知り，結核患者を早期に発見する.

・結核の発生を予防し，また，蔓延を防止する.

(2)　対象

　小学校（特別支援学校の小学部を含む）の全学年，中学校（中等教育学校の前期課程及び特別支援学校の中学部を含む）の全学年，高等学校（中等教育学校の後期課程及び特別支援学校の高等部を含む）及び高等専門学校の第一学年，大学の第一学年.

(3)　事前準備

・実施計画，配布物（実施要項，保健だよりなど）作成

・職員打ち合わせ（順序，方法，記録など）

・会場確保（広さ，経路，動線など配慮）

・会場の環境整備（脱衣ができる場所が必要である）

・公簿・記録用紙の準備

・指導資料の準備

・保護者への連絡

・児童生徒への指導

(4)　結核健康診断の問診及び流れ

（資料9-2，9-3参照）

(5)　検査方法の実際（学校保健安全法施行規則第7条）

結核の有無は，問診，胸部X線検査，喀痰検査，聴診，打診その他必要な検査によって検査するものとし，その技術的基準は次の各号に定めるとおりとする．

1．小学校（特別支援学校の小学部を含む）の全学年及び中学校（中等教育学校の前期課程並びに特別支援学校の中等部を含む）の全学年に該当する者に対しては，問診を行う．

2．高等学校（中等教育学校の後期課程並びに特別支援学校の高等部を含む），高等専門学校の第一学年及び大学の第一学年に該当する者（結核患者及び結核発病のおそれがあると診断されている者を除く）に対しては，胸部エックス線検査を行うものとする．

3．1．の問診を踏まえて，学校医その他の担当の医師において必要と認める者であって，当該者の在学する学校の設置者において必要と認める者に対しては，胸部エックス線検査，喀痰検査その他の必要な検査を行う．

4．2．の胸部エックス線検査によって病変の発見された者及びその疑いのある者，結核患者並びに結核発病のおそれがあると診断されている者に対しては胸部エックス線検査及び喀痰検査を行い，さらに必要に応じ聴診，打診その他必要な検査を行う．

(6) その他

　その他，学校における結核対策マニュアルを参照のこと．

指導区分

生活規正の面	A（要休業）	授業を休む必要のあるもの
	B（要軽業）	授業に制限を加える必要のあるもの
	C（要注意）	授業をほぼ平常に行ってよいもの
	D（健　康）	全く平常の生活でよいもの
医療の面	1（要医療）	医師による直接の医療行為を必要とするもの
	2（要観察）	医師による直接の医療行為を必要としないが，定期的に医師の観察指導を必要とするもの
	3（健　康）	医師による直接，間接の医療行為を全く必要としないもの

＊—＊—＊—＊—＊—＊—＊—＊—＊—＊—＊—＊—＊—＊—＊—＊—＊—＊—＊

資料9－2　小・中学校の児童生徒に対する定期健康診断における結核検診の流れ

【概要】

 問診による情報の把握　　対象：全学年

　　　　①本人の結核罹患歴
　　　　②本人の予防投薬歴
　　　　③家族等の結核罹患歴
　　　　④高まん延国での居住歴
　　　　⑤自覚症状、健康状態（特に、2週間以上の長引く咳や痰）
　　　　⑥BCG接種歴

 学 校 医 に よ る 診 察

　　　　上記①～⑥の問診結果及び学校医の診察の結果、必要と認められた者

 教 育 委 員 会 へ の 報 告

　　　　教育委員会は必要に応じて、地域の保健所や結核の専門家等の助言を受ける

　　　　精 　密 　検 　査

　　　　事 　後 　措 　置

【学校での流れ】

事前の活動	健康状態の把握	○保健調査・問診 ○日常の健康観察 ○学級担任・他の教師・保健室などからの情報 ○前年度の記録
	事前指導	○結核検診の意義
	内科検診の準備	○健康状態の一覧表や個人票の作成 ○学校医との事前打ち合わせ
内科検診		○学校医による診察（問診票事項の確認、触診、聴打診） ○健康診断の総合判定（精密検査の要否）
事後の活動	事後措置	○結核検診の結果の通知（精密検査や医療機関受診の勧奨） ○教育委員会へ精密検査対象者の報告 ○個別や集団の保健指導 ○管理の必要な者への保健指導・健康管理
	健康相談の実施	○学校医・養護教諭などによる対応
	健康実態の把握 及び課題の把握	○結果の集約と分析　○課題や対策の検討 ○教育計画などの修正
	検診結果の活用	○健康教育の推進　○日常の健康観察

資料9−3　結核健康診断の問診票

保護者の皆様方へのお願い

　子どもたちが楽しく意義ある学校生活を送るには、健康に気をつけなくてはなりません。結核についての健康管理は大切であり、学校においては定期健康診断の中で実施していきます。この問診調査は結核に関する健康診断が正しく行われるために是非必要ですので、保護者の方々の正確なご記入をお願いします。なお、この問診調査は定期健康診断の結核に関する健康診断以外には使用されません。

学校長

記入上の注意：各質問の該当する空欄に〇を記入してください。

　記入日　　年　　月　　日

学校　　　年　　組　　番　　氏名

調査内容		どちらかに〇をつけて下さい	
質問1	このお子様が、いままでに結核性の病気（例　肺浸潤、胸膜炎またはろくまく炎、頸部リンパ腺結核）にかかったことがありますか？	はい　　　年　　月　頃	いいえ
質問2	このお子様が、いままでに結核に感染を受けたとして予防のお薬を飲んだことがありますか？	はい　　　年　　月　頃	いいえ
質問3	このお子様が、生まれてから家族や同居人で結核にかかった人がいますか？	はい　　　年　　月　頃	いいえ
質問4	このお子様が、過去3年以内に通算して半年以上、外国に住んでいたことがありますか？	はい	いいえ
補問	※　質問4で「はい」と答えた方へ		
4−1	それはどこの国ですか？		
質問5	このお子様は、この2週間以上「せき」や「たん」が続いていますか？	はい	いいえ
補問	※　質問5で「はい」と答えた方へ		
5−1	このお子様は、その「せき」や「たん」で医療機関において、治療や検査を受けていますか？	はい	いいえ
5−2	このお子様は、ぜんそく、ぜんそく性気管支炎などといわれていますか？	はい	いいえ
質問6	このお子様は、いままでBCGの接種（スタンプ式の予防接種）を受けたことがありますか？	はい	いいえ

9）眼科検診の実施

（1）　目的

・眼の疾病及び異常について，感染性眼疾患その他の外眼部疾患，睫毛，結膜，角膜などの異常の有無，及び眼位の異常等有無を検査し，感染や視機能の低下を予防する．

・アレルギー性結膜炎などについての指導・助言や眼鏡，コンタクトレンズ装用者に対して装用状態を検査し，指導する．

（2）　対象

全学年

（3）　事前準備

・学校医と日程などを調整

・実施計画，配布物（実施要項，保健だよりなど）作成

・職員打ち合わせ（順序，方法，記録など）

・会場確保（広さ，経路，動線，騒音，照度など配慮）

・会場の環境整備（部屋の明暗を調節できる場所が望ましい）

・検査に必要な器具の点検整備（照明灯，ペンライトなど）

・公簿・記録用紙の準備

・指導資料の準備

・保護者への連絡

・児童生徒への指導　など

（4）　必要物品

・ペーパータオル，使い捨て手袋，消毒液，ペンライト，ペンライト用予備電池，椅子（児童生徒用，医師用，記録者用），記録用机，記録用紙，筆記用具その他眼科を専門とする学校医が指示するもの，照明器具，延長コード，保健調査結果や視力検査結果の用紙など

（5）　事前指導

・眼の健康に関心を持たせる．

・検診の目的を理解させる．

・検査の受け方（内容・方法含む）を理解させる　など

（6）　事後指導

・異常の疑いがあった児童生徒に対して学校医の指導助言を受け，必要時受診するなど適切な対応を行うよう指導する．

・特に感染性疾患が疑われる場合は，早急に受診するよう指導する．

・主治医・学校医からの指導・助言・指示により，学校生活について必要な指導をする　など

（7）　検査方法の実際

・事前に保健調査を実施し，自覚症状の有無等を把握する．

・コンタクト装着者は申し出させる．

・視診：医師が被検査者の目の周囲，睫毛，眼瞼，結膜，角膜，前房及び水晶体の一部などを診る（ルーペ等を用いる場合もある）．

・眼位検査：医師と被検査者がほぼ同じ高さで相対し，医師がペンライトなどを使用して診る．

【保健調査項目（例）】

・眼が見えにくい，眼を細めてみる

・眼鏡，コンタクトを使っている

・最近視力が急に下がった

・視力について専門医の指導を受けている

・ものを斜めに見たり，斜視ではないかと思うことがある

・まぶしかったり，涙が出ることがよくある

・眼がかゆいことがある

・昨年の眼科検診で，受診指示が出て専門医を受診した

　受診した方のみ・・・　①治療が完了した②治療中③治療指示が出たが放置している④放置してよいといわれた

・昨年度の眼科検診で，受診指示が出たが受診しなかった　など

(8) 会場設営（例）

※必要に応じ，ブラインド等で部屋の明るさを調節する。

○　児童生徒
●　測定・記録者
Ⓓ　学校医
✿　ペーパータオル，
　使い捨て手袋，
　手指消毒用アルコールなど

机
机（検査器具）
照明
入口　　　　　　出口

＊ー＊ー＊ー＊ー＊ー＊ー＊ー＊ー＊ー＊ー＊ー＊ー＊ー＊ー＊ー＊

10）耳鼻科検診の実施

(1) 目的

・耳，鼻，咽喉頭疾患の発見および日常の健康観察を踏まえ，耳鼻咽喉科領域の感覚の発達の程度をチェックする．

(2) 対象

全学年

(3) 事前準備

・学校医と日程などを調整

・実施計画（聴力検査後が望ましい），配布物（実施要項，保健だよりなど）作成

・職員打ち合わせ（順序，方法，記録など）

・会場確保（広さ，経路，動線，騒音，照度など配慮）

・会場の環境整備（部屋の明暗を調節できる場所が望ましい）

・検査に必要な器具の点検整備（検診器具は煮沸消毒20分以上もしくはオートクレーブにより滅菌消毒されたもので児童生徒数分確保）

・公簿・記録用紙の準備

・指導資料の準備

・保護者への連絡

・児童生徒への指導　など

(4) 必要物品

・鼻鏡，耳鏡，舌圧子，ペーパータオル，使い捨て手袋，消毒液，ペンライト，ペンライト用予備電池，照明器具，椅子（児童生徒用，医師用，記録者用），記録用机，記録用紙，筆記用具，延長コード，保健調査結果や聴力検査結果の用紙など

(5) 事前指導

・前日，耳垢を除去しておくこと．

・検診の目的を理解させる．

・検査の受け方（内容・方法含む）を理解させる．

・音声言語異常を検出するため，検診中の私語を慎むよう指導する　など

(6) 事後指導

・異常の疑いがあった児童生徒に対して学校医の指導助言を受け，必要時受診するなど適切な対応を行うよう指導する．

・水泳指導開始までに治療を済ませるよう指導する．

・主治医・学校医からの指導・助言・指示により，学校生活について必要な指導をする．

・耳鼻咽喉頭の健康に関心を持たせる　など

(7) 検査方法の実際

・事前に保健調査，聴力検査を実施し，児童生徒の耳，鼻，咽喉頭の状況を把握しておく．

・検診前に，保健調査結果をもとに検診の進め方について学校医と養護教諭が打合せておき，検診がより効果的に実施され，また精度が高い検診となるようにする．

【保健調査項目（例）】

・聞こえが悪い

・耳だれが出る

・耳鳴りがする

・耳がかゆい

・鼻汁が出る

・鼻がつまる

・たびたび鼻血が出る

・においがわからない

・頭が重い，または頭が痛い

・鼻にかさぶたがつく

・1年に数回へんとう炎にかかる

・声がかすれている

・現在耳鼻咽喉科の病気がある（耳，鼻，のど）

・今まで入院して手術を受けたことがある（耳，鼻，のど）

・オージオメータによる聴力測定結果　など

(8)　会場設営（例）

＊—＊—＊—＊—＊—＊—＊—＊—＊—＊—＊—＊—＊—＊—＊—＊

11）内科検診の実施

(1)　目的

・内科的な疾患有無，また成長・発達段階に即したバランスのとれた発育をしているかを検査する．具体的には栄養状態，脊柱及び胸郭の疾病及び異常の有無，皮膚疾患の有無，心臓の疾病及び異常の有無，結核その他の疾病及び異常の有無等である．

(2)　対象

全学年

(3)　事前準備

・学校医と日程などを調整

・実施計画，配布物（実施要項，保健だよりなど）作成

・職員打ち合わせ（順序，方法，記録など）

・会場確保（広さ，経路，動線，騒音，照度など配慮）

・会場の環境整備（脱衣ができる場所が必要である）

・検査に必要な器具の点検整備（検診器具の消毒は煮沸消毒20分以上もしくはオートクレーブによる滅菌消毒）

・記録用紙の準備

・指導資料の準備

・保護者への連絡

・児童生徒への指導　など

(4)　必要物品

・保健調査票，各種検査結果一覧，舌圧子，ペンライト，ペンライト用予備電池，血圧計，聴診器，ペーパータオル，使い捨て手袋，消毒液，照明器具，椅子（児童生徒用，医師用，記録者用），貼り紙，記録用机，記録用紙，筆記用具，スクリーン，延長コードなど

(5)　事前指導

・衣服に名前を書いてくること．

・検診の目的を理解させる．

・検診の受け方（内容・方法含む）を理解させる．

・学校医が体の中の小さな音を聞いているため，検診中の私語を慎むよう指導する．

・「息を吸って，吐いて，後ろを向いて」など学校医の指示に従うこと．

・学校医の質問に正直にはっきり答えること　など

(6)　事後指導

・異常の疑いがあった児童生徒に対して学校医の指導助言を受け，必要時受診するなど適切な対応を行うよう指導する．

・特に感染性疾患が疑われる場合は，早急に受診するよう指導する．

・主治医・学校医からの指導・助言・指示により，学校

生活について必要な指導をする.

・受診の指示を受けた場合,決められた期限内に受診
するよう指導する　など

(7)　検査方法の実際

・個人情報が他の児童生徒に見えたり,聞こえないよう
プライバシーの保護に配慮する.

・事前に保健調査を実施し,児童生徒の状況を把握し
ておく.

・検診前に,保健調査結果や各種検査結果をもとに検
診の進め方について学校医と養護教諭が打合せてお
き,検診がより効果的に実施され,また精度が高い検
診となるようにする.

・栄養状態は,皮膚の色沢,皮下脂肪の充実,筋骨の
発達,貧血の有無等について検査し,栄養不良又は
肥満傾向で特に注意を要する者の発見につとめる.
（p.103参照）

・脊柱の疾病及び異常の有無は,形態等について検査
し,側わん症等に注意する.（p.104参照）

・胸郭の異常の有無は,形態及び発育について検査す
る.

・皮膚疾患の有無は,感染性皮膚疾患,アレルギー性疾
患などによる皮膚の状態に注意する.

・その他の疾病及び異常の有無は,知能及び呼吸器,
循環器,消化器,神経系等について検査するものと
し,知能については適切な検査によって知的障害の発
見につとめ,呼吸器,循環器,消化器,神経系などに
ついては臨床医学的検査その他の検査によって結核
疾患,心臓疾患,腎臓疾患,ヘルニア,言語障害,精
神神経症その他の精神障害,骨,関節の異常及び四肢
運動障害などの発見につとめる.

・保健調査項目（例）・・・資料9-1参照

(8)　会場設営（例）

○　児童生徒
●　測定・記録者
Dr　学校医
※　ペーパータオル,
　　使い捨て手袋,
　　手指消毒用アルコールなど

＊－＊－＊－＊－＊－＊－＊－＊－＊－＊－＊－＊－＊－＊－＊

12）歯科検診の実施

(1)　目的

・児童生徒などの発達段階に即した歯及び口腔の発育
の状態を把握する.

・疾病や異常の有無とそれらの疾病・異常が口腔の機
能の発達に影響を及ぼしていないか,また,それらが
児童生徒の学習上及び学校生活に支障をきたしてい
ないか,歯科医学的立場から判断する.

・「生きる力をはぐくむ歯と口の健康つくり」を目標
に,「8020運動」の達成を目指し,健全な口腔機能の
発達と疾病予防に必要な健康管理と保健教育の充実
を図るため,子どもの歯及び口腔の状況を知る.

(2)　対象

全学年.ただし,大学においては検査の項目から除く
ことができる.

(3)　事前準備

・学校歯科医と日程等を調整

・実施計画,配布物（実施要項,保健だよりなど）作成

・職員打ち合わせ（順序,方法,記録など）

・会場確保（広さ,経路,動線,騒音,照度など配慮）

・会場の環境整備（脱衣ができる場所が必要である）

・検査に必要な器具の点検整備（検診器具の消毒は煮
沸消毒20分以上もしくはオートクレーブによる滅菌消
毒）

・公簿・記録用紙の準備

・指導資料の準備

・保護者への連絡

・児童生徒への指導　など

(4)　必要物品

・歯鏡（消毒済のものを児童生徒数分），探針，ペーパータオル，使い捨て手袋，消毒液，照明器具，椅子（児童生徒用，医師用，記録者用），貼り紙，記録用机，記録用紙，保健調査票，筆記用具，延長コードなど

(5)　事前指導

・検診の目的を理解させる．

・検査の受け方（内容・方法含む）を理解させる　など

(6)　事後指導

・異常の疑いがあった児童生徒に対して学校歯科医の指導助言を受け，必要時早急に受診するなど適切な対応を行うよう指導する．

・主治医・学校歯科医からの指導・助言・指示により，学校生活について必要な指導をする．

・歯垢付着やCO，GOの所見があった者に対して，個別のブラッシング指導を行う．

・むし歯や歯周疾患の予防について指導する（むし歯・歯周疾患・咀嚼について，原因，ブラッシング法，食事や間食のとり方などの食生活のあり方など）．

・歯垢付着，CO，GOの所見があった者に対して，経過観察の必要性を理解させ，継続的な指導を行い，必要時健康相談や臨時の歯科検診を実施する．など

(7)　検査方法の実際

・被験者と歯科医師が向かい合い，顔貌全体を観察し，次に閉口，開口状態とその顔貌変化を観察する．次いで口を大きく開口させ，歯及び口腔を観察する．検診は，視診を中心に歯鏡を用いて行い，必要時探針を用いる場合もある．

・歯列・咬合，顎関節の状態・・・判定は，「異常なし」「定期的観察が必要」「歯科医師による精査が必要」の3区分で，それぞれ「0」，「1」，「2」の記号で示す．

・歯垢の状態・・・判定は，「ほとんど付着なし」「若干の付着あり」「相当の付着あり」の3区分で，それぞれ「0」，「1」，「2」の記号で示す．

・歯肉の状態・・・判定は，「異常なし」「定期的観察が必要」「歯科医師による診断が必要」の3区分で，それぞれ「0」「1」「2」の記号で示す．なお，歯科医による診断と治療が必要な場合は「G」と記入し，歯垢があり，歯肉に軽度の炎症症候が認められているが，歯石沈着は認められず，注意深いブラッシング等を行うことによって炎症症候が消退するような歯肉の保有者については「1」とし，歯周疾患要観察者「GO」と記入する．

・歯の状態・・・現在歯，要観察歯，むし歯，喪失歯，要注意乳歯は，歯式の該当歯に該当記号を記入する．それぞれ現在歯（／，＼），要観察歯（CO），むし歯の未処置歯（C），むし歯の処置歯（○），喪失歯（△），要注意乳歯（×）の記号で示す．

(8)　会場設営（例）

○　児童生徒

●　測定・記録者

Ⓓⓡ　学校医

✿　ペーパータオル，使い捨て手袋，手指消毒用アルコールなど

＊ ― ＊ ― ＊ ― ＊ ― ＊ ― ＊ ― ＊ ― ＊ ― ＊ ― ＊ ― ＊ ― ＊ ― ＊ ― ＊

感染予防のための配慮

　感染予防のため，ペーパータオル，使い捨て手袋，手指消毒用アルコールなど，また，学校医，学校歯科医等と相談の上，必要であれば，フェイスシールド，ゴーグルなどを準備する．

【注意事項】

　[文部科学省HP参照：https://www.mext.go.jp/a_menu/coronavirus/mext_00033.html#q3 （2021.2.18アクセス）]

※健康診断を実施する場合は，3つの条件（換気の悪い密閉空間，多くの人が密集，近距離での会話や発声）が同時に重ならないよう，

　例えば，

　・児童生徒等及び健康診断に関わる教職員については，事前の手洗いや咳エチケット等に努めること

　・部屋の適切な換気に努めること

　・密集しないよう，部屋には一度に多くの人数を入れないようにすること

　・会話や発声をできる限り控えるよう児童生徒等に指導すること

　等の工夫が考えられるほか，検査に必要な器具等を適切に消毒する．

　[参照：日本学校保健会「児童生徒等の健康診断マニュアル」]

　また，日程を分けて実施する等，学校の実情に応じて実施する．

※健康診断の実施時期の判断や実施の方法等については，学校医，学校歯科医，関係機関等と十分連携し，共通理解を図っておくことが重要である．

　学校における健康診断の実施に当たっては，「児童生徒等の健康診断マニュアル　平成27年度改訂」（（公財）日本学校保健会）において示されているとおり，児童生徒等のプライバシーの保護や男女差等への配慮を行い，児童生徒等の心情も考慮して実施することが大切である．併せて，適切，正確な診察や検査等を実施することが児童生徒等の健康のために重要であり，疾患を発見できず治療の機会を逸すること，ひいては学校生活に支障をきたすことがあってはならない．そのため，以下を参考に健康診断を実施する．

脱衣を伴う検査における留意点

1．健康診断を実施するに当たっては，児童生徒等の心情への配慮と正確な検査・診察の実施を可能にするため，学校医と十分な連携の下，実施方法（脱衣を含む）について共通認識を持ち，必要に応じて事前に児童生徒等及び保護者の理解を得るなど，円滑な健康診断実施のための環境整備に努めること．

2．診察や検査等に支障のない範囲で，発達段階に合わせた児童生徒等のプライバシーの保護に十分な配慮を行うこと．また，検査を待つ間の児童生徒等のプライバシーの保護にも配慮すること．

3．衣服を脱いで実施するものは，すべての校種・学年で男女別に実施するなど，発達段階を踏まえた配慮を行うこと．

4．検査の際には，個別の診察スペースの確保や，実情に応じて教職員の役割分担（補助や記録）についても配慮すること．

5．脱衣を伴う検査に限らず，保健調査票等が正確に記入されることで健康診断の精度も上がることから，保護者の適切な協力を得るよう努めること．

　（参考）学校健康診断を行う場合の工夫例

　・児童生徒等や保護者への事前の対応については，保健だよりや学年通信等を活用し，正しく検査を受け，疾病等を早期に発見することの重要性について理解を得るとともに，脱衣を伴う場合はその必要性やプライバシーへの配慮を含む実施方法について，丁寧に説明し，理解を得る．

　・検査時の服装については，事前に学校医と共通認識を図り，検査を受けやすい服装で実施する．

　・ついたて（囲い）やカーテン等の配慮を工夫し，個別の診察スペースを確保する．

　・検査の会場（保健室や教室等）内では，待機する人数を最小限にするなど，プライバシーの保護に配慮した環境づくり等に努める．

　・特に配慮が必要な児童生徒等に対しては，検査の時間を他の児童生徒等とずらすなど，個別に対応する．

[出典：文部科学省初等中等教育局健康教育・食育課（2021）児童生徒等の健康診断時の脱衣を伴う検査における留意点について　別紙 https://www.mext.go.jp/content/20210422-mext_kenshoku-100000617_1.pdf （2021.11.18 アクセス）]

（p.120 へ続く）

資料9－4

記 入 例			学年								
			区分								
			学級	C							
			番号	15							

児 童 生 徒 健 康 診 断 票 （一 般）

氏　名					記入にあたっての注意
学校の名称		異常のない例	異常のある例		
年　齢		6歳	6歳		定期の健康診断が行われる学年の始まる前日に達する年齢を記入する．
年　度		23	23		実施年度を記入する．
身　長 (cm)		116.6	106.3		測定単位は，小数第1位までを記入する．
体　重 (kg)		21.3	25.5		
栄 養 状 態			＋40％ 要注意（肥）		校医により栄養不良又は肥満傾向で特に注意を要すと認めたものを「要注意」と記入する．
脊柱・胸郭・四肢			脊柱側わん		病名又は異常名を記入する．
視力	右	A（　）	D（B）		裸眼視力を（　）の左側に記入し，矯正視力を検査した時はこれを（　）に記入する．この場合において，視力の検査結果が1.0以上であるときは「A」，1.0未満～0.7以上であるときは「B」，0.7未満～0.3以上であるときは「C」，0.3未満であるときは「D」と記入して差し支えない．裸眼視力を測定しない場合は，矯正視力だけを（　）内に記入する．
	左	A（　）	C（A）		
目の疾病及び異常			充 血		病名または異常名を記入する．
聴力	右		○40（50）		1000HZ，30dB 又は 4000HZ，25dB（聴力レベル表示による）を聴取できない者は，○印を記入する．更に聴力レベルを検査した時は，併せて聴力レベルデシベルを記入する．その場合の算出方法は， $$聴力レベルデシベル＝\frac{a＋2b＋c}{4}\ \left[\begin{array}{l}aは500HZ，bは1000HZ，c：2000HZの\\ 聴力レベルデシベルを示す．\end{array}\right]$$ なお，4000HZ の聴力レベルデシベルは，（　）をして記入する． ※旧規格のオージオメータ使用時の算出方法は別に示す．（P.98 参照）
	左		○40（50）		
耳鼻咽頭疾患			鼻汁過多		異常ない場合は斜線を引き，異常のある場合は疾病又は異常を記入する．
皮膚疾患			アトピー性皮膚炎		疾病又は異常名を記入する．
結核	疾病及び異常		○月○日，○○病院 X線直接撮影， 肺炎後疑い		受診月日，病院名，検査項目，結果，疾病又は異常名を記入する．
	指導区分	D3	D2		規則第9条第2項の規定により決定した措置区分を記入する．
心臓	臨床医学的検査 （心電図等）		II音の分裂		心電図等の臨床医学的検査の結果及び病名又は異常名を記入する．
	疾病及び異常		心室中隔欠損症		

尿	蛋白	一次	二次	＋±－	＋±－	＋±－	＋±－	検査結果を○で囲む．
	糖	一次	二次			＋±－	＋±－	
	その他の検査							
	潜血	一次	二次	＋±－	＋±－	＋±－	＋±－	
	疾病及び異常					腎臓病・糖尿病		精密検査結果等を記入する．

その他の疾病及び異常			ぜん息		その他の疾病又は異常名を記入する．
学校医	所 見	印	所見（印）		規則第9条の規定により学校においてとるべき事後措置に関連して学校医が必要と認める所見を記入し押印する．
	月　日	6．30	6．30		押印した月日を記入する．
事 後 措 置			耳鼻科治療指示 アレルギー性鼻炎 治療済		規則第9条の規定により学校においてとるべき事後措置を具体的に記入する．（歯科以外）
備　考			「ぜん息」による欠席のため，眼科検診は未検 問診票：予防内服 H19.4から（6ヶ月間）BCG 未接種		結核検診で，要検討者としてあげた際は，その理由を記入するなど，健康診断に関し必要のある事項を記入する．

＊疾病異常等記入事項のない欄は，斜線を引き空欄としないこと．

| 記入例 |

児 童 生 徒 健 康 診 断 票 （ 歯 ・ 口 腔 ）

| 氏名 | | | | | | | | | | | | | | | | | | | | | | | | | 性　別 | 男 | 女 | 生年月日 | | | 年 | | 月 | | 日 |

年齢	年度	顎関節	歯列・咬合	歯垢の状態	歯肉の状態	歯　式	歯の状態							その他の疾病及び異常	学校歯科医 所見	月日	事後措置

歯式欄の凡例:
・現在歯　（例－、／、＼）
・むし歯　未処置歯　C／処置歯　○
・喪失歯（永久歯）　△
・要注意乳歯　×
・要観察歯　CO（シーオー）

歯の状態 乳歯: 現在歯数／未処置歯数／処置歯数
永久歯: 現在歯数／未処置歯数／処置歯数／喪失歯数

第1行（平成　年度　歳）:
顎関節 ⓪、歯列・咬合 ⓪、歯垢の状態 0、歯肉の状態 0（①、②を囲む）
1 2　1 2　1 2　1 2

乳歯現在歯数 10、未処置歯数 0、処置歯数 0
永久歯現在歯数 27、未処置歯数 1、処置歯数 2、喪失歯数 0

その他の疾病及び異常: 要注意乳歯有
学校歯科医所見: CO要相談・GO　むし歯要受診　㊞
月日: 4月21日
事後措置: むし歯治療済 5／10　歯みがき指導

13) その他

色覚

(1) 目的

・定期健康診断の項目には含まれていないが，児童生徒等が自身の色覚の特性を知らないまま進学・就職等で不利益を受けることがないように，児童生徒等が自身の色覚の特性を知る．

(2) 対象

・学校医と相談し，色覚検査の希望があり，児童生徒等や保護者の検査の実施に対する同意が得られた者を対象とし，学校医の健康相談において，必要に応じ個別に検査・指導などを行う．

(3) 事前準備

・学校医と実施について日程及び検査の進め方等を相談調整

・色覚検査の希望調査（児童生徒等本人及び保護者の同意書含む）の実施

・希望調査結果の整理

・会場確保（広さ，経路，動線，騒音，照度など配慮）

・会場の環境整備（検査者や被検査者の姿や声が他の児童生徒等に見えたり，聞こえたりしない場所を選ぶ．着色した壁やカーテンは検査に影響があるので避ける．十分な明るさがある自然光の下で行う．ただし，直射日光は避け，北側の窓からの採光が得られる場所を選ぶ）

・部屋の確保が困難な場合は，カーテンやつい立等で囲

（p.122へ続く）

資料9－6　児童生徒等の健康診断マニュアル（平成 27 年度改訂）

保健調査票例

運動器検診保健調査票

（別紙1）

年　　組　　番　　名前　　　　　　　　　　　　男・女

※保護者の方へ…太枠の中のみ記入してください。当てはまる番号に○を付けてください。

現在取り組んでいるスポーツ（バレエ、ダンス等を含む）：　なし　あり（　　　　　）

1）脊柱側彎症…早めの発見を

	保護者記入欄	学校医記入欄
	4つのチェックポイント	① 疑い
	① 両肩の高さに差がある	② 経過観察
	② 両肩甲骨の高さ・位置に差がある	
	③ 左右の脇線の曲がり方に差がある	
	④ 前屈した左右の背面の高さに差がある	

2）次に気付くことがありましたら、チェックしてください。

身体をそらしたり、曲げたりしたときに腰に痛みが出ませんか。

【前屈】	【異常所見】
① 痛む	前屈
② 痛まない	① あり ② 疑い
【後屈】	後屈
① 痛む	① あり ② 疑い
② 痛まない	

片脚立ち（左右交互にやって下さい）

片脚立ちをすると体が傾いたり、ふらついたりしませんか

【左脚立ち】	【異常所見】
① 立てない	左
② ふらつく	① あり ② 疑い
③ 異常なし	
【右脚立ち】	右
① 立てない	① あり ② 疑い
② ふらつく	
③ 異常なし	

しゃがみこみ

足の裏を全部床につけて完全にしゃがめますか。

	【異常所見】
① しゃがめる	① あり
② しゃがめない	② 疑い

手のひらを上に向けて腕を伸ばした時

完全に伸びない、完全に曲がらない（指が肩につかない）ことはありませんか。

左肘	右肘
① 完全に伸びない	① 屈曲異常
② 完全に曲がらない	② 伸展異常
③ 異常なし	③ 内反あり
	④ 外反あり

右肘	左肘
① 完全に伸びない	① 屈曲異常
② 完全に曲がらない	② 伸展異常
③ 異常なし	③ 内反あり
	④ 外反あり

バンザイした時、両腕が耳につきますか

左腕	左腕
① つかない	① つかない
② つく	② つく

右腕	右腕
① つかない	① つかない
② つく	② つく

3）からだのどこかに痛いところや気になるところはありませんか。

骨・関節・筋肉などについて、症状のある部位に○をつけ、その症状について具体的に書いてください。

[症状]

[所見]

4）その他からだや手・足で気になることがありましたら、自由にお書きください。

保護者署名

学校医署名　　　　　　　　　　　　㊞

※本書をコピーして学校健診に使用されることは問題ありませんが、販売等はしないでください。

※本書を研究発表等に使用する場合には千葉県医師会に御一報ください。

※　「運動器検診保健調査票」千葉県医師会作成

[出典：公益財団法人　日本学校保健会（2015）]

資料9－7　児童生徒等の月経随伴症状等の早期発見及び保健指導等の実施について（部分）

（冒頭の部分略）今般，政府の「女性活躍・男女共同参画の重点方針2021」において，女性の生理と妊娠等に関する健康について，生理に伴う様々な困難を相談しやすい環境整備の推進に関する項目が盛り込まれ，必要に応じ，より迅速かつ適切に産婦人科等の受診につなぐことの重要性が示されました．このため，婦人科的診療は健康診断の必須検査項目ではありませんが，児童生徒等が自身の不調を訴えることに心理的な負担を感じたり，心身の成長や健康に関して十分理解していなかったりすることにより，適切な助言や指導が受けられないことも考えられますので，毎年度定期の健康診断を実施する際の保健調査票等に女子の月経随伴症状を含む月経に伴う諸症状について記入する欄を設け，保護者にもその記入について注意を促すなどにより，所見を有する児童生徒等を的確に把握し，健康相談や保健指導を実施したり，必要に応じて産婦人科医への相談や治療につなげたりするなど，適切に対応いただくようお願いします．その際，健康診断マニュアルにおいて，健康診断時に注意すべき疾病及び異常として，産婦人科関連の内容が記載されていますので，引き続き御活用ください．（以下略）

[出典：令和3年12月13日付事務連絡（文部科学省初等中等教育局健康教育・食育課）児童生徒等の月経随伴症状等の早期発見及び保健指導等の実施について（一部を抜粋）
　　　　https://www.mext.go.jp/content/20211223-mxt_kenshoku-100000618_1.pdf（2021.12.25 アクセス）]

むなどしてプライバシーの保護に十分配慮する．

・児童生徒への検査の目的を理解させる

・検査の受け方の指導　など

(4)　必要物品

・医学的に認められている色覚検査表　例：石原色覚検査表Ⅱコンサイス版（14表）

・検査台：読書で普通の姿勢がとれる机（教室の学習机でよい）

・記録用紙

・自然光で十分な照度が得られない場合は昼光色の蛍光灯

(5)　検査方法の実際

・実施する時間は，午前10時から午後3時が最もよいとされている．

・使用する検査表の使用方法を遵守する．

・検査は，本人・保護者の同意を得て実施する．

・検査表を机上に置く．この際，検査表が光源の光を照り返さないように注意する．

・眼鏡等の所有者には使用させて検査する．

・答えた内容について訂正したり，念を押したりしてはいけない．また，検査者の態度で答えの正否が被検査者に知られないように配慮する．

・検査室には一人ずつ入れ，前の被検査者の検査が済んでから次の児童生徒棟を入れる．

(6)　判定

・使用する検査表の判定方法を遵守する．

・学校での色覚検査はスクリーニングであり，診断せず「色覚異常の疑い」とする．

　例えば，石原色覚検査表Ⅱコンサイス版（14表）では第1表から第8表及び第11表から第14表の計12表のうち誤読が2表以上であれば「色覚異常の疑い」とする．

(7)　事後指導

・判定の結果，「色覚異常の疑い」となった者については，学校医と連携し，眼科受診を勧める．

・保護者への検査結果の通知は封書を用いるなど，プライバシーに十分配慮すること．

※留意事項

・学校医による健康相談において，児童生徒や保護者の事前の同意を得て個別に検査，指導を行うなど，必要に応じ，適切な対応ができる体制を整えること．

・教職員が，色覚異常に関する正確な知識を持ち，学習指導，生徒指導，進路指導等において，色覚異常について配慮を行うとともに，適切な指導を行うよう取り

計らうこと等を推進すること.

・特に，児童生徒等が自身の色覚の特性を知らないまま不利益を受けることのないよう，保健調査に色覚に関する項目を新たに追加するなど，より積極的に保護者等への周知を図る必要があること.

参考：平成26年4月30日付26文科ス第96号　学校保健安全法施行規則の一部改正等について（通知）（抄）

寄生虫卵の有無

寄生虫検査の検出率には地域性があり，一定数の陽性者が存在する地域もあるため，それらの地域においては，今後も検査の実施や衛生教育の徹底などを通して，引き続き寄生虫への対応に取り組む必要がある.

3　健康診断結果の記録

健康診断の結果については，健康診断票（一般）及び健康診断票（歯・口腔）に記入する. 記入例及び記入上の注意については，資料9-4，資料9-5に示す.

学校保健安全法施行規則の一部を改正する省令（令和2年文部科学省令第三十九号）が令和2年11月13日に公布され，令和3年4月1日から施行されることとなった（令和2年11月13日付2文科初第1188号文部科学省初等中等局長通知）. 就学時健康診断票（第一号様式関係）では，予防接種法施行令の一部を改正する政令が平成28年10月1日から施行され，平成28年4月1日以降に生まれた者について，B型肝炎の項目が追加された. また，就学時健康診断票の予防接種の欄のワクチンの記載およびその記載順について，母子健康手帳の様式（母子保健法施行規則（昭和40年厚生省令第55号）様式第三号）に合わせて改められた. さらに，就学時健康診断票の欄外（注）の13における，担当医師または担当歯科医師（以下，「担当医師等」という.）が「『担当医師所見』及び『担当歯科医師所見』の欄」に押印する旨の規定は，担当医師等の氏名を記入する旨の規定に併せて改められた. 職員の健康診断票（第二号様式関係）についても，職員健康診断票の欄外（注）の1にトにおける，指導区分を決定した医師が，「指導区分」の欄に押印する旨の規定は，担当医師が氏名を記入する旨の規定に改められた. また，第三号様式から第七号様式関係では，教育委員会の押印を求める「印」が削除

された. 改正後の様式については，文部科学省のホームページから入手できるため，適宜参照されたい.

https://www.mext.go.jp/a_menu/kenko/hoken/1383897.htm

Ⅳ　健康診断の総合評価・事後措置

1）総合評価

学校保健安全法施行規則第7条第9項では，「身体計測，視力及び聴力の検査，問診，胸部エックス線検査，尿の検査，寄生虫卵の有無の検査その他の予診的事項に属する検査は，学校医又は学校歯科医による診断の前に実施するものとし，学校医又は学校歯科医は，それらの検査の結果及び第11条の保健調査を活用して診断に当たるものとする.」と規定されており，全ての健診項目が終了した後，児童生徒等の健康状態を総合的に把握し，学校医及び学校歯科医により健康診断票の学校医の所見欄に記入され，総合評価を行う.

2）事後措置

学校保健安全法第14条において，学校においては，前条の健康診断の結果に基づき，疾病の予防処置を行い，又は治療を指示し，並びに運動及び作業を軽減する等適切な措置をとらなければならないとされている.

(1)　健康診断結果の通知及び事後措置

学校保健安全法施行規則第9条において，「学校においては，法第13条第1項の健康診断を行ったときは，21日以内にその結果を幼児，児童又は生徒にあっては当該幼児，児童又は生徒及びその保護者（学校教育法（昭和22年法律第26号）第16条に規定する保護者をいう.）に，学生にあっては当該学生に通知するとともに，次の各号に定める基準により，法第14条の措置をとらなければならない.」と規定されている.

① 疾病の予防措置を行うこと.

② 必要な医療を受けるよう指示すること.

③ 必要な検査，予防接種等を受けるよう指示すること.

④ 療養のため必要な期間学校において学習しない

資料9−8　学校歯科健康診断における歯列・咬合の検査についての留意事項

文部科学省　初等中等教育局健康教育・食育課
令和４年３月30日付　事務連絡

１．検査結果の通知
　歯科健康診断の結果については，本人・保護者へ適切に通知することとなるが，特に歯列・咬合の異常について通知する際には，検査結果のみでなく，検査結果の意味や関連する情報（※）を含めるなど，本人・保護者が検査結果を踏まえて適切に対処できるよう工夫すること．
その際，健康診断票の「歯列・咬合」について「２」（専門医（歯科医師）による診断が必要）の結果を通知する場合には，本人・保護者に対して伝える内容として，公益社団法人日本学校歯科医会において示している添付の例も参考にしていただきたいこと．
２．必要な児童生徒・保護者への健康相談の実施
　上記の検査結果の通知に伴い，児童生徒が専門医を受診する場合は，受診の前に学校歯科医が健康診断の検査結果をもとに必要な児童生徒・保護者に対して個別の健康相談等を実施し，児童生徒やその保護者へ想定される一般的な治療や費用等必要な情報の提供について配慮するよう努めること．

３．学校歯科医・地域の歯科医療機関との連携
　歯科健康診断の実施や結果の通知，事後措置等への対応を円滑に行うためには，日ごろから学校と学校歯科医を含めた地域の歯科医療機関との連携が重要であること．　学校歯科医等に対する報酬については，学校設置者において，その役割に応じた基準を定めているが，引き続き，その対応に遺漏のないようにすること．

＜本件連絡先＞
文部科学省初等中等教育局
健康教育・食育課 保健指導係
TEL：03-5253-4111（内線 2918）

（参考資料）

歯科健康診断において「歯列・咬合」の「２」（専門医（歯科医師）による診断が必要）
の結果を本人・保護者に通知する際に併せて伝える内容の例
（公益社団法人日本学校歯科医会作成）

歯科健康診断結果　歯列・咬合「２」についてのお知らせ

　歯列・咬合とは，歯並びやかみ合わせのことです．「食べ物を取り込み，食べる」機能，「表情をつくり，話す」機能及び「運動を支え，体のバランスをとる」機能等に直接かかわっており，食生活のみでなく生活の質全体に関係しております．歯列・咬合の不正は，子供の成長発育段階により，噛む・話す・呼吸する・体のバランスをとるなどの発達に影響が見られる場合があり，学校での学習にも影響がでる場合があります．
　学校歯科健康診断の結果に記載される歯列・咬合の不正は，主に「反対咬合」「上顎前突」「歯数異常」「開咬」などがあります．

○　上下の前歯のかみ合わせが前後逆になる「反対咬合」，上の前歯が前方に出ている「上顎前突」は成長発育不全（上顎発育不全・下顎発育不全）を起こしやすくなります．また発育の状況により，歯周病やむし歯のみでなく，嚥下（飲み込み）の時に舌を突き出す癖や口呼吸に関連することもあります．

○　本来生えてくるべき歯数と異なる「歯数異常」は，先天性欠損や埋伏歯，過剰歯がある場合が多く，手術による治療が必要な場合，その後に矯正処置が必要な場合もあります．

○　かみ合わせたときに前歯に上下の隙間ができる「開咬」の場合は発音（構音）に問題がおき，サ行やタ行が発音しにくいなどの障害が起こる場合があります．原因が指しゃぶりなどの癖の場合，癖の中止や早い時点でくちびるの訓練を行うことにより，改善がみられる場合があります．重度の場合は，将来的に矯正治療の検討も必要です．

　これらの症状については，お子様の発達段階や個々の症状の程度により，必要となる対応が異なります．それぞれの状況について，学校の健康相談等で確認することでできますので，専門医を受診する前に必要に応じて学校と相談してください．

［出典：公益社団法人 日本学校歯科医会 Web サイト
https://www.nichigakushi.or.jp/news/pdf/220401.pdf （2022.12.10 アクセス）]

よう指導すること.

⑤　特別支援学校への編入について指導及び助言を
行うこと.

⑥　学習又は運動・作業の軽減,停止,変更を行うこ
と.

⑦　修学旅行,対外運動競技等への参加を制限する
こと.

⑧　机又は腰掛けの調整,座席の変更及び学級の編
制の適正を図ること.

⑨　その他発育,健康状態等に応じて適当な保健指
導を行うこと.

・生活規正,医療の指導区分が指示される疾病及び異
常については学校生活管理指導表を医師に作成して
もらうようにする.

・これらの事後措置は,それぞれの疾病及び異常に生
活規正の面,医療の面の区分を組み合わせた指導区
分により,学校医または主治医の指導・助言に基づい
て実施する.

・健康診断の結果,心身に疾病・異常が認められず,健
康と認められる児童生徒等についても,事後措置とし
て健康診断の結果を通知し,当該児童生徒等の健康
の保持増進に役立てる必要がある.

3）健康診断結果のまとめと活用

健康診断終了後,結果をすみやかにまとめ,発育状
況や疾病・異常の被患率などを全国・都道府県・市町
村などと比較する（国では毎年,学校保健統計調査を
実施）.

また,健康診断結果は,児童生徒等の個々の健康診
断票に記録するが,年次統計としてまとめ,経年的に推
移を観察するなど,学校としての健康課題を把握する
ことにより,保健管理,保健指導および組織活動などに
活かす.

なお,健康診断票は,学校保健安全法施行規則第8
条により,5年間保存しなければならず,校長は,児童
又は生徒が進学した場合においては,進学先の校長に
送付しなければならない（送付を受けた場合は,進学前
の学校を卒業した日から5年間保存する）.

引用・参考文献

1）学校保健・安全実務研究会編著：「新訂版　学校保健実務
必携（第3次改訂版）」,第一法規,東京,2014

2）采女智津江編著：「新養護概説」〈第7版〉,少年写真新
聞社,東京,2013

3）文部科学省：学校における結核対策マニュアル,平成24年

4）文部科学省スポーツ・青少年局学校健康教育課監修：児童
生徒等の健康診断マニュアル　平成27年度改訂,日本学校
保健会,東京,2015

5）文部科学省：平成27年9月11日付文部科学省スポーツ・青
少年局学校健康教育課事務連絡「児童,生徒,学生,幼児
及び職員の健康診断の方法及び技術的基準の補足事項及
び健康診断票の様式例の取扱いについて」

第9章　健康診断

令和5年度（令和4年度実施）養護教諭採用試験問題

① 学校保健安全法施行規則（令和3年4月1日施行）第8条及び第9条に示されている健康診断票の取扱い及び結果の通知について述べた次の各文のうち，正しいものを○，誤っているものを×とした場合，正しい組合せはどれか．1～5から一つ選べ．

A　学校においては，法第十三条第一項の健康診断を行ったときは，児童生徒等の健康診断票を作成しなければならない．

B　校長は，児童生徒等が転学した場合において，転学先の校長より送付の依頼があった時に限り，その作成に係る当該児童生徒等の健康診断票を転学先の校長，保育所の長又は認定こども園の長に送付しなければならない．

C　児童生徒等の健康診断票は，五年間保存しなければならない．ただし，第二項の規定により送付を受けた児童又は生徒の健康診断票は，当該健康診断票に係る児童又は生徒が進学先の学校を卒業した日から五年間とする．

D　学校においては，法第十三条第一項の健康診断を行ったときは，三十日以内にその結果を幼児，児童又は生徒にあっては当該幼児，児童又は生徒及びその保護者（学校教育法（昭和二十二年法律第二十六号）第十六条に規定する保護者をいう．）に，学生にあっては当該学生に通知するとともに，次の各号に定める基準により，法第十四条の措置をとらなければならない．

	A	B	C	D
1	○	×	○	○
2	×	○	○	○
3	○	×	×	×
4	×	×	○	×
5	○	○	×	×

（大阪府・大阪市・堺市・豊能地区）

② 健康診断における検査の項目「歯及び口腔の疾病及び異常の有無」の検査の意義及び事後措置について述べた次の各文のうち，正しいものを○，誤っているものを×とした場合，正しい組合せはどれか．1～5から一つ選べ．

A　児童生徒等の発達段階に即した歯及び顎口腔系器官の発育・発達を把握し，更に疾病や異常の有無を診断しながら，これら疾病や異常が口腔の機能の発達に影響を及ぼしていないか，それらが児童生徒等の学習上及び学校生活に支障を来していないか検査する．

B　口腔に何らかの課題のある児童生徒等については，問題のある部位を認識させ，学校歯科医や地域医療機関との連携を取り，保健指導を行う．

C　要観察歯COとは，放置するとむし歯に移行するリスクのある歯である．そのため，学校歯科医による健康相談，臨時の健康診断を行うことが望ましい．

D　歯周疾患要観察者GOは，歯石沈着が認められ，ブラッシング指導等を適切に行い，観察を続ける必要がある者である．

	A	B	C	D
1	○	×	×	×
2	×	○	○	×
3	×	○	×	○
4	○	×	○	×
5	×	×	○	○

（大阪府・大阪市・堺市・豊能地区）

③　次の文は，体重測定の留意事項について述べたものである．文中の（　①　）～（　④　）に該当する語句の組み合わせを，下のa～eから一つ選びなさい．

・体重は大きく体脂肪重量と（　①　）に分けることができる．体脂肪重量は貯蔵エネルギーの量を意味しているが，これが異常に増加すると肥満といわれる状態になり，成人と同様にメタボリック・シンドロームに代表される（　②　）につながることになる．（　①　）は筋肉，骨格，脳，肝臓，心臓といったいわば内臓の総量としての重さを意味する．

・健康診断時にやせ型の児童生徒等をみた場合は，「児童生徒等の虐待」を心にとめて観察する必要がある．体重成長曲線と肥満度曲線を描くことによって肥満や思春期やせ症（神経性食欲不振症），児童生徒等の虐待などを早期に発見して適切な対応をすることが必要である．

・思春期にみられる体重の急激な増加は思春期成長促進現象であって，身長と同じく女子の方が男子よりも（　③　）ほど早く始まり，早く終わる．この現象は身長と比較すると体重の方が少し遅れてみられるのが一般的である．また，体重の思春期成長促進現象は（　④　）が大きいことを常に考慮しておかなければならない．

	①	②	③	④
a	除体脂肪重量	健康障害	5年	個人差
b	非体脂肪重量	健康障害	2年	性差
c	除体脂肪重量	生活習慣病	5年	性差
d	非体脂肪重量	生活習慣病	5年	個人差
e	除体脂肪重量	健康障害	2年	個人差

（高知県）

④　次のグラフは，スキャモンの発達曲線を示したものです．胸腺の成長を示す曲線を，下の1～4の中から1つ選びなさい．

（埼玉県）

令和5年度　採用試験問題

5 健康診断について，次の問に答えよ．

問1 次の条文は，学校保健安全法施行規則第九条の一部である． ア ～ カ にあてはまる語句や数字を答えよ．

第九条　学校においては，法第十三条第一項の健康診断を行つたときは， ア 日以内にその結果を幼児，児童又は生徒にあつては当該幼児，児童又は生徒及びその保護者（学校教育法（昭和二十二年法律第二十六号）第十六条に規定する保護者をいう．）に，学生にあつては当該学生に通知するとともに，次の各号に定める基準により，法第十四条の措置をとらなければならない．

一　疾病の イ を行うこと．

二　必要な ウ を受けるよう指示すること．

三　必要な検査，予防接種等を受けるよう指示すること．

四　療養のため必要な期間学校において学習しないよう指導すること．

五　 エ への編入について指導及び助言を行うこと．

六　学習又は オ ・作業の軽減，停止，変更等を行うこと．

七　修学旅行，対外運動競技等への参加を制限すること．

八　机又は腰掛の調整，座席の変更及び学級の編制の適正を図ること．

九　その他発育，健康状態等に応じて適当な カ を行うこと．

問2 ①～④は，脊柱側わん症の早期発見のための四つのポイントを示している． キ ～ コ にあてはまる語句をA～Jから選び，記号で答えよ．

① キ の高さの違い

② ク の位置，高さの違い

③ ケ ラインの左右非対称

④ コ したときの，背面（肋骨及び腰）の高さの違い

A　首　　　　　B　肘関節　　　C　両肩甲骨　　　D　前屈　　　E　伸展

F　拳上　　　　G　手掌　　　　H　前腕　　　　　I　脇　　　　J　両肩

問3 耳鼻科検診の準備及び方法について，正しいものをA～Cから一つ選び，記号で答えよ．

A　器具の消毒については，煮沸消毒が望ましい．

B　検査には側燈あるいはLED等の光源を使用するが，場所全体がある程度明るいことが望ましい．

C　小学校低学年の児童には，器具に対する恐怖心を与えないような配慮が必要である．そのため，検査の順序として耳から始めるとスムーズにいくことが多い．

（島根県）

6 次の文章は，「児童生徒等の健康診断マニュアル　平成27年度改訂」（平成27年8月　公益財団法人　日本学校保健会）の脊柱及び胸郭の疾病及び異常の有無並びに四肢の状態の検査についての記述の一部である．（ ① ）～（ ④ ）にあてはまる語句の組み合わせとして正しいものを，下の**1**～**5**の中から一つ選びなさい．

〈方法〉

1　養護教諭は保健調査票，学校での日常の健康観察等の整理された情報を，健康診断の際に学校医に提供する．

2　提供された保健調査等の情報を参考に，（ ① ）を行う．四肢の状態等については，（ ② ）・歩行の状態に注意を払い，伝えられた保健調査でのチェックの有無等により，必要に応じて，留意事項を参考に，検査を行う．

〈判定〉

学校医による（ ③ ）等で，学業を行うのに支障があるような疾病・異常等が疑われる場合には，医療機関で検査を受けるよう勧め，専門医の判定を待つ．

〈事後措置〉

家庭での保健調査票及び学校での健康観察から総合的に判断し，健康診断実施の上，学校医が必要と認めた児童生徒等については，その結果を保護者に連絡し，速やかに（ ④ ）．

1　① 成長曲線と肥満度曲線の作成　　② 入室時の姿勢　　③ 問診
　④ 運動・作業の軽減，停止，変更等を行う

2　① 側わん症の検査　　② 入室時の姿勢　　③ 視触診
　④ 整形外科専門医への受診を勧める

3　① 側わん症の検査　　② 栄養状態　　③ 問診
　④ 運動・作業の軽減，停止，変更等を行う

4　① 成長曲線と肥満度曲線の作成　　② 入室時の姿勢　　③ 視触診
　④ 整形外科専門医への受診を勧める

5　① 成長曲線と肥満度曲線の作成　　② 栄養状態　　③ 問診
　④ 整形外科専門医への受診を勧める

（鳥取県）

令和5年度　採用試験問題

7 児童生徒等の健康診断について，問に答えなさい．

問　次の i 〜iv の文及び文章は，文部科学省が作成した「四肢の検査のポイント」のうち，学校での健康診断について示し
たものです．文中及び文章中の（　ア　）〜（　オ　）に当てはまる言葉は何ですか．それぞれ書きなさい．なお，同じ
記号には，同じ言葉が入ります．

ⅰ．学校医は，全ての児童生徒に対し，まず（　ア　）を行います．児童生徒がこちらに歩いてくるときの歩き方に（
イ　）がないか，どこか痛がっている素振りがないかに注意を払います．もしこの（　ア　）で異常を認めた場合に
は，（　ウ　）に記入がなくても問診，身体診察を行いましょう．

ⅱ．（　ウ　）に記載のある項目については，普段学校で勉強したり運動したりする上で支障がないかなどの観点から，
必要に応じてさらなる問診や身体診察を行います．学校の健康診断では，専門的な診断をつけることまでは求められて
いません．※状況に応じて全員に身体診察を行っても構いません．

ⅲ．学校生活に支障があるような状態が疑われると判断された場合には，事後措置として（　エ　）を勧めます．

ⅳ．学校生活への支障が明らかでなくとも，身体が固い等の指摘があれば，事後措置として日常生活上の注意事項を伝え
ます．また，検査の結果により，身体を動かすことの重要性について指導したり，反対に過剰な運動に注意をする等，
（　オ　）に役立てましょう．

（広島県）

8 次のア〜オの各文は，「児童生徒等の健康診断マニュアル（平成27年度改訂）」（平成27年8月公益財団法人日本学校保健
会）「第1章　児童，生徒，学生及び幼児の健康診断の実施」「6　その他」「10　色覚」について述べたものである．正し
いものを○，誤っているものを×としたとき，正しい組合せを選びなさい．

ア　学校での色覚検査の実施の際には，必ずしも児童生徒等や保護者の事前の同意を求める必要はないが，プライバシーの
保護に十分配慮して行う．

イ　色覚検査は，十分な明るさがある自然光の下で行う．ただし，直射日光は避け，北側の窓からの採光で，午前10時から
午後3時の間が最も良いとされている．

ウ　検査室について，着色した壁やカーテンは検査に影響があるので避ける．

エ　被検査者が答えた内容については，念を押して確認し，正確な検査の実施に努める．

オ　検査表は変色を避けるため，使用後は暗所に置くなどして保管に留意する．また，10年程度で更新することが望まし
い．

	ア	イ	ウ	エ	オ
①	×	○	○	×	×
②	×	○	×	○	×
③	×	×	○	○	○
④	○	○	×	×	○
⑤	○	×	○	×	○

（福岡県）

9　次の文は，「学校検尿のすべて　令和2年度改訂」（令和3年3月　公益財団法人　日本学校保健会）「第6章　学校検尿と糖尿病」「5．子供の糖尿病の病型とその特徴」からの一部抜粋である．文中の　1　～　7　に当てはまる語句として正しいものを①～⓪の中からそれぞれ一つ選びなさい．

　　子供の糖尿病は発症の原因や症状の特徴，体質との関係，発症しやすい年齢などから，2つのタイプに大別されます．

　　1つ目の病型は　1　糖尿病で，　2　のインスリンを産生しているβ細胞が自己免疫現象などによって破壊され，インスリン分泌能が著しく低下して起こる糖尿病です．　3　悪化して，突然，口渇，多飲，多尿，　4　などの症状があらわれ，糖尿病であることがわかる場合が多い病型です．しかし，中には　5　発症し，学校検尿で尿糖陽性者として発見される場合もあります．治療にはインスリン注射が不可欠で，インスリン注射をしないと日常生活が困難で，ときには命にもかかわる状態になります．

　　もう1つの病型は　6　糖尿病で，　6　糖尿病になりやすい素因をもっている子供が，　7　，エネルギーや動物性脂肪が豊富な食事，ストレスの多い生活などを続けていると発症すると考えられます．

① 1型	② 2型	③ 体重減少	④ 高血圧	⑤ 脾臓
⑥ 膵臓	⑦ 運動不足	⑧ 肥満	⑨ ゆっくりと	⓪ 急速に

（三重県）

10　学校で行われている健康診断は，児童生徒等の心身の健康に関する管理指導のための情報収集の機会として，学校保健安全法の規定に基づき実施されるが，実施主体と対象者により，以下の表のように大別される．あとの問いに答えなさい．

表

対象	種類	実施主体	学校保健安全法	実施時期
児童生徒等	定期健康診断 臨時健康診断	（　①　）	第13条	毎学年定期 ア 必要があるとき
職員	定期健康診断 臨時健康診断	学校の設置者	第（　②　）条	毎学年定期 必要があるとき
校区内就学予定児	（　③　）健康診断	（　④　）	第（　⑤　）条	

1　表中の空欄（　①　）～（　⑤　）にあてはまる語句や数字を，それぞれ書きなさい．

2　下線部アについて，学校保健安全法施行規則において何月何日までに行うものとされているか，書きなさい．

3　次は，学校保健安全法施行規則の一部である．空欄（　①　）～（　⑩　）にあてはまる語句を，それぞれ書きなさい．

第六条　法第十三条第一項の健康診断における検査の項目は，次のとおりとする．
　一　　身長及び体重
　二　　栄養状態
　三　　（　①　）及び（　②　）の疾病及び異常の有無並びに（　③　）の状態
　四　　視力及び（　④　）
　五　　眼の疾病及び異常の有無
　六　　（　⑤　）疾患及び（　⑥　）疾患の有無
　七　　歯及び（　⑦　）の疾病及び異常の有無
　八　　（　⑧　）の有無
　九　　（　⑨　）の疾病及び異常の有無
　十　　（　⑩　）
　十一　その他の疾病及び異常の有無

（山形県）

令和5年度　採用試験問題

第 10 章　疾病管理

I　疾病管理における養護教諭の役割

1　疾病管理の目的

　学校における疾病管理の目的は，就学時の健康診断，保健調査票，日々の健康観察，健康診断，健康相談，保健室来室状況から疾病の早期発見や疾病治療中の児童生徒が適切な治療を受けながら成長発達し，よりよい学校生活が送れるよう組織的に支援することである．

2　養護教諭の役割

1）疾病の早期発見をめざした自主的健康管理能力の育成

　養護教諭の役割は疾病のある児童生徒の管理をするのみではなく，すべての児童生徒が健やかに成長発達し，自主的健康管理能力を育てることを支援することである．そのためには日々の健康観察や健康診断，保健教育などの養護活動を通して，自分の健康への関心を深めさせ，疾病の早期発見ができるよう教育支援する．さらに疾病治療中の児童生徒にはセルフケア能力を高めるよう教育支援しなければならない．

2）チームケアと養護教諭のコーディネーション

　退院後においても，通院しながら，継続した内服・化学療法，必要なケア，給食や活動の制限が必要な児童生徒の病状が悪化しないよう，学校生活を支援しなければならない．その際には，病状に合わせて，可能な限り，制限を最小限にして，教育を受ける権利を保障するために，全教職員の共通理解のもと，保護者，主治医，学校医や地域の社会資源の活用など多くの関係機関と連携して，多職種とチームケアを行い，サポートシステムを構築しなければならない．特に疾病の管理のチームアプローチは，学校内で最も医療や看護の知識を有す

る養護教諭がキーパーソンとなり，コーディネーション機能を果たすことが求められる．その際には保護者を通して伝えられる「学校生活管理指導表」（日本学校保健会）や主治医による学校生活に関する指示に基づいて共通理解を図り，管理・指導する．

　また，疾病のある児童生徒の病弱教育制度を理解しておき，必要に応じて特別支援学校（病弱教育），病院内学級，小・中学校の病弱・身体虚弱特別支援学級との連携を行う．

3）保健室の機能を生かした養護教諭の支援

　慢性疾患の治療は長期間にわたり，長い経過をたどって治癒，または軽快する場合もあるが，一生涯，疾病や障害をかかえながら生活を送っていくこともあり，児童生徒や家族の身体的・精神的負担は大きいものである．病気のためにさまざまな規制や自己管理が必要なために，かなりのストレスを感じている．例えば，運動や給食の制限，欠席・遅刻・早退から学習の遅れへの不安，病気について先生や友人が理解してくれない，体調が悪く苦しいことがある，体格や容姿をからかわれたり，虐められる，保健室で処置をしたり，服薬しなければならない，病気のことを知られたくない，進学への不安などの悩みが挙げられる．養護教諭は保健室という癒させる環境で，悩みを受容し，心に寄り添うヘルスカウンセリングを行って支援する．その際には本人の意向だけでなく，保護者の意向を確かめ，児童生徒本人が自分の病気をどのように理解しているのか把握しておかなければならない．さらに，服薬・薬液吸入・インシュリン自己注射・導尿などのケア環境や休養のための環境を整えておくなど保健室の機能を最大限に生かすことが必要である．

　宿泊を伴う修学旅行やスポーツ大会などの学校行事の際には，保護者・教員・医療関係者・管理職・栄養士

や宿泊を伴う場合には現地の関係者などとの細やかな情報交換によって個別の支援体制を整えていくことも重要である．その際には「学校生活管理指導表」などや主治医による指示書を活用して共通理解を図ることが必要である．

　病名，治療，処置，服薬などの情報交換がなされるため，プライバシーの保護に気をつけなければならない．また，「学校生活管理指導表」・「管理手帳」などの個人情報の管理に十分気をつけ，守秘義務を厳守する体制が必須条件となる．

II　疾病のある児童生徒の学校生活管理指導

1　学校生活管理指導表

　疾病のある児童生徒が学校生活を過ごす上で，治療上必要とする適切な制限と安全で健やかな教育を保障することは大きな責務である．必要な活動制限を行わなかったために，病状の悪化や事故の発生する事態は絶対に避けなければならない．しかし，事故の発生を恐れるあまり，必要以上の制限を行うことは児童生徒の教育の機会を逸し，心身の発達にも影響を及ぼすことが危惧される．

　昭和40年代には感染症が減少し，小児慢性疾患の増加をみた．その当時，学校生活の「管理指導表」の原型が作成された．その後，「腎臓病管理指導表」「心臓病管理指導表」「糖尿病管理指導表」が別々に作成されたが，数回の改訂を経て，2002（平成14）年には，新しく「学校生活管理指導表」（小学生用，中学・高校生用）（日本学校保健会発行）を学校において活用している．この改定の要点は，医療区分を廃止し，①心臓疾患，腎臓疾患，糖尿病の管理指導表を統一して，疾病の種類を問わず，学校生活の運動に関する指導区分のみになった，②医療区分を廃止して，生活指導区分を8段階から5段階に簡素化している，③小学生用と中学・高校生用の2種類になった．その後においても改訂され，最新のものが次の項にあげられている．

　運動の強度区分は①「軽い運動」とは，同年齢の平均的児童生徒にとって，ほとんど息がはずまない程度の運動，②「中等度の運動」とは，同年齢の平均的児童生徒にとって，少し息がはずむが，息苦しくない程度の運動でパートナーがいれば楽に会話ができる程度，③「強い運動」とは，同年齢の平均的児童生徒にとって，息がはずみ，息苦しさを感じる程度の運動と定義している．

　糖尿病のある児童生徒の学校での生活等について，主治医と学校との連絡には，各疾患共通の「学校生活管理指導表」と「糖尿病児の治療・緊急連絡法等の連絡表」などを用いる．

2　学校生活管理指導表の種類

　主治医や学校医と連携を図り，学校で活用されている管理指導表（日本学校保健会）として，以下のものがある．

①　「学校生活管理指導表」（幼稚園用）2020年度改訂　資料10-1
②　「学校生活管理指導表（小学生用）」2020年度改訂　資料10-2
③　「学校生活管理指導表（中学・高校生用）」2020年度改訂　資料10-3
④　「学校生活管理指導表（アレルギー疾患用）」令和元年度改訂　資料10-4
⑤　「糖尿病児の治療・緊急連絡法等の連絡表」資料10-5

　これらの他に，各都道府県ごとに発行されている「小児慢性特定疾患児手帳」や疾患ごとに発行されている手帳がある．これらの学校生活管理指導表や手帳は児童生徒の個々の情報を主治医が記載し，保護者を通じて，学校教職員が共有して，児童生徒の教育に活用するものである．

III　慢性疾患の理解と学校生活

　小児慢性特定疾病とは，児童又は児童以外の満20歳に満たない者（以下児童等という）が当該疾病にかかっていることにより，長期にわたり療養を必要とし，及びその生命に危険が及ぶおそれがあるものであって，療養のために多額の費用を要するものとして厚生労働

大臣が社会保障審議会の意見を聴いて定める疾病をいう．認定されている疾患群は以下のとおりである（令和4年4月1日版）．

1. 悪性新生物
2. 慢性腎疾患
3. 慢性呼吸器疾患
4. 慢性心疾患
5. 内分泌疾患
6. 膠原病
7. 糖尿病
8. 先天性代謝異常
9. 血液疾患
10. 免疫疾患
11. 神経・筋疾患
12. 慢性消化器疾患
13. 染色体又は遺伝子に変化を伴う症候群
14. 皮膚疾患群
15. 骨系統疾患
16. 脈管系疾患
    成長ホルモン治療

これらの疾患のうち，「学校生活管理指導表*」（日本学校保健会作成）等が発行され，学校において活用されている疾患（心臓病，腎臓病，糖尿病）の理解と学校生活について，以下に述べる．

*学校生活管理指導表は，学校の生活において特別な配慮や管理が必要となった場合に医師が作成するものです．

1 心臓疾患のある児童生徒

1）疾病の理解

児童生徒の心疾患は先天性心疾患，心臓弁膜症，心筋症，不整脈，川崎病による心血管合併症などである．先天性心疾患や川崎病は就学前に検査や治療を受けており，医療機関で経過観察されていることが多いが，一部の先天性心疾患や不整脈，心筋症は学校の健康診断（内科検診・心電図検診）で初めて発見される場合もある．また，突然死の可能性もあることから，疲れやす

さ，ぐったりしている，息切れ，動悸，チアノーゼ，胸痛，呼吸困難，意識消失などの症状について，教職員に周知し，症状の観察や迅速な対応ができるように，救急支援体制を整えておく必要がある．

日常の自覚症状が強くない場合，小学校低学年では，まだ自分の疾病について理解できていないこともあり，周りの教職員が上記の症状を早期に気づき対応できることが求められる．

2）学校生活

友人と同じように「動きたい」，「学びたい」，「遊びたい」と無理をして身体的負担がかかることがある．発達段階にあわせて疾病や疾病に応じた運動強度を理解させ，症状と本人の希望を聞きながら，安全で楽しい学校生活を送れるよう本人と保護者，医療機関と教職員が連携して支援していかなければならない．また，AEDについても教職員や学校保健委員などを対象にした校内研修会を実施し，定期的に使用方法や設置場所を教職員全体で確認し，緊急時に適切な使用ができるように養護教諭が指導的役割を担う．

「学校生活管理指導表」（資料10－1，10－2，10－3）を活用し，本人，保護者，医療機関と連携し，教職員の共通理解を図り，児童生徒の安全で充実した学校生活を保障できるよう，養護教諭は中心的役割を担う．

2 腎臓疾患のある児童生徒

1）疾病の理解

腎臓疾患には，急性糸球体腎炎や慢性糸球体腎炎，ネフローゼ症候群，IgA腎症，無症候性蛋白尿などがある．治療は，疾病や重症度によっても異なるが，安静や食事療法，水分・塩分制限，薬物療法などである．食事に対しては，症状により主治医の指示が必要な場合もあり，養護教諭は保護者や担任，栄養教諭とも連携して，給食等への配慮をしなければならない．薬物療法はステロイド剤や免疫抑制剤を継続して服用することによる抵抗力の低下やムーンフェイス，多毛，低身長などの外観上の変化に対しても継続した配慮が求められる．腎臓疾患は急性期以外では自覚症状が少なく病識に乏しいため，学校生活の管理だけでなく，疾病や自己管理の必要性につ

いても時間をかけて指導していくことが求められる.

　養護教諭は, 血圧測定 (必要時) や体重測定, 浮腫の増減や排泄状態の観察を行い, 早期発見や症状が悪化しないよう指導する. また, 活動量などに注意し, 状態悪化の早期発見に努める.

2) 学校生活

　学童期は心身の発達が著しく, 1日の活動量が多くなってくる. 運動制限や食事制限を必要とする腎臓疾患のある児童生徒にとって, 水分や給食制限, 運動の制限・安静は疎外感を感じることもある. また, 薬を継続する児童生徒も多く, 学校生活を安心して過ごすために学校での生活管理を適切に行うことが必要となる. 自宅で腹膜透析や病院に通院して血液透析を受けている児童生徒に対しては, 透析治療に対する十分な配慮が求められる.

　心臓疾患と同様, 「学校生活管理指導表」 (資料10-1, 10-2, 10-3) を活用し, 本人, 保護者, 医療機関と連携し, 教職員の共通理解を図り, 児童生徒の安全で充実した学校生活を保障できるよう, 養護教諭は中心的役割を担う.

3　糖尿病のある児童生徒

1) 疾病の理解

　糖尿病の分類は, 1型糖尿病と2型糖尿病の2つの種類に分けられる. 糖尿病の診断基準は①空腹時血糖値126mg/dl以上, 随時血糖値200mg/dl以上, ②75gOGT 2時間値200mg/dl以上であったが, 2010年の糖尿病学会の改正で, ③HbA1c (JDS値) が6.5以上という項目が加わった.

(1) 1型糖尿病

　生活習慣や肥満にかかわりなく, 膵臓ランゲルハンス島でのインスリン分泌欠乏を原因とする疾患である. 毎日のインスリン注射を必須とし, 低血糖症状や高血糖性ケトアシドーシスへの配慮を必要とする. 長期的には, 眼, 腎臓, 神経, 血管などへの糖尿病性合併症の予防にも注意する必要がある.

　また, 1型糖尿病の発病は中学生ぐらいまでの時期に多い. 突然のどが渇く, 尿量が多くなる, 体重減少,

身体がだるいなどの症状が現れる. 特徴の1つとして, 嘔吐, 下痢で食事摂取ができない場合や発熱や風邪などの感染症や外傷などにより身体のストレスが高まっている状態 (Sick day) では高血糖になりやすいため, 養護教諭は担任や保護者と連携して, Sick dayの対応について確認しておく. 食事摂取量に注意し, 十分に水分摂取を促す. 食事量が低下していても, インスリン注射を中断しないよう指導し, 食事摂取ができない場合は早めに医療機関への受診をすすめる.

(2) 2型糖尿病

　以前は, 小児期の糖尿病の多くはインスリンの絶対的不足である1型糖尿病であったが, 最近は, 小児期の肥満の増加や生活習慣の変化などで, インスリンの相対的不足である2型糖尿病が増加傾向にあり, 今後, 更なる増加が憂慮される.

　養護教諭は, 1型糖尿病と同様, 疾病への適切な対応を行うとともに, 生活習慣病予防の観点から, 児童生徒が生涯を通じて健康で安全な生活を送れるように, 規則正しい生活習慣の確立を目指した集団や個別の保健指導をしていく必要がある.

2) 低血糖対策

　低血糖は, インスリンが相対的に過剰になることで生じる. 低血糖の症状であるあくび, 空腹感, 無気力, 発汗, 見当識の低下, 震え, 意志喪失, 痙攣, 昏睡等の症状があらわれた場合は, ブドウ糖 (グルコース) か糖分の多いビスケット, クッキーなどを補食させる. 小学校低学年では自分で低血糖に気がつかない児童もいるので, 周囲にいる人が, 状態を把握して早めに糖分摂取を促す必要がある. 学年が上がると, 児童生徒自身で血糖測定ができるようになっている者もおり, 「おかしい」と感じたら早めに血糖測定を促す. 養護教諭は低血糖時に早めに補食が摂れるように, 日頃から補食の携帯を促し, 症状出現時には早めに周囲の人に伝えられるよう指導しておく.

3) 血糖測定, インスリン自己注射

　給食前のインスリン注射が確実にできるように指導していく. 教室で注射する児童生徒も多いが, 中にはトイ

レで注射や血糖測定を行っている児童生徒もおり，清潔面やプライバシーに配慮した空間の確保が必要である．教室以外の場所としては，職員室や保健室で注射する場合もあるが，給食をとる場所との距離が遠くなりすぎないよう配慮が必要である．速効型のインスリン注射の場合，注射後から食事摂取までの時間が長くなるとその間に低血糖を起こす危険性がある．そこで，給食当番などで自己注射と給食の間隔が長くなりすぎないように，児童生徒や担任・教科担任への指導が必要である．また，針を使用するため，血糖測定や自己注射前には必ず手洗いを促し，注射後は針の後始末まできちんとできるよう指導を徹底する．

4）学校生活

　基本的には他の児童生徒と同じ学校生活を送るが，低血糖をおこす可能性があり，本人，保護者の了解を得て，教職員で情報を共有し，糖尿病の概要や低血糖の症状と緊急時の対応について共通理解と協力を得るなど体制を整えておくことが必要である．授業が延長して，昼食時間がずれた場合など，低血糖になることもあるので，担任や教科担任との連携が求められる．小学校は担任の授業であるため常に観察できるが，中学・高校になると教科担任になるため，低血糖予防やその対応，補食についてすべての教科担任，部活顧問に共有理解ができるよう研修が必要になってくる．

　また，学校で血糖測定，自己注射，補食をしていると，からかいの対象となったり，特別視されることがある．必要に応じて周囲の理解を求める場合もあるが，クラスメートへの疾病の公開は本人や保護者の意向を確認し，慎重な対応が必要である．

　学校と保護者，主治医をつなぐ連絡表として，「学校生活管理指導表」（資料10-1，10-2，10-3）に加え，学校生活一般に関する事項については，「糖尿病患児の治療・緊急連絡法等の連絡表」（資料10-5），さらに地域連携パスに利用可能な「糖尿病連携手帳」を活用し，本人，保護者，医療機関と連携し，教職員の共通理解を図り，児童生徒の安全で充実した学校生活を保障できるよう，養護教諭は中心的役割を担う．

4　アレルギー疾患のある児童生徒

1）疾病の理解

　アレルギー疾患には，気管支喘息，アトピー性皮膚炎，アレルギー性鼻炎，アレルギー性，結膜炎，食物アレルギー，アナフィラキシーなどの疾患が含まれる．

(1)　気管支喘息

　喘鳴を伴う呼吸困難を繰り返す症状であり学校で発作が起こった場合には，発作の程度を判断し，適切な対応が必要である．小発作の時には起坐位をとり，ゆっくりと大きな呼吸をさせ，水分を摂取させることで治まることもあるが，発作に対しては適切な治療を受けることが大切である．大発作で激しかった喘鳴が小さくなったり，急に興奮して泣き叫んだり，意識が朦朧となったり，ぐったりしたり，失禁が認められたりするような時には救急搬送の必要があることを教職員が理解しておかなければならない．

　学校での発作時の対応としては，ネブライザーによる吸入や経皮吸収型テープの貼用，気管支拡張薬，抗アレルギー薬の経口内服などであるが，児童生徒が持参するのを忘れないように保護者への依頼や緊急時の対応について確認しておく必要がある．発作の状態や時間を記録し，持参した薬の吸入・内服をさせ，起坐位をとって休養させ，症状改善がみられない場合には保護者に連絡し，医療機関の受診をすすめる．日常生活では，アレルギーを誘発しないように生活環境を整え，体力づくり（水泳や喘息体操など）をし，発作時に落ち着いて吸入や服薬ができるように指導しておく必要がある．また，喘息発作の目安となるピークフロー値を自己測定し，喘息日誌をつけるなどして，セルフケア能力を高めるように児童生徒の理解度に応じた指導をしていく．

(2)　アナフィラキシー

　アナフィラキシーの病型には，食物，食物依存性運動誘発アナフィラキシー，運動誘発アナフィラキシー，昆虫，医薬品，ラテックス（天然ゴムなど）によるアナフィラキシーがある．よくみられる症状として，じん麻疹，嘔吐，腹痛，下痢，呼吸困難，意識障害および狭窄による窒息や血圧低下を伴うショックなど生命を脅かすような危険な状態に陥ってしまうこともある．アレルゲンによって症状が出現する時間は異なる．発症が非常に急

激な，ハチ毒のアレルゲンが体内に入った時には，刺された数分～15分以内には症状がでてくる．学校においては，蜂に刺された後は軽視せず，しっかり経過観察し，上記症状が現れたらすぐに救急搬送する必要がある．

　食物アレルギーによる症状への対応として，点眼，内服薬を持参している児童生徒がいるが，即時型アレルギーに対する薬を学校に携帯している児童生徒もいるので，把握が必要である．アナフィラキシーショックをおこしたが，児童生徒自らが自己注射が可能なアドレナリン（エピネフリン）製剤（エピペン®）を注射できない場合，教職員が人命救助のために注射したことが認められれば医師法違反にはならないことになった．しかし事前に主治医，保護者，本人と教職員が情報を共有して，助言が受けられる体制を構築しておくことが要である．また発症時の救命救急支援体制のシステム構築が求められる．

（文部科学省「救急救命処置の一部改正」平成21年を参照）

２）学校生活

　環境汚染や住居環境の変化などでアレルギー疾患の児童生徒が増加している．アレルギー疾患は，長期にわたり，治療や管理を必要とし，生命の危険を伴う場合もあり，養護教諭は個別の指導や管理を必要とする．学校においても教職員が疾病の概要や対応について理解し，緊急時の体制を整えておかなければならない．

　緊急時に迅速な対応ができるよう，アレルギー疾患別に病型や治療，学校生活上の留意，また，食物アレルギーの場合は，食材を把握した上で調理実習に臨んだり，給食も個別に対応するなどの配慮を必要とするため，養護教諭は担任，教科担任，栄養士などとも連携を必要とする．また，宿泊を伴う学校行事などにおいても

寝具や食事の工夫が必要となり，養護教諭は教職員への疾病の周知や情報提供などの役割を担う．

　「学校生活管理指導表（幼稚園用，小学校用，中学・高校用）」（資料10−1，10−2，10−3）に加えて，「学校生活管理指導表（アレルギー疾患用）」（資料10−4）を活用し，本人，保護者，医療機関と連携し，教職員の共通理解を図り，児童生徒の安全で充実した学校生活を保障できるよう，養護教諭は中心的役割を担う．

（文部科学省「学校のアレルギー疾患に対する取り組みガイドライン」平成20年を参照）

引用・参考文献

1）兼松百合子，天野洋子他：学校関係者のための糖尿病児童生徒支援マニュアル，青山社，相模原，2007.

2）丹羽　登監修：病気の子どもの理解のために，全国特別支援学校病弱教育校長会，東京，2008.

3）津島ひろ江：医療的ケアを要する子どものトータルケアとサポートに関する研究，小児保健研究　Vol.59　No1，2001.

4）津島ひろ江：医療的ケアのチームアプローチと養護教諭のコーディネーション，学校保健研究第48巻第5号，2006.

5）（財）日本学校保健会ホームページ　http://www.hokenkai.or.jp/（2022.12.15 アクセス）

6）（財）日本学校保健会：心疾患児　新・学校生活管理指導のしおり　学校・学校医用，（財）予防医学事業中央会，東京，2002.

7）（財）日本学校保健会：腎疾患児　新・学校生活管理指導のしおり　学校・学校医用，（財）予防医学事業中央会，東京，2002.

8）日本糖尿病協会ホームページ：http://www.nittokyo.or.jp（2022.12.15 アクセス）

[コラム]

　文部科学省は，中学校，高校の新しい『学習指導要領改訂2020』に〈がん教育〉について盛り込んでいる．中学校の保健体育科保健分野では2021年度，高等学校保健では2022年度から「がんについて取り扱う」ことになり，全国展開を目指している．実施にあたっては養護教諭の生活習慣や疾病予防からの教材提供や指導，さらには治療中の子どもや周囲の子どもに配慮した関わりが求められている．また学部講師の育成が課題となっている．

第10章　疾病管理

資料10－1　〔2020年度改訂〕学校生活管理指導表（幼稚園用）

[2020年度作成]

学校生活管理指導表　（幼稚園用）

氏名				男・女	年　月　日生（　）才	③延長保育	幼稚園・保育園・こども園	④次回受診		医療機関	
診断名(所見名)					②指導区分 要管理：A・B・C・D・E 管理不要	可／好ましい	（　）兼	（　）年（　　）ヵ月後 または異常があるとき	組	医　師	印または署名

【指導区分：A…在宅医療・入院が必要　B…登園はできるが運動は不可　C…軽い運動は可　D…中等度の運動まで可　E…強い運動も可】

運動強度		軽い運動（C・D・Eは"可"） 同年齢の平均的園児にとって、ほとんど息がはずまない程度の運動	中等度の運動（D・Eは"可"） 同年齢の平均的園児にとって、少し息がはずむが息苦しくない程度の運動。パートナーがいれば楽に会話が出来る程度の運動	強い運動（Eのみ"可"） 同年齢の平均的園児にとって、息がはずみ息苦しさを感じる程度の運動
体育活動	体ほぐしの運動遊び(伝承遊び、集団での運動遊び等を含む) 多様な動きをつくる運動遊び	体のバランスをとる運動遊び （寝転ぶ、起き上がる、座る、立つなどの動きで構成される遊びなど） ・新聞紙を使った簡単な遊び ・律動（後ろ織り、カニ歩きなど）	・トランポリン ・ボール、フープ、竹馬、大型積み木、スクーター、玉入れ	・なわとび、長なわ ・綱引き ・帽子取り ・しっぽ取り
	床の運動遊び 器の運動遊び	・自分のペースで歩く	・幅跳び遊び、ケンパー跳び遊び、ゴム跳び遊び ・片足ケンケン、足じゃんけん、かくれんぼ、フルーツバスケット	・全力でのかけっこ、折り返しリレー遊び ・マラソン、ジョギング ・低い障害物を用いてのリレー遊び ・全力での鬼遊びなど(高鬼、水鬼)、だるまさんが転んだ
	ボールゲーム	・その場でボールを投げ上げたり、ついたり、捕ったりしながら行う的当て遊び	・転がしドッジボール	・ポートボール(サッカーなど)
	固定施設を使った運動遊び マット、跳び箱、鉄棒を使った運動遊び	・マットの上を歩く、転がる、寝転ぶなどの基本的な動作	・遊具遊び （鉄棒、防木、ブランコ、トンネル、巧技台、登り棒、ジャングルジム、太鼓橋、滑り台、ネット登り）	・鉄棒、跳び箱を使った運動遊び
	水遊び	・水に入らない簡単な遊び （シャワー、水かけっこ、水を使ったおままごとなど）	・水につかっての遊ぶ遊び・みずかけっこ （アヒル歩き、ワニ歩き、電車ごっこなど）	・もぐる、浮く運動遊び （水中じゃんけん、にらめっこ、石拾い、輪くぐり、クラゲ浮き、伏し浮き、大の字浮き、フープくぐり） ・水につかっての鬼遊び
	表現リズム遊び	・まねっこ遊び（鳥、昆虫、恐竜、動物など） ・リズム遊び（手拍子、足踏みなど）	・まねっこ遊び （飛行機雲、遊園地の乗り物など）	・リズム遊び（弾む、回る、ねじる、スキップなど）
雪遊び、水上遊び、スケート、水辺の活動		雪遊び、氷上遊び	スキー・スケートの歩行、水辺での遊び、そりあそびなど	スキー・スケートの滑走など、雪合戦など
学校行事、その他の活動		▼運動会などは上記の運動強度に準ずる。 ▼指導区分、"E"以外の児童の遠足、野外活動、お泊り保育などの参加について不明な場合は園医・主治医と相談する。 ▼陸上運動系の距離についても園医・主治医と相談する。		
その他注意すること				

※本表の対象年齢はおおむね3歳以上の幼児を想定しています。また運動・遊びの運動強度・遊びはあくまでも例示であり、実際に活用する際には幼児の年齢や発達、日常の活動の実態に応じて内容を取捨選択するなど検討してください。

［出典：（公財）日本学校保健会 Webサイト https://www.hokenkai.or.jp/kanri/kanri_kanri.html（2022.12.15 アクセス）］

学 校 生 活 管 理 指 導 表　（小学生用）

［2020年度改訂］

- 氏名
- ①診断名（所見名）
- ②指導区分　要管理：A・B・C・D・E　管理不要
- ③運動クラブ活動　可（ただし、　　　　）・禁
- ④次回受診　（　　）年（　　）ヶ月後　または異常があるとき
- 医療機関
- 医師　　印
- 男・女　　年　月　日生（　）才　　小学校　　年　　組　　　年　月　日

［指導区分：A···在宅医療・入院が必要　B···登校はできるが運動は不要　C···軽い運動は可　D···中等度の運動まで可　E···強い運動も可］

運動強度／領域	学年	軽い運動（C・D・Eは"可"）	中等度の運動（D・Eは"可"）	強い運動（Eのみ"可"）
体つくり運動（体ほぐしの運動／多様な動きをつくる運動遊び）	1・2年生	体のバランスをとる運動遊び（寝転ぶ、起きる、座る、立つなどの動きで構成される遊びなど）	用具を操作する運動遊び（用具をつかむ、持つ、回す、転がすなどの動きで構成される遊びなど）	体を移動する運動遊び（這う、走る、跳ぶ、はねるなどの動きで構成される遊び）力試しの運動遊び（人を押す、引く、支える、力比べで構成される遊び）
体つくり運動（体ほぐしの運動／多様な動きをつくる運動）	3・4年生	体のバランスをとる運動（寝転ぶ、起きる、座る、立つなどの動きで構成される運動など）	用具を操作する運動（用具をつかむ、持つ、回す、転がす、ケンケンなどの動きで構成される運動など）	体を移動する運動（走る、跳ぶ、はねるなどの動きで構成される運動）力試しの運動（人を押す、引く、支える、力比べをする運動）基本的な動きを組み合わせる運動
体つくり運動（体力を高める運動）	5・6年生	体の柔らかさを高める運動（ストレッチングを含む）、軽いウォーキング	巧みな動きを高めるための運動（リズムに合わせての運動、ボール・輪・棒を使った運動）	動きを持続する能力を高める運動（短なわ、長なわ跳び、持久走）力強い動きを高める運動
走・跳の運動遊び	1・2年生	いろいろな歩き方、ゴム跳び遊び	ケンパー跳び遊び	全力でのかけっこ、折り返しリレー遊び、低い障害物を用いてのリレー遊び
走・跳の運動	3・4年生	ウォーキング、軽い立ち幅跳び	ゆっくりとしたジョギング、軽いジャンプ動作（幅跳び・高跳び）	全力でのかけっこ、周回リレー、小型ハードル走
陸上運動	5・6年生	ウォーキング、軽い立ち幅跳び	短い助走での幅跳び及び高跳び	全力での短距離走、助走をした走り幅跳び、走り高跳び
ゲーム（ボール投げ遊び、鬼遊び（低学年）・ゴール型・ネット型・ベースボール型ゲーム（中学年））	1・2年生	その場でボールを投げ上げたり、ついたり、捕ったりしながら行う的当て遊び	ボールを蹴ったり止めたりして行う的当て遊びや蹴り合い、簡単な鬼遊び	ゲーム（試合形式）
〃	3・4年生	基本的な操作（パス、キャッチ、キック、ドリブル、シュート、バッティングなど）	簡易ゲーム（場の工夫、用具の工夫、ルールの工夫を加え、基本的操作を器具えたゲーム）	
ボール運動	5・6年生	ジャンプシュートなどを使った運動遊び	ルールを簡単にしたゲームで行う的当て遊び簡単な鬼遊び	
器械・器具を使っての運動遊び	1・2年生	ジャングルジムを使った運動遊び	雲梯、ろくぼを使った運動遊び	マット、鉄棒、跳び箱を使った運動遊び
器械運動（マット、跳び箱、鉄棒）	3・4年生	基本的な動作（前転、後転、開脚前転・後転、壁倒立、補助倒立など）跳び箱（短い助走での開脚跳び、抱え込み跳び、台上前転など）鉄棒（補助逆上がり、転向前下り、前方支持回転、後方支持回転など）	基本的な技（前転、後転、開脚前転・後転、補助倒立など）跳び箱（短い助走での開脚跳び、台上前転など）鉄棒（補助逆上がり、転向前下り、前方支持回転、後方支持回転など）	連続技や組合せの技
〃	5・6年生			
水遊び	1・2年生	水に慣れる遊び（水かけっこ、水につかっての電車ごっこなど）	浮くなどの運動遊び（壁につかまっての伏し浮き、水中でのジャンケンにらめっこなど）	水につかっての）リレー遊び、バブリング・ボビングなど
水泳運動	3・4年生	浮く運動（伏し浮き、背浮き、くらげ浮きなど）泳ぐ動作（けのび、だるま浮きなど）	浮く動作（け伸びなど）泳ぐ動作（連続したボビングなど）	補助具を使ったクロール、平泳ぎのストロークなど
〃	5・6年生			クロール、平泳ぎ
表現リズム遊び	1・2年生	まねっこ遊び（鳥、昆虫、恐竜、動物など）	まねっこ遊び（飛行機、遊園地の乗り物など）	リズム遊び（弾む、回る、ねじる、スキップなど）
表現運動	3・4年生	その場での即興表現	軽いリズムダンス、フォークダンス、日本の民踊の簡単なステップ	変化のある動きをつなげた表現（ロック、サンバなど）
〃	5・6年生			強い動きのある日本の民踊
雪遊び・氷上遊び・スキー・スケート・水辺活動		雪遊び、氷上遊び	スキー・スケートの歩行、水辺活動	スキー・スケートの滑走など
文化的活動		体力の必要な長時間の活動を除く文化活動	右の強い活動を除くほとんどの文化活動	体力を相当使って（吹く楽器（トランペット、トロンボーン、オーボエ、バスーン、ホルンなど）、リズムのみのない激しい曲の演奏や指揮、行進を伴うマーチングバンドなど
学校行事、その他の活動		▼運動会、体育祭、球技大会、新体力テストなどは上記の運動強度に準ずる。▼指導区分"E"以外の児童の参加について不明な場合は学校医・主治医に相談する。		

定義
《軽い運動》同年齢の平均的児童にとって、ほとんど息がはずまない程度の運動。
《中等度の運動》同年齢の平均的児童にとって、少し息がはずむが息苦しくない程度の運動。パートナーがいれば楽に会話ができる程度の運動。
《強い運動》同年齢の平均的児童にとって、息がはずみ息苦しさを感じるほどの運動。
*新体力テストで行われるシャトルラン・持久走は強い運動に属する。

その他注意すること

第10章 疾病管理

資料 10－3 〔2020 年度改訂〕学校生活管理指導表（中学・高校生用）

(2020年度改訂)

学校生活管理指導表 （中学・高校生用）

氏名 ＿＿＿＿　男・女　＿＿年＿＿月＿＿日生（　　）：

①診断名（所見名）	②指導区分 要管理：A・B・C・D・E	③運動部活動 （　　）部 可（ただし、　　　）・禁	④次回受診 （　）年（　）ヵ月後 または異常があるとき	中学校　　年　　組 高等学校　　年　　組	医療機関 ＿＿＿＿ 医　師 ＿＿＿＿　印 年　月　日

【指導区分：A…在宅医療・入院が必要　B…登校はできるが運動は不可　C…軽い運動は可　D…中等度の運動まで可　E…強い運動も可】

運動強度

体育活動		軽い運動（C・D・Eは"可"）	中等度の運動（D・Eは"可"）	強い運動（Eのみ"可"）
体つくり運動	*体ほぐしの運動 体力を高める運動	仲間と交流するための手軽な運動、律動的な運動 基本の運動（投げる、打つ、捕る、蹴る、跳ぶ）	体の柔らかさおよび巧みな動きを高める運動、力強い動きを高める運動、動きを持続する能力を高める運動	最大限の持久運動、最大筋力での運動
器械運動	（マット、跳び箱、鉄棒、平均台）	準備運動、簡単なマット運動、バランス運動、簡単な跳躍	簡単な技の練習、助走からの支持、ジャンプ・基本的な技（回転系の技を含む）	演技、競技会、発展的な技
陸上競技	（競走、跳躍、投てき）	基本動作、立ち幅跳び、負荷の少ない投てき、軽いジャンピング（走ることは不可）	ジョギング、短い助走での跳躍	長距離走、短距離走の競走、競技、タイムレース
水泳	（クロール、平泳ぎ、背泳ぎ、バタフライ）	水慣れ、浮く、伏し浮き、け伸びなど	ゆっくりな泳ぎ	競泳、遠泳（長く泳ぐ）、タイムレース、スタート・ターン
球技	ゴール型（バスケットボール、ハンドボール、サッカー、ラグビー）	基本動作（パス、シュート、ドリブル、フェイント、リフティング、トラッピング、スローイング、キッキング、ハンドリングなど）	基本動作を生かした簡易ゲーム（ゲーム時間、コートの広さ、用具の工夫などを取り入れた連携プレー、攻撃・防御）	簡易ゲーム・ゲーム練習・応用練習・試合・競技
	ネット型（バレーボール、卓球、テニス、バドミントン）	基本動作（パス、サービス、レシーブ、トス、フェイント、ストローク、ショットなど）		試合・競技
	ベースボール型（ソフトボール、野球）	基本動作（投球、捕球、打撃など）		
	ゴルフ	基本動作（軽いスイングなど）	クラブで球を打つ練習	
武道	柔道、剣道、相撲	礼儀作法、基本動作、素振り、さばきなど	基本動作を生かした簡単な技・形の練習	応用練習、試合
ダンス	創作ダンス、フォークダンス、現代的なリズムのダンス	基本動作（手ぶり、ステップ、表現など）	基本動作を生かした動きの激しさを伴わないダンスなど	各種のダンス発表会など
野外活動	雪遊び、氷上遊び、スキー、スケート、キャンプ、登山、遠泳、水辺活動	水・雪・氷上遊び	スキー、スケートの歩行やゆっくりな滑走平地歩きのハイキング、水に浸かり遊ぶなど	登山、遠泳、潜水、カヌー、ボート、サーフィン、ウインドサーフィンなど
文化的活動		体力の必要な長時間の活動を除くほとんどの文化活動	右の強い活動を除く文化活動	体力を相当使って吹く楽器（トランペット、トロンボーン、オーボエ、バスーン、ホルンなど）、リズムのかなり速い曲の演奏や指揮、行進を伴うマーチングバンドなど
学校行事、その他の活動		▼運動会、体育祭、球技大会、新体力テストなどは上記の運動強度に準ずる。 ▼指導区分、"E"以外の生徒の遠足、宿泊学習、修学旅行、林間学校、臨海学校などの参加について不明な場合は学校医・主治医と相談する。		

その他注意すること

定義
《軽い運動》同年齢の平均的生徒にとって、ほとんど息がはずまない程度の運動。
《中等度の運動》同年齢の平均的生徒にとって、少し息がはずむが息苦しくない程度の運動。パートナーがいればほぼ会話ができる程度の運動。
《強い運動》同年齢の平均的生徒にとって、息がはずみ息苦しさを感じるほどの運動。
* 新体力テストで行われるシャトルラン・持久走は強い運動に属することがある。

資料 10 － 4（1）〔令和元年度改訂〕学校生活管理指導表（アレルギー疾患用）（表）

学校生活管理指導表（アレルギー疾患用）

名前　　　　　　　　（男・女）　　　年　　月　　日生　　　年　　組　　　提出日　　　年　　月　　日

※この生活管理指導表は、学校の生活において特別な配慮や管理が必要となった場合に医師が作成するものです。

病型・治療

アナフィラキシー（あり・なし）／食物アレルギー（あり・なし）

A　食物アレルギー病型（食物アレルギーありの場合のみ記載）
1. 即時型
2. 口腔アレルギー症候群
3. 食物依存性運動誘発アナフィラキシー

B　アナフィラキシー病型（アナフィラキシーの既往ありの場合のみ記載）
1. 食物（原因　　　　　　　　　　　）
2. 食物依存性運動誘発アナフィラキシー
3. 運動誘発アナフィラキシー
4. 昆虫
5. 医薬品（　　　　　　　　　　　）
6. その他（　　　　　　　　　　　）

C　原因食物・除去根拠　該当する食品の番号に○をし、かつ《　》内に除去根拠を記載
1. 鶏卵　　　　　（　　）
2. 牛乳・乳製品　（　　）
3. 小麦　　　　　（　　）
4. ソバ　　　　　（　　）
5. ピーナッツ　　（　　）
6. 甲殻類　　　　（　　）
7. 木の実類　　　（　　）
8. 果物類　　　　（　　）
9. 魚類　　　　　（　　）
10. 肉類　　　　　（　　）
11. その他1　　　（　　）
12. その他2　　　（　　）

［除去根拠］　該当するもの全てを《　》内に記載
①明らかな症状の既往
②食物経口負荷試験陽性
③IgE抗体等検査結果陽性
④未摂取

（　）に具体的な食品名を記載
　すべて・エビ・カニ
　すべて・クルミ・カシュー・アーモンド

D　緊急時に備えた処方薬
1. 内服薬（抗ヒスタミン薬、ステロイド薬）
2. アドレナリン自己注射薬（「エピペン®」）
3. その他（　　　　　　　　　　　）

学校生活上の留意点

A　給食
1. 管理不要
2. 管理必要

B　食物・食材を扱う授業・活動
1. 管理不要
2. 管理必要

C　運動（体育・部活動等）
1. 管理不要
2. 管理必要

D　宿泊を伴う校外活動
1. 管理不要
2. 管理必要

E　原因食物を除去する場合により厳しい除去が必要なもの
※本欄に○がついた場合、該当する食品を使用した料理については、給食対応が困難となる場合があります。
鶏卵：卵殻カルシウム
牛乳：乳糖・乳清焼成カルシウム
小麦：醤油・酢・味噌
大豆：大豆油・醤油・味噌
ゴマ：ゴマ油
魚類：かつおだし・いりこだし・魚醤
肉類：エキス

F　その他の配慮・管理事項（自由記述）

★保護者
電話：

★連絡医療機関
医療機関名：
電話：

【緊急時連絡先】

記載日　　　　年　　月　　日
医師名　　　　　　　　　　　　印
医療機関名

病型・治療

気管支ぜん息（あり・なし）

A　症状のコントロール状態
1. 良好
2. 比較的良好
3. 不良

B-1　長期管理薬（吸入）
1. ステロイド吸入薬
2. ステロイド吸入薬／長時間作用性吸入ベータ刺激薬配合剤
3. その他（　　　　　　　　　　　）

B-2　長期管理薬（内服）
1. ロイコトリエン受容体拮抗薬
2. その他（　　　　　　　　　　　）

B-3　長期管理薬（注射）
1. 生物学的製剤

D　発作時の対応
1. ベータ刺激薬吸入
2. ベータ刺激薬内服

薬剤名
（　　）（　　）投与量／日
（　　）（　　）
薬剤名
（　　）（　　）
薬剤名
（　　）（　　）
薬剤名
（　　）（　　）投与量／日
（　　）（　　）

学校生活上の留意点

A　運動（体育・部活動等）
1. 管理不要
2. 管理必要

B　動物との接触やホコリ等の舞う環境での活動
1. 管理不要
2. 管理必要

C　宿泊を伴う校外活動
1. 管理不要
2. 管理必要

D　その他の配慮・管理事項（自由記述）

★保護者
電話：

★連絡医療機関
医療機関名：
電話：

【緊急時連絡先】

記載日　　　　年　　月　　日
医師名　　　　　　　　　　　　印
医療機関名

（公財）日本学校保健会 作成

[出典：（公財）日本学校保健会 Web サイト https://www.gakkohoken.jp/book/ebook/ebook_R010100/R010100.pdf（2022.12.15 アクセス）]

資料10－4（2）〔令和元年度改訂〕学校生活管理指導表（アレルギー疾患用）（裏）

■ 学校生活管理指導表（アレルギー疾患用）

名前 ＿＿＿＿＿（男・女） ＿＿年＿＿月＿＿日生 ＿＿年＿＿組　提出日 ＿＿年＿＿月＿＿日

アトピー性皮膚炎 （あり・なし）

病型・治療

A 重症度のめやす（厚生労働科学研究班）
1. 軽症：面積に関わらず、軽度の皮疹のみ見られる。
2. 中等症：強い炎症を伴う皮疹が体表面積の10％未満に見られる。
3. 重症：強い炎症を伴う皮疹が体表面積の10％以上、30％未満に見られる。
4. 最重症：強い炎症を伴う皮疹が体表面積の30％以上に見られる。
＊軽度の皮疹：軽度の紅斑、乾燥、落屑主体の病変
＊強い炎症を伴う皮疹：紅斑、丘疹、びらん、浸潤、苔癬化などを伴う病変

B-1 常用する外用薬
1. ステロイド軟膏
2. タクロリムス軟膏（「プロトピック®」）
3. 保湿剤
4. その他（　　　　）

B-2 常用する内服薬
1. 抗ヒスタミン薬
2. その他（　　　　）

B-3 常用する注射薬
1. 生物学的製剤

学校生活上の留意点

A プール指導及び長時間の紫外線下での活動
1. 管理不要　2. 管理必要

B 動物との接触
1. 管理不要　2. 管理必要

C 発汗後
1. 管理不要　2. 管理必要

D その他の配慮・管理事項（自由記述）

記載日 ＿＿年＿＿月＿＿日
医師名 ＿＿＿＿＿㊞
医療機関名 ＿＿＿＿＿

アレルギー性結膜炎 （あり・なし）

病型・治療

A 病型
1. 通年性アレルギー性結膜炎
2. 季節性アレルギー性結膜炎（花粉症）
3. 春季カタル
4. アトピー性角結膜炎
5. その他（　　　　）

B 治療
1. 抗アレルギー点眼薬
2. ステロイド点眼薬
3. 免疫抑制点眼薬
4. その他（　　　　）

学校生活上の留意点

A プール指導
1. 管理不要　2. 管理必要

B 屋外活動
1. 管理不要　2. 管理必要

C その他の配慮・管理事項（自由記載）

記載日 ＿＿年＿＿月＿＿日
医師名 ＿＿＿＿＿㊞
医療機関名 ＿＿＿＿＿

アレルギー性鼻炎 （あり・なし）

病型・治療

A 病型
1. 通年性アレルギー性鼻炎
2. 季節性アレルギー性鼻炎（花粉症）
主な症状の時期：春、夏、秋、冬

B 治療
1. 抗ヒスタミン薬・抗アレルギー薬（内服）
2. 鼻噴霧用ステロイド薬
3. 舌下免疫療法（ダニ・スギ）
4. その他（　　　　）

学校生活上の留意点

A 屋外活動
1. 管理不要　2. 管理必要

B その他の配慮・管理事項（自由記載）

記載日 ＿＿年＿＿月＿＿日
医師名 ＿＿＿＿＿㊞
医療機関名 ＿＿＿＿＿

学校における日常の取組及び緊急時の対応に活用するため、本票に記載された内容を学校の全教職員及び関係機関等で共有することに同意します。

保護者氏名 ＿＿＿＿＿

（公財）日本学校保健会 作成

[出典：（公財）日本学校保健会 Web サイト https://www.gakkohoken.jp/book/ebook/ebook_R010100/R010100.pdf （2022.12.15 アクセス）]

資料 10 − 5

糖尿病患児の治療・緊急連絡法等の連絡表

学校名　　　　　　　　　　　年　　組　　　　　記載日　令和　　　年　　　月　　　日

　　　　　　　　　　　　　　　　　　　　　　　医療機関

氏名　　　　　　　　　　　男・女　　　　　　　医師名　　　　　　　　　　　　　　　　印

生年月日　平成・令和　　　年　　　月　　　日　電話番号

要管理者の現在の治療内容・緊急連絡法

診断名　　　① 1型（インスリン依存型）糖尿病　　② 2型（インスリン非依存型）糖尿病

現在の治療　1. インスリン注射：　1日　　回　　　　　　　　　昼食前の学校での注射（有・無）
　　　　　　　　学校での自己血糖値測定　（有・無）
　　　　　　2. 経口血糖降下薬：　薬品名（　　　　　　　　　　）学校での服用　　　　（有・無）
　　　　　　3. 食事・運動療法のみ
　　　　　　4. 受診回数　　　回／月

緊急連絡先　保護者　氏名　　　　　　　　　　　　　　　自宅TEL

　　　　　　　　　　勤務先（会社名　　　　　　　　　　TEL　　　　　　　　　　　　　　）

　　　　　　主治医　氏名　　　　　　　　施設名　　　　　　　　TEL

学校生活一般:基本的には健常児と同じ学校生活が可能である

1. 食事に関する注意
　　学校給食　　　　　①制限なし　②お代わりなし　③その他（　　　　　　　　　　　　）
　　宿泊学習の食事　　①制限なし　②お代わりなし　③その他（　　　　　　　　　　　　）
　　補食　　　　　　　①定時に（　　　時　食品名　　　　　　　　　　　　　　　　　　）
　　　　　　　　　　　②必要なときのみ　（どういう時　　　　　　　　　　　　　　　　）
　　　　　　　　　　　　　　　　　　　　（食品名　　　　　　　　　　　　　　　　　　）
　　　　　　　　　　　③必要なし

2. 日常の体育活動・運動部活動について
　　「日本学校保健会　学校生活管理指導表」を参照のこと

3. 学校行事（宿泊学習、修学旅行など）への参加及びその身体活動
　　「日本学校保健会　学校生活管理指導表」を参照のこと

4. その他の注意事項

低血糖が起こったときの対応＊

程度	症状	対応
軽度	空腹感、いらいら、手がふるえる	グルコース錠2個 （40kcal=0.5単位分。入手できなければ、スティックシュガー10g）
中等度	黙り込む、冷汗・蒼白、異常行動	グルコース錠2個 （あるいは、スティックシュガー10g） さらに多糖類を40〜80kcal（0.5〜1単位分）食べる。 （ビスケットやクッキーなら2〜3枚、食パンなら1/2枚、小さいおにぎり1つなど） 上記補食を食べた後、保健室で休養させ経過観察する。
高度	意識障害、けいれんなど	保護者・主治医に緊急連絡し、救急車にて主治医または近くの病院に転送する。救急車を待つ間、砂糖などを口内の頬粘膜になすりつける

＊軽度であっても低血糖が起こったときには、保護者・主治医に連絡することが望ましい。

［出典：（公財）日本学校保健会 Web サイト https://www.hokenkai.or.jp/kanri/pdf/kanri_03.pdf（2022.12.15 アクセス）］

143

令和5年度（令和4年度実施）養護教諭採用試験問題

1 学校におけるアレルギー疾患に対する取組について，**問1，問2**に答えなさい．

問1 アレルギー疾患に関する内容として，適当なものの組合せを選びなさい．

① 食物アレルギーの症状として，最も多いのは消化器症状であり，次いで呼吸器症状，粘膜症状，中にはショック症状と多岐にわたっている．

② 食物アレルギーについて，ピーナッツ，ソバ，甲殻類，魚類などは年齢を経るごとに耐性獲得し，鶏卵，小麦，牛乳などの耐性獲得率よりも高い．

③ アトピー性皮膚炎の児童生徒等は，他の児童生徒等に比べると様々なアレルギー疾患を合併しやすく，その中には食物アレルギーも含まれる．

④ アレルギー性鼻炎の治療として，シラカンバの花粉が原因のアレルギー性鼻炎に対しては舌下免疫療法が行えるが，投与後2時間程度は激しい運動を避ける必要があるため，投与した時間を確認する．

⑤ アレルギー性結膜炎の中でも，春季カタルやアトピー性角結膜炎は重症型であるため，学校での配慮・管理を厳重に実施する必要がある．

ア ①③ イ ①④ ウ ②④ エ ②⑤ オ ③⑤

問2 学校生活管理指導表（アレルギー疾患用）の活用について説明したa〜cの文の正誤の組合せとして，最も適当なものを選びなさい．

a 学校における配慮や管理が必要だと思われる場合に使用するものであるため，医師が学校での取組を必要としない場合や，家庭での管理を行っていない場合は，提出の対象外となる．

b 学校は，症状等に変化がない場合であっても，配慮や管理が必要な間は，毎年，主治医や学校医に記載してもらい提出するよう保護者に求める．

c 「緊急時連絡先」欄の医療機関は，アナフィラキシーや重症のぜん息発作等が起こった場合の緊急時の連絡先として，地域の救急医療機関等を記入する．

	a	b	c
ア	正	正	正
イ	正	正	誤
ウ	正	誤	正
エ	誤	正	正
オ	誤	誤	誤

(北海道・札幌市)

② 次の文は，「学校におけるがん教育の在り方について（報告）」（文部科学省　平成27年３月）に示されている「がん教育の目標」である．文中の（　a　）～（　j　）に入る語句を下のア～タから選び記号で答えよ．

①　がんについて正しく理解することができるようにする

　　がんが身近な病気であることや，がんの（　a　），（　b　）・検診等について関心をもち，（　c　）を身に付け，適切に対処できる（　d　）を育成する．また，がんを通じて様々な病気についても理解を深め，健康の（　e　）に資する．

②　健康と（　f　）について（　g　）に考えることができるようにする

　　がんについて学ぶことや，がんと向き合う人々と（　h　）ことを通じて，自他の健康と（　f　）に気付き，自己の在り方や（　i　）を考え，共に生きる（　j　）を目指す態度を育成する．

ア　社会づくり	イ　学ぶこと	ウ　主体的	エ　人間関係
オ　早期発見	カ　実践力	キ　命の大切さ	ク　保持増進
ケ　正しい知識	コ　行動力	サ　治癒	シ　触れ合う
ス　生き方	セ　予防	ソ　偏見	タ　客観的

（佐賀県）

③ 「学校のアレルギー疾患に対する取り組みガイドライン（令和元年度改訂公益財団法人日本学校保健会）」について，問いに答えなさい．

問　次のア～オは，「第１章　総論　～『学校生活管理指導表（アレルギー疾患用）』に基づく取組～　６．緊急時の対応　６－２　緊急時対応のながれ」についての説明である．ア～オの説明について，その正誤の組合せとして最も適切なものを，後の①～⑥のうちから選びなさい．

　ア　緊急性の高いアレルギー症状があるかどうかの判断を５分以内に行う．

　イ　緊急性が高いアレルギー症状があると判断した場合の対応は，「ただちにエピペン®を使用する」，「救急車を要請する」，「その場で安静にする」，これらのことが同時進行で実施できるようにする．

　ウ　児童生徒等が呼びかけに反応がなく，呼吸がなければ心肺蘇生法を行う．AEDの操作とセットで普段から練習を行っておくことが必要である．

　エ　その場で安静にする場合の体位の基本は，仰向けに寝かせて足の下にランドセルやかばんなどを入れて高くする．これは体温低下への対応である．

　オ　ショック状態から急な体位変換（抱き起こしたり，おんぶしたり，起き上がったり）は，嘔吐を誘発する可能性が報告されている．ショックまたはそれに準ずる状態の時は体位変換をしないで，その場から移動させず安静を保ち対応することが重要である．

①	ア－誤	イ－正	ウ－正	エ－誤	オ－正
②	ア－正	イ－誤	ウ－誤	エ－誤	オ－正
③	ア－誤	イ－誤	ウ－正	エ－正	オ－誤
④	ア－正	イ－誤	ウ－誤	エ－正	オ－誤
⑤	ア－正	イ－正	ウ－正	エ－誤	オ－誤
⑥	ア－誤	イ－正	ウ－誤	エ－正	オ－正

（神奈川県）

Ⅳ　学校における看護ケア技術

1　気管支喘息

1）日常の看護ケア

(1)　喘息発作の予防

① 保健室の環境調整：アレルゲンが特定されている場合は，なるべく回避する．

② 病院で指示された薬剤（抗アレルギー薬の経口内服・経皮吸収型テープ・吸入）を確認して，喘息が起こりやすい季節には，内服状況を確認する．

③ 過剰の疲労や興奮を避けるように，伝える．

④ 発作の前駆症状を早期に発見する（呼吸状態の変化，喀痰の量，ピークフローの値）．

(2)　セルフケア促進に向けた支援

① 薬物と疾患，治療についての理解を促す．
吸入気管支拡張薬の使用方法，吸入ステロイド薬の使用方法．

② 日常の運動によって鍛錬する．

③ 発作時の対応を教育する．
喘息発作時の体内のしくみや対応方法をパンフレットなどを利用して勉強する．

④ 喘息日記の付け方を教える．

⑤ ピークフロー値の測定方法を教える．

⑥ 食事・栄養の教育：喫煙は気道粘膜に刺激を与え炎症を引き起こすため，家族の喫煙者には協力をお願いする．

2）発作時の看護ケア

(1)　喘息発作の緩和

① 安楽な呼吸のための体位：横隔膜や補助呼吸筋を効率的に活用するために，起座位になる．

② 安楽な呼吸法：ゆっくりしたリズムの腹式呼吸，口すぼめ呼吸により，気道内圧を高め，気道の虚脱・閉塞を防ぐことができ，細気管支からも空気が呼出されやすくなる．

③ 安静：酸素消費量の増加に伴う呼吸困難が増強する動作（会話・更衣等）を避ける．

④ 呼吸状態の観察と悪化徴候を早期発見する．

⑤ 指示薬剤の確実な与薬とその効果，副作用のチェックをする．

▶ネブライザー吸入は吸入器にマスクをつけて薬剤を確実に投与する（吸入前後の呼吸音の聴診）．

⑥ 気道内分泌物の喀出を援助する．

> **ネブライザー吸入**
>
> ・マウスピースやマスクのタイプやサイズは児童生徒の発達に合うものを選択する．
>
> ・児童生徒の腹部に手をあて，吸気時にお腹を膨らませるように指導し，ゆっくり腹式呼吸で吸入させる．
>
> ・吸入終了後は，不快感を和らげるため，含嗽を促す．

> **ピークフローの測定の仕方**
>
> 起床時と夕方または夜の1日2回，測定する
>
> ① 立って，背中をのばして行う．
>
> ② マウスピースが大小あれば口に合ったサイズのものをとりつける
> 　（マウスピースはしっかりと口にくわえる．口をすぼめたりしない）．
>
> ③ メーターの目盛りが一番下にある（ゼロを指している）ことを確認する．
>
> ④ できる限り深呼吸する．
>
> ⑤ できる限り強く速く息を吐き出す．
>
> ⑥ 3回測定を行い，一番高い数値を記録する．

喘息個別対応プラン

■名前　　　　　　　　　　　　　　　　　■カルテ番号

■病院・診療科名　　　　　　　　　　　　（電話番号　　　　　　　　　　）

安全ゾーン → 日頃から環境整備を心がけ、下記の予防薬を毎日使う

下記の<u>すべて</u>があてはまる

□苦しくない
□咳がない
□ゼーゼーしていない
□ピークフロー：（　　）以上

予防の薬	使用方法
コメント	

かぜの引き始め

コメント

警告ゾーン１（小発作以下）→ 安全ゾーンの薬に下記の発作時薬を追加

下記の<u>いずれか</u>があてはまる

□咳込みが強い
□少しゼーゼーしている
□少し息が苦しい
□ピークフロー：（　　）以上〜（　　）未満

　★安全ゾーンの状態を数日間維持できたら、
　発作時薬は中止する。
　★一度改善しても、上記の症状を繰り返すときは、
　早めに受診すること。

発作時薬	使用方法
コメント	

警告ゾーン２（中発作）→ 警告ゾーン１の治療で症状の改善がなければ受診

下記の<u>いずれか</u>があてはまる

□はっきりとゼーゼーしている
□息が苦しい
□苦しくて時々目を覚ます
□ピークフロー：（　　）以上〜（　　）未満

　★発作時薬の治療効果が不十分な場合、
　　（　　）吸入を１〜２時間後に行い、
　　それでも改善しなければ受診する★

危険ゾーン（大発作）→ 警告ゾーン１の治療を行い、直ちに受診！

下記の<u>いずれか</u>があてはまる

□息が非常に苦しい（歩けない、話せない、横になれない、食事ができない）
□著明に肋骨が見える息をする
□ピークフロー：（　　）未満

★呼びかけに対する反応が悪いときは救急車119をコール！★

図 10 － 1　喘息個別対応プラン

[出典：足立雄一，滝沢琢己，二村昌樹，藤澤隆夫監修（2020）小児気管支喘息治療・管理ガイドライン 2020，協和企画，p35　https://www.jspaci.jp/assets/documents/jpgl2020_00_web.pdf（2023.1.23 アクセス）]

(2) 脱水の予防

　経口摂取が可能な時は，分泌物除去促進と脱水予防のために水分摂取を促す．

(3) 環境整備

　室温，湿度を適切に維持し，必要時は加湿器を使用する．濡れたタオルをベッド周りに置く．

(4) 不安の緩和

　声をかける．背中をさする．

(5) 緊急時の準備：保護者に連絡して，病院に搬送する．

2　1型糖尿病

1）日常の看護ケア

(1) 測定場所の確保

　児童生徒と相談して，安心して給食前に血糖値を測定できる場所を一緒に決める．

①血糖値を図るための道具　②針（血糖値測定）
③血糖測定器　④ペン型インスリン注射
⑤インスリン注射の針　⑥アルコール綿

インスリン製剤の保管場所

　使用中のインスリンは，学校のカバンの中など，室温で保管する（適温：1℃～30℃）．

　高温になると，インスリンの効果が失われるため，夏は，直射日光が当たる教室の窓側には置かないようにする．

(2) 周囲への理解を促す

　学校の教員やクラスメイトに対して，1型糖尿病のことを正しく知ってもらい，血糖測定やインスリン注射，補食の必要性を理解してもらう．

(3) セルフケア促進に向けた支援

　① 血糖測定の必要性，低血糖や高血糖になる理由，低血糖や高血糖になった時の対処方法を本人が理解できているかを確認し，正しい知識を持つように支援する．

　② 自分の体調と血糖の関係について，記録しておくように指導する．

　　例えば，生理の時，下痢の時，おう吐した時，発熱が出た時など．

(4) 発作の早期発見

　発作の前駆症状を早期に発見し，対応する．

　低血糖の前駆症状：発汗，不安感，顔面蒼白，頻脈，手指震戦，動悸，生あくび，頭痛

　高血糖の前駆症状：口渇，多飲・多尿，体重減少，易疲労感，易感染

(5) 低血糖時に備えた補食の管理

　① 低血糖時に備えて，飴や栄養補助食品のような補食を預かり，保管しておく．

　② 主治医の指示に沿って，体育の前に補食をとり，低血糖予防をする．

2）低血糖時の看護ケア

(1) 経口摂取が可能な場合

　ブドウ糖やブドウ糖を含む清涼飲料水を飲む．

(2) 経口摂取が不可能な場合

　① 保護者，主治医に連絡し，病院へ搬送する．

　② ブドウ糖や砂糖を唇や歯肉に塗り付ける．

3）高血糖時の看護ケア

（1）水分摂取

る.

① アナフィラキシーを起こした年月日

② 症状の引き金：食後の運動，風邪，花粉の季節，疲れ，睡眠不足，下痢，環境温度の変化，口内炎等

③ 具体的症状：皮膚・粘膜症状，消化器症状，呼吸器症状，循環器症状，神経症状

④ 他のアレルギーの既往：気管支喘息，花粉症，アトピー性皮膚炎

（3）児童生徒の各自に対応した個人用のアナフィラキシー専用の救急セットを保健室に用意する.

　　例：エピペン®，エピペン®の使用手順，緊急時の対応マニュアル，緊急薬，水，コップ，携帯用酸素，症状チェックリスト（アナフィラキシーかどうかをチェックする表），緊急対応経過記録表，タオル，ビニール袋，レジャーシート

エピペン®の保管方法

　15～30℃での保管が適しているため，冷蔵庫や直射日光が当たる場所には置かない.

　薬液が変色していたり，沈殿物が見つかったりした場合は交換してもらう.

　校外学習の時は，先生が持ち歩くなど，携帯しておく.

（4）保健室に，緊急時の対応マニュアルを作成して，教員間でロールプレイング研修を行う.

緊急時の対応マニュアルの内容

　発見時からの緊急対応や救急搬送依頼が順番で分かるチャート式のマニュアル

① 保護者に連絡して，救急車（タクシー）を要請し，救急搬送するまでの方法，アナフィラキシーショック時の初期対応

② 病院に持参する物のチェックリスト

③ 保護者および通院している病院・主治医の連絡先

2）アナフィラキシーショック時の看護ケア

緊急時の対応マニュアルに沿って，行う.

（1）子どもの身体を横にして，安楽な姿勢にする．子どもから目を離さない.

（2）他の教員に応援を依頼する．施設内での役割分担を行う.

　→準備：エピペン®と内服薬，AEDを持ってくる

　→連絡：救急車，管理職，保護者への連絡

　→記録：症状，処置の記録

　→その他：他の子どもへの対応

（3）緊急性が高いアレルギー症状かどうかをアナフィラキシー症状をチェック表で確認する．（5分以内）

（4）緊急性が高い場合

同時に，

① エピペン®を使用する．エピペン®を児童生徒の大腿の外側にゆっくり押しあてた後，強く押し付けて4～5秒間保持する．（図10-2参照）

② 救急車を呼び，保護者，主治医に連絡する.

図 10 － 2　エピペン®の使用方法

エピペン®が処方されている患者でアナフィラキシー　　ショックが　　　　
下記の症状が一つでもあれば使用すべき　　である．

消化器の症状	・繰り返し吐き続ける	・持続する強い（が　　んできない）
呼吸器の症状	・のどや胸が締め付けられる　・声がかすれる ・持続する強い咳込み　・ゼーゼーする呼吸	
全身の症状	・唇や爪が青白い　・脈を触れにくい ・意識がもうろうとしている　・ぐったりしてい	

図 10－3　一般向けエピペン®の適応（日本小

[出典：日本小児アレルギー学会アナフィラキシー対応ワーキンググループ（2
（2022/1/30 アクセス）]

③　呼吸停止が認められた場合，心肺蘇生を行う．

(5)　緊急性がない場合，内服薬を飲ませて，安静にで
きる場所へ移動．
→5分ごとに症状を観察して，症状をチェックする．

日本学
ガイドライン，東京，200　　　

引用・参考文献

1）加藤愛香：気管支喘息，見てわかる呼吸器ケア，呉屋朝幸・青鹿由紀編集，道又元裕監修，pp142-145，照林社，東京，2013.

2）小島崇嗣：手あてをする・救急車を呼ぶ・保護者へ連絡する，兵庫食物アレルギー研究会編集，伊藤節子監修：いざというとき学校現場で役に立つ食物アナフィラキシー対応ガイドブック，p14，診断と治療社，東京，2015.

3）医療情報科学研究所編集，看護技術がみえる　vol.2　臨床看護技術，pp190-209，メディックメディア，東京，2013.

4）東京都アレルギー疾患対策検討委員会　食物アレルギー緊急時対応マニュアル　https://www.fukushihoken.metro.tokyo.lg.jp/allergy/pdf/pri06.pdf　（2022/1/30アクセス）

5）長澤恵子：インスリン注射の実施，猪又克子・清水芳監修：臨床看護技術パーフェクトナビ，pp139-143，学習研究社，東京，2008.

6）西田有正：気管支喘息，イメカラ，医療情報科学研究所編集，pp164-169，メディックメディア，東京，2011.

7）文部科学省スポーツ・青少年局学校健康教育課監修（財）

8）足立雄一，滝沢琢己，二村昌樹，藤澤隆夫監修（2020）小児気管支喘息治療・管理ガイドライン2020，p35，協和企画，東京，2020. https://www.jspaci.jp/assets/documents/jpgl2020_00_web.pdf（2023.1.23アクセス）

9）藤本保：小児の薬の選び方・使い方，横田俊平・田原卓浩・橋本剛太郎編集，pp221-229，南山堂，東京，2010.

10）森口清美：まるごと！疾患別看護過程　気管支喘息，プチナース23（1），pp1-20，2014.

11）柳田紀之：症状出現時の対応，海老澤元宏監修・佐藤さくら・柳田紀之編集：小児食物アレルギーQ＆A，pp142-143，日本医事新報社，東京，2016.

ISBN978-4-86186-879-5
C3047 ¥2700E

[第10章関連（2）]

令和5年度（令和4年度実施）養護教諭採用試験問題

（京都府）

2　次の文は，「学校のアレルギー疾患に対する取り組みガイドライン〈令和元年度改訂〉」（公益財団法人　日本学校保健会）の中で，気管支ぜん息の発作のメカニズムについて述べたものである．この①～⑤の説明について，正しいものには○，誤っているものには×をつけた場合，正しい組み合わせはどれか．下のa～eから一つ選びなさい．

① 発作がないときの気管支　　：気道の突発的な炎症によって，気道過敏性は高まっている．気道が刺激に対し敏感な状態になっているところへ，発作を引き起こす刺激（増悪因子）が加わると，発作が起きる．

② 発作のときの気管支（症状）：ぜん鳴，止まらないせき，息切れの増加，タンの増加など

③ 発作のときの気管支（特徴）：増悪因子によって気管支のまわりの筋肉が拡張し，気道が拡がったままになり発作が起こるが，発作治療薬などの使用によって気道はもとの状態にもどる．

④ 発作にかかわる増悪因子　　：ダニ（死骸やフン），ハウスダスト（ダニの死骸やフンを含んだほこり），ペットの毛
（アレルゲン）　　　　　　　やフケ，カビ，花粉など

⑤ 発作にかかわる増悪因子　　：激しいスポーツ，かぜやインフルエンザなどの感染症，季節の変わり目や天候不順，温
（アレルゲン以外）　　　　　度変化（春や秋，梅雨や台風，冷たい空気），強い臭いや煙，ストレス，過労など

	①	②	③	④	⑤
a	○	○	×	×	○
b	×	○	×	○	○
c	○	×	○	○	×
d	×	×	○	×	○
e	○	×	×	○	×

（高知県）

③ 次の表は，主な小児がんの発生場所などについてである．表中の下線部のうち，適切でないものを①〜⑤から選び，番号で答えよ．

病名	発生場所など
白血病	血液のがん．小児がんのうち約 7 割を占めて〔
脳腫瘍	頭蓋骨の内側にできた腫瘍．白血病に次いで多い．小児がんの約□割を占める．子どもに多い脳腫瘍は，グリオーマ（神経膠腫），胚細胞腫瘍，髄芽腫など
リンパ腫	リンパ節，肝臓，脾臓など，細菌やウイルスの排除などの，免疫機能をつかさどるリンパ組織から発生するがん．リンパ組織は全身に及んでいることから，全身のあらゆる部位に発生する可能性がある
神経芽腫	交感神経のもとになる細胞から発生する腫瘍．腎臓の上にある副腎や交感神経節（背骨のわき）などから発生する．
胚細胞腫瘍	精子や卵子になる前の未成熟な細胞から発生した腫瘍の総称．松果（脳の中），後腹膜，仙尾部（尾骨の骨）などの身体の真ん中に発生する．

（神戸市）

④ 次の気管支喘息についての問いに答えよ．

(1) 気管支ぜん息の原因について，文中の下線部のうち，適切でないものを①〜⑤から選び，番号で答えよ．

　　ダニ，ホコリ，動物のフケや毛などのアレルゲンに対する <u>アレルギー反応</u>①が気道で慢性的に起きることが原因である．慢性的な炎症により気道が過敏になっているため，さらなるアレルゲンへの曝露のほか，風邪やインフルエンザなどの <u>呼吸器感染症</u>②や <u>運動</u>③，<u>受動喫煙</u>④，時に <u>紫外線</u>⑤などでも発作が起きやすくなっている．

(2) 気管支ぜん息の児童が，宿泊を伴う校外活動に参加するに当たり，配慮する事項について，適切でないものを①〜⑤から選び，番号で答えよ．

① 宿泊を伴う校外活動は，児童生徒等が興奮したり，疲れたり，また宿泊地の気温，気圧の変化などにより，日常に比べ急性増悪（発作）が起きやすい状況にあるため，参加を避けるよう配慮する．
② 室内環境が悪い（畳部屋，じゅうたん部屋，喫煙可の部屋等）場合，急性増悪（発作）が誘発されやすいため，宿泊先の選定にあたっては十分に下見と打ち合わせを行う．
③ 室内で枕投げや暴れたりすることなどで，ホコリを吸い込み急性増悪（発作）を起こす可能性があるので，事前に患児を含めて全員に指導する．
④ 宿泊先近辺の適切な医療機関を調べておく．
⑤ 保護者を通じ，事前に主治医に参加可能な状態かどうかと注意点を確認する．

（神戸市）

5　「学校のアレルギー疾患に対する取り組みガイドライン（令和元年度改訂）」（公益財団法人　日本学校保健会）の内容について，次の問に答えよ．

問1　アトピー性皮膚炎について，A〜Dから正しいものを一つ選び，記号で答えよ．

A　湿疹は，顔，首，肘の内側，膝の裏側などのよく現れるが，全身に広がることはない．

B　アトピー性皮膚炎に対する治療の3つの柱の一つは，患部への塗り薬（外用薬）の塗布などの薬物療法を避けることである．

C　心理的ストレスが皮膚炎（＝湿疹）を悪化させる原因になることがある．

D　良くなったり悪くなったりすることを繰り返し，治療による症状のコントロールは難しい．

問2　アトピー性皮膚炎のある児童生徒が，屋外プールで水泳を行う際の配慮事項を具体的に二つ記せ．

問3　アドレナリン自己注射薬（エピペン®）の取り扱いについて，a〜dのうち正しいものは○，誤っているものは×を答えよ．

a　オレンジ色のニードル（針）カバーを上に向けて，エピペン®のまん中を利き手でしっかりと握り，もう片方の手で青色の安全キャップを外し，ロックを解除する．

b　エピペン®を太ももの前外側に垂直になるようにし，オレンジ色のニードル（針）カバーの先端を「カチッ」と音がするまで強く押し付け，即座にエピペン®を太ももから抜き取る．

c　注射後，オレンジ色のニードル（針）カバーが伸びているかどうかを確認する．ニードル（針）カバーが伸びていれば注射は完了である．

d　エピペン®は医療機関外での一時的な緊急補助治療薬であるため，万一，エピペン®が必要な状態になり使用した後は速やかに医療機関を受診しなければならない．

（島根県）

6　次の図は，「学校のアレルギー疾患に対する取り組みガイドライン」（令和元年度改訂　公益財団法人　日本学校保健会）の一部を抜粋したものである．図中の（　①　）〜（　⑤　）に当てはまる語句や数字を答えよ．ただし，同一番号には同一語が入る．

（長崎県）

ふくろう出版
☎０八六ー二五五ー一二八
〒700-0000 岡山市北区高柳西町一ー三 夢節劇元
津島ひろ江編

7 次のア〜オの各文は，「がん教育推進のための教材」（平成28年4月文部科学省）のがんについて述べたものである．正しいものを〇，誤っているものを×としたとき，正しい組合せを選びなさい．

ア 健康な人の体でも毎日，多数のがん細胞が発生しているが，免疫が働いてがん細胞を死滅させている．

イ 現在，日本人の二人に一人は，一生のうち何らかのがんにかかると推計されており，日本人の死因の約五割はがんとなっている．

ウ 近年，がん罹患数が最も多いのは，男女あわせて大腸がんであり，死亡数が最も多いのは，男女あわせて胃がんである．

エ がんは，全ての臓器に発生する可能性があり，一般的にはその発生した臓器などから名称が決まる．「がん」という名称は用いられていないが，白血病もがんの一種である．

オ 国が推奨しているがん検診のうち，子宮頸がん検診の対象年齢は，20歳以上の女性である．

	ア	イ	ウ	エ	オ
①	〇	×	〇	×	×
②	×	〇	×	〇	×
③	×	〇	×	×	×
④	〇	×	×	〇	〇
⑤	〇	×	〇	×	〇

(福岡県)

8 次のア〜オの各文は，アレルギーの症状とその対応について述べたものである．正しいものを〇，誤っているものを×としたとき，正しい組合せを選びなさい．

ア 花粉のアレルギーがある児童生徒等がそれらの花粉抗原と構造が似た物質を含む生の果実や野菜を食べたときに，食後5分以内に口腔内の症状（のどのかゆみ，ヒリヒリする，イガイガする，腫れぼったいなど）が誘発されることを，交差反応という．

イ 食物依存性運動誘発アナフィラキシーにはIgE抗体が関係しており，原因食物として最も多いものは卵である．

ウ 食物依存性運動誘発アナフィラキシーは，運動と原因食物の組合せにより，はじめて症状が誘発される．多くの場合は原因食物の摂取後，2時間以内の運動で発症するとされているため，運動する予定があれば，原因食物を4時間以内に摂取しないようにする．

エ 食物アレルギーの症状としては，呼吸器症状が最も多く，次いで皮膚症状である．

オ アナフィラキシーが疑われる場合，まず適切な場所に足を頭より高く上げた体位で寝かせ，嘔吐に備え，顔を横向きにする．

	ア	イ	ウ	エ	オ
①	〇	×	×	〇	〇
②	×	〇	×	×	×
③	〇	〇	〇	〇	×
④	×	〇	×	×	〇
⑤	〇	×	〇	×	〇

(福岡県)

154

⑨ 次の文は，ネフローゼ症候群について述べたものである．文中の（ ア ）〜（ オ ）に当てはまる語句を《語群》
a〜jから選んだとき，正しい組合せを選びなさい．ただし，同じ記号には同じ語句が入る．

> ネフローゼ症候群は，腎臓のろ過装置である（ ア ）から非常に多くの（ イ ）が漏れ出てしまい，その結果血
> 液中の（ イ ）が少なくなり，全身の（ ウ ）をきたす病気である．子供のネフローゼ症候群の約（ エ ）%は
> 原因が特定できない（ オ ）ネフローゼ症候群である．

《語群》

a	50	b	半月体	c	蛋白質	d	ヘモグロビン	e	糸球体
f	特発性	g	腫脹	h	浮腫	i	慢性	j	90

	ア	イ	ウ	エ	オ
①	e	d	h	a	i
②	b	d	g	j	f
③	e	c	h	a	i
④	b	c	g	a	f
⑤	e	c	h	j	f

(福岡県)

⑩ 次の表は，「学校のアレルギー疾患に対する取り組みガイドライン 令和元年度改訂」（令和2年3月 公益財団法人 日本
学校保健会）「第1章 総論 〜『学校生活管理指導表（アレルギー疾患用）』に基づく取組〜」「3. 学校生活で求めら
れる配慮・管理」に示されている各アレルギー疾患と関連の深い学校での活動をまとめた表である．表中の空欄（ ア ）〜
（ ウ ）に当てはまる疾患名の組み合わせとして最も適切なものを①〜⑥の中から一つ選びなさい．

学校での活動	（ ア ）	（ イ ）	（ ウ ）	アレルギー性結膜炎	アレルギー性鼻炎
1．動物との接触を伴う活動		○	○	○	○
2．ダニ・ホコリの舞う環境での活動		○	○	○	○
3．花粉の舞う環境での活動		○	○	○	○
4．長時間の屋外活動		○	○	○	○
5．運動（体育・クラブ活動等）	△	○	○	△	△
6．プール	△	△	○	○	△
7．給食	○		△		
8．食物・食材を扱う授業・活動	○		△		
9．宿泊を伴う校外活動	○	○	○	○	○

○：注意を要する活動　　△：時に注意を要する活動

	ア	イ	ウ
①	食物アレルギー・アナフィラキシー	アトピー性皮膚炎	気管支ぜん息
②	アトピー性皮膚炎	食物アレルギー・アナフィラキシー	気管支ぜん息
③	気管支ぜん息	食物アレルギー・アナフィラキシー	アトピー性皮膚炎
④	食物アレルギー・アナフィラキシー	気管支ぜん息	アトピー性皮膚炎
⑤	アトピー性皮膚炎	気管支ぜん息	食物アレルギー・アナフィラキシー
⑥	気管支ぜん息	アトピー性皮膚炎	食物アレルギー・アナフィラキシー

(三重県)

第11章 感染症の予防

I 学校感染症と学校における感染症予防の意義

「学校保健法等の一部を改正する法律（2008（平成20）年6月18日法律第73号）」によって，2009（平成21）年4月1日，学校保健法から学校保健安全法に改定され，その際に学校保健安全法施行規則の第18条では，「学校において予防すべき感染症」と表記された．これに伴い，「学校伝染病」から「学校感染症」の表現が用いられるようになり，学校において予防すべき感染症を通常「学校感染症」と呼んでいる（以下，学校感染症という）．学校感染症は，「感染症の予防及び感染症の患者に対する医療に関する法律（以下，感染症予防法という）」の改正に伴って内容が変更された．具体的には学校保健安全法施行規則の第18条から第21条に規定されている．

感染症の中でも近年新型インフルエンザが問題であるが，さらに新型のウイルスによる感染症も発生し問題となっている．2019年12月に中華人民共和国武漢市で新型コロナウイルス（SARS-CoV-2）による感染症が発生した．新型コロナウイルスは，感冒から致死的な肺炎に至るまでの様々な重症度の呼吸器疾患を引き起こす．この感染症発症では中国は武漢市を封鎖するなど対策を講じたが，世界的規模の感染（パンデミック）を引き起こした．WHO（世界保健機関）では，2020年1月30日に緊急事態を宣言した．国内外で対策が講じられているにもかかわらず，今後の感染症の動向は見通せない状況で，2023年1月においても収束の気配はいまだない．この新型コロナウイルス（SARS-CoV-2）による感染症は，新型コロナウイルス感染症（COVID-19）と命名された．

日本では，新型コロナウイルス感染症（COVID-19）は，2020年2月に「指定感染症」として決定された．「指定感染症」とされた感染症は，過去には，2003年の重症急性呼吸器症候群（SARS；SARS-CoV），2006年と2013年の鳥インフルエンザA（H7N9），2014年の中東呼吸器症候群（MERS；MERS-CoV感染症）の4例がある．指定感染症に指定されたため，新型コロナウイルス感染症は，感染症法上の2類，学校保健安全法では，第一種感染症とみなされる（学校保健安全法施行規則（昭和33年文部省令第18号）第18条第2項）．このため，学校長は，新型コロナウイルス感染症に罹患した児童生徒等があるときは，治癒するまで出席を停止させることができる．

感染症は免疫を持たないヒトの間で感染，流行するものであるため，感染症発生予防の観点から学校では十分な情報収集や対策が必要である．

学校保健安全法において「学校感染症」は，第一種から第三種に分類している．第一種の感染症は，新型コロナウイルス感染症，第一種の特定鳥インフルエンザ（H5N1, H7N9）などであり，感染症予防法により基本的に入院が義務付けられているので，当然学校は欠席し治療に専念することとなる．

第二種の百日咳・麻しんにおいても高校生や大学生の罹患症例が出ており，学校保健上の重要な課題となっている．さらに，第三種の腸管出血性大腸菌感染症は，幼稚園の井戸水を原因としたO-157集団発生での園児死亡事件や，学校給食あるいは仕出し弁当による集団食中毒発生事件が起こっていることからも注意を要する．しかし，学校で実際に毎年多く発生する疾患は，季節性のインフルエンザ，麻しんや流行性耳下腺炎，溶連菌感染症，咽頭結膜熱，感染性胃腸炎などである．

学校においては児童生徒が集団生活をすることが前提であるため，感染症が発生するとたちまち感染が広がってしまう．感染が拡大することにより学校行事等教育に関わる全般に影響を及ぼすため，適切で迅速な対応が求められ，特に注意が必要である．

表 11 － 1　学校感染症の種類と出席停止期間基準

	分類の特徴	疾病の種類	出席停止の期間の基準
第一種	感染力の重篤性から危険性が極めて高い感染症 感染症予防法の一類感染症及び二類感染症(結核を除く)	エボラ出血熱	治癒するまで
		クリミア・コンゴ出血熱	
		痘そう	
		南米出血熱	
		ペスト	
		マールブルグ病	
		ラッサ熱	
		急性灰白髄炎	
		ジフテリア	
		重症急性呼吸器症候群（病原体がベータコロナウイルス属 SARS コロナウイルスであるものに限る）	
		中東呼吸器症候群（病原体がベータコロナウイルス属 MERS コロナウイルスであるものに限る）	
		特定鳥インフルエンザ（病原体の血清亜型が H5N1 および H7N9 であるものをいう）	
第二種	感染症のうち飛沫感染するもので，学校において流行を広げる可能性が高い感染症	インフルエンザ（特定鳥インフルエンザを除く）	発症した後5日を経過し，かつ解熱した後2日を経過するまで（ただし，幼稚園に通う幼児については，発症した後5日を経過し，かつ，解熱した後3日を経過するまで）
		百日咳	特有の咳が消失するまで又は5日間の適正な抗菌性製剤による治療が終了するまで
		麻しん	解熱した後3日を経過するまで
		流行性耳下腺炎	耳下腺，顎下腺又は舌下腺の腫脹が発現した後5日を経過し，かつ全身状態が良好になるまで
		風しん	発疹が消失するまで
		水痘	すべての発疹が痂皮化するまで
		咽頭結膜熱	主要症状が消退した後2日を経過するまで
		＊病状により学校医その他の医師において感染のおそれがないと認めたときは，この限りでない	
		結核	病状により学校医その他の医師において感染のおそれがないと認めるまで
		髄膜炎菌性髄膜炎	
第三種	感染症のうち学校教育活動を通じ，学校において流行を広げる可能性がある感染症	コレラ	病状により学校医その他の医師において感染のおそれがないと認めるまで
		細菌性赤痢	
		腸管出血性大腸菌感染症	
		腸チフス	
		パラチフス	
		流行性角結膜炎	
		急性出血性結膜炎	
		その他の感染症	
指定感染症		新型コロナウイルス感染症	治癒するまで

＊学校保健安全法施行規則の一部改正等について（通知）　文部科学省スポーツ・青少年局長　平成 27 年 1 月 21 日による

　文部科学省；新型コロナウイルス感染症の「指定感染症」への指定を受けた学校保健安全上の対応について　令和 2 年 1 月 28 日

II 学校感染症の種類と出席停止期間基準

感染症予防法が2008(平成20)年5月に改正されたことに伴い,学校保健安全法施行規則も改正された.また2012(平成24)年4月1日に学校保健安全法施行規則の改正に伴い「学校において予防すべき感染症の種類及び出席停止の期間」について見直しがおこなわれた.現在の学校感染症の種類と出席停止の期間の基準は,学校保健安全法施行規則第19条に指定されている(表11-1).

学校感染症の種類は第一種から第三種まで分類され,第一種には感染力の強さから危険性が極めて高い感染症として,感染症予防法の一類感染症であるエボラ出血熱やクリミヤ・コンゴ出血熱などと感染症予防法の二類感染症の結核を除いた急性灰白髄炎やジフテリアなどの計12種類が指定されている.第二種には,鳥インフルエンザ(H5N1)を除く,インフルエンザや麻しん,風しんなど飛沫感染または飛沫核感染する9種類が,第三種にも8種類とその他の感染症が,それぞれ指定されている.第三種のその他の感染症には,主に接触感染,経口感染する溶連菌感染症,伝染性紅斑,マイコプラズマ感染症,流行性嘔吐下痢症などがある.学校感染症第二種及び第三種には,感染症のうち児童生徒が学校教育活動において特に流行を広げてしまう恐れがあるものが指定されている.

学校感染症第二種は,百日咳と結核,髄膜炎菌性髄膜炎が細菌感染症であるほかは,すべてウイルス感染症である.学校感染症第三種のうち,コレラ,細菌性赤痢,腸管出血性大腸菌感染症,腸チフス,パラチフスの病原体はいずれも細菌で,患者保菌者の便などの排泄物に存在する.消化器系感染症と称され経口感染の形式をとり,患者との接触によって感染することが多いが,水や食物を介して集団発生を起こした例もしばしば見られる.さらに,感染症の予防及び感染症の患者に対する医療に関する法律第六条第七項から第九項までに規定する新型インフルエンザ等感染症,指定感染症及び新感染症は,第一種から第三種の規定にかかわらずすべて第一種の学校感染症とみなされている.

感染症予防法では疾病の分類が変更され,それに伴い感染症法の一類感染症および結核を除く二類感染症が学校感染症では第一種感染症となるため,重症急性呼吸器症候群(SARS)は,感染症予防法では二類感染症に変わったが,学校保健安全法施行規則により学校では第一種感染症となっている.他にも,学校感染症では第一種感染症である,中東呼吸器症候群,特定鳥インフルエンザも感染症予防法では二類感染症である.感染症予防法と学校感染症との分類の違いを知っておくことも必要である.また,感染症は,重症急性呼吸器症候群(SARS),中東呼吸器症候群(MERS),クリミア・コンゴ出血熱やエボラ出血熱などのいわゆる新興感染症の他,再興感染症といって発症が一時期は減少していたが,再び注目されるようになったマラリア,結核,デング熱,狂犬病などの感染症があり,常に新しい情報を得るよう心掛けることが求められる.

III 学校感染症発生時の対応

学校感染症の全般的な対応としては,まず早期発見である.児童生徒の健康観察や保健室の利用状況などから,流行の兆しなどの早期発見に努めることである.さらに,教育委員会や保健所が発信する情報から通学地域や居住地域の健康情報を収集することも必要である.また,感染した児童生徒が他者に感染させないこと,本人が体力的に通常授業に出席できる状態になるまで十分休養させることが大切である.児童生徒は早く復帰したいという思いから,主治医の登校許可を確認しないで登校する場合もある.学校の出席停止期間の基準は,それぞれの疾病がヒトからヒトへ感染する程度に病原体が排出されている期間を基準としているが,体力や体調には個人差があるため主治医に登校可能かどうかの相談をしてから登校することが望まれるため,事前に保健指導をしておくことが必要である.感染症が発生したら,学校内の欠席者の集約,健康調査の実施・確認も大切である.さらに,教職員を媒介とした感染拡大を防止するためにも,情報交換をこまめにする.

また,感染症発症時に備え,誰とどこで会ったか,外

出した場所と日時を日頃からメモしておくように指導しておく必要もある.

　出席停止については学校保健安全法第19条で学校長が出席を停止させることができる旨を, 第20条で学校の設置者が臨時に, 学校の全部又は一部の休業を行うことができる旨を規定している.

　保護者からそれらの疾病罹患の連絡があった場合の対応については,

① 学校感染症であることを確認し,「出席停止」となることを説明する.

② 出席停止に関する手続きについて説明する.

③ 登校開始に際しては, 主治医に他の児童生徒に感染しないか, 本人の体力は十分であるかを確認してもらう

などである.

　感染症, 食中毒が発生した場合には, 学校医, 教育委員会, 保健所に連絡し, 適切な措置をし, 指示を仰ぐことも必要である. また, 日頃から学校医と連絡を取り合っておくとよい. 学校は独自の対応チェックリストを作成し, 地域管内の保健所に指導助言を得ておくなどの対応もしておくとよい.

　国立感染症情報センター, 県感染症情報センター, 県教育委員会, 保健所がまとめている地域の発生者状況などを把握しておくことも必要である. 感染症や食中毒が発生した際には, 各県において, 県衛生福祉部, 教育委員会などで, 独自のホームページを作成していることが多い. そこから提供される地域の感染症発生情報を随時取り入れ活用することが望ましい.

　また, 全校の発生状況を早期に把握するため, 学校感染症の一覧を職員室や事務室の目に付く場所に掲示し, 保護者から電話連絡などがあり, 感染症の罹患が確認された, あるいは疑わしい際には, 養護教諭・保健主事に連絡をするように職員会議などで周知徹底しておくとよい. 担任・副担任が情報を得た時にも, 速やかに養護教諭へ連絡するように連携を密にし, 学校としての体制を整えておく. また, 罹患の連絡を受けた際には, 教職員の誰もが, 児童生徒本人の現在の状況, 発症日, 医療機関名, 医療機関からの指示などを確認するように共通認識をしておくことが必要である.

Ⅳ　学校感染症の予防・対策

　感染の成立には, 感染源(病原体), 感染経路, 感受性宿主(個体)の3つが関連している. そのため, 感染源の除去, 感染経路の遮断, 宿主の抵抗力の増強が感染予防の三原則になる.

　感染源対策としては, 学校環境衛生活動を強化し, 飲料水の衛生的管理, 汚染しやすい便所やごみ処理場, 手洗い場等を清潔にし, 必要に応じ消毒を強化する. 学校給食の安全, 清潔のため調理従事者の健康管理, 施設設備の衛生的管理等を徹底する. 教室の換気を十分にするなどし, 病原体の除去に努める.(なお, 換気回数とは1時間に部屋に入る外気量(㎥)を室容積(㎥)で割ったものであり, 例えば, 換気回数2回/時は1時間に2度窓を開けることではない.)「学校環境衛生基準」では, 教室等における換気の基準として, 二酸化炭素濃度は1,500ppm以下であることが望ましいとしているため, 1,500ppm以下を保つように換気する. 換気の方法としては, 空気の流れを作るため, 複数の窓がある場合には, 二方向の壁の窓を開放する. 窓が一つしかない場合はドアを開けるなどをし, 部屋の空気がすべて外気と替わるように工夫することが必要である. 窓がない場所では入り口を開け, 換気扇やサーキュレーター等を使用する. エアコン使用時や体育館でも換気は必要である.

　感染経路には, 飛沫, 空気(飛沫核), 接触, 経口などによる感染経路がある. 飛沫感染とは, 咳やくしゃみなどが飛び散りウイルスなどを含んだ飛沫から感染するものである. 空気(飛沫核)感染とは, 罹患者が飛散させたウイルスなどの病原体が空気中においても感染力を維持するもので, 長時間浮遊し, 空気の流れにより拡散し感染するものである. 接触感染には, 皮膚と皮膚とが接触することにより伝播する直接接触感染と手袋, 器械器具, 環境などと接触し, 間接的に伝播する間接接触感染がある. そのため, 感染経路による予防対策が必要となる. また, 媒介動物がいる感染症は, 媒介する動物の駆除をする. 基本的な対策としては, 手洗いやうがいの徹底, 咳エチケット, マスクの着用である. 手洗いは, 咳やくしゃみの後, 給食や食事の前, トイレ使用

の後，体育・外遊びの後など，頻回に行う．石鹸を使用し，両手をこすり合わせよく洗い，流水で十分流し清潔な乾燥したハンカチ・タオル，ペーパータオルで拭く．咳エチケットとは，咳など症状のある人が他者にうつさないために，咳やくしゃみをする際にティッシュで口元を覆うか，マスクを着用することである．また，嘔吐物や排泄物の処理には直接触れないように注意を促す．学校内で共有して使用する物品は，必要に応じ洗浄，消毒などをするなどをし，特に把持するものについては適切に消毒する必要がある．感染症を学校内で広げないことが必要である．

宿主対策としては，抵抗力の増強が求められる．栄養摂取，睡眠，休養，適度な運動やストレスの緩和など健康の保持増進に努めることである．又，予防接種をするなどの対応が求められる．予防接種は，個人免疫，集団免疫を獲得し感染症をコントロールすることが目的である．予防接種には，MR（麻しん風しん混合），日本脳炎ワクチンなどの定期接種と3種混合，A型肝炎ワクチンなどの任意接種がある．定期接種は計画的に実施することが望ましい．また，抗体がつくまでの期間は，年齢や個人差がある．

これらの感染の連鎖を断つことが，もっとも感染拡大を防止する手立てである．日頃からの予防指導が万一の発生時の有効な対策をとりやすくする．日常の健康観察を通した学校感染症の早期発見，早期治療の勧告，感染源の遮断，感染経路の消毒，うがい・手洗い・咳エチケット・物を共有使用しない・飲物等の回し飲みをしないなどの生活習慣指導やワクチン接種などの勧奨が大切である．

外出はできるだけ控え，公共の交通機関の利用は避ける．体調不良や発熱がみられる場合には，登校させない．症状等ある場合や感染症流行時にはイベントやスポーツ大会など集団で集まるような場には参加しないように指導する．

また，児童生徒が罹患する感染症には，季節的・地域的な流行をおこすものもある．季節的には，冬のインフルエンザ，ロタウイルスやノロウイルスによる感染性胃腸炎，夏のアデノウイルスによる咽頭結膜炎（プール病），エンテロウイルスによるヘルパンギーナ，手足口

病などがある．感染性胃腸炎は季節性インフルエンザと同様に毎年冬期には注意すべきである．地域的なものには，風しん，流行性耳下腺炎，流行性角結膜炎，水痘，麻しんなどがある．特に麻しんは，2001年，2006年に大流行した．2006年の流行で，厚生労働省では，「麻疹に関する特定感染症予防指針」を策定し，予防接種法に基づく定期の予防接種対象者に中学1年生と高校3年生に相当する年齢の者を，平成20年から5年間時限的に追加することにし，その5年間の追加措置が終了した．そのため，生徒の多くは2回の予防接種が済んでいると推測されるが，引き続き接種するよう喚起することが必要であろう．学校では，学校医と連携を図り，予防接種を受けやすい環境を整えることも望まれる．インフルエンザ予防接種は，任意接種であるが，インフルエンザシーズンが始まる2～4週間前に接種しておくとよい．

さらに，感染症に罹患した結果，出席停止になり，精神的にダメージを受けケアが必要な児童生徒も出現することも予想される．身体的な健康へのダメージばかりではなく，心の健康にも影響することもあるので注意し観察することが望まれる．速やかに状況を把握し，相談できるようなシステムを校内に設置しておくことも望まれる．そのような際にも，養護教諭は関係する教職員と連携をはかり，専門性を活かし助言できるようにしておくことが必要である．また，感染した児童生徒とその家族に対しての差別や偏見がおきないよう正しい情報を発信する必要がある．情報リテラシー教育も重要になってくる．

学校感染症の中でも特に最近注視されている疾病について，予防・対策を表11－2に示している．

新型コロナウィルス感染症関連の資料を11－2～11－5に示した．

新型コロナウィルスは，流行しながら少しずつ変異していく．RNAウィルスに分類され，約3万個もの塩基で構成され約2週間で1か所程度が変異するとされている．この変異によりウィルスの性質に変化が起きることもある．そのために感染力やワクチンの効果が変わったり，変わらなかったりする．また，2022年厚生労働省は，ワクチンや薬の研究開発を加速するために新たに指

表11－2　主な学校感染症の予防・対策

学校感染症	予防・対策
第一種 特定鳥インフルエンザ	衰弱又は死亡した野鳥又はその排泄物を見つけた場合は直接触れず，もし触れた場合には速やかに手洗いやうがいが必要である．特に海外で流行している地域に行く時は，不用意に鳥類に近寄ったり触れたりしないことが大切である． 発熱・咳・くしゃみ等がある時は必ずマスクを着用する．鼻をかんだティッシュは，ティッシュでくるみ，蓋つきのごみ箱に捨てる．咳やくしゃみをおさえたり，鼻をかんだ手は直ちに洗う．流水と石けんによる手洗い，またはアルコール製剤により手指を消毒する．外出後の手洗い・うがいの励行を日常的に行い，流行時は外出を控え感染の機会を減らすことが大切である．日用品や食器などの共有はしない． 消毒剤は 70％イソプロパノールか消毒用エタノールを用い，スプレーはウイルスを巻上げる恐れもあるので使用せず，雑巾やペーパータオルなどで拭く．消毒後の手袋や雑巾などはビニール袋にいれ，口を閉じて捨てる．
指定感染症（第一種） 新型コロナウイルス感染症	軽度から重症までの幅広い症状がみられる．発熱・咳・くしゃみ等がある時は必ずマスクを着用する．症状のない場合でもマスク着用は予防に有効である．使用したマスクや鼻をかんだティッシュは，ティッシュでくるみ，さらにビニール袋等にいれ蓋つきのごみ箱に捨てる．咳やくしゃみをおさえたり，鼻をかんだ手は直ちに洗う．トイレ使用後水を流す際には，蓋を閉める．「換気の悪い密閉空間」「人の密集」「密接した近距離での会話や発声」の「3密」は避ける．把持する物品，ドアノブや水洗トイレの取手など，消毒用エタノールや次亜塩素酸ナトリウムを用いて消毒する．界面活性剤も有効だとされている．一定以上の濃度があれば，次亜塩素酸水も使用できる．消毒後の手袋やペーパータオル，雑巾などはビニール袋にいれ，口を閉じて捨てる．人と人とが対面する場所は，アクリル板やビニールシートなどで仕切る．ワクチンによる予防接種も有効である．
第二種 インフルエンザ	発熱・咳・くしゃみ等がある時は必ずマスクを着用し，咳やくしゃみをおさえた手・鼻をかんだ手は直ちに洗う．外出後の手洗い・うがいの励行を日常的に行い流行時の外出を控え，ワクチン接種の勧奨を行うことが大切である．これらの対策は新型インフルエンザへの個人としての感染予防策ともなる．ワクチンによる予防接種も効果的．
第二種 百日咳	ワクチンによる予防が最も効果的であり，DPT 三種混合ワクチン（ジフテリア・百日咳・破傷風）あるいは DPT-IPT 四種混合ワクチン（ジフテリア・百日咳・破傷風・不活化ポリオ）の接種が行われている．近年では，ワクチン効果が減弱した青年・成人も百日咳に罹患することが明らかとなり，新たな対策が必要となっている．学校においては普通のかぜ症状で始まるので発見しにくいが，次第に咳の回数が増えて程度も激しくなるので速やかに受診を促すことが必要である．百日咳の疑いがあるまま登校してくる場合もあるので，学校医と連絡を取り対策を講じることが大切である．小児科学学会は，小学入学前の任意のワクチン追加接種を勧めている．また，2018 年から，小児科定点把握疾患から成人を含む検査診断例の全数把握疾患となった．
第二種 麻しん	感染力及び重篤性が高いことから確実に予防するには 2 回の予防接種が必要であり，2006 年 4 月に予防接種に関する制度が改正された．2007 年に国内で高校・大学を中心とする学校などでの麻しん流行を経験し，2008 年 4 月より第 3 期・第 4 期として向こう 5 年間，それぞれ中学 1 年生と高校 3 年生相当年齢の人に麻しん風しん混合ワクチン（MR ワクチン）が定期接種の対象に追加された経過がある．現在は，定期接種では 1 歳と小学校入学前に 2 回受けることになっている．2015 年に日本は麻疹排除状態にあると認定された．しかし，海外からの輸入例を発端とする集団発生が全国各地でみられたため，注意が必要である．保護者から麻しんまたはその疑いと連絡を受けた場合は，管理職に報告の上，学校の設置者・学校医及び地域の保健機関などと緊密に連携することが必要である．
第三種 腸管出血性 大腸菌感染症	O157 をはじめとするベロ毒素産生性の腸管出血性大腸菌で汚染された食物などを経口摂取することによっておこり，ヒトからヒトへの二次感染も問題となる．その症状は無症候性から軽度の下痢，激しい腹痛，頻回の水様便，さらに著しい血便とともに重篤な合併症をおこし死に至るものまで様々である．家族内発生と二次感染が多い．下痢の原因が腸管出血性大腸菌であるかどうかを確認するために，必ず医師の診断を受けさせることが必要である．ドアノブや水洗トイレの取手など，菌の汚染されやすい場所を逆性石鹸や消毒用アルコールなどを使って消毒する．二次感染予防のため手洗いの励行を指導する．食品は加熱調理し，洗える食材は十分に洗う．生肉の調理に使用した包丁やまな板は，他の食材の調理には使用しない．
第三種 ノロウイルス感染症	特に冬季，12 月から 3 月をピークに流行する．ノロウイルスはヒトに対して嘔吐，下痢などの急性胃腸炎症状を起こすが，その多くは数日の経過で自然に回復する．感染者の糞便・吐物およびこれらに直接または間接的に汚染された物品類，食中毒としての食品類が感染源の代表的なものであり，少ないウイルス量で感染する．嘔吐，下痢の原因がノロウイルス感染症であるかどうかを確認するために，必ず医師の診断を受けさせることが必要である．床などに飛び散った吐物の処理は，使い捨てのエプロン・マスク・手袋を着用し汚物中のウイルスが飛び散らないようペーパータオルなどで静かに拭き取り，その後次亜塩素酸ナトリウム（塩素系の漂白剤）の濃度約 200ppm で浸すように床を拭き取り，さらに水拭きする．使用後のペーパータオルは廃棄物が十分に浸る量の濃度約 1,000ppm の次亜塩素酸ナトリウムが入ったビニール袋に密閉して廃棄する．ノロウイルスは乾燥すると容易に空中に漂い，口に入って感染することがあるので糞便・吐物は乾燥しないうちに床などに残らないよう速やかに処理し，その後ウイルスが屋外に出て行くよう空気の流れに注意しながら十分に換気を行うことが重要である．エタノールや逆性石鹸による消毒はあまり効果がない．二次感染予防のため手洗いの励行を指導する．出席停止扱いとするかどうかは主治医・学校医と連絡を取り，相談する．

［厚生労働省・国立感染症研究所の Web サイトを参考にして著者作成］

定する「重点感染症」の一つに新型コロナウィルス感染症を選び，医薬品の確保，安全供給の体制整備にとりかかった.

引用・参考文献

1）文部科学省：学校保健安全法，同施行規則，2009

2）杉浦守邦監修：新版学校保健第6版，東山書房，東京，2008

3）采女智津江：新養護概説，少年写真新聞社，東京，2008

4）国立感染症研究所感染症情報センター：学校における麻しん対策ガイドライン第二版，2018

5）大阪府学校保健会：～いざというときに役立つ～危機管理マニュアル，2006

6）文部科学省：学校保健法施行規則の一部を改正する省令の施行について（通知），文部科学省スポーツ・青少年局20文科ス第278号，2008

7）日本学校保健会：学校保健の動向，令和元年度版，東京，2019

8）東京都教育委員会：平成30年度　東京都公立学校における学校感染症による出席停止者の状況，2019

9）日本学校保健会：学校において予防すべき感染症の解説，東京，2018

10）文部科学省：学校環境衛生管理マニュアル「学校環境衛生基準」の理論と実践［平成30年度改訂版］，2018

11）厚生労働省：新型インフルエンザ対策行動計画・ガイドライン
https://www.mhlw.go.jp/bunya/kenkou/kekkaku-kansenshou04/13.html（2021/10/23アクセス）

12）厚生労働省：インフルエンザ（総合ページ）
https://www.mhlw.go.jp/stf/seisakunitsuite/bunya/kenkou_iryou/kenkou/kekkaku-kansenshou/infulenza/index.html（2021/10/23アクセス）

13）厚生労働省：鳥インフルエンザに関するQ&A
https://www.mhlw.go.jp/bunya/kenkou/kekkaku-kansenshou02/qa.html（2021/12/3アクセス）

14）国立感染症研究所：インフルエンザとは
https://www.niid.go.jp/niid/ja/kansennohanashi/219-about-flu.html（2021/10/23アクセス）

15）国立感染症研究所：麻疹
https://www.niid.go.jp/niid/ja/kansennohanashi/518-measles.html（2021/12/3アクセス）

16）国立感染症研究所：百日咳
https://www.niid.go.jp/niid/ja/diseases/ha/pertussis.html（2021/12/3アクセス）

17）国立感染症研究所：ノロウイルス感染症
https://www.niid.go.jp/niid/ja/kansennohanashi/452-norovirus-intro.html（2021/12/3アクセス）

18）厚生労働省：ノロウイルスに関するQ&A
https://www.mhlw.go.jp/stf/seisakunitsuite/bunya/kenkou_iryou/shokuhin/syokuchu/kanren/yobou/040204-1.html（2021/12/3アクセス）

19）国立感染症研究所：腸管出血性大腸菌感染症
https://www.niid.go.jp/niid/ja/diseases/ta/ehec.html（2021/12/3アクセス）

20）厚生労働省：腸管出血性大腸菌感染症Q&A
https://www.mhlw.go.jp/stf/seisakunitsuite/bunya/0000177609.html（2021/12/3アクセス）

21）厚生労働省：健康，結核・感染症に関する情報
https://www.mhlw.go.jp/bunya/kenkou/kekkaku-kansenshou04/03-00.html（2019/12/3アクセス）

22）日本呼吸器学会：COVID-19に関する一般的な質問に対する現時点での文献的考察
https://www.jrs.or.jp/uploads/uploads/files/information/20200325v1.220200323.pdf（2022/3/3アクセス）

23）国立国際医療研究センター研究所：新興・再興感染症
http://www.ri.ncgm.go.jp/info/infectious.html（2022/4/3アクセス）

24）文部科学省：感染症対策
https://www.mext.go.jp/a-menu/kenko/hoken/1353635.htm（2022/3/3アクセス）

25）厚生労働省：感染症情報
https://www.mhlw.go.jp/stf/seisakunitsuite/bunya/kenkou_iryou/kenkou/kekkaku-kansenshou/index.html（2021/11/3アクセス）

26）日本環境感染学会：新型コロナウイルス感染症（COVID-19）への対応について
http://www.kankyokansen.org/modules/news/index.php?content_id=328（2021/10/23アクセス）

27）日本感染症学会：新型コロナウイルス感染症
https://www.kansensho.or.jp/modules/topics/index.php?content_id=31（2021/11/3アクセス）

28）国立感染症研究所：ヒトに感染するコロナウイルス
https://www.niid.go.jp/niid/ja/from-idsc/2482-corona/9303-coronavirus.html（2021/10/17アクセス）

29）国立感染症研究所：感染・伝播性の増加や抗原性の変化が懸念される新型コロナウイルス（SARS-CoV-2）の新規変異株について（第13報）
https://www.niid.go.jp/niid/ja/2019-ncov/2484-idsc/10623-covid19-57.html（2021/11/7アクセス）

30）国立感染症研究所：感染・伝播性の増加や抗原性の変化が懸念される新型コロナウイルス（SARS-CoV-2）の新規変異株について（第14報）
https://www.niid.go.jp/niid/ja/2019-ncov/2551-cepr/10743-covid19-62.html（2021/11/7アクセス）

31）坂井建雄代表：系統看護学講座　解剖生理学, 医学書院, 東京, 2019

32）植田正・前仲勝実編集：薬系免疫学, 南山堂, 東京, 2019

33）ファイザー新型コロナワクチンに係る説明資料　-mRNAワクチンについて
https://www.pfizer-covid19-vaccine.jp/mRNA%E3%83%AF%E3%82%AF%E3%83%81%E3%83%B3%E3%81%AB%E3%81%A4%E3%81%84%E3%81%A6.pdf（2022/6/5アクセス）

34）ワクチン委員会 COVID-19 ワクチンに関する提言（第1版）～（第5版）
一般社団法人日本感染症学会 https://www.kansensho.or.jp/modules/guidelines/index.php?content_id=43（2022/9/25アクセス）

令和　　年　　月　　日

保護者様

○　○　○　○　○学校

校長　　○　○　○　○

出　席　停　止　証　明　書

　本校では，この証明書をもって出席停止扱いとします．医療機関を受診の上，医師に記入していただきますよう，よろしくお願いいたします．

保護者様

年　　　組　　　番　生徒名前

病名

───────────────────────────────

　上記の者は，　　　月　　　日から　　　月　　　　日まで，上記疾病により登校を禁止しました．
　　　月　　　日をもって感染の心配もないので，登校を許可します．

令和　　年　　月　　日

住所

医師

名前　　　　　　　印

※最初に保健室に提出してください

資料 11 － 2　ヒトに感染するコロナウイルス

	HCoV-229, HCoV-OC43 HCoV-NL63, HCoV-HKU1	HCoV-HKU1 SARS-CoV (サーズ)	MERS-CoV (マーズ)	SARS-CoV-2 (新型コロナウイルス)
感染症名	風邪	SARS (重症急性呼吸器症候群)	MERS (中東呼吸器症候群)	COVID-19 (新型コロナウイルス感染症)
発生年	毎年	2002 － 2003	2012 － 現在	2019 － 現在
発生地域	世界中	中国広東省	アラビア半島	中国武漢市
宿主動物	ヒト	コウモリ	ヒトコブラクダ	不明
主な症状	鼻炎，咳，上気道炎，下痢	咳，高熱，肺炎，下痢	咳，高熱，肺炎，下痢	咳，高熱，肺炎

資料 11 － 3　COVID-19 の流れ（タイムライン）

2019.12.18	中国武漢での初めての報告
2020.1.24	SARS-CoV-2 のゲノムが解明
2020.1.31	WHO「国際的に懸念される公衆衛生上の緊急事態」宣言
2020.2.11	国際ウイルス分類委員会がウイルスを SARS-CoV-2，WHO が病名を COVID-19 と命名
2020.2	ACE が SARS-CoV-2 の受容体と判明
2020.3.11	WHO「COVID-19 パンデミック」と表明
2020.3.16	モデルナ社がワクチンの臨床試験開始
2020.3.	味覚障害・臭覚障害が COVID-19 の感染兆候
2020.5.5	ファイザー社がワクチンの臨床試験開始
2020.5.	ベータ変異株（南アフリカ）
2020.5.	アルファ変異株（イングランド）
2020.10	デルタ変異株（インド）
2020.11	ファイザー社ワクチン効果 95%　　モデルナ社ワクチン効果 94.1%
2020.11	ガンマ変異株（ブラジル）
2020.12	ラムダ変異株（ペルー）
2021.6	WHO　ラムダ株を「注意すべき変異株」
2021.11	オミクロン変異株（南アフリカ）

資料 11 － 4　国内で承認されている SARS-CoV-2　ワクチン

製薬会社	ワクチンの種類	接種対象
ファイザー	mRNA ワクチン	12 歳以上
ファイザー　5 ～ 11 歳用	mRNA ワクチン	5 ～ 11 歳用
モデルナ	mRNA ワクチン	18 歳以上
アストラゼネカ	ウイルスベクターワクチン	18 歳以上（原則 40 歳以上）
ノババックス	組み換えタンパク質ワクチン	18 歳以上
ヤンセンファーマ	ウイルスベクターワクチン	18 歳以上

資料 11 － 5　PCR 検査・抗原検査・抗体検査について

	PCR 検査	抗原検査	抗体検査
目的	現在感染しているか		過去に感染していたか 抗体ができているか
検体	鼻腔咽頭拭い液 鼻腔拭い液　　唾液	鼻腔咽頭拭い液	血液
検出するもの	ウイルスの RNA （ウイルスの一部）	ウイルス蛋白質 （ウイルスの一部）	抗体 （B 細胞の抗体産生）

免疫について

免疫には，「自然免疫」と「獲得免疫」がある．

「自然免疫」は，身体に侵入した異物を排除する機構で，異物に対し特異性は低く，持続期間は短い．生まれたときから先天的に備わっている．感染を繰り返すことにより，抵抗力が高まることはない．

また，大部分の異物は自然免疫により排除されるが，自然免疫を逃れた異物に対し強力に排除に働くのが「獲得免疫」である．免疫の成立に数日程度かかるが，高い特異性および免疫記憶がある．すなわち，感染を繰り返すことにより，抵抗力が高まる．

抗体とは

免疫グロブリンIg（immunoglobulin）とよばれるタンパク質のことで，5種類（IgG, IgA, IgM, IgD, IgE）がある．

抗体を産出する引き金となった抗原と特異的に結合することができるという特徴がある．結合することによって抗原の毒性を減弱，無毒化し，生体の防御にあたる（抗原抗体反応）．

血清中に存在する．

抗原とは

ウイルスや細菌，カビ，微生物，原虫（単細胞生物），寄生虫，花粉，卵，小麦など，生体に免疫応答を引き起こす物質．抗体を産出する能力がある物質のこと．

抗原抗体反応とは

ある病原体に感染すると，生体にはその病原体と特異的に結合できる「抗体」を産生し，病原体を無毒化することによって生体を防御する作用がある．この抗体の産生を誘発するものが「抗原」であり，抗原がこの産生された抗体と反応することを抗原抗体反応という．

予防接種

免疫の原理を利用し予防接種の基礎をJennerが作った．

生体のもつ抗体産生を利用して病原菌による発病を防ぐことを利用したのがワクチンで，抗原を接種する．ワクチンを接種することで免疫を獲得し，感染症の予防を図る．

個人の感染予防を目的とするものと集団の感染予防を目的とするものがある．集団に予防接種を行うことで，集団免疫を獲得することは公衆衛生学的に重要である．

（廣原　紀恵・茨城大学教育学部）

[第11章関連]

令和5年度（令和4年度実施）養護教諭採用試験問題

1. 感染症について，次の(1)～(2)の問いに答えよ．

(1) ヒトパピローマウイルス感染症に関する次の記述のうち，誤っているものを次のア～オから選び，その記号を全て書け．

> ア　「予防接種法」（昭和23年法律第68号）において，ヒトパピローマウイルス感染症はA類疾病とされ，定期接種については，市町村が接種対象者やその保護者に対し，接種を受けるよう勧奨しなければならない．
>
> イ　ヒトパピローマウイルスワクチンの定期接種の対象者は，小学6年～高校2年相当の女子である．
>
> ウ　ヒトパピローマウイルスワクチンは，合計3回の接種を行う．
>
> エ　ヒトパピローマウイルスワクチン接種により，子宮頸がんの原因の50～70％を防ぐ．
>
> オ　平成25年6月からヒトパピローマウイルスワクチンの定期接種対象者への積極的な勧奨が差し控えられており，現在も継続している．

(2) 消毒及び消毒薬について，「学校において予防すべき感染症の解説」（平成30年日本学校保健会）に照らして，次の①，②の問いに答えよ．

① 消毒について，適切なものを次のア～オから一つ選び，その記号を書け．

> ア　消毒は，全ての微生物を殺滅または除去する方法である．
>
> イ　感染症の流行がみられない普段の清掃では，多くの人の手が触れるドアノブ，手すり，ボタン，スイッチなどは水拭きでよい．
>
> ウ　便や吐物の付着した箇所は，0.02％（200ppm）次亜塩素酸ナトリウム消毒液で消毒する．
>
> エ　木の床を消毒する場合は，0.2％（2,000ppm）以上の濃度の次亜塩素酸ナトリウム消毒液を使用する．
>
> オ　消毒液はスプレーで吹きかけ，外側から内側に向かって拭く．

② 消毒薬について，誤っているものを次のア～オから一つ選び，その記号を書け．

> ア　消毒用エタノールは，粘膜の消毒には使えない．
>
> イ　次亜塩素酸ナトリウムは，引火性があり，火気厳禁である．
>
> ウ　次亜塩素酸ナトリウムは，腐食性があり，金属の消毒には用いない．
>
> エ　次亜塩素酸ナトリウムは，汚れ（有機物）に接触すると消毒効果が下がる．
>
> オ　次亜塩素酸ナトリウムは，光などにより分解しやすいため，希釈液は可能な限りその日のうちに使用する．

（愛媛県）

② 次は，学校保健安全法施行令（平成28年４月１日施行）に示されている感染症の予防に関する取扱いについて述べた条文である．空欄Ａ〜Ｅに当てはまる語句の正しい組合せはどれか．１〜５から一つ選べ．

学校保健安全法施行令

（　　Ａ　　と連絡すべき場合）

　第五条　法第十八条の政令で定める場合は，次に掲げる場合とする．

　　一　法第十九条の規定による出席停止が行われた場合

　　二　法第二十条の規定による　　Ｂ　　の休業を行つた場合

（出席停止の指示）

　第六条　校長は，法第十九条の規定により出席を停止させようとするときは，その　　Ｃ　　を明らかにして，幼児，児童又は生徒（高等学校（中等教育学校の後期課程及び特別支援学校の高等部を含む．以下同じ．）の生徒を除く．）にあつてはその保護者に，高等学校の生徒又は学生にあつては当該生徒又は学生にこれを指示しなければならない．

　　２　出席停止の期間は，感染症の種類等に応じて，　　Ｄ　　で定める基準による．

（出席停止の報告）

　第七条　校長は，前条第一項の規定による指示をしたときは，　　Ｄ　　で定めるところにより，その旨を　　Ｅ　　に報告しなければならない．

	Ａ	Ｂ	Ｃ	Ｄ	Ｅ
1	保健所	学級	理由	厚生労働省令	都道府県知事
2	学校医	学校	理由及び期間	厚生労働省令	都道府県知事
3	保健所	学校	理由及び期間	文部科学省令	学校の設置者
4	保健所	学級	理由	文部科学省令	都道府県知事
5	学校医	学校	理由	文部科学省令	学校の設置者

（大阪府・大阪市・堺市・豊能地区）

③ 感染症について，次の各問いに答えなさい．

⑴　次の表は，「学校保健の課題とその対応－養護教諭の職務等に関する調査結果から－」（令和２年度改訂　公益財団法人日本学校保健会）に示されている感染症予防の３原則についてまとめたものである．空欄（　①　）〜（　⑥　）に当てはまる語句をそれぞれ答えなさい．

感染症予防の３原則	具体的な対応
感染源の除去	（　①　），汚染源の排除，消毒など
（　②　）	（　③　）や咳エチケット，食品の衛生管理など
（　④　）	（　⑤　）食事，適度な運動，規則正しい生活習慣，（　⑥　）を受けるなど

⑵　次の①〜⑤の感染症の出席停止の期間について，「学校保健安全法施行規則」（昭和33年文部省令第18号）第十九条に示されている基準をそれぞれ答えなさい．

　①　インフルエンザ（特定鳥インフルエンザ及び新型インフルエンザ等感染症を除く．）

　②　百日咳

　③　麻しん

　④　咽頭結膜熱

　⑤　結核，髄膜炎菌性髄膜炎及び第三種の感染症

（京都府）

④　次の文は，「学校において予防すべき感染症の解説〈平成30（2018）年３月発行〉」（公益財団法人　日本学校保健会）の中で，学校における感染症への対応について述べたものである．次の(1)・(2)の問いに答えなさい．

(1)　次の説明文で，誤っているものはどれか．次のa～eから一つ選びなさい．

　　a　各感染症の出席停止の期間は，感染様式と疾患の特性を考慮して，人から人への感染力を有する程度に病原体が排出されている期間を基準としている．

　　b　感染症の拡大を防ぐためには，患者は，他人に容易に感染させる状態の期間は集団の場を避けるようにすること，健康が回復するまで治療や休養の時間を確保することが必要である．

　　c　診断は，診察に当たった医師が身体症状及びその他の検査結果等を総合して，医学的知見に基づいて行われるものである．状況に応じては，学校から特定の検査等の実施（例えば，インフルエンザ迅速診断検査やノロウイルス検査）を求める必要がある．治癒の判断（治癒証明書等）も同様である．

　　d　全員の皆勤をクラス目標に掲げている等の理由で，体調がすぐれず，本来であれば休養をとるべき児童生徒が出席するといったことがないよう，適切な指導が求められる．

　　e　児童生徒等及び保護者への当該感染症に対する指導を行い，症状があるのにも関わらず無理に登校させることがないように協力を得る．

(2)　文中の（　①　）～（　⑤　）に該当する語句の組み合わせを，下のa～eから一つ選びなさい．

〔第一種の感染症〕

　　「感染症の予防及び感染症の患者に対する医療に関する法律」（以下感染症法という．）の一類感染症と（　①　）を除く二類感染症を規定している．出席停止期間の基準は，「（　②　）するまで」である．

〔第二種の感染症〕

　　空気感染又は（　③　）するもので，児童生徒等のり患が多く，学校において流行を広げる可能性が高い感染症を規定している．出席停止期間の基準は，感染症ごとに個別に定められている．ただし，病状により学校医その他の医師において感染のおそれがないと認めたときは，この限りではない．

〔第三種の感染症〕

　　学校教育活動を通じ，学校において流行を広げる可能性がある感染症を規定している．出席停止期間の基準は，病状により学校医その他の医師において（　④　）のおそれがないと認めるまでである．

　　なお，学校で通常見られないような重大な流行が起こった場合には，その感染拡大を防ぐために，必要があるときに限り，校長が学校医の意見を聞き，第三種の感染症の「その他の感染症」として（　⑤　）に措置をとることができる．「その他の感染症」として出席停止の指示をするかどうかは，感染症の種類や各地域，学校における感染症の発生・流行の態様等を考慮の上で判断する必要があり，あらかじめ特定の疾患を定めてあるものではない．

	①	②	③	④	⑤
a	急性灰白髄炎	寛解	接触感染	感染	緊急的
b	結核	治癒	飛沫感染	感染	緊急的
c	急性灰白髄炎	治癒	接触感染	重症化	緊急的
d	急性灰白髄炎	治癒	接触感染	感染	臨時
e	結核	寛解	飛沫感染	重症化	臨時

（高知県）

5 次の表は，性感染症についてまとめたものである．表中の（ ① ）～（ ⑥ ）に入る語句や数字を答えよ．

病名	潜伏期間	症状と特徴
性器クラミジア感染症	1～（ ① ）週間	男女とも自覚症状がない場合が多い．男性は，排尿時に軽い痛みがある．女性は，（ ② ）の原因となる．
淋菌感染症	2～7日	男性は，尿道から（ ③ ）が出たり，排尿時に痛みがある．女性は，自覚症状がない場合が多いが，（ ④ ）の量が増える．
性器ヘルペスウイルス感染症	2～10日	男女とも性器に痛みをともなう小さな水疱ができる．水疱がやぶれると，（ ⑤ ）ができる．再発しやすい．
（ ⑥ ）	3週間	経過期間によって異なり，しこりやリンパ節の腫れ，全身の赤い発疹などが出る．妊娠中の場合，胎児に感染することがある．

（佐賀県）

6 「学校において予防すべき感染症の解説〈平成30（2018）年3月発行〉　公益財団法人　日本学校保健会」に示されている内容に関する次の(1)，(2)の問いに答えなさい．

(1) 次の各文は，感染症に関する基本的理解について述べたものである．適当なものを次の①～⑤のうちから三つ選びなさい．

① 感染症が発生するには，その原因となる病原体の存在，病原体が宿主に伝播する感染経路，そして病原体の伝播を受けた宿主に感受性があることが必要となる．病原体，感染経路，感受性宿主の三つを，感染症成立のための三大要因という．

② 吐物は広範囲に飛散するため，中心部から半径1mの範囲を内側から外側に向かって，周囲に拡げないようにして静かに拭き取る．

③ 滅菌は，全ての微生物を殺滅または除去する方法で，器具等に対して行われる．高圧蒸気滅菌（オートクレーブ），乾熱滅菌，エチレンオキサイドガス滅菌などがある．芽胞（胞子）を作る病原体は，乾熱滅菌で十分に滅菌できる．

④ 次亜塩素酸ナトリウムは，強力な消毒薬で，環境，器具などに使用できるが，皮膚には使用できない．腐食性があるため金属には用いない．汚れ（有機物）に接触すると消毒効果が低下するので，汚れを除去してからの消毒が効果的である．

⑤ 就学時の健康診断においては予防接種歴を確認することとなっているが，就学時のみならず，学校における児童生徒等の健康診断においても保健調査等の機会を通じて幼児，児童，生徒，学生の予防接種歴を確実に把握することが望ましい．

(2)　次の表は，学校において予防すべき感染症について示したものである．表中の（　ア　）～（　オ　）にあてはまる最も適当なものを下の解答群からそれぞれ一つずつ選びなさい．

疾患名	病原体	症状・予後
流行性耳下腺炎	（　ア　）	全身の感染症だが耳下腺の腫脹が主症状で，顎下腺や舌下腺なども腫れる．腫れは2－3日でピークに達し，3－7日間，長くても10日間で消える．
咽頭結膜熱	（　イ　）	高熱（39－40℃），咽頭痛，頭痛，食欲不振を訴え，これらの症状が3－7日間続く．咽頭発赤，頚部・後頭部リンパ節の腫脹と圧痛を認めることもある．
（　ウ　）	ヒトパルボウイルスB19	かぜ様症状と，引き続きみられる顔面の紅斑が特徴である．発しんは両側の頬と四肢伸側にレース状，網目状の紅斑として出現．
（　エ　）	（　エ　）ウイルス	典型例では，臨床的に，カタル期，発しん期，回復期に分けられる．カタル期には眼が充血し，涙やめやにが多くなる．咳，鼻水などの症状と発熱がみられ，口内の頬粘膜にコプリック斑という特徴的な白い斑点（粘膜疹）が見られるのが診断のポイントである．
（　オ　）	（　イ　）	急性結膜炎の症状で，結膜充血，まぶたの腫脹，異物感，流涙，めやに，耳前リンパ節腫脹などがある．角膜炎後の角膜混濁により視力障害を残す可能性がある．

解答群

① アデノウィルス　　② ムンプスウイルス　　③ エンテロウイルス　　④ 風しん
⑤ コクサッキーウイルス　　⑥ 麻しん　　⑦ 流行性角結膜炎　　⑧ 手足口病
⑨ 伝染性紅斑（りんご病）　　⑩ 急性出血性結膜炎

（千葉県・千葉市）

7　次の文章は，「学校保健の課題とその対応－養護教諭の職務等に関する調査結果から－令和2年度改訂」（令和3年3月　公益財団法人　日本学校保健会）の感染症が集団発生した場合の対応に関する記述の一部である．文章中の下線部①～⑤について，正しいものを○，誤っているものを×としたとき，組み合わせとして正しいものを，下の1～5の中から一つ選びなさい．

1）学校医，教育委員会，保健所等と連携し，適切な対応ができるようにする．
　・学校医等の意見を聞き，早期に出席停止，臨時休業，消毒その他の措置をとる．
　・保健所への連絡（学校保健安全法施行規則第5条）．
2）児童生徒等及び保護者への当該感染症に対する指導を行い理解と協力を得る．
3）学校環境衛生の日常点検（換気，温度，学校の清潔等）に努め，必要に応じて安全点検を行う．
4）地域の流行状況を把握するとともに，学校間の情報交換を密に行い，地域レベルで効果的な対応ができるようにする．

1	① ×	② ○	③ ×	④ ×	⑤ ○
2	① ○	② ○	③ ○	④ ×	⑤ ×
3	① ○	② ×	③ ○	④ ×	⑤ ○
4	① ×	② ○	③ ×	④ ○	⑤ ○
5	① ○	② ×	③ ○	④ ○	⑤ ×

（鳥取県）

8 次のア～オの各文は，「学校における新型コロナウイルス感染症に関する衛生管理マニュアル」（令和4年3月文部科学省）について述べたものである．正しいものを○，誤っているものを×としたとき，正しい組合せを選びなさい．

    ア　基本的な感染予防対策は，3密や特にリスクの高い5つの場面（①飲酒を伴う懇親会等，②大人数や長時間におよぶ飲食，③マスクなしでの会話，④狭い空間での共同生活，⑤居場所の切り替わり）の回避，マスクの適切な着用，こまめな換気，手洗いなどが推奨されている．

    イ　令和3年2月13日に施行された改正後の新型インフルエンザ等対策特別措置法（平成24年法律第31号）では，差別的取扱い等の防止に係る規定が設けられた．

    ウ　児童生徒等が濃厚接触者に特定されない場合であっても，学校で感染者と接触（感染者の感染可能期間（発症3日前〜）の接触）があった者のうち，会話の際にマスクを着用していないなど感染対策を行わずに飲食を共にした者等は出席停止の措置を取る．

    エ　新型コロナウイルス感染症は，感染者の口や鼻から，咳，くしゃみ，会話等のときに排出される，ウイルスを含む飛沫又はエアロゾルと呼ばれる更に小さな水分を含んだ状態の粒子を吸入するか，感染者の目や鼻，口に直接的に接触することにより感染する．

    オ　換気の目安としてCO_2モニターにより二酸化炭素濃度を計測することも考えられる．学校環境衛生基準では，1000ppmを基準としている．政府の新型コロナウイルス感染症対策分科会では，マスクを伴わない飲食を前提としている飲食店等の場合には，500ppm以下が望ましいとされており，昼食時には換気を強化するなど，児童生徒の活動の態様に応じた換気が求められる．

	ア	イ	ウ	エ	オ
①	○	×	×	○	×
②	×	○	○	×	○
③	×	○	○	×	×
④	○	○	×	○	×
⑤	○	×	×	×	○

（福岡県）

9 次の文は，「学校保健安全法施行規則」（令和2年11月改正）第十九条の一部抜粋である．文中の ［ 1 ］ ～ ［ 4 ］ に当てはまる語句として正しいものを①～⑧の中からそれぞれ一つ選びなさい．

（出席停止の期間の基準）

第十九条　令第六条第二項の出席停止の期間の基準は，前条の感染症の種類に従い，次のとおりとする．

    一　第一種の感染症にかかつた者については，治癒するまで．

    二　第二種の感染症（結核及び髄膜炎菌性髄膜炎を除く．）にかかつた者については，次の期間．ただし，病状により学校医その他の医師において感染のおそれがないと認めたときは，この限りではない．

      イ　インフルエンザ（特定鳥インフルエンザ及び新型インフルエンザ等感染症を除く．）にあつては，発症した後 ［ 1 ］ を経過し，かつ，解熱した後 ［ 2 ］ （幼児にあつては， ［ 3 ］ ）を経過するまで．

      ロ　百日咳にあつては，特有の咳が消失するまで又は ［ 1 ］ 間の適正な抗菌性物質製剤による治療が終了するまで．

      ハ　麻しんにあつては，解熱した後 ［ 3 ］ を経過するまで．

      ニ　流行性耳下腺炎にあつては，耳下腺，顎下腺又は舌下腺の腫脹が発現した後 ［ 1 ］ を経過し，かつ，全身状態が良好になるまで．

　　ホ　風しんにあつては，　　4　　が消失するまで.

　　ヘ　水痘にあつては，すべての　　4　　が痂皮化するまで.

　　ト　咽頭結膜熱にあつては，主要症状が消退した後　　2　　を経過するまで.

三～六　　（略）

| ① 二日 | ② 三日 | ③ 四日 | ④ 五日 |
| ⑤ 七日 | ⑥ 初期症状 | ⑦ 全身症状 | ⑧ 発しん |

（三重県）

⑩　感染症について，以下の(1)，(2)の各問いに答えよ.

(1)　「学校において予防すべき感染症の解説（平成30（2018）年3月発行，公益財団法人日本学校保健会）」に示されている咽頭結膜熱について誤りがあるものを次のア～エから一つ選び，記号で答えよ. また，その誤りを抜き出し，正しく書きなおせ.

　ア　咽頭結膜熱の病原体はアデノウイルスである.

　イ　発熱，咽頭炎，結膜炎などの主要症状が消退した後3日を経過するまで出席停止とする.

　ウ　手洗い，プール前後のシャワーの励行，タオルを共用しないなどの一般的な予防法が大切である.

　エ　夏期に多く，幼児から学童に好発する.

(2)　「学校における新型コロナウイルス感染症に関する衛生管理マニュアル～『学校の新しい生活様式』～（2022. 4.1Ver.8，文部科学省）」に示されている学校における新型コロナウイルス感染症対策の考え方について，文中の（　①　）～（　⑥　）に入る適切な語句をそれぞれ答えよ.

　　これまでの新型コロナウイルス感染症に関する現状を踏まえると，学校においては，（　①　）の高い活動に注意しつつ時々の地域の感染状況に応じた感染症対策を徹底し，学校教育活動を継続していくことが重要です.
　　具体的には，「3つの密（密閉・（　②　）・（　③　））」を避ける，「人との間隔が十分とれない場合のマスクの着用」及び「手洗いなどの手指衛生」など基本的な感染対策を継続する「新しい生活様式」を導入するとともに，（　④　）の感染状況を踏まえ，学習内容や活動内容を工夫しながら可能な限り，授業や（　⑤　），各種行事等の教育活動を継続し，子供の健やかな学びを（　⑥　）していくことが必要です.

（山口県）

第12章　保健教育 − 教科「体育科」及び「保健体育科」での保健教育

Ⅰ　学校における保健教育の意義

1　「生きる力」を育む保健教育

　今日，子供たちを取り巻く状況は，都市化，少子高齢化，情報化，国際化などにより社会環境や生活環境が急激に変化している．こうした変化は，子供たちの心身の健康状態や健康に関わる行動に大きく影響を与えている．中央教育審議会答申[1]では，変化の激しいこれからの社会を生きていく上に必要な資質・能力の総称である「生きる力」を育成するための意義を改めて捉え直し，教育課程全体を通して育成を目指す資質・能力を三つの柱に整理した（図12−1）．

　保健教育においては，子供たちが学習し，生活する場である学校において，健康で安全な生活を送ることができるように，そして生涯にわたって健康で安全な生活や健全な食生活を送るために必要な資質・能力を育み，安全で安心な社会づくりに貢献できるようにすることが求められている[2,3,4]．

2　心身ともに健康な国民の育成を目指す基礎を築く保健教育

　保健教育は，教育基本法（平成18年公布・施行）の第1条（教育の目的）に明示されている「心身ともに健康な国民の育成」において極めて重要な役割を果たしており，その基礎を築くものである．小学校からの保健教育の積み重ねが，より確かな児童生徒の健康及び健全な発育・発達につながることを認識し，保健教育に取り組んでいくことが求められている．

> 教育基本法（第1条）：教育は，人格の完成を目指し，平和で民主的な国家及び社会の形成者として必要な資質を備えた心身ともに健康な国民の育成を期して行われなければならない．

3　保健教育の体系

　学校における保健教育は，図12−2のように教科の体育科，保健体育科，特別活動，総合的な学習の時間，総合的な探究の時間，その他関連する教科等，日常生活に

図12−1　育成すべき資質・能力の三つの柱

おける指導及び子供の実態に応じた個別指導において実施される．体育科，保健体育科など教科における保健教育は，健康・安全についての科学的認識の発達を目指し，基礎的・基本的事項を理解させ，思考力，判断力を高め，適切な意思決定や行動選択ができるようにするものである．特別活動における保健教育は，当面する健康課題を中心に取り上げ，具体的な課題解決ができる資質や能力，さらには望ましい習慣の形成を目指すものである．また，健康相談や健康観察から分かった児童生徒の健康課題を解決するための日常生活における指導及び子供の実態に応じた個別指導も保健教育の中に位置付けられている．

これらの保健教育は，学校の教育活動全体を通じて適切に行うことが学習指導要領の総則に規定され，保健体育科教諭や養護教諭だけではなく，学級担任も含めた全教職員によって日常生活の中の教育活動として行われる．そのため各教科の内容と学校行事等の特別活動や健康に関する指導を関連づける教科横断的な視点を持つことが重要である[5]．

II　ヘルスプロモーション

1　学校教育とヘルスプロモーション

児童生徒が自分自身や他者の健康課題に気づき，生涯にわたり主体的に自らの健康課題を解決できる資質や能力を高めさせることは，保健教育の大きな目的である．しかし，社会環境・生活環境の急激な変化から，生活習慣の乱れ，いじめ，不登校，児童虐待，メンタルヘルスの問題，アレルギー疾患，性の問題行動など，問題は多様化，複雑化している．このように児童生徒を取り巻く環境は厳しく，個人だけの努力では対応が困難である．そのため1997（平成9）年，保健体育審議会答申「生涯にわたる心身の健康の保持増進のための今後の健康に関する教育及びスポーツの振興の在り方について」において，ヘルスプロモーションの理念を学校教育に取り入れることが示された．現在，養護教諭は，学校におけるヘルスプロモーション活動の担い手であると考えられている．

（小）は小学校，（中）は中学校，（高）は高等学校

図12−2　保健教育の体系

［改定「生きる力」を育む小学校保健教育の手引[2]　平成31年文部科学省，改定「生きる力」を育む中学校保健教育の手引[3]　令和2年文部科学省，改定「生きる力」を育む高等学校保健教育の手引[4]　令和3年文部科学省をもとに著者作成］

図12－3　ヘルスプロモーション概念図

［出典：藤内修二（1997）オタワ宣言とヘルスプロモーション，公衆衛生 61（9），p637（一部改変）］

2　ヘルスプロモーションとは何か

　ヘルスプロモーション[6]とは，1986（昭和61）年，WHO（世界保健機関）オタワ憲章で示された，「人々が自らの健康をコントロールし，改善することができるようにするプロセス」とする健康づくりの考え方である（図12－3）．従来の健康づくりでは，健康は個人の責任が大きいとされていたが，ヘルスプロモーションの考え方では，健康を個人の責任にするのではなく，健康に過ごせる知識や技術，人々のサポートなどの教育や健康を支援する環境づくりが必要であるとされている．そして，健康は目的ではなく，自己実現や生きがい，QOL（Quality of Life：人生の質）を高めるための個人的，社会的資源であると示されている．

○具体的な活動原則は以下の通りである．

①健康を重視した公共政策づくり
②健康を支援する環境づくり
③地域活動の強化
④個人技術の開発
⑤ヘルスサービスの方向転換

　これは，日本において健康日本21，健康増進法，健やか親子21などの政策の核となった考え方である．

3　ヘルスプロモーティングスクール／ヘルシースクール

　WHOは，1995（平成7）年，全ての学校にヘルスプロモーションの取り組みを進めるにあたり，健康な人々，健康的な生活習慣，健康的な生活環境の3つを挙げた．そしてこれらを展開するため，ヘルスプロモーティングスクール（Health Promoting School, HPS，HPSは，ヘルシースクールともいう）が始められた．ヘルスプロモーティングスクールは，学校の場を，健康的な生活環境という視点から捉えた取り組みであり，児童・生徒，教職員，保護者，地域構成員が相互交流を通して連携，協力のもとに取り組む総合的健康づくり運動のことである[7]．1992（平成4）年には，ヨーロッパ地域のヘルスプロモーティングネットワークが形成され，1995（平成7）年にはカナダ，アメリカ合衆国，1996（平成8）年には，ラテン・アメリカや南アフリカ，1997（平成9）年には東南アジア及びアジア地域で推進されるようになった[8]．WHOのヘルスプロモーティングスクールの定義は以下である．

ヘルスプロモーティングスクール

　A Health Promoting School can be characterized a school constantly strengthening its capacity as a healthy settings for living, learning and working.
　ヘルスプロモーティングスクールは，そこで過ごしたり，学んだり，あるいは働いたりする環境をどのように健康的なものにしていくかについて，絶えずそのもてる力を強化し続けるような学校である．
衛藤隆 他，Health Promoting Schoolの概念と実践[9]より

4　日本におけるヘルスプロモーション

　日本においては，1997年に保健体育審議会答申の中で，ヘルスプロモーションの考え方を取り入れる方針が示された．そこでは，急速に変化する社会の中で，時代の変化に対応し健康の保持増進を図っていくため，ヘルスプロモーションの理念に基づき，適切な行動をとる実践力を身につけることがますます重要になっているとされている．

　ヘルスプロモーションの考え方は，その後の学校保健及び保健教育の指針とされ，2003（平成15）年，高等学

校学習指導要領の改定で科目保健の内容にヘルスプロモーションの理念が取り上げられた．さらに，2008（平成20）年に中央教育審議会答申「子どもの心身の健康を守り，安全・安心を確保するために学校としての取組を進めるための方策について」においてヘルスプロモーションの理念を踏まえた学校づくりとしてのヘルスプロモーティングスクールが明確に位置付けられ，その取り組みが増えている．

5　ヘルスプロモーティングスクールを推進する6つの基本要素

日本の学校におけるヘルスプロモーションを推進する基本要素として6つの項目*が挙げられている[10), 11)]．

① 健康についての学校の方針（健康に関する学校の方針が文書または実践の中に明確に示されること）

② 学校の物理的環境（安全で衛生的で快適な学校環境）

③ 学校の社会的環境（健康づくりに必要な人間関係の改善と促進，特別な配慮が必要な児童生徒への対応）

④ 保護者・地域との連携（総合的な健康づくりに必要な学校と保護者や地域の機関，人々との連携）

⑤ 個人の健康に関するスキルと実践力（児童生徒が自分自身と他者の健康を向上させる力を育むための健康教育と安全教育）

⑥ ヘルスサービスなど（地域と学校が連携したヘルスサービス，保健管理）

6つの基本要素*：ヘルスプロモーション健康教育国際連合IUHPEが発表した「学校におけるヘルスプロモーションの基本要素」をもとに千葉大学教育学部ヘルス・プロモーティング・スクール・プロジェクト[11)]が日本の学校向けに作成した．

6　養護教諭とヘルスプロモーション

養護教諭とは，学校教育法で規定されている「養護をつかさどる」教育職員であり，学校における全ての教育活動を通して，ヘルスプロモーションの理念に基づく健康教育と健康管理によって児童生徒の発育・発達の支援を行う特別な免許を持つ教育職員であると定義されている[12)]．このことは，学校におけるヘルスプロモーションを推進するために，児童生徒が主体的に健康づくりを行う保健教育を充実させることと，それらを支える健康的な学校環境づくりを行うことを意味する．さらに学校におけるヘルスプロモーションを家庭，地域へと広めることで，社会全体の健康づくりに貢献することも期待されている．

従来の健康づくりに関する施策では，健康の保持増進を国や学校，専門職が先導するとなっているが，ヘルスプロモーションでは，人々が自らの健康を管理改善し，そのプロセスを支援し，エンパワーメントする（やる気を起こさせる）者が，専門職であると位置付けている．よって，ヘルスプロモーションを推進する養護教諭には，児童生徒が主体的に健康づくりを行うヘルスプロモーションを支援するファシリテーター*としての役割と学校と地域を結ぶコーディネータとしての役割が求められている[13)]．

ファシリテーター*：当事者全てが参画できる場づくりと，自由に話しやすい雰囲気を作り，取り組む課題や問題を確かめ，当事者によって取り組みがなされるように媒介的な働きをする．

日本におけるヘルシースクールの一例

現代の子どもたちは，体位は向上しているものの，体力・運動能力については低下してきていると言われています．また，「食生活の乱れ」「運動不足」による生活習慣病の低年齢化，子どもたちを取り巻く健康問題が山積しています．市川市においてもこれまでの「スポーツライフプラン」をはじめとする各学校での取組により運動好きな子どもが増加する傾向が見られるものの，やはり「投力（投げる力）等の不足」，「朝食を食べてこない子どもの増加」「就寝時刻の遅れ」などの課題が見られます．そこで，平成17年度よりすべての公立幼稚園，小・中・特別支援学校で包括的な健康教育である「ヘルシースクール」を推進しています．
千葉県　市川市ホームページ[14)] より

図12－4　持続可能な開発目標（SDGs）と日本の取組

[出典：国連総合広報センター（2019）https://www.unic.or.jp/files/sdg_poster_ja_2021.pdf（2021/12/7 アクセス）]

7　ヘルスプロモーションのこれから

　2015年，中央教育審議会答申「チームとしての学校の在り方と今後の改善方策について」以下のことが述べられている．学校や教員の基本的な役割は，子供に必要な資質・能力を育むことであることから，学校と家庭や地域との連携・協働によって，共に子供の成長を支えていく体制を作っていくことが重要である．このことは，児童生徒が主体的に取り組むヘルスプロモーション活動を保護者や地域，専門機関と連携・協働して行うことは，学校教育の基本であることを意味する．そのため，今後はヘルスプロモーションの担い手としての養護教諭の役割が益々重要となっていく．

8　ヘルスプロモーションと持続可能な開発目標SDGs[15]（Sustainable Development Goals）

　2015年9月に国連で2030年までに世界が目指す持続可能な開発目標，SDGs（Sustainable Development Goals）が採択された．持続可能な開発とは，すべての人の暮らしや地球を守りながら問題を解決し，豊かで幸せな世界を作るということである．SDGsでは，貧困や環境など17のゴール（目標）と169のターゲット（下位目標）が掲げられている．そしてこのSDGsの中心にヘルスプロモーションの考え方を置くよう各国政府は要請されている．SDGsの目標や課題は，全ての人々の健康や安全，環境についてであり，これらは保健教育で学ぶ内容に関連している．学校において児童生徒の健康の

保持増進を担う養護教諭は，その専門性を活かしSDGsの目標達成に向けての教育活動に貢献することが求められている．

Ⅲ　教育課程における保健教育の基本的位置付け

　保健教育は，学習指導要領において基本的な考え方が示されている．体育・健康に関する指導については，例えば小学校学習指導要領（平成29年3月告示）第1章総則第1の3に次のように示されている．

> 学校における体育・健康に関する指導を，児童の発達の段階を考慮して，学校の教育活動全体を通じて適切に行うことにより，健康で安全な生活と豊かなスポーツライフの実現を目指した教育の充実に努めること．特に，学校における食育の推進並びに体力の向上に関する指導，安全に関する指導及び心身の健康の保持増進に関する指導については，体育科，家庭科及び特別活動の時間はもとより，各教科，道徳科，外国語活動及び総合的な学習の時間などにおいてもそれぞれの特質に応じて適切に行うよう努めること．またそれらの指導を通して家庭や地域社会との連携を図りながら，日常生活において適切な体育・健康に関する活動の実践を促し，生涯を通じて健康・安全で活力ある生活を送るための基礎が培われるよう配慮すること．

　保健教育は，体育科・保健体育科，家庭科や理科などの関連教科，特別な教科道徳，特別活動，総合的な学習の時間など学校における教育活動全体を通じて行うものであり，教職員間の相互理解と家庭・地域社会との連携を重視した保健教育の充実が求められている．中学校や高等学校学習指導要領総則にも，こうした指導について示されている．

　その趣旨に基づき，小学校，中学校，高等学校を通じて，学校における保健教育の目標は，生活環境の変化に伴う新たな健康課題を踏まえつつ，生涯にわたって自分や周りの人の健康課題を自覚し，その課題を解決するために必要な意志決定や行動選択，さらに健康な環境づくりを行うことができるように，児童生徒の発達の

段階に応じた実践力等の資質や能力及び態度を育成することである[1]．

「児童生徒の養護をつかさどる」養護教諭は，学校，地域の実態をふまえ，児童生徒の発達段階の特徴を考慮しながら，心身両面の健康課題を的確に捉えた保健教育を進めていくことが求められている．

保健教育には，学習指導要領による各教科（体育科，保健体育科，生活科，理科，家庭科，技術・家庭科，道徳科等）および総合的な学習の時間，特別活動等での健康に関する指導，保健室における個別指導や日常生活での指導がある．

IV　教科「体育科」及び「保健体育科」での保健教育の基本的な考え方

1）学習指導要領による教科「体育科」及び「保健体育科」での保健教育の目標と内容

教科「体育科」及び「保健体育科」での保健教育は，学習指導要領の目標の実現を目指し，学習指導要領で指導すべき内容が示されている．教科「体育科」及び「保健体育科」での保健教育の目的は，健康・安全についての科学的認識の発達をめざして基礎的・基本的事項を理解し，思考力，判断力を高め，働かせることによって，適切な意思決定や行動選択ができるよう心身の健康の保持増進のための実践力の育成を図るものであり，教科保健だけではなく，関連教科でも年間計画に基づいて実施される．

表12−1　教科「体育科」及び「保健体育科」での保健教育の体系と目標

小学校 より実践的に	体育や保健の見方・考え方を働かせ，課題を見付け，その解決に向けた学習過程を通して，心と体を一体として捉え，生涯にわたって心身の健康を保持増進し豊かなスポーツライフを実現するための資質・能力を次のとおり育成することを目指す． (1)　その特性に応じた各種の運動の行い方及び身近な生活における健康・安全について理解するとともに，基本的な動きや技能を身に付けるようにする． (2)　運動や健康についての自己の課題を見付け，その解決に向けて思考し判断するとともに，他者に伝える力を養う． (3)　運動に親しむとともに健康の保持増進と体力の向上を目指し，楽しく明るい生活を営む態度を養う． 　→身近な生活における健康・安全に関する基礎的な内容を実践的に理解すること
中学校 より科学的に	体育や保健の見方・考え方を働かせ，課題を発見し，合理的な解決に向けた学習過程を通して，心と体を一体として捉え，生涯にわたって心身の健康を保持増進し豊かなスポーツライフを実現するための資質・能力を次のとおり育成することを目指す． (1)　各種の運動の特性に応じた技能等及び個人生活における健康・安全について理解するとともに，基本的な技能を身に付けるようにする． (2)　運動や健康についての自他の課題を発見し，合理的な解決に向けて思考し判断するとともに，他者に伝える力を養う． (3)　生涯にわたって運動に親しむとともに健康の保持増進と体力の向上を目指し，明るく豊かな生活を営む態度を養う． 　→個人生活における健康・安全に関する内容を科学的に理解すること
高等学校 より総合的に	保健や体育の見方・考え方を働かせ，課題を発見し，合理的，計画的な解決に向けた学習過程を通して，心と体を一体として捉え，生涯にわたって心身の健康を保持増進し豊かなスポーツライフを継続するための資質・能力を次のとおり育成することを目指す． (1)　各種の運動の特性に応じた技能等及び社会生活における健康・安全について理解するとともに，技能を身に付けるようにする． (2)　運動や健康についての自他や社会の課題を発見し，合理的，計画的な解決に向けて思考し判断するとともに，他者に伝える力を養う． (3)　生涯にわたって継続して運動に親しむとともに健康の保持増進と体力の向上を目指し，明るく豊かで活力ある生活を営む態度を養う． 　→個人生活のみならず社会生活との関わりを含めた健康・安全に関する内容を総合的に理解すること

図12－5　保健における系統性

［文部科学省：改訂「生きる力」を育む小学校保健教育の手引, p 7, 2019（一部改変)］

2017（平成29）年３月に小学校及び中学校学習指導要領，2018（平成30）年に高等学校及び特別支援学校学習指導要領が改訂された．教科の目標と内容については，学習指導要領に示されており（資料12－2），小学校，中学校，高等学校という３つの校種の系統性をもって明示されている．各校種の基本方針は表12－1のとおりである[16]．なお，新学習指導要領は，小学校が2020（令和２）年度，中学校が2021（令和３）年度より完全実施，高等学校は2018（平成30）年に告知され，2022（令和４）年から年次進行で実施される予定である．

また，健康な生活を送る資質や能力の基礎を培う観点から，教科「体育科」及び「保健体育科」での保健教育において，小・中・高等学校で系統性のある指導ができるよう健康に関する内容を明確にすることの必要性が示されている（図12－5）．

2）教科「体育科」及び「保健体育科」での保健教育における効果的な指導方法

(1)　教職員の共通理解のもとでの指導計画の立案

教科での保健教育の特質は，「系統的・体系的な知識の学習を通して保健認識の系統的発達を図るととも

に，国民の共通教養（健康リテラシー）としての保健能力を育て，公共的責任を担い得る人間を形成すること」である．そうした観点からも，教科での保健教育においては，健康の大切さを認識し，自他の命を大切にするという視点や生涯を通じて自らの健康を管理，改善し，他者の健康について理解するといった次の世代につながる教育という視点が重要となる．そして，健康や安全に関する情報の主体的な収集・選択，理解，判断する力を育成し，自他の健康管理，改善のための意志決定や行動選択力といった知識を行動に結びつける力の育成が求められる．

また，教科での保健教育は，児童の発達の段階に応じて，すべての教職員により，体育科保健領域を中心に他の教科や領域等を含めて教育活動全体を通じて体系的，組織的に行われる．指導計画の立案においては，学校の保健教育の基本方針をはじめ，各教科等の内容とその関連，指導方法等について，すべての教職員の共通理解を図ることが重要である．

以上の特質を踏まえ，教科での保健教育の指導計画を立てていく．立案のポイントは以下の通りである．

図12－6　学習過程の3段階

〈年間指導計画の立案〉

① すべての教職員が参画し，前年度の反省を踏まえて意見を交換しながら進め，学年間や校種間の内容の系統性等について理解を深める

② 前年度の評価を立案に活かすようにし，各教科等の内容の関連，指導の時期，配当時間などについて検討する

③ 年間指導計画をPDCA（Plan-Do-Check-Action）のマネジメントサイクルの視点から取り組み，教職員の保健教育に関する共通理解を深めるようにする．評価欄を設けて実践の気付きや課題を書き込み，次年度に活用できるようにする．

〈単元計画の立案〉

① 学習指導要領における体育科及び保健体育科の目標，内容とその系統性，各教科等の関連や評価方法等を明らかにし，単元全体の構造について理解を深める

② 指導の目標を明確にする

・児童生徒が生涯を通じて自らの健康を適切に管理し，改善していく能力（自己マネジメント能力，健康なライフスタイルを確立できる能力）を培う

・ヘルスプロモーションの考え方を生かして，適切な生活行動を選択，実践し，環境を改善できる能力を育成する

③ 内容の精選・重点化と小・中・高等学校の一貫性

を図る

・小・中・高等学校の相互の関連を図り，児童生徒の発達段階に応じた系統的，発展的な指導を行う

④ 学校の教育活動全体との関連を図る

・体育・保健体育科や家庭科・理科・社会科などの関連教科，「総合的な学習の時間」，道徳科，特別活動との関連を図る．さらに学校保健安全計画や地域，家庭との連携を図る

⑤ 指導の工夫・改善を図る

⑥ 指導体制を工夫・改善し，充実を図る

・子どもたちの健康問題についての情報提供や協力依頼，意見交換等を図り，学級・ホームルーム担任，教科担任，学校栄養職員，学校医，学校歯科医，学校薬剤師，地域の健康関連職，家庭などとの連携を深める

・必要な知識・技能・指導力を備えた人材を積極的に活用する

⑦ 評価の成果を立案に生かす

(2) 教科「体育科」及び「保健体育科」での保健教育における授業づくり

　教科「体育科」及び「保健体育科」での保健教育の授業の実施においては，以下の視点に留意しながら行っていく．

① 単元（主題，題材）を決める；教育内容を研究する

ア）年間指導計画に基づき，学習指導要領，教科書，文部科学省の資料等を参考にする

イ）望ましい学習課題にする

- ・具体的な事実を基にする
- ・児童生徒が取り組みたい内容にする
- ・これならできるという見通しが持てるものにする
- ・児童生徒1人ひとりの個性が生かされるものにする
- ・学習のねらいが達成できるものにする

② 学習過程のそれぞれの段階（図12-6）で育てたい児童生徒の姿をどのような方法で育成するかを明確にする

- ・導入段階：学習課題を設定する場面や学習方法を検討する場面
- ・展開段階：学習を通して感じたことや学んだことを交流する場面
- ・まとめの段階：学んだことを今後の学習に生かす場面

③ 既習経験，知識・能力や技能等のレディネス，日常の観察等から児童生徒の実態を把握する

　○児童生徒の現状や背景に対して先入観をもたず，豊かに，共感的に理解する

　○児童生徒を取り巻く教育環境・家庭環境など，児童生徒や保護者の背景を理解し，受け止める

④ 教材（教育目標を実現するための手段となるもの）を開発する

　○具体的・直接的に観察できる「教具」を提示す

〈板書計画〉

る：視聴覚教具・実物教具等

　○「教材」の見所の確認：教材を通して育てたい力を確認する，教材としてつまずきやすい箇所を把握する（関心，理解が深まりにくい箇所など）

　○児童生徒の視点から「教材」を捉え直す：教材に対する児童生徒たちの関心・意欲について理解する．つまずきやすい箇所を事前に確認し，児童生徒の現状の力と教材との整合性について理解する．

- ◆教材研究のポイント
- ①学習指導要領に示されている内容を分析し，何を，どこまで，どのくらい学習させるかを具体的に把握する．そのためには教科書や各種資料を熟読して指導内容のイメージ化を図ること
- ②児童生徒1人ひとりの既習能力・経験を知識面，思考傾向，技能面，興味・関心，意欲等の情意面で把握すること
- ③教科書，参考書，新聞・雑誌，文芸作品，曲目等の文献教材やテレビ，ビデオ，写真等の視聴覚教材の工夫活用を図ること

⑤ 個に応じた指導の工夫を図る：個別化を配慮した学習過程の検討

　学習過程においては，児童生徒1人ひとりが主体的に学び，理解を深めていくことができるよう指導方法の工夫をする．学習指導要領において，指導の工夫について，以下のように示している．

(1) 単元や題材など内容や時間のまとまりを見通しながら，児童の主体的・対話的で深い学びの実現に向けた授業改善を行うこと．
　特に，各教科等において身に付けた知識及び技能を活用したり，思考力，判断力，表現力等や学びに向かう力，人間性等を発揮させたりして，学習の対象となる物事を捉え思考することにより，各教科等の特質に応じた物事を捉える視点や考え方（以下「見方・考え方」という．）が鍛えられていくことに留意し，児童が各教科等の特質に応じた見方・考え方を働かせながら，知識を相互に関連付けてより深く理解したり，情報を精査して考えを形成したり，問題を見いだして解決策を考えたり，思いや考えを基

に創造したりすることに向かう過程を重視した学習の充実を図ること．

【小学校学習指導要領第1章総則第3，2017】

　具体的には，児童生徒がじっくり考え，進んで取り組むなど主体的に活動する機会や場面を多く取り入れるようにする．児童生徒が主体的に学習するには，課題を見つけ，解決方法を考える時間を十分確保することが必要である．そのため教材の精選と重点化を図り，単元に教材を盛り込み過ぎないよう時間に余裕を持たせ，実験や実習，観察や見学調査等を取り入れた指導方法を工夫する．

(4)　児童が，基礎的・基本的な知識及び技能の習得も含め，学習内容を確実に身に付けることができるよう，児童や学校の実態に応じ，個別学習やグループ別学習，繰り返し学習，学習内容の習熟の程度に応じた学習，児童の興味・関心等に応じた課題学習，補充的な学習や発展的な学習などの学習活動を取

り入れることや，教師間の協力による指導体制を確保することなど，指導方法や指導体制の工夫改善により，個に応じた指導の充実を図ること．その際，第3の1の(3)に示す情報手段や教材・教具の活用を図ること．

【小学校学習指導要領第1章総則第4，2017】

　机間指導によって1人ひとりを見て，1人ひとりに応じた支援を行うことも重要である．机間指導は，教師と児童生徒が同じ目の高さでふれあう重要な場面になる．学習につまずいている児童生徒と一緒に考えたり，関心・意欲を喚起したり，肯定的に評価するなど，機会を見つけ，児童生徒に励ましの言葉をかける．励ましの言葉は，児童生徒が学習を進めていくうえでの大きなエネルギーになるため，あらゆる機会を見つけて，1人ひとりを積極的に認める場をつくる．また，学習環境を整えて，授業のよい雰囲気をつくる．教室に関連教材を展示したり，図書室に関連図書

表12−2　保健教育で用いられる指導方法の例

指導方法	健康課題やその解決方法に関する具体的な活動	期待される資質や能力等の育成	活用例
ブレインストーミング	様々なアイデアや意見を出していく	・思考力，判断力，表現力等の育成 ・知識の習得	・健康な生活や病気の予防の要因 ・不安や悩みへの対処方法
事例などを用いた活動	日常生活で起こりやすい場面を設定し，そのときの心理状態や対処の仕方等を考える	・思考力，判断力，表現力等の育成 ・知識の習得	・交通事故や身の回りの危険 ・緊張したときの体の変化
実験	仮説を設定し，これを検証したり，解決したりする	・思考力，判断力，表現力等の育成 ・学びに向かう力，人間性等の育成	・ブラックライトによる手洗いチェック ・歯垢の染め出し ・血液モデルの流動実験
実習	実物等を用いて体を動かす	・思考力，判断力，表現力等の育成 ・知識及び技能の習得	・けがの手当 ・不安や悩みへの対処
ロールプレイング	健康課題に直面する場面を設定し，当事者の心理状態や対処の仕方等を疑似体験する	・思考力，判断力，表現力等の育成	・けがをしたときの大人への知らせ方 ・喫煙，飲酒の防止
フィールドワーク	実情を見に行ったり，人々に質問したりする	・思考力，判断力，表現力等の育成 ・学びに向かう力，人間性等の育成	・保健室の役割 ・地域の保健機関の調査
インターネット，図書，視聴覚教材の活用	コンピュータや図書館等を利用して，情報を収集する	・知識の習得 ・健康に関する情報処理能力等の育成	・たばこの害 ・体のしくみ

［文部科学省，改訂「生きる力」を育む小学校保健教育の手引，p17，2019］

をそろえたりして，児童生徒が学習に取り組みたくなるような環境づくりに配慮する．

⑥　児童生徒の学習意欲を高めるための発問，板書を工夫する

「発問」とは，授業のねらいに対して児童生徒が考えを深めていくための意図的，系統的な問いかけのことである．児童生徒の関心・意欲を高める発問を工夫し，児童生徒の思考を揺さぶり，思考を深める発問の吟味をする．発問を工夫することにより児童生徒の発言を促し，学習に対する喜びを高めるようにする．発問には，1人ひとりの児童生徒の自主的な活動を促す，集団で思考する場面を広げる，児童生徒に学習方法を身につけさせる，児童生徒の興味や学習意欲を喚起させる，などの意義がある．これらの意義をふまえ，発問の仕方を工夫することが大切である．

また，学習や思考の流れがわかる板書を工夫することが重要である．予想しなかった児童生徒の発言や授業の流れに応じて板書を精選したり，付け加えたりしていくようにする．

```
◆発問の仕方の工夫
○できるだけ短い言葉で，具体的かつ明確に問いかけ
　るようにする．たくさんのことを一度に聞かないよ
　うにする．意図が明瞭で，思考の方向性がはっきり
　とした具体的な発問をする
○多様な解決方法や回答の過程が生まれるような発問
　を心がける
○対象者全員に自分の考えをもたせるような発問を心
　がける．一問一答型にならないようにする．1人ひ
　とりに自分の考えをはっきりもたせるようにする
○児童生徒の性格や能力に合った，考えることができ
　る発問にする
○考えていく順序が分かり，こう考えれば答えら
　れるということが分かるような発問にする
○児童生徒が自分で考えたくなるような，また分らな
　いことを自覚させるような発問にする
```

(3)　評価の観点

学習評価とは，学習によって生じた変化を学習の目標に沿って判定し，どのように学習を進めたらよいかを考える一連の過程である．信頼性，妥当性のある評価規準に基づき，学習評価を行うことにより児童生徒1人ひとりの学習内容の確実な定着を図ることが可能となる．授業を行う際，教科の目標や評価の観点及びその趣旨等を理解した上で，具体的な評価の観点を設定し，評価の場や時期，方法等を明確にしておく．

評価する上で，学習指導の過程や成果などを的確に把握して，児童生徒1人ひとりの学習活動の支援に生かすこと，学級担任や教科担当教員等の共通理解と連携を図り適切に評価することが大切である．そのためには，学習指導要領に示されている各教科の目標に照らしてその実現状況を見る評価（目標に準拠した評価：絶対評価）を重視するとともに，観点別学習状況の評価を基本として，児童生徒の学習の到達度を適切に評価していくことが重要である．そして児童生徒1人ひとりの良い点や可能性，進歩の状況などを評価するため，個人内評価を工夫することも大切である．また，学習指導を通じて，学習の在り方を見直し，個に応じた指導の充実を図るとともに，新しい指導の成果を再度評価するという，指導に生かす評価を充実させることが大切である．学習評価の充実を図るために，例えば小学校学習指導要領総則（平成29年3月）においては，以下のように内容が示されている．

```
小学校学習指導要領（総則）
　第3　教育課程の実施と学習評価
2　学習評価の充実
　学習評価の実施に当たっては，次の事項に配慮する
ものとする．
(1)　児童のよい点や進歩の状況などを積極的に評価
　　し，学習したことの意義や価値を実感できるように
　　すること．また，各教科等の目標の実現に向けた学
　　習状況を把握する観点から，単元や題材など内容や
　　時間のまとまりを見通しながら評価の場面や方法を
　　工夫して，学習の過程や成果を評価し，指導の改善
　　や学習意欲の向上を図り，資質・能力の育成に生か
　　すようにすること．
(2)　創意工夫の中で学習評価の妥当性や信頼性が高
　　められるよう，組織的かつ計画的な取組を推進する
　　とともに，学年や学校段階を越えて児童の学習の成
　　果が円滑に接続されるように工夫すること．
```

評価において，児童1人ひとりの資質・能力をより確かに育むようにするためには，学習指導要領に示す目標に照らして，1人ひとりの進歩の状況や教科の目標の実現状況を的確に把握し，学習指導の改善に生かすことが重要である．

今回の学習指導要領改訂では，各教科等の目標や内容を「知識及び技能」「思考力，判断力，表現力等」「学びに向かう力，人間性等」の資質・能力の3つの柱で示している．これらは，新しい時代を担う子供たちに育成すべき資質・能力であり，「生きる力」を具体化し，教育課程全体を通して育成を目指す資質・能力である（図12－7）（表12－3）．

これらの資質・能力に関わる「知識・技能」「思考・判断・表現」「主体的に学習に取り組む態度」の3観点について評価規準を作成する．各教科等の特質を踏まえて適切に評価方法等を工夫することにより，学習評価の結果が児童生徒の学習改善や教師の指導改善につながるものとすることが重要である（表12－4）[17) 18)]．

■授業評価の意義
① 授業を行った教師が，「児童生徒からみた授業評価」や「児童生徒の学習状況」等を参考にして，発問や板書の仕方，教材の取り扱い等を「自己評価」することによって，教師自身の授業を振り返り，指導法の改善をする

② 児童生徒が何を身につけたのか，どこにつまずいているかなどの学習状況を「教師による児童生徒の評価」や「児童生徒の自己評価，相互評価」等で把握し，指導の在り方を検討し，児童生徒の個に応じた指導ができるようにする
③ 児童生徒が自ら目標を確認し，目標に向かって努力し，その成果や課題を「自己評価」する習慣を身につけることにより主体的な学習ができるようにし，生涯学習の基礎を培う

(4) 学習指導案の作成
① 学習指導案作成の留意点
学習指導案は，以下の点に留意しながら作成する．
・学校の創意工夫を生かして，全体として調和のとれた具体的な指導計画を作成する
・系統的，発展的な指導ができるように，各教科等及び各学年相互間の連携を図る
・効果的な指導ができるように，指導内容の重点の置き方に適切な工夫を加え，教材等の精選，指導体制の工夫改善に努める
・指導の改善と学習意欲の向上に生かすために，児童生徒のよい点や進歩の状況等を積極的に評価するとともに，指導の過程や成果を評価する
・家庭や地域，学校との相互の連携を深め，ニーズ

図12－7　新しい時代を担う子供たちに育成すべき資質・能力

表12−3　体育科，保健体育科において育成を目指す資質・能力

	個別の知識や技能	思考力・判断力・表現力等	学びに向かう力・人間性等
保健領域（小学校）	身近な生活における健康・安全についての基礎的な知識や技能 ・健康な生活，発育・発達，心の健康，けがの防止，病気の予防に関する基礎的な知識 ・不安や悩みの対処やけがの手当に関する基礎的な技能	身近な健康課題に気付き，健康を保持増進するための情報を活用し，課題解決する力 ・身近な健康課題に気付く力 ・健康課題に関する情報を集める力 ・健康課題の解決方法を予想し考える力 ・学んだことを自己の生活に生かす力 ・学んだことや健康に関する自分の考えを伝える力	健康の大切さを認識し，健康で楽しく明るい生活を営む態度 ・自己の健康に関心をもつ ・自己の健康の保持増進のために協力して活動する ・自他の心身の発育・発達などを肯定的に捉える

	個別の知識や技能	思考力・判断力・表現力等	学びに向かう力・人間性等
保健分野（中学校）	個人生活における健康・安全についての科学的な知識や技能 ・現代的な健康課題を踏まえた心身の機能の発達と心の健康，健康と環境，傷害の防止，健康な生活と疾病の予防に関する知識 ・ストレス対処，応急手当に関する基礎的な技能	健康課題を把握し，適切な情報を選択，活用し，課題解決のために適切な意思決定をする力 ・自他の健康課題を発見する力 ・健康情報を収集し，批判的に吟味する力 ・健康情報や知識を活用して多様な解決方法を考える力 ・多様な解決方法の中から，適切な方法を選択・決定し，自他の生活に生かす力 ・自他の健康の考えや解決策を対象に応じて表現する力	健康の保持増進のための実践力を育成し，明るく豊かな生活を営む態度 ・自他の健康に関心をもつ ・自他の健康に関する取り組みのよさを認める ・自他の健康の保持増進や回復のために協力して活動する ・自他の健康の保持増進に主体的に取り組む

	個別の知識や技能	思考力・判断力・表現力等	学びに向かう力・人間性等
科目保健（高等学校）	個人及び社会生活における健康・安全についての総合的な知識や技能 ・現代社会に生じた健康課題の解決に役立つ知識，健康な生活と疾病の予防に関する知識（一次予防だけでなく二次予防，三次予防も含む） ・ライフステージにおける健康を踏まえた生涯を通じる健康の知識 ・社会生活と健康に関する知識 ・社会資源の活用，応急手当に関する技能	健康課題の解決を目指して，情報を批判的に捉えたり，論理的に考えたりして，適切に意思決定・行動選択する力 ・社会生活に関わる健康課題を発見する力 ・社会生活に関わる健康情報を収集，分析する力 ・社会背景や置かれている状況に応じて解決方法を考える力 ・解決方法を活用し，健康な社会づくりを目指して適切に意思決定・行動選択する力 ・健康な社会づくりに必要な知識や技能，健康の考えや解決策を社会へ伝える力	健康の保持増進のための実践力を育成し，明るく豊かで活力ある生活を営む態度 ・社会生活に関わる健康づくりに関心をもつ ・社会生活において健康・安全を優先する ・自他の健康の保持増進や回復及び健康な社会づくりに参画する

表12−4　各教科における評価の観点

評価の観点	内　容
「知識・技能」	各教科等における学習の過程を通した知識及び技能の習得状況について評価を行うとともに，それらを既有の知識及び技能と関連付けたり活用したりする中で，他の学習や生活の場でも活用できる程度に概念等を理解したり，技能を習得したりしているかについて評価するもの
「思考・判断・表現」	各教科等の知識及び技能を活用して課題を解決する等のために必要な思考力，判断力，表現力等を身に付けているかどうかを評価するもの
「主体的に学習に取り組む態度」	知識及び技能を獲得したり，思考力，判断力，表現力等を身に付けたりするために，自らの学習状況を把握し，学習の進め方について試行錯誤するなど自らの学習を調整しながら，学ぼうとしているかどうかという意思的な側面を評価するもの

を捉える

② 学習指導案の作成の手順と方法

学習指導案の作成においては，以下の６つのステップをふみながら内容，方法を吟味し，ねらいにそって具体的な展開の流れを検討してすすめていくようにする（表12−5）．学習指導案の項目及び一般的形式として表12−6に示す．また，授業後には，チェックリスト等を活用して評価を行い，自らの課題を見出し，次回の授業に活かしていくことが重要である（表12−7）．

(5) 家庭との連携

保健教育を効果的に進めていくには，家庭との連携が不可欠である．児童生徒の健康状況や家庭の実態は多様であり，児童生徒とともに家庭に対して支援し，粘り強く働きかけをしていくことが大切である．指導内容については，家庭の状況や保護者の思い，ニーズ等を受け止めながら，理解を得る配慮や家庭の個人情報，プライバシー等の問題に十分留意して行うことが重要である．

家庭から児童の健康課題に関して相談があった場合は，学級担任や養護教諭等が窓口になり，必要に応じて関係機関等からの協力を得て，根拠を明確しながら対応する．また保健教育に関する要望については，その内容を的確に把握し，要望があった背景を丁寧に検討して，今後の学校の基本方針や日常の指導に反映させるようにする．要望に対する対応の仕方については，保護者へ速やかに説明する．具体的な取組として，以下のようなことが示されている[2) 3)]．

---

1. 家庭への働きかけ

○「学校だより」や「学年だより」，さらには「保健だより」や「給食だより」等，学校から家庭に向けた定期的な通信手段を活用して，学校における保健教育の内容や取組の様子を伝え，指導内容等の共通理解を図り，健康的な生活行動を実践する際の支援の基礎づくりを行う．

○授業参観の時間に保健教育を行い，健康について学んでいる児童生徒の姿をみるとともに，その学び方について理解を深めてもらう．

(p.191 へ続く)

表12−5　学習指導案作成の手順と方法

手　順	方法及び留意点
①題材を決める	○年間指導計画や教科書等，学習指導要領と学習指導要領の解説を参考にして決める ○各単元のつながりや系統性を大まかに捉える
②児童生徒の実態をとらえる	○既習経験や前提となる知識や技術等を的確に捉える ○事前調査，レディネス，意識調査等，また日頃の児童生徒の観察等を拠り所とする
③教材の研究を行う	○教材の特性や系統性を明らかにする ○教科書は最も基本的な教材であるが，幅広く参考書や先輩教師の研究事例にも当たり，教材研究を深める ○児童生徒の実態を踏まえ，学習内容が多すぎたり，高度になりすぎたりしないようにする
④目標と評価規準を設定する	○児童生徒の実態を考慮する． ○単元の目標をもとに，児童生徒に身につけさせたい学力を観点別に示す
⑤指導の流れを作る	○本時の目標については，できるだけ具体的に表現する ○児童生徒を主体とした授業を行うため，児童生徒が自ら課題を見つけ，その解決を目指して学習活動を展開できるような流れを考える ○児童生徒の反応を予想し，発問や助言を考えておく ○児童生徒のつまずきや個に応じた指導を展開するために，複線的な流れを考えておく ○時間配当に注意し，思考や活動の時間を十分にとるようにする ○評価の観点とその方法を明確にする ○学習形態を考えておく ○板書計画をたてておく
⑥資料や教材・教具などを準備する	○いつ，どこで，どのような資料を提示するかを考えておく ○視聴覚教材や教育機器などの教材・教具の適切な活用を図る

表12－6　教科における学習指導案の項目及び一般的な形式（例）

第○学年　　○○科学習指導案

令和○年○月○日○曜日　第○校時
○年○組　児童生徒数○人
場所　○○教室
指導者　○○○　○○　印

1．単元名（題材名）

2．単元（題材）について
　　1）単元観…学習指導要領をふまえ，この単元について，単元の目標や内容に即して具体的に記述する
　　　　　　　　題材のもつ意義や価値，題材に対する指導者の見方や考え方を書く
　　2）系統観…前後のつながりをおさえ，本時の位置を書く．1時間で終了の主題もある
　　3）児童生徒観…児童生徒の実態や集団の実態を把握すること．対象者のレディネス，この学習についての
　　　　　　　　　　児童生徒の興味・関心の状況，既習経験，集団としての特色や傾向等について具体的に記
　　　　　　　　　　述する
　　　　　　　　　　この単元に関係するこれまでの既習事項や定着状況を調査，分析し，その実態を記述する
　　4）指導観…本単元で確実に基礎基本と身につけさせるための学習展開や授業方法の工夫，指導の視点，資
　　　　　　　　料等の使い方，考え方，1）2）3）を踏まえた具体的な指導のねらいと方法を述べる指導上の
　　　　　　　　留意点，評価の進め方などを明示する

3．単元の目標
　　1）単元の目標と評価規準…単元全体を通して，児童生徒に到達させたいこと，どのように変容させるかにつ
　　　　　　　　　　いて以下の観点から，箇条書きで記述する
　　　　　　　　　　（学習指導要領の内容をもとに児童生徒の実態をふまえた目標とする）
　　　　　　　　　　知識・技能，思考力・判断力・表現力等，学びに向かう力・人間性等の観点の趣
　　　　　　　　　　旨を踏まえる

4．単元の指導と評価の計画（事前指導過程，本時の指導内容，事後の指導計画の時数を含めて書く）

時間	目標	学習活動	評価規準と方法
1時			
2時			
3時			

本時の位置を明示する

単元を通して，児童生徒に身につけさせる学力を3つ
の観点で分析し，バランスよく計画する
・主な評価規準を示す
・1単位時間の評価は，重点的な評価の観点に絞るよう
　にする

5．本時の指導
　　1）本時のねらい…1単位時間の講義を通して達成する目標．この目標は，評価の観点となるので，できるだ
　　　　　　　　け具体的に表現する
　　　　　　　　「～できる」または「～の活動を通して～することができる」など授業を通しての児童
　　　　　　　　生徒の変容の姿を書く

〔ex〕
【題材】「応急手当の意義とその基本」
【ねらい】・応急手当の意義について説明できる

2）展開（学習過程）〈例〉

過程	学習活動と内容	指導上の留意点と支援	評価規準と評価方法
導入 （　）分			
展開 （　）分	○学習活動と内容を具体的に記述する 〔ex〕 「〜を話し合う」 「〜について調べる」 発問	○指導上の留意点 　学習活動を行う時の指導者が特に留意するべき行動や活動 　（ex.「〜させる」） ◆支援 　つまづきが予想される活動について，具体的に行う支援 　（ex.「〜する，助言する」）	○評価をする活動の横に記入 ○評価を行う時どのような方法で行うかを記入する 〔ex〕 「〜について仲間と意見交換したり発表しようとしている」 　（主体的に取り組む態度） 　・観察　・ワークシート ※「〜を理解している」「〜することができる」（知識・技能） 「考えたり，判断したり，表現したりしている」（思考・判断・表現）
まとめ （　）分			

- 学習過程を示す
- ○児童生徒の学習に対する意識の流れを大切にする
○児童生徒の反応を予想する
- ○指導者側の学習者への働きかけ
○発問や指示，学習形態，つまづきの予想やそれに対する手だてを書き，これらに意図，配慮する点を加える．
- ○評価の内容や方法
○本時の評価規準に基づいて児童生徒に身につけさせたい学力を明確にする

(1) 「導入」：つかむ　→　見通す
- 学習の主題を明らかにするとともに，対象者の動機づけ，目標に向けて方向づける段階．教材に対する興味関心を高めることが大切．
- 動機づけの方法
　授業の始めに目標を明確に打ち出す，過去の学習経験を想起，前時の学習事項の復習，指導者の体験談，身近な問題を提供，問題意識や疑問を抱かせるような状況や問題を提示して問いに直面させる，内容のアウトラインを知らせる，新聞や雑誌などに載っているニュースの解説等．

(2) 「展開」：解決する　→　確かめる
- 教授，学習活動の流れの予想であり，指導案の最も中心的な部分である．
- 指導すべき内容を，系統的，論理的に明示し，対象者の反応と理解の度合いを予想しながら，種々の教授方法を選択し，提示する教材・教具などを関連させて，授業の流れを構成する．
- 指導内容が多く，授業の焦点がぼけてしまわないように指導の力点をどの内容におくのか，また授業をどこで盛り上げるかなど，授業の山場となる場面や変化をもたせる工夫をしていく．
- 配慮事項として，個に応じた指導と，児童生徒一人ひとりが自力で解決できるよう時間と場を保障する．

(3) 「まとめ」：まとめる　ふりかえる
- 学んだことを整理させる．学習過程を振り返らせる．意欲をもたせる．
- 単に指導内容の整理にとどまらず，指導内容がどの程度理解されたかという，指導者自身の教授方法の評価も含めてしめくくりを考える．次の学習とのつながり，意欲をもたせるよう配慮する．内容の要点を整理してある場合は，これを再度確認し，口頭で集約し繰り返す．

3）準備・資料
　　指導者，対象者それぞれについて示すこと

表12－7　授業評価チェックリスト（例）

学生氏名　○○○○

項　目	具　体　例	評	価		
導　入	興味・関心を引くような工夫をしている	4	3	2	1
	本時のねらいを示している	4	3	2	1
内　容	本時の目標は，学習指導要領に則り，単元構成や児童生徒の実態に照らして適切である	4	3	2	1
	多様な学習活動を取り入れている	4	3	2	1
	誤答やつまずきをうまく活用している	4	3	2	1
	本時のまとめは，学習の振り返りと次時の学習の見通しをもたせる等適切である	4	3	2	1
板　書	授業内容を構造的に表現し，分かりやすく書いている	4	3	2	1
	漢字の筆順や文字の大きさ等適切であり，丁寧に書いている	4	3	2	1
発　問	わかりやすい発問をしている	4	3	2	1
	様々な考えを引き出す発問をしている	4	3	2	1
	児童生徒の思考を深める発問をしている	4	3	2	1
	全員に聞こえる声で明確に発問・指示をしている	4	3	2	1
対　応	児童生徒の質問や意見等を大切にして授業を進めている	4	3	2	1
	一部の児童生徒に偏ることなく発表を求め，授業を進めている	4	3	2	1
	うなずいたり，ほめたりしながら授業を進めている	4	3	2	1
	学習につまずいている児童生徒への適切な助言・指導ができている	4	3	2	1
	児童生徒が理解できるような話し方を工夫している	4	3	2	1
	教具や資料の活用に配慮している	4	3	2	1
	机間指導をしている	4	3	2	1
評　価	学習指導案に沿った評価方法がされている	4	3	2	1
	児童生徒の学習上の成果や課題，つまずき等を明確に把握することができる	4	3	2	1
	授業中の児童生徒の学習状況から，必要に応じて指導過程を修正している	4	3	2	1
	本時のねらいと合っている	4	3	2	1
	評価計画との整合性がある	4	3	2	1
	評価方法が明確に示されている	4	3	2	1
時　間	学習指導要領に沿った時間配分をしている	4	3	2	1
	児童生徒に発言・質問・活動の時間を十分確保している	4	3	2	1
	授業時間内に学習のまとめを終えることができる	4	3	2	1
態度姿勢	発達段階に即した分かりやすい言葉をつかっている	4	3	2	1
	学ぶ姿勢や学習規律について指導している	4	3	2	1
	声の大きさやスピードが適切である	4	3	2	1

○児童生徒の健康に関わる生活実態等に関する調査票を配布するような場合には，ねらいを明確にしたり，内容や設問を分かりやすく答えやすいものに精選したりして，家庭からの協力が得られやすいように工夫する．

○体力つくりや歯みがき指導等，保護者も参加できる機会を設定し，児童と一緒に活動することによって，家庭での児童に対する支援をしやすくする．

○生活習慣の改善や性に関する指導等，保護者と話し合う機会を設定し，家庭での生徒に対する支援をしやすくする．

○保護者懇談会やPTAの各種会合等，保護者が集まる機会を利用して，学校における保健教育の目的，内容，方法等を説明し，それらを生かすための家庭での取組について考えてもらう．

○保護者向けの健康や安全に関する講演会や研修会等を開催し，保護者自身が健康づくりのモデルとなることを促す．

○PTA 保健委員会等のメンバーを核としながら，その組織的な活動を通して，家庭における健康的な生活の実践を啓発する．

2．学校への相談や要望に対する対応

○生徒の健康課題に関する相談は，学級担任や養護教諭等が窓口になり，必要に応じて学校医・学校歯科医・学校薬剤師や関係機関等からの助言や協力を得て，根拠を明確にしながら対応する．

○保護者から学校へ保健教育に関する要望があった場合には，その内容を的確に把握し，要望があった背景を丁寧に検討して，今後の学校の基本方針や日常の指導に反映させるようにする．また，要望に対する対応の仕方については，保護者へ速やかに説明する．

(6) 地域の関係機関等との連携

　学校における保健教育の計画やその展開は，地域の実態に即して進めることが重要であり[18]，それぞれの地域の実態を把握し，特性を生かしながら，児童生徒の発達段階に応じて発展させていく必要がある．また，保健所や市町村保健センター等が行う保健事業と連携を図ることによって，学校で行う保健教育を充実させていく．具体的な地域関係機関との取組として，以下のようなことが示されている[2) 3)]．

○関係機関から講師を招いて校内研修会を開催する等，最近の地域保健の動向や予防対策などについて教職員が知識を得る．

○地域住民の健康教育に寄与するための映像資料，パンフレット等は，地域関係機関において整備されているものが多い．各都道府県教育委員会等の視聴覚センターの利用とともに，保健所や市町村保健センター等の視聴覚資料を利用する．

○保健所等には地域医療の専門分野で活躍している人が多く，保健教育の内容によって講師を依頼し，協力を仰ぐ．なお，講師を依頼する場合は，対象となる児童の興味・関心や理解力等，発達の段階を十分考慮した内容や指導方法になるよう，講師と学校の役割分担について事前に打合せを行うことが重要である．

○保健教育の内容によっては，児童が保健所等の関係機関を訪問し，課題について調査し，その結果を授業等で発表することもできる．その際には，関係機関職員との事前の打合せを密に行い，児童や学校の教育活動についての理解を求める必要がある．

○生徒の健康課題によっては，疾病管理とともに健康な生活習慣の指導が重要となるものもあり，学校医，学校歯科医，学校薬剤師の専門的な助言が不可欠となってくる．さらに，保健教育の充実に向けて，学校医等を通してより専門的な機関からの協力を得ることも重要である．

○保護者や地域の方々に参加者の枠を広げて学校保健委員会を開催することにより，家庭や地域と共に進める保健活動に広げられ，開かれた学校づくりを推進できる（拡大学校保健委員会）．

○学区内の幼稚園・小学校・高等学校，あるいは特別支援学校等と連携して学校保健委員会を開催することにより，地域の子供たちの健康課題を解決したり，健康づくりを推進したりなどの協議を行うことができる（地域学校保健委員会）．

○学校保健に関する団体として各地域の学校保健会がある．これらの団体との連携を図り，より広く情報を得ることによって，各学校の活動を一層強化することができる．

引用・参考文献

1）中央教育審議会答申：幼稚園，小学校，中学校，高等学校及び特別支援学校の学習指導要領等の改善及び必要な方策等について，2016.

2）文部科学省：改訂「生きる力」を育む小学校保健教育の手引，2019.

3）文部科学省：改訂「生きる力」を育む中学校保健教育の手引，2020.

4）文部科学省：改訂「生きる力」を育む高等学校保健教育の手引，2021.

5）教員養成系大学保健協議会：学校保健ハンドブック第7次改訂，ぎょうせい，東京，2019.

6）WHO: The Ottawa Charter for Health Promotion. First International Conference on Health Promotion, Ottawa, 1986.

7）門田新一郎・大津一義編著：最新学校保健，大学教育出版，岡山，2019.

8）徳山美智子・中桐佐智子・岡田加奈子：学校保健安全法に対応した「改訂学校保健」−ヘルスプロモーションの視点と教職員の役割の明確化−，東山書房，京都，2012.

9）衛藤隆・永井大樹・丸山東人他：Health Promoting School の概念と実践，東京大学大学院教育学研究科紀要第44巻，2004.

10）千葉大学教育学部　ヘルス・プロモーティング・スクール・プロジェクト：平成20−25年　ヘルス・プロモーティング・スクール（健康的な学校づくり）プロジェクト報告書，2014.

11）岡田加奈子：養護教諭ってなんだろう？，少年写真新聞社，東京，2015.

12）日本養護教諭教育学会：養護教諭の専門領域に関する用語の解説集＜第三版＞，2019.

13）特定非営利活動法人　日本健康教育士養成機構：新しい健康教育　理論と事例から学ぶ健康増進への道，保健同人社，東京，2012.

14）市川市：ヘルシースクール
www.city.ichikawa.lg.jp/edu08/1111000009.html
（2022/2アクセス）

15）WHO：Sustainable Development Goals（SDGs），2015.

16）学校保健・安全実務研究会編著：「新訂版　学校保健実務必携　第5次改訂版」，第一法規，東京，2020.

17）文部科学省国立教育政策研究所教育課程研究センター：学習評価の在り方ハンドブック　小・中学校編，2019.

18）文部科学省国立教育政策研究所教育課程研究センター：学習評価の在り方ハンドブック　高等学校編，2019.

19）文部科学省：小学校学習指導要領　解説平成29年告示体育編，東洋館出版社，東京，2018.

20）文部科学省：中学校学習指導要領　解説平成29年告示保健体育編，東山書房，京都，2018.

21）文部科学省：高等学校学習指導要領　平成30年告示　保健体育編，東山書房，京都，2019.

22）文部科学省国立教育政策研究所教育課程研究センター：「指導と評価の一体化」のための学習評価に関する参考資料（小学校体育），2011.

23）文部科学省国立教育政策研究所教育課程研究センター：「指導と評価の一体化」のための学習評価に関する参考資料（中学校　保健体育），2020.

24）藤内修二：オタワ宣言とヘルスプロモーション，公衆衛生61（9），pp636-641，1997.

資料12−1　ヘルスプロモーションの展開例（小学校）

ヘルスプロモーション活動を実施した小学校の事例[13]

　A県にあるA小学校3～6年生を対象に，朝食のアンケート調査を実施したところ，「朝食を毎日摂取する」児童は全体の86.7%，「時々食べている」児童は9.5%，「ほとんど食べない」児童は3.8%であった．さらに学年が進むほど朝食を欠食する児童が増えていく傾向にあった．そこで，朝食を欠食するのは，どのような要因によるものなのか考え，プロジェクトを計画した．

（朝食を欠食する要因）

　朝食の欠食に関連する社会的要因として，両親が共働きで，朝食が用意していない，いつもコンビニのお菓子が朝食になっているなどの家庭環境があった．そして個人的要因として，夜遅くまでゲームをして朝も起きられず，食欲がわかない，児童だけではなく，保護者も朝食の大切さを理解していないなどの知識の不足や食に関する意識の問題があった．

（プロジェクト内容）

　学校では，朝食を欠食する児童を減らしたいという願いから，「朝ごはんを食べようプロジェクト」を開始した．そのプロジェクトでは保護者や児童が朝食の大切さを理解することと，高学年になったら朝食に適したメニューが分かり，簡単で栄養のある朝食を自分で作れることを目標とした．このプロジェクトは，児童，保護者，担任だけではなく，学年，管理職，栄養教諭，養護教諭，学校医らの協力のもとで進められた．

（主体的に行った朝ごはんを食べようプロジェクト）

　親子料理教室の事前の学習として総合的な学習の時間を用いて，グループに分かれ課題を解決する活動を実施した．あるグループでは，朝ごはんの実態や問題点を明らかにするため，アンケートを作成し保護者に実施した．また，別のグループでは朝食を食べた日と，食べなかった日のグラウンドを走ったタイムを計り，朝食パワーの素晴らしさを体験した．また，あるグループでは，アンケート調査の結果から朝ごはんを20分以内に作っている家庭が多いことを知り「うまい，速い，栄養ばっちり，見た目グー」のキーワードで朝ごはんのレシピを考えた．その後，栄養教諭のサポートを得て公開授業として親子料理教室「朝ごはんを作ろう」の調理実習に繋げていった．

　さらに，この活動を地域の人々にも還元するために，朝食についてのポスターや資料を近隣の病院，飲食店に配布し掲示してもらい，朝食改善運動を広めていった．児童が主体的に考えて行った「朝ごはんを食べようプロジェクト」は，自分達の健康課題を解決するだけではなく，地域社会の健康を改善しようとする運動に広がっていった．

（評価）

　プロジェクトの実施と評価について，事前の学習はどうであったのか，親子料理教室は計画通りできたのか，その後の取り組みはどうであったのかを検討した．評価は，児童の行動変容などの短期結果を明らかにするまでには至らなかったが，児童が主体的に行った活動は何年経っても思い出され，本人の健康維持に繋がっていくことが考えられた．

（総合的な学習の時間と「食」の教育：千葉県学校保健研究2003　吉野和雄氏の事例[13] を参考に，編者が内容を改変した．）

資料12−2　体育科，保健体育科の目標と内容（小・中学校学習指導要領　文部科学省，2017）（高等学校学習指導要領　文部科学省，2018）

	小 学 校 【体育】	中 学 校 【保健体育】	高 等 学 校 【保健体育】
目標	第1　目標 　体育や保健の見方・考え方を働かせ，課題を見付け，その解決に向けた学習過程を通して，心と体を一体として捉え，生涯にわたって心身の健康を保持増進し豊かなスポーツライフを実現するための資質・能力を次のとおり育成することを目指す． (1)　その特性に応じた各種の運動の行い方及び身近な生活における健康・安全について理解するとともに，基本的な動きや技能を身に付けるようにする． (2)　運動や健康についての自己の課題を見付け，その解決に向けて思考し判断するとともに，他者に伝える力を養う． (3)　運動に親しむとともに健康の保持増進と体力の向上を目指し，楽しく明るい生活を営む態度を養う． 第2　各学年の目標 〈第3学年及び第4学年〉 (1)　各種の運動の楽しさや喜びに触れ，その行い方及び健康で安全な生活や体の発育・発達について理解するとともに，基本的な動きや技能を身に付けるようにする． (2)　自己の運動や身近な生活における健康の課題を見付け，その解決のための方法や活動を工夫するとともに，考えたことを他者に伝える力を養う． (3)　各種の運動に進んで取り組み，きまりを守り誰とでも仲よく運動をしたり，友達の考えを認めたり，場や用具の安全に留意したりし，最後まで努力して運動をする態度を養う．また，健康の大切さに気付き，自己の健康の保持増進に進んで取り組む態度を養う． 〈第5学年及び第6学年〉 (1)　各種の運動の楽しさや喜びを味わい，その行い方及び心の健康やけがの防止，病気の予防について理解するとともに，各種の運動の特性に応じた基本的な技能及び健康で安全な生活を営むための技能を身に付けるようにする． (2)　自己やグループの運動の課題や身近な健康に関わる課題を見付け，その解決のための方法や活動を工夫するとともに，自己や仲間の考えたことを他者に伝える力を養う． (3)　各種の運動に積極的に取り組み，約束を守り助け合って運動をしたり，仲間の考えや取組を認めたり，場や用具の安全に留意したりし，自己の最善を尽くして運動をする態度を養う．また，健康・安全の大切さに気付き，自己の健康の保持増進や回復に進んで取り組む態度を養う．	第1　目標 　体育や保健の見方・考え方を働かせ，課題を発見し，合理的な解決に向けた学習過程を通して，心と体を一体として捉え，生涯にわたって心身の健康を保持増進し豊かなスポーツライフを実現するための資質・能力を次のとおり育成することを目指す． 第2　各分野の目標 〈保健分野〉 (1)　個人生活における健康・安全について理解するとともに，基本的な技能を身に付けるようにする． (2)　健康についての自他の課題を発見し，よりよい解決に向けて思考し判断するとともに，他者に伝える力を養う． (3)　生涯を通じて心身の健康の保持増進を目指し，明るく豊かな生活を営む態度を養う．	第1款　目標 　体育や保健の見方・考え方を働かせ，課題を発見し，合理的，計画的な解決に向けた学習過程を通して，心と体を一体として捉え，生涯にわたって心身の健康を保持増進し豊かなスポーツライフを継続するための資質・能力を次のとおり育成することを目指す． (1)　各種の運動の特性に応じた技能等及び社会生活における健康・安全について理解するとともに，技能を身に付けるようにする． (2)　運動や健康についての自他や社会の課題を発見し，合理的，計画的な解決に向けて思考し判断するとともに，他者に伝える力を養う． (3)　生涯にわたって継続して運動に親しむとともに健康の保持増進と体力の向上を目指し，明るく豊かで活力ある生活を営む態度を養う． 第2款　目標 第2保健 (1)　個人及び社会生活における健康・安全について理解を深めるとともに，技能を身に付けるようにする． (2)　健康についての自他や社会の課題を発見し，合理的，計画的な解決に向けて思考し判断するとともに，目的や状況に応じて他者に伝える力を養う． (3)　生涯を通じて自他の健康の保持増進やそれを支える環境づくりを目指し，明るく豊かで活力ある生活を営む態度を養う．
内容	〈第3学年及び第4学年〉保健 (1)　健康な生活 (2)　体の発育・発達 〈第5学年及び第6学年〉 (1)　心の健康 (2)　けがの防止 (3)　病気の予防	〈全学年〉 健康な生活と疾病の予防 〈第1学年〉 心身の機能の発達と心の健康 〈第2学年〉 傷害の防止 〈第3学年〉 健康と環境	〈第1学年，第2学年を通して〉 (1)　現代社会と健康 (2)　安全な社会生活 (3)　生涯を通じる健康 (4)　健康を支える健康づくり

資料 12 - 3　教科「体育科, 保健体育科」と教科以外での保健教育との違い

項目	〈教科における保健教育〉	〈教科以外での保健教育〉
目標・ねらい	*健康に生きるための一般的概念を習得する *保健の科学的原理・原則の理解を通して実践力（思考, 判断, 行動選択, 意思決定）を育成し, 問題解決の資質と能力を身につける	*健全な生活の実践に必要な態度や習慣の育成（日常生活への実践化） *健康に関する具体的な問題を取り上げ, それを解決するための実践能力を身につける
内　容	*学習指導要領に示された一般的で基本的な概念 *保健の科学（理論） *学習内容は学習指導要領に基づき, 年間カリキュラムに位置づけられる *学習指導要領には, 児童生徒がこれから生きていくうえで基本的に必要であり重要だと考えられる内容が, 系統だって示されている　構造的（系統的・関連性）	*当面する健康の問題で, 各学校が目の前にいる児童生徒の発達段階, 健康問題に即して内容を設定する 　：実際生活（実践） 　　臨機的（季節・行事） *児童生徒の現状に即して, 今まさに教えるべき内容と将来を展望して教えるべき価値をもつ内容の二面性をもっている
教育課程への位置づけ（時間）	*教科体育の保健領域の時間 *体育科保健領域（小学校） 　保健体育科保健分野（中学校） 　科目保健（高等学校） ・小学校 3・4 年生・・ 8 単位時間程度 ・小学校 5・6 年生・・16 単位時間程度 ・中学校 1 ～ 3 年生・・48 単位時間程度 ・高等学校 1 ～ 2 年生 　　・・教育課程への位置づけ（時間） 　　　　2 単位　原則として入学年次及びその次の年次の 2 カ年にわたり履修させる	*特別活動を中心に教育活動全体 　特別活動・・・主に学級活動の時間や学校行事（健康安全に関する行事） *個別指導や休み時間, 放課後等
進め方	*教科の指導として計画的に実施	*特別活動の学級活動・ホームルーム活動, 学校行事を中心に個人, 集団を対象として計画的, 継続的に実施
指導者	*学級担任（小学校）, 保健体育科教諭, 　教諭に兼職発令の養護教諭	*学級担任, 養護教諭など
対象者	*学級単位で指導する	*集団, 個人
特　徴	*生涯を通じ, 自らの健康を適切に管理・改善していくため, 健康の大切さを認識し, 健康なライフスタイルを確立する資質や能力の基礎を培う *科学的理解や知的理解が大きなウェイトを占めてきたが, 価値観や態度の育成, スキル学習なども内容に入ってきている *学習指導要領で指導内容や指導学年, 指導時間を特定している	*児童生徒が自らの健康について関心と理解をもち, 健康問題を合理的に解決する能力を発達させるよう援助する *児童生徒の健康問題を最大限に具体化して取り上げ, 指導内容を組み立てる *健康問題の質の変化や, 児童生徒の生活基盤の急激な変化が保健指導の役割を大きくしている *児童生徒の現実の姿や突発的な健康問題に即した適時の指導や繰り返しの累積的な指導が重要である
備　考	〈改訂の特徴〉 *小学校 3 年からの内容設定 *心と体を一体的にとらえる *「保健」の目標・内容等は,「健康の大切さの認識」と,「生涯を通じて自らの健康を適切に管理し, 改善していく資質や能力の育成の基礎を培い実践力を育てる」としたヘルスプロモーションの考え方を生かした目標の改訂 *心の健康, 薬物乱用, 性の逸脱行動, 生活習慣病等の健康の現代的課題に対応 *実験, 実習, 討論など体験的な指導法	

資料 12 － 4

［小学校体育科・保健領域の学習指導案（例）］

1　単元名　「体の発育・発達」（第 4 学年）

2　単元について

　1）単元観

　　　近年児童の発育・発達において，体の形態的・機能的変化が顕著となる時期が早く訪れるなど早期化してい
　る．学童期の児童は，自分や友達の体の変化について関心や期待，悩み，戸惑いなどを持ちはじめ，異性への
　関心が高まるなどの心の変化に気づくようになる．

　　　また体の発育・発達に伴って生じる心身の変化に不安や疑問を抱き，身近な問題として関心をもつようにな
　る．こうした発達段階にある児童が体の発育・発達，異性への関心の芽生えについて理解を深め，よりよく発
　育・発達させるための生活の仕方について考え，理解することができるよう本単元を取り上げた．

　2）児童観

　　　思春期特有の体の変化に戸惑いや不安を抱き，保健室に相談にくる児童もおり，体の発達・発育に伴う変化
　に関心をもつ児童がみられる．また男児が女児をからかっている様子も見られており，異性への関心が高まっ
　ていると考えられる．そうしたことから本時で体の発育・発達，異性への関心の芽生えなどの心の発達につい
　て理解できるようにする必要がある．

　3）指導観

　　　本時の指導においては，身長・体重などの個人情報を取り上げるためプライバシーの保持等の十分な配慮が
　必要である．学校全体で共通理解を図り，家庭との連携をもち保護者とも指導内容について共通理解を図るこ
　とが重要である．

　　　体の変化に対して不安や戸惑いを抱く児童もいることから，体の発育・発達は個人差がありながらも誰にで
　も起こる変化であることを具体例を示しながら伝え，気づきや理解を深めていくようにする．そして自分の成
　長を肯定的に受け止め，大人の体になることに期待を持つことができるようにする．また教材についても児童
　の受け入れやすいイラスト等を活用し，自分と友達の体の変化を正しく理解し，ともに成長していこうとする
　態度を育てていくよう配慮する．

3　単元の目標

　(1)　体の発育・発達について，課題の解決に役立つ基礎的な事項を理解することができる．

　(2)　体がよりよく発育・発達するために，課題を見つけ，その解決に向けて考え，それらを表現することができ
　　　る．

　(3)　体の発育・発達について関心をもち，健康の大切さに気づき，自己の健康の保持増進に進んで取り組もうとす
　　　ることができる．

4　単元の評価規準

		知識・技能	思考・判断・表現	主体的に学習に取り組む態度
単元の評価規準		体の年齢に伴う変化や個人差，思春期の体の変化，よりよく発育・発達させるための生活について，課題の解決に役立つ基礎的な事項を理解している.	体の発育・発達について，課題の解決を目指して，知識を活用した学習活動などにより，実践的に考え，判断し，それらを表している.	体の発育・発達について関心をもち，学習活動に意欲的に取り組もうとしている.
学習活動に即した評価規準		①体は，年齢に伴って変化すること，体の変化には個人差があることを言ったり，書いたりしている. ②思春期には，体つきに変化が起こること，初経や精通など男女の特徴が現れること，異性への関心が芽生えることについて，個人差はあるものの誰にでも起こることであり，大人の体に近づく現象であることについて言ったり，書いたりしている. ③体をよりよく発育・発達させるための生活の仕方について理解し，書いている.	①体の発育・発達について，学習したことを自分の体の発育と比べたり，関係を見つけたりして，課題を見つけている. ②体の発育・発達について，自分に当てはめ自分なりの考えを表現しようとしている. ③体の発育・発達の仕方や生活の仕方について，教科書や資料をもとに，予想したり，考えたりして，それらを説明している.	①体の発育・発達について，教科書や資料を見たり，自分の成長を振り返ったりするなどの学習活動に進んで取り組もうとしている. ②体の発育・発達について進んでわかったことを発表したり，友達の発表を真剣に聞いたり，ワークシートに書き込みながら学習に取り組もうとしている.

5　単元の指導と評価の計画（4時間）

（1）単元の計画（例）

	1時	2時	3時	4時
小単元名	体の発育・発達	思春期の体の変化		体をよりよく発育・発達させるための生活
学習内容	体（身長・体重）の変化 発育・発達の個人差	体つき・体の変化 男女の特徴・個人差	体の中でおこる変化 心の変化・異性への関心	よりよい発育のための生活の仕方
学習形態	一斉学習 グループ学習	一斉学習 グループ学習	一斉学習	一斉学習 グループ学習
評価方法等	活動の観察・グループワークの取組・ワークシート	活動の観察・グループワークの取組・ワークシート	活動の観察・ワークシート	活動の観察・グループワークの取組・ワークシート

（2）単元の目標及び学習活動と内容と評価の計画（例）

時間	目標及び学習活動	評価規準			評価方法
		知識技能	思考判断表現	主体的に学習に取り組む態度	
1	（目標） 体の発育・発達を理解することができる. （学習活動） 1　自分の成長記録をもとにグラフをつくる. 2　グループごとに自分と友達のグラフの形を比べ, 身長の伸び方をみて気づいたことについて話し合う. 3　身長は年齢に伴って変化すること, 体の変化は個人差があることを知り, 身長の伸びに伴い体重も増えていくことを理解する.	①	①	①	活動の観察 グループワークの取組の観察, 発言の内容 ワークシート
2	（目標） 思春期には, 体つきに変化が起こり, 人によって違いはあるものの男女の特徴が現れることについて理解することができる. （学習活動） 1　男女当てっこクイズに取り組み, 男女の体つきの変化について気づく. 2　大人に近づく男女の体つきの変化について考え, グループで話し合う. 3　ワークシートに男女の特徴を記入し, 大人に近づく男女の体つきの特徴について理解するとともに, それらに個人差があることを知る. 4　体の成長に不安を持つ友達の事例を用いアドバイスを考える.	②	② ② ②	① ②	活動の観察・発言の内容 活動の観察・グループワークの取組の観察, 発言の内容 ワークシート
3	（目標） 思春期には, 初経や精通など男女の特徴が現れ, 異性への関心が芽生え, 個人差はあるもののこれらは誰にでも起こることであり, 大人の体に近づく現象であることを理解することができる. （学習活動） 1　初経・精通などの体の中に変化が起こることを理解する. 2　異性への関心が芽生えるなど心の変化が起こることを理解する. 3　心と体の変化には個人差があることを理解する.	②	②	② ②	活動の観察 発言の内容, ワークシート ワークシート
4	（目標） 体をよりよく発育・発達させるためには, 適切な運動, 食事, 休養及び睡眠などが必要であることを理解することができる. （学習活動） 1　自分の生活を振り返る. 2　バランスのとれた食事, 適度な運動, 十分な休養・睡眠が体の発育・発達に重要であることを理解する. 3　学習したことを自分の生活に当てはめて課題を見つけ, これからの生活の仕方について解決方法を考える. 4　グループワークで体をよりよく発育・発達させるための生活の仕方についてワークシートにまとめる.	③	③	②	活動の観察 グループワークの取組の観察, 発言の内容 ワークシート

6　本時の指導（4時間の2時間目）（例）

（1）本時の目標：思春期には，体つきに変化が起こり，人によって違いはあるものの男女の特徴が現れることについて理解する.

（2）資料及び準備物：ワークシート

（3）教科書：わたしたちのほけんp○

（2）展開

過程	学習活動と内容	指導上の留意点と支援	評価規準と評価方法
導入 10分	発問：男女当てっこクイズをしましょう ①年代の異なるシルエット写真をみて男女を当てる「男女当てっこクイズ」に答える. ②子どもと大人の体つきについて考える. 予想される反応： ・小学生より中学生の方が違いがわかる ・中学生の女子は肩よりお尻の幅が広い ・中学生の男子は筋肉質な感じ	・体つきの違いがわかるように小1および中3の男女のシルエット写真を提示する. ・中学生の場合，後ろ向きでも識別できることに気づかせる. ◆シルエットから体つきの違いが読みとれない児童には中学生に注目させ，違いに気づくよう支援する.	【主体的に学習に取り組む態度】 ・体の発育・発達について，教科書や資料を見たり，自分の成長を振り返ったりするなどの学習活動に進んで取り組もうとしている. 〈方法〉活動の観察・発言の内容
展開 5分 10分 10分	発問：大人に近づくにつれて体はどのように変化していきますか ③大人に近づく男女の体つきの変化について，導入での学習や生活体験などをもとに各自で予想する. 予想した男女の変化の特徴を付箋紙に書きワークシート1に分けて貼っていく ④各自のワークシート1をもとに大人に近づくにつれて現れる男女の体の変化についてグループで話し合う. ⑤各グループから意見を出し合い，大人に近づく男女の体つきの特徴についてまとめる 　変化の起こり方や特徴は人によって違いがあることを理解する 予想される反応： 〈男子に現れる変化〉 ・筋肉がついてくる. 肩幅が広くなる. ・ひげが生えてくる　等 〈女子に現れる変化〉 ・腰の幅が広くなる　・胸が膨らんでくる　等 〈男女共通して現れる変化〉 ・わき毛が生えてくる.・声が変わる　等 ⑥学習したことを自分の未来の体つきに当てはめ考える.	・気づいたことを付箋に記入させる. ・友達の意見や教師の助言などで付け足しや修正があった場合は色の違う付箋紙に記入し貼るよう説明する. ・グループでまとめた意見を短冊に書かせ，黒板に貼るようにする. ・グループで出た意見を全員で共有させる. ◆恥ずかしさから書くことに抵抗のある児童には，否定せず認めながら，変化する部分に○印を記入することで学習に参加できるようにする. ◆予想できない児童に対しては，家族や学校の先生などをイメージしてみることを助言する.	【主体的に学習に取り組む態度】 ・体の発育・発達について進んでわかったことを発表したり，友達の発表を真剣に聞いたり，ワークシートに書き込みながら学習に取り組もうとしている. 【思考・判断・表現】 ・体の発育・発達について，自分に当てはめ自分なりの考えを表現しようとしている. 【知識・技能】 ・思春期には，体つきに変化が起こること，個人差はあるものの誰にでも起こることであり，大人の体に近づく現象であることについて言ったり，書いたりしている. 〈方法〉活動の観察・グループワークの取組の観察，発言の内容 ワークシート
まとめ 10分	発問：「思春期」を迎えたときに相談されたらどう答えますか ⑦体の成長に対して不安に感じている友達から相談された場合を想定し，学習したことを活かして，アドバイスを考え，ワークシート2に記入し，発表する 予想される反応： ・それは思春期の変化で誰にでも起こることだよ，大人に近づいている証拠だから大丈夫. ・起こり方は個人差があるから安心して. 等 本時のまとめをする	・思春期を自分が迎えることを想定させ，自分におきかせて考えさせる. ・記入したことをロールプレイさせ大人になることへの期待や自らを肯定的に捉え，互いの個人差を認め合う気持ちを持たせる. ・これから大人になることへの不安をなくし，期待感を持たせるよう机間指導しながら個別支援する ◆考えられずにいる児童には本時の学習をともに振り返り支援する. ・本時のねらいを板書する.	【思考・判断・表現】 体の発育・発達について，自分に当てはめ自分なりの考えを表現しようとしている. 〈方法〉ワークシート

[第12章関連]

令和5年度（令和4年度実施）養護教諭採用試験問題

① 次の図は，『改訂「生きる力」を育む小学校保健教育の手引』（文部科学省　平成31年）に記載されている「各教科における評価の基本構造」である．（①）〜（⑥）にあてはまる語句を □□□□ から一つ選び，番号で答えよ．

1	人間性	2	実行性	3	主体的	4	個人内	5	理解
6	自己	7	判断	8	積極的	9	可能性	0	技能

（愛知県）

② 小学校保健教育参考資料「改訂『生きる力』を育む小学校保健教育の手引（平成31年３月文部科学省）」について，問いに答えなさい．

問　次の図は，「第１章　総説　第２節　指導の基本的な考え方　２．保健教育の推進とカリキュラム・マネジメント」の一部である．空欄　　1　　～　　3　　に当てはまる最も適切なものを，後の①～⑧のうち選びなさい．

図　保健における体系イメージ

① 70	② 生活習慣	③ 環境	④ 合理
⑤ 72	⑥ 科学	⑦ 60	⑧ 衛生

（神奈川県）

③　次は「『令和の日本型学校教育』の構築を目指して　～全ての子供たちの可能性を引き出す，個別最適な学びと，協働的な学びの実現～（答申）」（令和３年１月26日　中央教育審議会）に示されている「第Ⅱ部　各論　２．９年間を見通した新時代の義務教育の在り方について　(5)生涯を通じて心身ともに健康な生活を送るための資質・能力を育成するための方策」の一部です．下線部が誤っているものを，下の１～４の中から１つ選びなさい．

○　健康教育においても，児童生徒等の心身の状況等を踏まえて，①エビデンスに基づく個に応じた指導・支援を充実させることにより，生涯を通じて心身ともに健康な生活を送るための資質・能力（②健康リテラシー等）を育成することが重要である．

○　このために，健康を保持増進する全ての活動を担う③保健主事を適正に配置し，③保健主事の専門性や学校保健推進の中核的役割，コーディネーターの役割を発揮し，組織的な学校保健を展開する必要がある．

○　健康診断情報をはじめとする学校保健情報を速やかに④電子化し，効果的に活用することが今後一層求められる．

１　①　　　　２　②　　　　３　③　　　　４　④

（埼玉県）

4　次は，「改訂『生きる力』を育む高等学校保健教育の手引」（令和3年3月　文部科学省）の「第1章　総説　第3節　内容及び指導方法　2．保健教育の指導方法　(2)指導方法の具体例」に示されている指導方法について，(1)～(3)の内容の正誤の組み合わせとして正しいものを，下の1～4の中から1つ選びなさい．

指導方法	健康課題やその解決のための具体的な活動例
(1)　ディスカッション	ある技能などを習得するために，実際または模擬的に，特定の行為や操作などを行い，振り返ること．
(2)　課題学習	課題解決能力を高めるため，課題を設け，その解決に取り組み，解決の過程や結果を確認し，振り返りや意見交換などを行う．
(3)　ケーススタディ	特定の場面などでの登場人物の言動（演技）を観察して，役割の特性や役割に関わる言動などについて理解する．

1　(1)　○　　(2)　○　　(3)　×　　　2　(1)　×　　(2)　×　　(3)　○
3　(1)　○　　(2)　×　　(3)　○　　　4　(1)　×　　(2)　○　　(3)　×

（埼玉県）

5　次の文章は，「高等学校学習指導要領解説　保健体育編　体育編」（平成30年7月）　第1部　保健体育編　第2章　保健体育科の目標及び内容　第2節　各科目の目標及び内容　「保健」3　内容　ア　知識　からの抜粋である．空欄（　①　）～（　⑫　）に当てはまる語句をそれぞれ答えなさい．

（オ）　精神疾患の予防と回復
⑦　精神疾患の特徴
　精神疾患は，精神機能の基礎となる（　①　），生物的，または社会的な機能の障害などが原因となり，（　②　），情動，行動などの不調により，精神活動が不全になった状態であることを理解できるようにする．
　また，うつ病，（　③　），不安症，（　④　）などを適宜取り上げ，誰もが罹患しうること，若年で発症する疾患が多いこと，適切な対処により回復し生活の質の向上が可能であることなどを理解できるようにする．
　その際，アルコール，（　⑤　）などの物質への依存症に加えて，（　⑥　）等への過剰な参加は習慣化すると嗜癖行動になる危険性があり，日常生活にも悪影響を及ぼすことに触れるようにする．
④　精神疾患への対処
　精神疾患の予防と回復には，（　⑦　）の健康と同じく，適切な運動，（　⑧　），休養及び睡眠など，調和のとれた生活を実践すること，早期に心身の不調に気付くこと，心身に起こった反応については体ほぐしの運動などのリラクセーションの方法でストレスを緩和することなどが重要であることを理解できるようにする．
　また，心身の不調時には，不安，抑うつ，焦燥，（　⑨　）などの精神活動の変化が，通常時より強く，（　⑩　）に生じること，心身の不調の早期発見と治療や支援の早期の開始によって回復可能性が高まることを理解できるようにする．その際，自殺の背景にはうつ病をはじめとする精神疾患が存在することもあることを理解し，できるだけ早期に専門家に援助を求めることが有効であることにも触れるようにする．
　さらに，人々が精神疾患について正しく理解するとともに，専門家への相談や早期の治療などを受けやすい（　⑪　）を整えることが重要であること，偏見や（　⑫　）の対象ではないことなどを理解できるようにする．

（京都府）

203

6 次の文は，「精神疾患に関する指導参考資料　新学習指導要領に基づくこれからの高等学校保健体育の学習（令和３年３月　公益財団法人日本学校保健会）」について述べたものである．次の問いに答えなさい．

問　次の文は，「心の健康と脳の働き」について述べたものである．①～⑥の説明について，**誤りのあるものを全て選んだ組み合わせ**を，下のa～eの中から一つ選びなさい．

①　大脳辺縁系には，喜怒哀楽など感情を生み出す「扁桃体」，五感で得た感覚情報を記憶し衝動的な行動を起こす「海馬」，報酬や嗜癖，快感を司る「側坐核」，大脳辺縁系の各部位を結びつけ感情を形成する，また学習と記憶に関わりを持つ「帯状回」がある．

②　大脳辺縁系は，食欲，睡眠欲，性欲などの欲求，不安や恐怖，怒り，愛情などの感情を生み出しており，人間の動物としての本能に関わっている．

③　脳幹には，中脳，間脳，橋，延髄などがある．特に，中脳には，全身の感覚情報を集約する「視床」，血圧・体温・心拍数等をコントロールする「視床下部」，ホルモン分泌の中枢である「脳下垂体」など，生命維持に不可欠な機能が備わっている．

④　扁桃体で生み出された不安や恐怖の情報は，脳幹部にある「視床下部」に伝わり，心臓の働き，血流・血圧，ホルモン分泌等を調整する．

⑤　緊張すると心拍数が上がり，口が乾き，汗をかく．これらの身体の反応は，視床下部が自律神経を通して行っている．

⑥　自律神経は，呼吸・心拍・血圧・体温調整・消化吸収・免疫機能など生命維持のために自律的に活動している神経である．自律神経には，各部位の活動を促す副交感神経と，休息を促す交感神経がある．

a	b	c	d	e
①⑤	③⑥	②④	②③④	①⑤⑥

（茨城県）

7　健康安全・体育的行事に関する次の問いに答えなさい.

問　次は,「中学校学習指導要領解説（平成29年7月）」特別活動編　第3章　各活動・学校行事の目標と内容　第3節　学校行事　の一部である. 本文に即して, 次の（　①　）～（　⑦　）に当てはまる適切な語句を書きなさい.

2　学校行事の内容

　　略

⑶　健康安全・体育的行事

　①健康安全・体育的行事のねらいと内容

　　　健康安全・体育的行事については, 学習指導要領第5章の第2で, 次のとおり示している.

> 　心身の（　①　）な発達や健康の保持増進, 事件や事故, 災害等から身を守る安全な行動や規律ある集団行動の体得, 運動に親しむ態度の育成, 責任感や連帯感の涵養, 体力の向上などに資するようにすること.

　　略

　②実施上の留意点

　ア　健康安全に関する行事において, 例えば, 健康診断を実施する場合には, 健康診断や健康な生活のもつ意義, 人間の生命の尊さ, 異性の尊重, 健康と（　②　）との関連などについて, 学級活動,（　③　）活動及び各教科, 道徳などの内容と密接な関連を図り, 健康・安全に関する指導の一環としてその充実を期すること.

　　　その際, 参加の心構えなどについて理解させ, 関心をもたせるようにするとともに, 事後においては, 例えば, 体に（　④　）などが発見された生徒の措置, 事故や災害から自他の安全を守ることの意義などの指導について十分配慮すること.

　イ　健康安全に関する行事については, 自転車運転時などの交通規則を理解させ, 事故防止に対する知識や態度を体得させるとともに,（　⑤　）や犯罪などの非常事態に際し, 沈着, 冷静, 迅速, 的確に判断して対処する能力を養い, 自他の安全を確保することのできる能力を身に付けること. また, 喫煙, 飲酒, 薬物乱用などの行為の（　⑥　）や違法性, 防犯や（　⑦　）への適切な対処や行動について理解させ, 正しく判断し行動できる態度を身に付けること.

　　略

（長野県）

8　中学校学習指導要領　解説　「保健体育編」の「第2章　第2節　[保健分野] 2　内容　(1)健康な生活と疾病」の一部である．下のa〜hにあてはまることばをそれぞれ記せ．なお，同じアルファベットには同じことばが入るものとする．

9　平成30年3月告示の高等学校学習指導要領　保健体育　保健　内容　(1)　ア　には，「現代社会と健康について理解を深めること．」として5つの事項が示されています．どのような事項が示されていますか．5つ全て書きなさい．

⑩　次の文は,「小学校学習指導要領」(平成29年3月告示)「第2章　各教科」「第9節　体育」「第2　各学年の目標及び内容」「第5学年及び第6学年」「2　内容」「G　保健」からの抜粋である. 文中の 1 ～ 5 に当てはまる語句として正しいものを①～⓪の中からそれぞれ一つ選びなさい.

令和5年度　採用試験問題

(3)　病気の予防について, 課題を見付け, その解決を目指した活動を通して, 次の事項を身に付けることができるよう指導する.

　　ア　病気の予防について理解すること

　　　　(ア)病気は, 病原体, 体の 1 , 生活行動, 2 が関わりあって起こること.

　　　　(イ)病原体が主な要因となって起こる病気の予防には, 病原体が体に入るのを防ぐことや病原体に対する体の 1 を高めることが必要であること.

　　　　(ウ)生活習慣病など生活行動が主な要因となって起こる病気の予防には, 適切な運動, 栄養の偏りのない食事をとること, 3 の衛生を保つことなど, 望ましい生活習慣を身に付ける必要があること.

　　　　(エ)喫煙, 飲酒, 薬物乱用などの行為は, 健康を損なう原因となること.

　　　　(オ)地域では, 4 に関わる様々な活動が行われていること.

　　イ　病気を予防するために, 課題を見付け, その解決に向けて思考し判断するとともに, それらを 5 すること.

① 獲得	② 環境	③ 口腔	④ 食習慣	⑤ 身体
⑥ ストレス	⑦ 抵抗力	⑧ 表現	⑨ 保健	⓪ 免疫力

(三重県)

第13章　保健指導－特別活動等での健康に関する集団指導

1　保健指導の位置づけ

　学校における「保健教育」は，体育科，保健体育科等と特別活動，総合的な学習の時間，その他関連する教科等（社会科，理科，家庭科，道徳科等）の「保健学習」と学級活動・ホームルーム活動等における「保健指導」から構成されているが，現在は，学習指導要領等では教科等を分類する用語である「保健学習」「保健指導」の用語を用いた分類は用いず，「保健教育」としている．また，文部科学省設置法第四条においては，学校保健の領域は，「保健教育」及び「保健管理」から成るとされている．

　実際には，日常における指導及び子供の実態に応じた指導として「保健指導」がなされる．児童生徒の心身の健康問題の複雑化，多様化に伴い，保健指導がより重要になってきている．法的には，2008（平成20）年に「学校保健安全法」の一部が改正され，新たに「保健指導」が明確に位置付けられた．学校保健安全法第九条で，「養護教諭その他の職員は，相互に連携して，健康相談又は児童生徒の健康状態の日常的な観察により，児童生徒等の心身の状況を把握し，健康上の問題があると認めるときは，遅滞なく，当該児童生徒等に対して必要な指導を行うとともに，必要に応じ，その保護者（学校教育法第十六条に規定する保護者をいう．第二十四条及び第三十条においても同じ．）に対して必要な助言を行うものとする．」同第十条では，「学校においては，救急処置，健康相談又は保健指導を行うに当たつては，必要に応じ，当該学校の所在する地域の医療機関その他の関係機関との連携を図るよう努めるものとする．」とされ，「保健指導」を行うことが法的に明確化されている．養護教諭は，児童生徒の健康状態を日常的に観察し，状況の把握，的確な判断をし，適切な指導をする必要がある．その際には，他の教職員あるいは学校

表13－1　集団指導の機会

	保健指導の機会		活動組織の特徴	指導の特質	指導の方法・内容
特別活動における保健指導	学級活動及びホームルーム活動		同年齢集団の活動	学級内の健康安全問題 計画的・持続的な指導 性，飲酒予防，防煙教育なども含む	問題が解決できるようにする TTなどを取り入れ専門性を生かす 家庭や地域との連携を図る
	児童・生徒会活動など		異年齢集団での協力的活動	問題を話し合い，解決のための実践的活動をする 対象が異なった学年集団である	児童・生徒保健委員会，美化委員会活動など
	学校行事	保健に関する行事	全校または学年などの大きな集団の活動	学年単位以上の全校的集団活動 保健行事参加の経験を通し健康の重要性や自己管理できる指導	健康診断や疾病の予防などに関する行事の実施から，自分の健康状態，環境の清潔など，望ましい態度や習慣を身につける
		保健に関する行事以外の行事		実施する行事の効果を高める	体育的行事や旅行・宿泊学習などの行事に伴う健康に関する知識や配慮事項を指導
領域以外の保健指導	SHR，放課後などにおける随時的な指導		共通の課題を持つ小グループや個人での活動	日常の保健指導 個人の問題を全体の問題として捉える指導	学校全体の共通理解をもってあたる 問題を題材とし，主体的に判断・行動できる

全体で連携し，共通理解のもとに進めていくことが望まれる．

2　保健指導の目的

保健指導は，「当面する健康課題を中心にとりあげ，健康の保持増進に関する実践的な能力や態度，さらには望ましい習慣の形成を目指す」ことを目標とし，集団と個人を対象に行われるものである．自らの健康について関心を持ち，健康な生活を営むために必要な事柄を体得し，積極的に健康の保持増進を図る能力を習得させることが求められる．また，環境を衛生的に保ち実践できることや身近な環境を保全するための知識の獲得，健康とのかかわりなども理解できるようにすることも必要である．多様化，複雑化する児童生徒の心身の健康問題の解決に向け，保健指導はますます重要となってきている．

3　集団保健指導の機会と方法

保健指導の機会は，特定の集団を対象として実施される集団保健指導と1人ひとりの健康問題や健康状態に沿って実施される個別保健指導がある．集団保健指導を行う機会には，教育課程に位置付けられている特別活動として，学級活動及びホームルーム活動，児童・生徒会活動，部活動，学校行事などがあり，学校全体，学年あるいは学級単位で実施される（表13−1）．また，「中学校学習指導要領（平成29年3月告示）」において，保健分野の目標の中の1つに「生涯を通じて心身の健康保持増進を目指し，明るく豊かな生活を営む態度を養う．」と挙げられている．すなわち，教科「保健体育」の中でも健康に関することが指導されていくものであり，集団を対象に展開されるものである．養護教諭が兼職発令を受け，授業担当者として関わることもある．

保健指導を直接の目標として行うものに，健康診断，疾病などの予防に関する意識を高める（歯の衛生，目の健康，感染症予防，薬物乱用防止や防煙，飲酒と健康，性やエイズに関する講話など）ものがある．また，健康や安全への配慮事項として保健指導が行われるものには，特別活動における，健康安全・体育的行事，遠足・集団宿泊行事，勤労生産・奉仕的行事などがある．す

なわち，保健指導は，保健教育における「保健指導」と保健管理に伴う「保健指導」と捉えることもできる．早期に指導をし，健康問題の深刻化を防止できるようにする．

保健指導方法には，それぞれの指導の機会により異なる方法がとられる．養護教諭が特定の集団に対し，単独であるいはティーム・ティーチング（TT）という形式で講話，授業という形式をとることもある．校内の掲示板などを利用し，情報発信することもある．また，「保健だより」の発行や校内放送などを利用することもある．あらゆる機会を利用し，効果的な方法で指導を進めることが必要である．

1）学級活動及びホームルーム活動

学級における集団保健指導は，学級を特定の集団として，原則として学級・ホームルーム担任が計画的に指導する．健康課題の内容によっては，養護教諭や栄養教諭が担任とティーム・ティーチング（TT）で実施したり，養護教諭が単独でより専門的な内容を指導する．内容は保健学習，道徳，生徒指導などとの関連を図ることも必要である．養護教諭は，担任が行う保健指導への養護教諭としての専門的な助言や，資料提供や教材作成に協力することも大事である．養護教諭がTTで入るときには，事前に打ち合わせをしたうえで，役割分担を明確にし，専門性が発揮できる工夫をしておく（資料13−1）．

学級活動における保健指導では，健康で安全な生活態度や習慣を身につけることが課題となることが多い．たとえば，歯の衛生と歯磨き指導，インフルエンザなどの感染症予防，薬物乱用防止教育，防煙教育，飲酒予防教育，食育などである．常に最新の医学・看護，保健情報を得，より専門的な指導が望まれる．また，集団の実態にあった内容や指導する時期に配慮をすることも必要である．健康課題によっては，学校医や学校歯科医などの多様な学校関係者との指導も望ましい．

2）児童・生徒委員会活動・生徒会活動

児童・生徒委員会活動における集団保健指導は，児童生徒が保健委員会，環境整備委員会，生活委員会，

給食委員会などの各種委員会活動を通して，自分たちの学校生活の充実と向上を図ることができるように支援する指導である.

　児童・生徒会活動は，同じ学年による集団ではなく，異なった学年の集団として活動するため，協力し合う態度や能力を養えるように考慮し，発達段階に応じた活動内容を配慮する．そして，児童生徒の発案を尊重し，自らの問題を発見し，自発的に解決できるようにすることが大切である.

　養護教諭は，保健委員会において指導することが多い．保健委員会活動を通し，全校・学年等の児童生徒に働きかける．保健委員に指導し，それを学級や学年に持ち帰らせ，呼びかけて周知する．掲示物や「保健だより」の作成，文化祭での発表，校内放送による保健指導などを行う．保健委員会中心のボランティア活動の展開などの指導をすることもある.

　「保健だより」の作成は，主として養護教諭が行うことが多いが，保健委員会の活動の一環として養護教諭が指導し，児童生徒が作成することもある．作成配布にあたっては，右のア～クのような工夫がされるとよい.

ア　内容に興味を持たせるように，児童生徒の関心の高いものや，身近な誰もが関わりのあるテーマを選ぶ.

イ　教育活動と連動するようにし，行事や保健週間に合わせた記事も入れる.

ウ　児童生徒の実態を把握し，具体的な報告や記事にする.

エ　レイアウト・活字・カットを工夫したりし，目で楽しめるように視覚に訴える.

オ　見出しに注意し，興味をひかせる.

カ　統計図表は，数字の比較が目で見てすぐに正しく読み取れるようなものにする．示そうとする統計の内容について一番わかりやすい形式（棒グラフ・円グラフ・折れ線グラフなど）を選ぶ.

キ　掲示板用のものは，カラーインクで印刷したり，カラーの用紙に印刷したり，模造紙など大きな用紙に印刷する.

ク　配布する日は，特別活動の時間がある日にする．あるいは，事前に保健委員の児童生徒を招集し，保健だよりの内容を指導し，教室で配布する際に，保健委員から学級で伝達するようにする.

表13-2　学校行事における保健指導

指導の機会	ねらい・目標	内　容
健康診断	自分の体に興味・関心を持つ 自分の発育の特徴や変化を知る 病気に対する理解ができる	事前・実施・事後措置について 正しい測定や検診の受け方　　など
遠足・宿泊学習・修学旅行	自己管理しようとする意識を持つ 自己管理能力を高める	生活リズムの維持 衣類で寒暖を調節・慣れた靴 正しい医薬品の使用方法・常備薬の持参 感染症予防行動
運動会・体育祭・クラスマッチ	長時間運動するときの心構えを持つ けがの予防行動がとれる	運動前の諸注意　けがの予防 水分補給 運動中の体温調節 過労防止の方法　など
水泳・水泳大会	水泳の意義 事故防止	準備運動の必要性 事故防止の方法　など
マラソン・マラソン大会	マラソンの意義 事故防止	事前の準備 準備運動の必要性 事故防止の方法　など
強調週間 （歯・目・耳などの愛護週間やデー）	体に関心を持ち，大切にしようとする気持ちを持つ	それぞれの器官の役割 生活に生かす　　など
全校集会・学年集会	日常生活の問題点を知る 問題解決への意欲を持つ	問題に関すること

3）学校行事

　学校行事における集団保健指導は，全校あるいは学年単位での集団に対して指導する．儀式的行事，文化祭や学習発表会などの学芸的行事，運動会や体育祭，クラスマッチ，マラソン大会などの体育的行事，遠足・集団宿泊（修学旅行を含む）行事，ボランティア活動や地域清掃活動などの勤労生産・奉仕的行事があげられる（表13－2）．

　学校行事は学校生活に秩序と変化をもたらし，大きな集団が組織的に活動することを特徴としている．学校や学年に帰属している意識を深め，集団行動に望ましい態度を身につけることを目標としている．これらの指導は，行事の事前・事後指導が行事全体の成果に影響を及ぼすので，計画的に行われることが望ましい．たとえば，遠足・集団宿泊行事では，自己の健康管理能力の育成の場と捉え，事前，事中，事後において指導・管理が必要である．登山か，スキー教室か，海水浴も含むのか，名所旧跡を見学，散策するのかなどの活動内容により想定される傷病と救急処置方法，観察者の観察ポイント，救急体制における役割分担など指導，確認させる．活動中の生活全般，衣類による温度調整，履物等の健康に配慮するような内容も考慮し，児童生徒自身が自己管理目標を立てられるようにする．保健委員会も児童生徒の活動の場とし，健康観察を行い，傷病者が発生した時には担任や養護教諭に報告できるような指導をする．運動会や体育祭では，日頃から運動に慣れ親しみ，けがの予防に努め，楽しみながら活動できるように指導する．

4）総合的な学習の時間

　総合的な学習の時間における学習活動は「保健学習」に位置付けられ，「保健教育」に相当しよう．国際理解，情報，環境，食，福祉・健康等の問題について自発的に学び自ら考える力などの生きる力の育成を目指すものである．健康の保持増進への興味や関心を追及し，積極的に生き方を考えることができるように指導・援助することが求められる．養護教諭としては，担任と連携し，児童生徒の実態を把握し，課題に対する活動の計画や活動案の作成において，担任と支援方法などを確

認しておくことが望まれる．

4　保健指導実施上の留意点

　保健指導の実施に当たっては，養護教諭の専門性を活用し，他の教職員や学校医，学校歯科医，学校薬剤師，関係機関，団体などと連携を図ることにより効果的な指導につながる．したがって養護教諭は集団指導，個別指導ともに計画段階から積極的にかかわることが望まれる．また，保健指導の計画，実施，評価のすべての過程において，養護教諭として果たすべき役割を明確にし，指導の目的を熟知し，児童生徒の実態を的確に把握し，目標達成に向けた推進力となることを常に明記しておくことが重要である．

　学級活動・ホームルーム活動においての保健指導は，保健学習や生徒指導，家庭や地域との連携を図るように留意する．学年ごとに，指導内容，時期，時間，指導実施者などを明確にし，指導計画を作成し学校内で共通理解を図っておくことが必要である．日常における保健指導は，朝の会や帰りの会，ショートホームルームで随時行うことができる．短い時間であること，継続的に指導できる特質を生かし，具体的な保健指導をする．全体の問題把握に努め，個人の問題であっても学級全体の問題と捉え，個人が特定されないような配慮も必要である．また，児童生徒を対象に指導しながらも，家庭生活における実践が促されるよう保護者の啓発に努めることも必要であり，保護者の理解と協力が求められる．

5　保健指導の評価

　教育活動を評価するには，「指導の過程や成果を評価し，指導の改善を行うとともに，学習意欲の向上に生かすよう努めること」とされている．指導目標や目的を明確にし，成果の評価だけではなく，さらに学習過程の評価も必要である．

　保健指導においては，指導の計画や方法を次への改善，工夫につなげていくためにも，指導計画，過程，方法，成果の評価が必要である．指導の成果の評価は，指導の目標に児童生徒がどのように変容したかを測るものである．すなわち，評価すべき観点が指導目標となるので，目標設定は具体的に設定しておくとよい．評価の方

法は，自己評価のみではなく，関係者による他者評価，学校組織として全体からの視点での多面評価も行うことが望ましい．また，児童生徒が健康課題について，気づき学び，解決方法を考え，実践し，管理できる能力が身につくことが目標であることから，児童生徒自身が自分で評価できるようになることが大切である．

引用・参考文献

1）采女智津江編：新養護概説第9版，少年写真新聞社，東京，2016

2）大津一義・門田新一郎：新版学校保健，大学教育出版，岡山，2010

3）小倉学：学校保健，光生館，東京，1983

4）学校保健・安全実務研究会：新訂版学校保健実務必携（第5次改訂版），第一法規，東京，2020

5）衛藤隆・岡田加奈子編：学校保健マニュアル改訂9版，南山堂，東京，2017

6）瀧澤利行編著：新版基礎から学ぶ学校保健第2版，建帛社，東京，2018

7）日本学校保健会：学校保健の課題とその対応－養護教諭の職務等に関する調査結果から－　令和2年度改訂，日本学校保健会，東京，2021

8）文部科学省：中学校学習指導要領平成29年告示，保健体育編，東山書房，京都，2018

9）文部科学省：小学校学習指導要領解説平成29年告示，体育編，東山書房，京都，2018

10）文部科学省：中学校学習指導要領平成29年告示，特別活動編，東洋館出版，東京，2018

11）文部科学省：小学校学習指導要領解説平成29年告示，特別活動編，東洋館出版，東京，2018

資料13－1

第1学年〇組　学級活動指導案（例）

指導者　養護教諭　〇〇　〇〇

指導の視点	担任と養護教諭が連携を図りながら，教材提示を工夫して手洗いの意義と正しい手洗い方法についての理解を深め，操作活動を通して主体的に実践していく意欲を高めます

手立て・手段

目的・目標

指導の視点は，目的と手段の関係の文で作る

1　題材名　　「手洗い名人になろう」

2　目標

　　感染症を予防する対策の一つに感染経路の遮断があげられる．その手立てとして手洗いが有効である．手洗いの励行は教育現場でも大切である．手洗いの大切さを理解し，正しい手洗いの仕方を身につけることを目標とする．

〜〜できるようにする，〜〜しようとする態度を身につけ

3　題材について

　　1）児童観：本学級の児童は，手洗いは大切であると知っている．しかし，一部にはハンカチがないときには友人間で貸し借りをしたり，衣服でふいたりしている．また，手を洗うときにどこを洗うかというと爪，手首はやや少なく，すべての項目に丸がついた児童は半分であり，正しい手洗い方法を知らない．

指導者からみた児童について：このような実態であるから：　アンケートを取っていればその結果も児童観に入れる

児童の実態　　　　　在籍数　◎人
手を洗うことは大切だと思う 　　はい　〇人　　　いいえ　△人 外から帰ったら，手を洗っている 　　はい　〇人　　　いいえ　　△人　　　時々　△人 石鹸を使って洗っている 　　はい　〇人　　　いいえ　　△人　　　時々　△人 手を洗う時どこを洗いますか 　　手のひら　〇人　手の甲　〇人　　指の間　〇人　　　爪　△人　　　手首　△人

アンケートの結果から，児童の実態を考察し，だからこの題材で，このような指導をする．自分の指導観を記載する

発達段階に応じた設問を考える

　　2）指導観：感染症を予防するために手洗いが大事であり，手洗いの方法により効果に違いが生じることを理解し，洗い残しがないように正しい手洗いの方法を歌に合わせ楽しく身に着けさせることで，健康や清潔に関心を持ち毎日の生活に生かせるようにする．

このような学習の展開や活動方法で，このような工夫をする，指導の視点，具体的な指導のねらいを記載する

4　指導計画

	場の設定	活動内容	指導上の留意点と目指す児童の評価
継続	休み時間	児童が日常の手洗いを行う．その行為を観察しておく．	児童の状況を把握しておく．
事前	朝の会：学級活動	アンケートを実施	手洗いについての実態把握．
本時	**学級活動**	**「手洗い名人になろう」**	**手洗いの大切さを理解し，実践の意欲を高める**
事後	学級活動	「手洗いチェックシート」への記録を継続	手洗いの方法について振り返る 習慣化を図る

5　本時の学習

(1)　目標　手洗いの大切さが理解でき，正しい手洗いの方法が実践できる

(2)　準備・資料

　　　　　紙芝居　絵カード　ワークシート　DVD

展開

過程	時間	学習活動・内容	支援の手立て・留意点・評価
導入	5分	1　本時の課題に関心を持つ 「お腹がいたくなった太郎君」の紙芝居をみる なぜお腹が痛くなったかを考え，発表する 　・手を洗わなかったから 　・…… 　・…… 本時の課題を知り，課題をノートに書く	紙芝居を使用し，手を洗わず食事することが，自分の体に影響を及ぼすことに気づかせ，発表させる． 正しい手洗いを怠ると，自分の体に悪影響を及ぼすことの可能性に気づき判断できる． 発表・観察させる． ……　と説明する
展開	10分	2　手洗いについて正しく知る (1)　どのようなときに手を洗っているか考え，発表する 　・トイレのあと 　・食事の前 　・…… 　・……	～ために，黒板に～を張る 手洗いせずに食べた経験がある児童の実態を確認させる（事前調査結果から） ～ために，教材を提示していく 何についてどのように支援するのかを明記する
	15分	(2)　絵カードで洗い残しの様子をみる 3　正しい手洗いの方法を身につける (1)　「あわあわ手あらいのうた」の動画を視聴する 　　おねがいのポーズ 　　カメのポーズ 　　…… 具体的な学習の活動を明記する	個人に応じた支援も明記する ポーズごとの絵カードを示し，実践して見せる ……することができるように，……をするように助言する，等明記する
	10分	3　歌に合わせて実践する 4　紙芝居を見て，清潔なハンカチ・タオルで手をふくことの大切さを知る	動きが得意ではない児童には，個別に関わる 手洗い後は，清潔なハンカチ・タオルで手をふくことを理解させる
まとめ	5分	5　本時の学習を振り返り，○×形式のクイズに答える． 「手洗いチェックシート」の記入方法を知る 本時に身につけさせたい内容も書く 6　まとめをする	評価：学びを振り返ることにより，正しい手洗いの方法を理解しているか 「手洗いチェックシート」の配布・記入方法を知らせる 評価 　……ができる，……している（知識・理解） 　活動の観察

学習活動・内容は，学習内容を書き，本時で何を学ぶのかを明らかにする

支援の手立ては，教師・養護教諭が児童・生徒をサポートするための手立て・手段の述語にして表現する
「資料を提示し，～に気づくようにする」ではなく，「～に気づかせるために資料を提示する」のである

[第13章関連]

令和5年度（令和4年度実施）養護教諭採用試験問題

1　「第五次薬物乱用防止五か年戦略」（平成30年8月　薬物乱用対策推進会議）に示されている内容について，問いに答えよ．

問　次の文は，「4．5つの目標　目標1　青少年を中心とした広報・啓発を通じた国民全体の規範意識の向上による薬物乱用未然防止」に示されている内容である．（　A　）〜（　C　）に当てはまる語句を，それぞれ下の1〜5から一つ選べ．ただし，同じ記号には同じ語句が入るものとする．

> これまでに，関係府省庁が一体となって実施してきた薬物乱用未然防止のための諸施策により，国民全体の薬物生涯経験率は諸外国に比べて低水準を保持してきた．
>
> また，平成26年に社会問題化した危険ドラッグについても，政府一丸となって未然防止対策を推進した結果，危険ドラッグ事犯検挙人員は，年々減少するなど，着実にその効果が現れている．
>
> 一方，インターネットを中心とした誤った情報の流布等も一因となって，（　A　）事犯検挙人員は増加傾向にあり，平成29年の検挙人員は過去最悪となった．とりわけ30歳未満の（　A　）事犯検挙人員は増加しており，平成29年中の（　A　）事犯全体の約47％を占めている．
>
> 薬物乱用を未然に防止するため，特に青少年を中心に薬物乱用の（　B　）を正しく認識させるべく，学校等と連携した（　C　）の開催等を通じた積極的な広報・啓発が必要不可欠である．

（　A　）

1　覚せい剤　　　　　　　　2　大麻　　　　　　　　3　有機溶剤

4　MDMA　　　　　　　　5　コカイン

（　B　）

1　検挙人員数　　　　　　　2　取締り法　　　　　　3　購入方法の潜在化・巧妙化

4　緊急搬送事例　　　　　　5　危険性・有害性

（　C　）

1　薬物乱用防止教室　　　　2　学校警察連絡協議会　　3　依存症予防教室

4　あやしいヤクブツ連絡ネット　5　地域支援連絡会議

（奈良県）

第14章　保健教育−保健室における個別指導や日常生活での指導

I　個別保健指導の位置付けと目的

　学校保健安全法第9条では，保健指導について「養護教諭その他の職員は，相互に連携して，健康相談又は児童生徒等の健康状態の日常的な観察により，児童生徒等の心身の状況を把握し，健康上の問題があると認めるときは，遅滞なく，当該児童生徒等に対して必要な指導を行うとともに，必要に応じ，その保護者に対して必要な助言を行うものとする」と明示してある．さらに，学校保健安全法（平成21年4月1日）施行通知において，健康相談や担任教諭等の行う日常的な健康観察による児童生徒の健康状態の把握，健康上の問題があると認められる児童生徒に対する指導や保護者に対する助言を保健指導として位置付け，養護教諭を中心として，関係教職員の協力の下で実施されるべきことを明確に規定したものであることが示されている．

　保健指導は，学級集団や特定の健康課題を有するグループ等を対象に行われる集団指導と，個人を対象として行う個別指導とがあり，相互に補完し合う位置付けにある．個人を対象とした個別保健指導は，個々の児童生徒の心身の健康問題の解決に向けて，自分の健康問題に気づき，理解と関心を深め，自ら積極的に解決していこうとする自主的，実践的な態度の育成を図るために行われるものである．また，養護教諭が行う個別保健指導は，学校保健活動のあらゆる場面において，児童生徒1人ひとりの心身の健康課題をふまえた指導や助言を行える絶好の機会となる．したがって，効果的な個別保健指導の実践には，児童生徒本人からの訴えのみでなく，他の児童生徒や教職員，保護者，関係機関等からの情報や，地域，社会情勢等を幅広く掌握できる能力と，その背景の中で生じている個別の健康課題を解決するための専門的な知識や態度および組織活動能力が求められる．

　また，個別保健指導は健康上の課題に焦点化して行われるが，それは同時に児童生徒の人間形成を促す重要な機会でもある．養護教諭は，専門的な立場で保健指導を進めるとともに，その過程すべてが対象の児童生徒1人ひとりと向き合える貴重な機会であることを意識し，生きる力の育成と人間形成を含めた指導の場に発展させることが肝要である．

II　養護教諭が行う個別保健指導の機会と対象および内容

1　養護教諭が個別保健指導を行う機会と期待できる指導の成果

1）児童生徒が自ら主訴を持って保健室に来室した場合

　腹痛や頭痛，発熱，倦怠感等の症状を自覚したり，擦過傷，切創，挫創等の受傷により来室した機会を活用して，疾病やけがの予防および対処行動について指導を行う．児童生徒が体験している症状と同時進行で指導を行うことにより，より具体的で実際的な保健行動や知識の習得につながる．また，心の問題が身体症状として自覚されることもあり，必要に応じて関係職員や関係機関と連携することが重要である．

2）明らかな主訴はなく，計測や健康に関する情報収集が目的で保健室に来室した場合

　身長や体重，視力等を計測したり，保健室の掲示物や図書から健康情報を得たり，あるいは養護教諭に健康情報を求めたりするために，児童生徒が自ら来室する場合がある．このような場面が，児童生徒の正常な発育の促進や健康の増進を図るための個別指導の絶好の機会であるととらえると，普段から保健室が健康に関する情

216

報発信の場であることを示しておくことの重要性が理解できる. その時点で明らかな主訴や特別な健康上の課題を保有していなくても, その機会を逸せず保健指導を行うことは, 児童生徒が生涯にわたって健康に関心を持ち, 健康的な生活習慣を形成するための一助となる.

3）保健調査票や健康診断の結果などに基づいて, 養護教諭が保健指導の必要性を把握した場合

　既往歴や健康診断結果により, 現在の健康状態の改善および将来の健康の維持と増進に寄与する指導を行う. 自分自身のデータをもとに個別の指導を受けることは, 児童生徒にとって, 自覚症状の有無にかかわらず, 必要な受診や治療への動機づけがなされ, さらに生活習慣の改善の必要性等を理解する機会となる. 無症状の腎疾患等や生活習慣病の徴候等は, 学校での健康診断で発見される場合が少なくなく, その際の適宜な指導や, 経過に応じた継続的な観察と保健指導を行うことが重要である.

4）行事や集団指導, その他の場面で養護教諭の観察に基づいて個別指導の必要性を把握した場合

　専門的視点での観察から得られた情報から, 児童生徒の心身の健康状態をアセスメントし, 保健指導の必要性を明確にすることは, 養護教諭に期待される固有の役割と責任である. 自ら訴えることができない場合や, 自分自身でも気付かない重大な健康上の問題点に気づき, 必要な指導を行うことは, 児童生徒の生涯に影響を及ぼす可能性を含む. 表情や皮膚の状態, 行動, 体型, 服装, 整容等の変化から, 特に心の不安定や疾患の徴候が疑われることがある. 保健指導に加え, 必要に応じて関係機関と連携することが重要である.

5）養護教諭以外の教職員から個別指導の協力依頼があった場合

　養護教諭は健康に関する専門的知識が最も豊かな職員として, 学級担任やその他の教職員から児童生徒の健康問題の相談と保健指導の依頼を受ける立場にある. 養護教諭は児童生徒に対して学級担任と異なる関係性にあるため, 児童生徒の健康状態を先入観なく客観的にアセスメントでき問題の本質が明らかになりやすい.

6）保護者から保健指導の依頼があった場合

　学校よりも家庭内で顕著となる健康上の問題に関して, 保護者だけでは解決できないと判断した場合や, 養護教諭からの指導の効果を期待する場合に, 保護者から直接あるいは学級担任等を通して, 相談や保健指導の依頼を受ける場合がある. 一見学校生活では問題なくみえる児童生徒であっても, 帰宅後や夜間に心身の健康問題が表れていることがあり, このような場合には保護者の言葉を傾聴するとともに, 可能な限り客観的な情報を得た上で, 家族機能を含め総合的なアセスメントを行うことが重要である. 保健指導は当該の児童生徒を中心に行うが, 家族への働きかけや医療機関その他関係機関との連携が必要となる場合がある.

2　個別保健指導の対象と内容

　個別保健指導の対象と内容は, 以下の通りである.

1）健康診断の結果, 保健指導を必要とする者

　健康診断の結果, 受診や治療および生活習慣の改善などが必要な児童生徒に対しては, 科学的根拠に基づいた説明と具体的方策などを指導する.

2）保健室等での児童生徒の対応を通して, 保健指導の必要性がある者

　けがや病気または自覚症状を訴えたり, 自ら助言を求めたりして保健室に来室した場合は, 健康に関する興味や関心が高まっており, 保健指導への動機づけが容易である. 指導の効果が得られるよう, 児童生徒の求める内容に即した保健指導が重要である.

3）日常の健康観察の結果, 保健指導を必要とする者

　日常の健康観察から, 児童生徒本人や保護者が把握できていない健康課題が見つかることがある. そのためには, 観察者の専門的知識や視点を最大限に活用する必要がある.

4）心身の健康に問題を抱えている者

悩みや不安を身体症状として訴えたり，心の問題が身体症状を誘発したりすることがある．主訴の根底にある心の問題を把握し，心身の問題への保健指導を行う．

5）健康生活の実践に関して問題を抱えている者

体調不良の頻度が高い場合や，何度も同様の傷病で来室するような場合，その他生活習慣が原因と思われる症状を訴える場合は，日常生活に対する保健指導が必要である．

6）その他

障害や慢性疾患，発育上の課題を有する児童生徒に対して，保健管理的立場からの保健指導が必要な場合もある．

III　健康課題の背景に応じた個別保健指導の内容

1　生活行動に関連する健康課題への継続的な支援が必要な児童生徒の個別保健指導

日常の生活行動のあり様は，児童生徒の生涯にわたる生活習慣の形成や健康に大きな影響を及ぼす．以下の内容について，必要時に機を逸せず個別保健指導を行う．

1）身体や衣服の清潔に関する指導

身体や衣服，身の回りの持ち物などの清潔が保てない児童生徒に対して，清潔を維持することの意義と健康への関連を伝える．また，継続的な指導を行うことによって，生活行動の変容を図る．

2）食事に関する指導

食事の偏りが目立つ場合は，発育や健康づくりに適した食事の内容や食物の選択に関した指導を行う．食事に関連して発生する重大な健康問題を早期に把握し，必要な場合は健康相談につなげる．

3）睡眠や運動などの生活習慣に関する指導

睡眠や睡眠に関連する時間の使い方等について，特に乱れが生じている児童生徒に対して指導を行う．近年の特徴として，マルチメディアの利用方法や時間が児童生徒の睡眠に影響を及ぼしていることから，対象の児童生徒の実態に即した指導が必要である．また，体を動かす機会の減少は，生活習慣病への発展の恐れがある．運動量の少ない児童生徒に対しては，抽象的な指導ではなく，具体的な方法や達成可能な目標を示して，計画的で継続的な保健指導を展開することが肝要である．

4）その他の生活習慣に関する指導

歯磨きなど，低年齢から家庭内での習慣づけが重要な保健行動や，飲酒・喫煙など，将来の生活行動に影響する健康課題に対する保健指導を，児童生徒個人の特性や家庭環境にあわせて行う．

5）性の問題に関した指導

性の発達は，どの発達段階においても個人差が大きい．保健指導では集団指導と個別指導によって相互に補完することが重要である．心身の健康を損なうような性の逸脱行動を防止するための健全な異性観や生命観，適切な意思決定と行動選択ができる力を育成するための指導を行う．

2　予期しない健康問題の発生に関して適宜な指導が必要な児童生徒の個別保健指導

学校の教育活動の中で児童生徒に突発的な健康問題が生じる機会は多い．その際の保健指導は適宜に行われる必要がある．

1）突発的な傷病発生時の指導

学校内で突発的に生じる病気やけがの発生時は，児童生徒が健康課題について思考し，解決方法を体得する機会ともなる．課題解決とともに，児童生徒が生涯にわたり，自らの力で健康の実現を図れる能力を養うための指導を行う．

2）不安や悩みが生じた際の指導

　人間関係やその他の課題が予期せずに生じた際に，心の健康の指導を行う．発達段階や個人差を十分に把握し，適切な指導を適時に行う必要がある．継続的な指導や関係機関との連携が必要な場合がある．

Ⅳ　個別保健指導のすすめ方と留意点

1　個別保健指導のすすめ方

1）保健指導の必要性に気付き健康課題とその背景を明確化する

　様々な活動の中から，保健指導の必要性を把握し，健康課題やその背景の概要を理解する．身体状況の観察と並行して，本人の訴え，他の教職員や家族，友人，医療関係者等からの情報に基づき，養護教諭としての専門的見地から社会的，家庭的背景を含めた総合的なアセスメントを行い，健康課題やその背景要因を明らかにする．

2）保健指導の方向性を打ち出し目標を設定する

　アセスメントをもとに保健指導の目標を設定したうえで，指導方針を打ち出す．保健指導の時期，場所，指導者，本人以外の対象者，連携先等の環境調整や，指導の具体的内容や順序，場合によっては指導教材を準備することが，保健指導の成果を最大限に得るための重要な要因となる．

3）保健指導を実施する

　対象者の発達段階や指導中の反応，理解度に適した内容と方法で指導を展開する．

4）保健指導の成果を評価する

　事前に設定した目標の達成度によって，経過観察や継続指導等，その後の保健指導の方向性を検討する．

2　個別保健指導実施上の留意点

1）児童生徒の将来を見すえた教育的見地からの指導

　個別保健指導は言うまでもなく教育活動の一環であ

ることから，現在直面している心身の健康問題を解決するだけではなく，児童生徒の将来を見すえた教育的見地に立った指導が求められる．つまり，子どもに生じたけがや病気等の健康問題に対して，子ども自身が積極的に解決しようとする姿勢や解決のための能力を育成することが重要な目的の一つである．

2）継続的な指導

　内容によっては，継続的な個別保健指導が必要な場合がある．その場合は，対象の児童生徒を継続して観察し，発達段階への配慮やその他の情報について総合的に判断しながら，目標にむけた指導を行う．

3）プライバシーへの配慮

　個人情報保護法を遵守し，家族を含めた児童生徒のプライバシーに配慮する．また，家族や本人の許可なく，不必要に情報をもらさないことが，保健指導への信頼を高めることにつながる．

4）関係者や関係機関との連携

　保健指導を必要とする児童生徒に関する情報は，学級担任等と共有し，指導の方向性や留意点等を共通理解することが重要である．また，学校保健安全法施行規則において，学校医，学校歯科医，学校薬剤師は，保健指導に従事することが職務として明記されており，保健指導の場面や対象者，内容により，積極的に連携することも養護教諭の役割といえる．スクール・カウンセラーやスクール・ソーシャルワーカー，栄養教諭，学校医及び医療機関，その他の関係機関の協力を得るために連携を深め組織化しておくことが重要である．

5）家庭との連携

　家庭の理解や協力を得ることが保健指導の成果を高めることにつながる．特に医療機関の受診を要する問題や生活習慣の改善等に関する指導は，保護者との円滑な連携のもとに行われることが重要である．

6）健康相談への発展

　長期的なかかわりが必要な健康問題や，人間関係を

含む心の問題など，場合によっては，健康相談として位置付け，継続的な相談や支援に発展させる必要がある．

引用・参考文献

1）衛藤隆・岡田加奈子編：学校保健マニュアル改訂9版，南山堂，2017，東京

2）学校保健・安全実務研究会：新訂版学校保健実務必携第4次改訂版，第一法規，2017，東京

3）小倉学：学校保健，光生館，1983，東京

4）瀧澤利行編著：基礎から学ぶ学校保健，建帛社，2008，東京

5）采女智津江編：新養護概説，少年写真新聞社，2008，東京

6）保健室利用状況に関する調査報告書（平成18年度調査結果），日本学校保健会，2008，東京

7）養護教諭実務研究会編集：養護教諭—知っておきたい保健と教育のキーワード，第一法規出版，東京

8）三木とみ子編：四訂養護概説，ぎょうせい，2009，東京

9）文部科学省：教職員のための子どもの健康相談及び保健指導の手引，2011，東京

事例1

対象：中学校2年女子

指導内容領域：けがの手当てと予防

キーワード：足関節捻挫，RICE法

保健指導の経過：

　中学校2年の女子生徒が，体育の授業でバスケットボールのミニゲームをしている最中に右足首をひねったため，体育の教科担任に指示されて保健室に来室した．観察や問診の結果，右足関節の捻挫の可能性が高いと判断した．女子生徒は「すぐに体育館に戻ってゲームに参加したい」と訴えたため，RICE法を実施しながら，保健の授業で学習した応急手当の内容を思い出させ，関節の構造と足首が腫れている原因及び，RICE法の必要性について再度説明した．生徒は準備運動の重要性と，捻挫した場合の対処方法を理解し，「今度捻挫したら，自分でもRICE法をやってみます」と，今後の自分の生活に役立つと考えた様子であった．教科担任に経過を報告するとともに，保健だよりや掲示物の作成を検討した．

＜本事例の個別保健指導の流れ＞

けがの発生

↓

個別保健指導の必要性の判断

↓

保健学習との連動 ⇒ 本人への保健指導

↓

今後の保健行動への動機づけ

資料14−1　個人カード記載例

<table>
<tr><td colspan="5" align="center">個人カード（保健指導用）</td></tr>
<tr><td>氏名　山田　健太</td><td>性別　男</td><td colspan="3">平成14年3月14日生</td></tr>
<tr><td>所属</td><td colspan="4">1年　組　　2年　組　　3年　組　　4年　組　　5年2組　　6年　組</td></tr>
<tr><td>現病歴・既往歴</td><td colspan="4">アトピー性皮膚炎</td></tr>
<tr><td>特記事項</td><td colspan="4"></td></tr>
<tr><td>来室日時</td><td>本人の訴え</td><td>指導内容</td><td>アセスメント</td><td>結果</td></tr>
<tr>
<td>年　　月　　日
（　　）曜

限目
時　分〜
時　分</td>
<td></td>
<td></td>
<td>定期健康診断の結果，低身長の可能性が考えられ，学校医に相談し，専門的な立場から助言をいただき，保健指導の方向性を検討する必要がある．

定期健康診断　4月21日
身長　　　cm
体重　　　kg

成長曲線表作成</td>
<td>終了
経過観察
⟨継続⟩(次回　月　日)
⟨連絡⟩(担任・学校医　)
その他</td>
</tr>
<tr>
<td>年　　月　　日
（　　）曜

限目
時　分〜
時　分</td>
<td>先生，どうやったら背が伸びる？

お母さんは，生まれるのが遅いから小さくても当たり前というばかり．

チビって言われるのがくやしい．

牛乳きらいだから小さいのかな．</td>
<td>身長が伸びるのには，食事，運動，睡眠と成長ホルモンと遺伝が関係していることを伝える．
くやしい気持ちを受容し，身長で人間の価値が決まるわけではないことを説明．</td>
<td>＜○○先生より＞
成長曲線から，検査を受けた方が望ましいとのこと．治療が必要ならば早く開始する方がよいため検査と治療ができる専門医を受診すればよいのでは，という助言を受けた．必要があれば適切な小児科医を紹介します，とのこと．本人が気にしていることもあり，学級担任から家庭に連絡し，受診をすすめてもらう必要がある．</td>
<td>終了
経過観察
⟨継続⟩(次回　月　日)
⟨連絡⟩(担任・保護者　)
その他</td>
</tr>
<tr>
<td>年　　月　　日
（　　）曜

限目
時　分〜
時　分</td>
<td>早生まれなので，大丈夫と思っていたのですが，受診させてみます．本人がそれほど気にしているとは思っていませんでした．</td>
<td></td>
<td>受診の結果を待って，今後の対応を検討する</td>
<td>終了
経過観察
⟨継続⟩(次回　月　日)
連絡(　　　　　　)
その他</td>
</tr>
<tr>
<td>年　　月　　日
（　　）曜

限目
時　分〜</td>
<td></td>
<td></td>
<td></td>
<td>終了
経過観察
継続(次回　月　日)
連絡(　　　　　　)
その他</td>
</tr>
</table>

令和5年度（令和4年度実施）養護教諭採用試験問題

1 「児童生徒等の健康診断マニュアル」（平成27年度改訂　公益財団法人日本学校保健会）の内容について，次の各問いに答えなさい.

(1) 次の文章は，産婦人科医への相談基準からの抜粋である．空欄（　①　）〜（　⑥　）に当てはまる語句や数値をそれぞれ答えなさい.

■月経周期及び月経量

　初経から数年間は排卵がまだ確立されていないため，思春期女子の月経周期が初経時から規則的であることの方が少ない．しかし（　①　）か月以上月経がこない場合は（　②　）として専門医への受診を勧める．（中略）

■月経痛と月経随伴症状

　月経時及び月経周辺期に，繰り返し腹痛，頭痛，嘔気・嘔吐などの症状が強く，授業を受けることが困難な場合は，（　③　）として産婦人科受診を勧める．（中略）

　疼痛に対しては，腰を温めたり（　④　）をしたりするなどの対処のほか，痛みのピークに達する前に非ステロイド系消炎鎮痛剤の服用を勧め，月経痛を我慢させないように指導する．鎮痛が不十分であれば，産婦人科にて低用量エストロゲンプロゲスチン配合薬（LEP）や低用量経口避妊薬（いわゆるピル）の処方による（　⑤　）が効果的である．

　また，月経開始の3〜10日前からイライラや憂うつ，下腹痛や頭痛，むくみ，食欲の亢進や傾眠等の多彩な精神的・身体的症状が出現し，月経開始とともに減退する場合は，（　⑥　）の可能性を考慮して専門医への受診を勧める.

---

(2) 思春期早発症を早期発見するための診断について，次の①〜④の文の空欄（　ア　）〜（　エ　）に当てはまる語句や数値をそれぞれ答えなさい.

① 男子では，（　ア　）歳までに精巣（睾丸）が発育する.

② 男子では，11歳までにわき毛，ひげが生えたり，（　イ　）が見られる.

③ 女子では，（　ウ　）歳6か月までに乳房がふくらみ始める.

④ 女子では，10歳6か月までに（　エ　）が始まる.

(3) 突然死を起こす可能性がある心疾患として示されている疾患のうち2つを答えなさい.

（京都府）

2　次の文は，「学校安全資料『生きる力』をはぐくむ学校での安全教育（平成31年３月31日　文部科学省）」の「第４章　事故等発生時における心のケア　第１節　事故等発生時における心のケア　2(2)事故等発生時におけるストレス症状への対応」について述べたものである．①～⑥について，正誤の組み合わせとして正しいものを，下のａ～ｅの中からそれぞれ一つ選びなさい．

①	事故等発生時におけるストレス症状のある児童生徒等に対するケアは，基本的には平常時と同じである．すなわち，健康観察等により速やかに児童生徒等の異変に気付き，問題の性質（「早急な対応が必要かどうか」「医療を要するかどうか」等）を見極め，必要に応じて保護者や主治医等と連携を密に図り，学級担任等や養護教諭を含む校内体制を整えて組織的に支援に当たることである．
②	ストレス症状を示す児童生徒等に対しては，より慎重な接し方を基本とし，冷静沈着な声掛けをするなど本人に達成感を与えることが大切である．
③	ストレスを受けたときに症状が現れるのは特別なことであることや症状は必ず悪化の恐れがあることを本人に伝え，一人で悩んだり孤独感をもったりせずに済むようにする．

1

	a	b	c	d	e
①	誤	誤	誤	正	正
②	誤	正	正	正	誤
③	正	正	誤	誤	誤

④	児童生徒等がなるべくふだんと変わりない環境で安心して学校生活が送れるようにすることで，児童生徒等に落ち着きと安全感を取り戻させることが大切である．
⑤	災害などの場合は，学級活動（ホームルーム活動）等において心のケアに関する保健指導を実施する．強いストレスを受けたときに起こる心や体の変化，ストレスの対処方法（トラウマとなる場面を再現するような遊びをする等）等について発達の段階に応じて指導し，心が傷ついたりしたときどのように対処したらよいかについて理解できるようにする．
⑥	保護者に対しては，ストレス症状についての知識を提供するとともに，学校と家庭での様子が大きく異なることがあるため，緊密に連絡を取り合うことが大切である．

2

	a	b	c	d	e
④	正	誤	誤	正	正
⑤	正	正	正	誤	誤
⑥	正	正	誤	正	誤

（茨城県）

③ 学校における保健指導について，次の1・2に答えなさい．

1 「教職員のための子供の健康相談及び保健指導の手引－令和3年度改訂－」には，保健指導の主な対象者が具体的に5つ示されています．どのような者が対象になりますか．簡潔に3つ書きなさい．

2 「教職員のための子供の健康相談及び保健指導の手引－令和3年度改訂－」には，個別の保健指導の目的について，「個々の児童生徒の心身の健康課題の解決に向けて，自分の健康課題に気付き，理解と関心を深め，自ら積極的に解決していこうとする自主的・実践的な態度の育成を図る」と示されています．「起立性調節障害」と診断されている生徒が頭痛，めまいを訴えて保健室へ来室した際，養護教諭として，どのような保健指導を行いますか．個別の保健指導の目的を踏まえ，具体的に2つ書きなさい．

(広島県)

④ 健康相談及び保健指導について，次の問いに答えなさい．

問 次の文は，「教職員のための子供の健康相談及び保健指導の手引 令和3年度改訂」（公益財団法人日本学校保健会 令和4年3月）「資料編 児童生徒の主な心身の健康問題の解説」に示されている疾患の説明を抜粋したものである．①～⑤の疾患名を答えよ．

① 月経に随伴して起こる病的症状で，月経時あるいは月経直前より始まる強い下腹部痛や腰痛を主症状として，下腹部痛，腰痛，腹部膨満感，嘔気，頭痛，疲労・脱力感，食欲不振，イライラ，下痢および憂うつの順に多くみられる．

② 脛骨粗面の骨端症である．ダッシュやジャンプにより牽引負荷が繰り返し加わることで，脛骨粗面の痛みとして発症する．運動制限により症状は軽快する．再発防止のために大腿四頭筋のストレッチングが有効である．

③ スポーツ外傷等の後に，起立性頭痛（立位によって増強する頭痛）などの頭痛，頚部痛，めまい，倦怠，不眠，記憶障害など様々な症状を呈する疾患である．事故後の後遺症として通常の学校生活を送ることに支障が生じているにもかかわらず，怠慢である等の批判を受け，十分な理解を得られなかった事例があるとの指摘もある．治療法には，ブラッドパッチ療法（硬膜外自家血注入療法）がある．

④ 膵臓のβ細胞がウイルス感染や自己免疫現象などによって破壊され，インスリン分泌能が著しく低下して起こる．多くは急速に発症し，口渇，多飲，多尿などの症状が現れる．治療にはインスリン注射が不可欠で，学校においてもこれらの注射が必要になる．

⑤ 地震・火事などの被災，事件・事故の被害や目撃，親しい人の急死など，性被害など強い恐怖・戦慄・無力感に襲われるような，生命にかかわりかねない出来事を体験または目撃したことによるショック（トラウマ）が一過性で治まらずに心身両面に様々な後遺症を引き起こしている状態である．

(佐賀県)

⑤　「『生きる力』をはぐくむ学校での安全教育」（平成31年3月　文部科学省）に示されている内容について，次の問いに答えよ．

　　次の文は，「第4章　事故等発生時における心のケア　第1節　事故等発生時における心のケア　2　事故等発生時における心のケアの基本的理解　(2)　事故等発生時におけるストレス症状への対応」に示されている内容である．次の（A）〜（J）の説明のうち，正しいものは1，誤っているものは2を選べ．

（A）事故等発生時におけるストレス症状のある児童生徒等に対するケアは，基本的には平常時と同じである．すなわち，健康観察等により速やかに児童生徒等の異変に気付き，問題の性質（「早急な対応が必要かどうか」「医療を要するかどうか」等）を見極め，必要に応じて保護者や主治医等と連携を密に図り，学級担任等や養護教諭を含む校内体制を整えて組織的に支援に当たることである．

（B）ストレス症状を示す児童生徒等に対しては，より慎重な接し方を基本とし，冷静沈着な声掛けをするなど本人に平常心を与えることが大切である．

（C）ストレスを受けたときに症状が現れるのは特別なことであることや症状は必ず悪化の恐れがあることを本人に伝え，一人で悩んだり孤独感をもったりせずに済むようにする．

（D）児童生徒等がなるべくふだんと変わりない環境で安心して学校生活が送れるようにすることで，児童生徒等に落ち着きと安全感を取り戻させることが大切である．

（E）災害などの場合は，学級活動（ホームルーム活動）等において心のケアに関する保健指導を実施する．強いストレスを受けたときに起こる心や体の変化，ストレスの対処方法（一人で静かに休むこと等）等について発達の段階に応じて指導し，心が傷ついたりしたときどのように対処したらよいかについて理解できるようにする．

（F）保護者に対しては，ストレス症状についての知識を提供するとともに，学校と家庭での様子が大きく異なることがあるため，緊密に連絡を取り合うことが大切である．

（G）ストレス症状に，身体的退行現象と呼ばれる一時的な幼児返り（幼児のように母親に甘えるなど）が認められることがあるが，成長過程の一段階として経過観察することが基本である．

（H）症状からASDやPTSDが疑われる場合には，心理カウンセラーを受診する必要がある．保護者等の関係者と相談の上，受診を勧め，心理カウンセラーを紹介するなど適切な支援を行う．

（I）ASDやPTSDと診断された場合は，専門医との連携が不可欠となる．ASDやPTSDを発症した児童生徒等は，自分は特殊で異常であると一人で悩んだり，自分の努力不足であると誤って自分を責めたりすることが多い．このため，保護者だけでなく本人に，ショックの後に誰にでも起こり得る症状であることを説明し，安心感を与えることは重要である．

（J）アニバーサリー反応への対応としては，事故等のあった日が近付くと，以前の症状が再び現れるかもしれないこと，その場合でも心配しなくてもよいことを保護者や児童生徒等に伝えることにより，冷静に対応することができ，混乱や不安感の増大を防ぐことができる．

（奈良県）

令和5年度　採用試験問題

6 「GIGAスクール構想の下で整備された1人1台端末の積極的な利活用等について（通知）」（令和3年3月12日　文部科学省初等中等教育局長）で示されたICTの活用に当たっての児童生徒の目の健康などに関する配慮事項について，　ア　〜　オ　にあてはまる語句や数値（時間）を答えよ．

> ・端末を使用する際に良い　ア　を保ち，机と椅子の高さを正しく合わせて，目と端末の画面との距離を30cm以上離すようにすること．
>
> ・長時間にわたって継続して画面を見ないよう，　イ　に1回は，20秒以上，画面から目を離して，遠くを見るなどして目を休めることとし，端末を見続ける一度の学習活動が長くならないようにすること．
>
> ・画面の反射や画面への映り込みを防止するために，画面の角度や　ウ　を調整すること．
>
> ・睡眠前に強い光を浴びると，入眠作用があるホルモン「　エ　」の分泌が阻害され寝つきが悪くなることから，就寝1時間前からはICT機器の利用を控えるようにすること．
>
> ・心身への影響が生じないよう，日常観察や学校健診等を通して，　オ　とも連携の上，児童生徒の状況を確認するよう努めること．

（島根県）

7 次の人工妊娠中絶について述べた文章を読み，下のア〜ウの問いに答えよ．

妊娠した場合でも，やむを得ない理由があれば，A　限られた妊娠期間内　に人工妊娠中絶をすることがB　法律　で認められている．中絶は女性にとって身体的な負担が大きく，精神的にも大きな傷を残すことが少なくない．異性の体や心を理解し，相手を尊重する態度を身に付けるとともに，望まない妊娠をしないためにも，確実にC　避妊　を行うことが大切である．

ア　下線部Aは妊娠満何週未満か．　　　　から一つ選び，番号で答えよ．

> 1　20週未満　　　　2　21週未満　　　　3　22週未満　　　　4　23週未満

イ　下線部Bの法律名を　　　　から一つ選び，番号で答えよ．

> 1　母子保健法　　　　2　優生保護法　　　　3　母体保護法　　　　4　母子及び寡婦福祉法

ウ　下線部Cの方法の一つとして，「1日1回服用する，排卵を抑制する避妊薬」の名称を　　　　から一つ選び，番号で答えよ．

> 1　緊急避妊薬　　　　2　低用量経口避妊薬　　　　3　黄体ホルモン薬　　　　4　抗エストロゲン剤

（愛知県）

⑧ 学校における性に関する指導について，以下の各問いに答えよ．

問1 次の文は，「『生きる力』を育む高等学校保健教育の手引」（令和3年3月 文部科学省）における性に関する指導の留意点を述べたものである．文中の（ ① ）～（ ⑧ ）に当てはまる語句を語群から選び，記号で答えよ．

> 学校における性に関する指導は，（ ① ）において実施されることから，（ ② ）に基づいて行うことが重要である．その指導は，児童生徒が性に関して正しく理解し，（ ③ ）に行動を取れるようにすることを目的に実施されており，体育科，保健体育科，（ ④ ）をはじめとして，学校教育活動全体を通じて指導することが大切である．
> 指導に当たっては，
> ・生徒の（ ⑤ ）をふまえること
> ・学校全体で（ ⑥ ）を図ること
> ・家庭・地域との連携を推進し保護者や地域の理解を得ること
> ・（ ⑦ ）指導と（ ⑧ ）指導の連携を密にして効果的に行うこと
> に配慮する必要がある．

語群

ア 人権教育	イ 特別活動	ウ 生徒	エ 適切	オ 計画
カ 個別	キ 教育課程	ク 支援	ケ 保健	コ 生活
サ 学習指導要領	シ 発達の段階	ス 実態	セ 集団	ソ 積極的
タ 共通理解	チ 環境づくり			

問2 次の説明文に当てはまる用語を答えよ．

(1) 「生物学的な性と性別に関する自己意識（性自認）が一致しないため，社会生活に支障がある状態」をいう医学的な診断名．

(2) 自分の性的指向や性自認がわからない，はっきりしていない人のこと．多様な性のあり方について表現された「LGBTQ」の「Q」を示す用語．

(長崎県)

第15章　健康相談

I　健康相談の目的

　健康相談の目的は，児童生徒等の心身の健康に関する問題について，児童生徒等や保護者等に対して，関係者が連携し相談等を通して問題の解決を図り，学校生活によりよく適応していけるように支援していくことである．（日本学校保健会『教職員のための子供の健康相談及び保健指導の手引（令和３年度改訂）』2022（令和４）年３月）

1　健康相談の法的根拠

　健康相談は，従来，学校医または学校歯科医が行うものとされてきたが，改正された学校保健安全法では，養護教諭や担任教諭などの関係職員においても担うことが示された．学校保健安全法第８条「学校においては，児童生徒等の心身の健康に関し，健康相談を行うものとする．」第９条「養護教諭その他の職員は，相互に連携して，健康相談又は児童生徒等の健康状態の日常的な観察により，児童生徒等の心身の状況を把握し，健康上の問題があると認めるときは，遅滞なく，当該児童生徒等に対して必要な指導を行うとともに，必要に応じ，その保護者に対して必要な助言を行うものとする．」第10条「学校においては，救急処置，健康相談又は保健指導を行うに当たっては，必要に応じ，当該学校の所在する地域の医療機関その他の関係機関との連携を図るよう努めるものとする．」と規定されている．また，この改正（2009（平成21）年）について，文部科学省スポーツ青少年局長通知には，「近年，メンタルヘルスに関する課題やアレルギー疾患等の現代的な健康課題が生ずるなど児童生徒等の心身の健康問題が多様化，深刻化している中，これらの問題に学校が適切に対応することが求められていることから，第９条においては，健康相談や担任教諭等の行う日常的な健康観察に

よる児童生徒等の健康状態の把握，健康上の問題があると認められる児童生徒等に対する指導や保護者に対する助言を保健指導として位置付け，養護教諭を中心として，関係教職員の協力の下で実施されるべきことを明確に規定したものであること．したがって，第８条の健康相談についても，児童生徒等の多様な健康課題に組織的に対応する観点から，特定の教職員に限らず，養護教諭，学校医・学校歯科医・学校薬剤師，担任教諭など関係教職員による積極的な参画が求められるものであること」と明記している（「学校保健法等の一部を改正する法律の公布について」2008（平成20）年７月９日）．

　また，学校保健安全法施行規則においては学校医，学校歯科医，学校薬剤師の職務として，第22条では学校医，第23条では学校歯科医，第24条では学校薬剤師らが，「それぞれが法第８条の健康相談に従事すること」が定められている．

　このように学校において行われる健康に関する相談について，文部科学省（2011.8）「教職員のための子どもの健康相談及び保健指導の手引」では，「健康相談について，従来，学校医，学校歯科医が職務として行う『健康相談』と養護教諭が職務の特質と保健室の機能を十分に生かした『健康相談活動』としていたが，改正された学校保健安全法では，健康相談は特定の教職員に限らず，養護教諭，学級担任等，学校医，学校歯科医，学校薬剤師等の校内関係者のみならず，地域の関係機関等とも連携して組織的に健康相談を行う必要がある．」としている．また，「心身の健康問題を解決する過程で，自分自身で解決しようとする人間的な成長につながることから，健康の保持増進だけではなく教育的意義が大きい」として「健康相談と保健指導が切り分けられないものである．」と述べられている．

2　健康相談の対象者

健康相談の対象者として，日本学校保健会2022（令和４）年３月『教職員のための子供の健康相談及び保健指導の手引－令和３年度改訂－』では，以下のものを挙げている．

1）健康診断の結果，継続的な観察指導を必要とする者

2）保健室等での児童生徒の対応を通して健康相談の必要性があると判断された者

3）日常の健康観察の結果，継続的な観察指導を必要とする者（欠席・遅刻・早退の多い者，体調不良が続く者，心身の健康観察から健康相談が必要と判断された者等）

4）健康相談を希望する者

5）保護者等の依頼による者

6）修学旅行，遠足，運動会，対外運動競技会等の学校行事に参加させる場合に必要と認めた者

7）その他

3　健康相談の進め方

健康相談は養護教諭をはじめ学級担任など，学校医，学校歯科医，学校薬剤師などの校内関係者や地域の関係機関などとも連携して組織的に健康相談を行う必要がある．

『教職員のための子供の健康相談及び保健指導の手引－令和３年度改訂－』では，健康相談のプロセスとして以下のことが示されている（図15－１）．

1）健康相談対象者の把握（相談の必要性の判断）

2）問題の背景の把握

3）支援方針・支援方法の検討

4）実施・評価

4　健康相談実施上の留意点

養護教諭，学級担任，学校医，学校歯科医，学校薬剤師などの校内関係者や地域の関係機関などによる健康相談を実施するにあたって留意すべきことは，関係者との共通理解である．それぞれの専門的立場から協議し，対象事例を十分理解した上で計画的組織的に展開されなければならない．この際，事例内容により多くの関係者がかかわることになるが，守秘義務は健康相談

実施上の根幹にかかわるものである（表15－１，表15－２，表15－３）．

1）学校保健計画に健康相談を位置付け，計画的に実施する．また，状況に応じて計画的に行われるものと随時に行われるものとがある．

2）学校医・学校歯科医・学校薬剤師などの医療的見地から行う健康相談・保健指導の場合は，事前の打合せを十分に行い，相談の結果について養護教諭，学級担任などと共通理解を図り，連携して支援を進めていくことが必要である．

3）健康相談の実施について周知を図るとともに，児童生徒，保護者などが相談しやすい環境を整える．

4）相談場所は，相談者のプライバシーが守られるように十分配慮する．

5）継続支援が必要な者については，校内組織及び必要に応じて関係機関と連携して実施する．

健康相談を実施するに当たり，最も留意しなければならない点は，カウンセリングで解決できるものと医療的な対応が必要なものとがあることである．

また，学校において行われる健康相談に求められることは，あくまで「早期発見」であり，「相談」の場であること，「連携」して実践されること，「教育的」でなければならないなどに留意しなければならない．

5　養護教諭が行う健康相談

1）養護教諭が行う健康相談の位置づけ

児童生徒の健康問題は複雑多様化している中，心の健康問題が深く関わっていることが指摘されている．

文部科学省の保健体育審議会は，「生涯にわたる心身の健康の保持増進のための今後の健康に関する教育及びスポーツの振興のあり方について」（平成９年９月22日）において，養護教諭の新たな役割を答申した．

「近年の心の健康問題等の深刻化に伴い，学校におけるカウンセリング等の機能の充実が求められるようになってきている．この中で，養護教諭は，児童生徒の身体的不調の背景に，いじめなどの心の健康問題がかかわっていること等のサインにいち早く気づくことのできる立場にあり，養護教諭のヘルスカウンセリング（健

康相談活動）が一層重要な役割を持ってきている．」とし，健康相談活動は養護教諭の新たな役割となった．

また，「養護教諭の行うヘルスカウンセリングは，養護教諭の職務の特質や保健室の機能を十分に生かし，児童生徒の様々な訴えに対して，常に心的な要因や背景を念頭に置いて，心身の観察，問題の背景の分析，解決のための支援，関係者との連携など，心や体の両面への対応を行う健康相談活動である．」と健康相談活動が定義された．

この結果，1998（平成10）年に教育職員免許法施行規則が改正され，「健康相談活動の理論及び方法」が養護教諭養成においては免許取得のための必須科目となった．

このように1997（平成9）年の保健体育審議会答申の後，2008（平成20）年の中央教育審議会答申においても，養護教諭の職務は保健管理，保健教育，健康相談，保健室経営，保健組織活動であるとし，健康相談における役割が述べられた．また，学校保健安全法においても，養護教諭は学級担任などと相互に連携して行う健康相談が明確に規定されるなど，個々の心身の健康問題の解決に向けて養護教諭の役割が求められている．

さらに，2017年3月には文部科学省は「現代的健康課題を抱える子供たちへの支援〜養護教諭の役割を中心として〜」においても，養護教諭は，教諭とは異なる専門性に基づき，心身の健康に課題のある児童生徒に対して指導を行っており，従来から力を発揮していた健康面の指導だけでなく，生徒指導面でも大きな役割を担っている．このように児童生徒の相談において重要な役割を担っていると述べている．

この中では，児童生徒の心身の健康の保持増進に向けた取組の基本的な考え方として，養護教諭は児童生徒が生涯にわたって健康な生活を送るために必要な力を育成するために，教職員や家庭・地域と連携しつつ，日常的に「心身の健康に関する知識・技能」「自己有用感・自己肯定感（自尊感情）」「自ら意思決定・行動する力」「他者と関わる力」を育成する取組を実施するとしている．

2）養護教諭の職務の特質として挙げられる主な事項

保健体育審議会答申で述べられている養護教諭の職務の特質について，「健康相談の手引き」では以下の事項を挙げている．

(1) 全校の子どもを対象としており，入学時から経年的に児童生徒の成長・発達を見ることができる．

(2) 活動の中心となる保健室は，誰でもいつでも利用でき安心して話ができるところである．

(3) 子どもは，心の問題を言葉に表すことが難しく，身体症状として現れやすいので，問題を早期に発見しやすい．

(4) 保健室頻回来室者，不登校傾向者，非行や性に関する問題など様々な問題を抱えている児童生徒と保健室でかかわる機会が多い．

(5) 職務の多くは学級担任をはじめとする教職員，学校医等，保護者等との連携の下に遂行される．

3）求められる資質

健康相談において求められる養護教諭の資質を答申は次のように示している．

(1) 「心の健康問題と身体症状」に関する知識理解と対応力

保健室を訪れた児童生徒に接したときに①心の健康問題と身体症状に関する「知識理解」②これらの観察の仕方や受け止め方等についての確かな「判断力」③「対応力（カウンセリング能力）」などが必要であるとしている．

(2) 現代的な健康課題を解決する力量

健康に関する現代的な課題解決のために，個人または集団の児童生徒の情報を収集し，健康課題をとらえる力量や解決のための指導力が必要である．これらの専門的知識・技能が等しく求められるが，1995（平成7）年の保健主事登用の制度改正などから，養護教諭には企画力，実行力，調整力などを身につけることが求められている．

(3) 連携能力

心の健康問題などへの対応は，養護教諭のみではなく，生徒指導の観点から教諭も担当するものであるとしていることから，関係する教職員などとの連携能力が求められる．連携においては，守秘義務を遵守しなければ

新養護概説〈第 12 版〉　少年写真新聞社 2022　一部改変

図 15 － 1　学校における健康相談の基本的なプロセス

[出典：日本学校保健会（2022），教職員のための子供の健康相談及び保健指導の手引 －令和 3 年度改訂－，p15]

表 15 − 1　健康相談個人記録票

委員会への報告日	令和　　　年　　　月　　　日　　　曜日

事例の概要（初回提出用）

児童生徒氏名		年　組	男・女	歳
担任氏名		報告者氏名		
問題の概要 （報告者の現時点における 把握）				
関係者からの情報収集 ◇学級（ホームルーム） 　担任所見 ◇養護教諭所見 ◇子どもの問題把握に必要 　と思われる情報について 　記入 例： ◇出欠席・遅刻・早退状況 ◇友人関係 ◇成績 ◇家庭状況 ◇保健室来室状況 ◇健康状況　等				

＊　各学校の実状に応じて作成する。

「子どものメンタルヘルスの理解と問題への対応」（財）日本学校保健会　平成 19 年より

［出典：日本学校保健会（2010），子どものメンタルヘルスの理解とその対応−心の健康つくりの推進に向けた組織体制づくりと連携−第 3 版，p62（一部改変）］

表 15 － 2　支援検討会議記録票

※個人情報につき取扱注意　　　　　　　　　　　　　　　　　　　　　　　　　　　○○○委員会会議録

会議開催日時	令和　　　年　　　月　　　日　　　曜日			時　間	～
会議開催場所		司会者氏名		記録者氏名	
出席者氏名					

報告事例の概要

検討回数		新規　・　継続（　　　回目）				
児童生徒氏名			年　　組	男　・　女		歳
担任氏名			報告者氏名			
問題の概要 （問題の把握）						
話し合った内容	対応策の検討 ◇事例の問題解決のための事実 　関係が把握できる情報収集 ◇問題の分析 ◇問題を解決するための方策 　（支援方針・計画の検討） ◇役割分担 ◇事例検討会 ◇経過に基づく支援方針・方法の 　見直し ◇校内関係者との連携 ◇学校医との連携 ◇保護者との連携　等					
	関係機関との連携 ◇主治医との連携（指導事項等） ◇専門家のアドバイス　等					
	経過報告 ◇子どもの変容と成長の要因 ◇本人及び保護者等の様子　等					
	評　価					
次回開催予定日		令和　　　年　　　月　　　日　　　曜日				終了

＊　各学校の実状に応じて作成する。

「子どものメンタルヘルスの理解と問題への対応」（財）日本学校保健会　平成 19 年より

［出典：日本学校保健会（2010），子どものメンタルヘルスの理解とその対応－心の健康つくりの推進に向けた組織体制づくりと連携－第 3 版，p63（一部改変）］

表15－3　地域の主な関係機関とその役割（例）

地域社会の主な関係機関	主な役割	主な専門職と役割
【教育関係】 教育委員会 教育センター 教育委員会所管の機関 （教育相談所，適応指導教室，特別支援学校　など）	子供の学校や家庭での様子等を聞き取り，必要に応じて各種心理検査等を実施し，総合的に判断した上で，学校・家庭での対応や配慮等の具体的支援について，相談員がアドバイスする．医療機関等との連携，訪問による行動観察，ケース会議，研修会開催も行っている．	○指導主事 ○相談員 ○社会福祉士 ○医師 ○心理職 　公認心理師・臨床心理士（心理カウンセリング，教職員・保護者への指導・助言等） ○臨床発達心理士 　発達心理を専門とした心理職
【福祉関係】 児童相談所 子ども家庭支援センター （児童相談所） 要保護児童対策地域協議会	子どもの虐待をはじめ専門的な技術援助及び指導を必要とする相談に応え，問題の原因がどこにあるか，どのようにしたら子どもが健やかに成長するかを総合的に調査，診断，判定し，自ら又は関係機関等を活用し，その子供に最も適した指導を行っている．	○児童福祉士 　児童の保護・相談 ○児童指導員 ○児童心理司判定 ○児童自立支援専門員
発達障害者支援センター	発達障害児（者）とその家族が，豊かな地域生活を送れるように，保健，医療，福祉，教育，労働などの関係機関と連携し，地域における総合的な支援ネットワークを構築しながら，発達障害児（者）とその家族からの様々な相談に応じ，指導助言を行っている（国立障害者リハビリテーションセンターHP：www.rehab.go.jp/ddis/action/about）．	○精神科医 ○社会福祉士 ○精神保健福祉士 ○言語聴覚士 ○心理職 　公認心理師・臨床心理士（心理査定，心理カウンセリング，本人，保護者への指導・助言等） ○保健師 　健康教育・保健指導
【保健・医療関係】 保健所（健康福祉事務所） 保健センター	子供の虐待及びドメスティック・バイオレンス（DV）をはじめ，難病の相談や講演会・交流会等，子どもと家庭の保健と福祉に関する相談指導を行っている． 感染症，精神保健医療，食品安全，生活環境安全などの分野における住民の健康や衛生を支える保健衛生行政機関である．	○医師 ○社会福祉士 ○精神保健福祉士 ○保健師 　健康教育・保健指導 ○精神保健福祉相談員
精神保健福祉センター	心の問題や病気，アルコール・薬物依存の問題，思春期・青年期における精神医学的問題について，専門の職員が相談に応じている．また，精神保健福祉に関する専門的機関として，地域の保健所や関係諸機関の職員を対象とする研修を行ったり，連携や技術協力・援助をとおして地域保健福祉の向上のための活動をしている．	○精神科医 ○精神保健福祉相談員 ○社会福祉士 ○精神保健福祉士 ○保健師 　健康教育・保健指導 ○心理職 　公認心理師・臨床心理士（心理カウンセリング，本人・保護者への指導・助言等）
○子育て世代包括支援センター 病院・診療所（精神科，心療内科，小児科など）	妊娠初期から子育て期にわたり，妊娠の届出等の機会に得た情報を基に，妊娠・出産・子育てに関する相談に応じ，必要に応じて個別に支援プランを策定し，保健・医療・福祉・教育等の地域の関係機関による切れ目のない支援を行う．	○保健師 ○助産師 ○社会福祉士　など
【司法・警察関係】 警察 少年サポートセンター （家庭裁判所） （少年鑑別所） （保護観察所） （少年院）	万引き，薬物乱用等の非行，喫煙や深夜徘徊等の不良行為，また，いじめ，児童虐待，犯罪被害等で悩んでいる子供や保護者等からの相談に応じ，問題の早期解決に向け，支援する．	○心理職 　公認心理師・臨床心理士（心理カウンセリング，本人・保護者への指導・助言） ○警察関係者（少年相談，本人・保護者への指導・助言） ○少年補導職員 ○裁判官　家庭裁判所調査官 ○法務教官 ○法務技官（臨床心理専門家） ○保護観察官

［出典：日本学校保健会（2022），教職員のための子供の健康相談及び保健指導の手引－令和3年度改訂－，pp17-18］

ならない.

2022（令和4）年に日本学校保健会から出された『教職員のための子供の健康相談及び保健指導の手引－令和3年度改訂－』において，「養護教諭は，職務の特質から児童生徒の心身の健康問題を発見しやすい立場にあることから，いじめや児童虐待などの早期発見，早期対応に果たす役割や，健康相談や保健指導の必要性の判断，受診の必要性の判断，医療機関などの地域の関係機関等との連携におけるコーディネーターの役割などが求められている.」としている.

6　養護教諭以外が行う健康相談

養護教諭以外の学級担任など，学校医，学校歯科医，学校薬剤師などが行う健康相談として，「教職員のための子どもの健康相談及び保健指導の手引」では以下のことが述べられている.

1）学級担任などが行う健康相談

メンタルヘルスに関する課題やアレルギー疾患など，児童生徒の現代的な健康課題が顕在化している中，特定の教職員に限らず，この問題に組織的に対応する必要があることから，学級担任などにおいても，教員の立場から健康相談を適切に行うことが求められている.

健康相談を実施するにあたっては，問題を早期に発見することが重要であり，そのためには，健康観察（朝の健康観察，授業中や放課後など学校生活全般における健康観察）をしっかり行う必要がある. 健康観察は，

表 15－4　学校における相談活動

名称	健康相談	養護教諭が行う健康相談	教育相談	カウンセリング
法的根拠等	学校保健安全法第8条・第9条・第10条学校保健安全法施行規則第23条・第24条・第25条	保健体育審議会答申（平成9年）中央教育審議会答申（平成20年）教育職員免許法施行規則第9条	学校教育法第11条学校教育法施行規則第26条教育職員免許法施行規則第10条中学校・高等学校学習指導要領解説（特別活動編）生徒指導提要	スクールカウンセラー活用事業実施要領
担当者	養護教諭，学校医・学校歯科医・学校薬剤師・学級担任等関係する教員	養護教諭	生徒指導担当教員・全教職員	スクールカウンセラー（臨床心理士，精神科医，大学教員等），スクールカウンセラーに準ずる者.
役割	児童生徒の心身の健康管理，指導助言. 健康診断結果等における指導助言	養護教諭の職務の特質や保健室の機能を十分に生かし，児童生徒の様々な訴えに対して，常に心的な要因や背景を念頭に置いて，心身の観察，問題の背景の分析，解決のための支援，関係者との連携など，心や体の両面への対応を行う.	1人1人の生徒の個性の伸張を図りながら，同時に社会的な資質や能力・態度を形成し，さらに将来において自己実現ができるような資質・態度を形成していくための指導助言で個々の自己指導力の育成をめざすもの. 生徒指導として生徒の校則違反，逸脱行動，不適切な言動の指導助言と校則等による処罰	価値観にとらわれず，自由で中立的な立場から，心の問題により不安症状が顕れた児童生徒への自己理解とパーソナリティの成長を援助. 共感的な理解と受容. 児童生徒へのカウンセリング，教員や保護者等への助言・援助.
対象者	自主来談・呼び出しによる児童生徒（時には保護者も含む）	自主来談・呼び出しによる児童生徒（時には保護者も含む）	呼び出しによる児童生徒. 多くは健康上問題がない（時には保護者も含む）.	種々の問題行動や不適応に陥っている児童生徒，教職員や保護者など
実施期日や場の特徴	場所や時間があらかじめ決められた場.	主に保健室において自主来談・呼び出し.	自主来談・呼び出し，学級，学校内，学校外，家庭	場所や時間があらかじめ合意により決められた場.

［出典：一丸藤太郎著「学校教育相談」ミネルヴァ書房 2005（平成17）年　一部岡本加筆］

身体的不調のみならず，不登校，虐待，人間関係の問題などの早期発見につながる重要な活動である．さらに，多様な児童生徒がいることを前提に，児童生徒との人間的な触れ合い，きめ細かい観察（児童生徒の変化を見逃さない），面接，保護者との対話を深める，関係者との情報の共有化などを通して，1人ひとりの児童生徒を客観的かつ総合的に理解し，問題の背景を的確にとらえた上で支援できるように努めることが大切である．

学級担任などが行う健康相談の実施に当たってのポイントは，1人で抱え込まず養護教諭をはじめ，関係者と連携し，児童生徒の心身の健康問題について情報の共有化を図り，組織的に対応することである．また，必要に応じて医療機関などと連携することが大切である．

2）学校医・学校歯科医・学校薬剤師などが行う健康相談

学校保健安全法の改正により，従来，学校医又は学校歯科医が行うとされてきた健康相談は，養護教諭，学校医・学校歯科医・学校薬剤師，学級担任などの関係職員による積極的な参画が求められるものとなった．

学校医などが行う健康相談は，受診の必要性の有無の判断，疾病予防，治療等の相談及び学校と地域の医療機関などとのつなぎ役など，主に医療的な観点から行われ，専門的な立場から学校及び児童生徒を支援していくことが求められている．

学校保健安全法施行規則への改正により，学校医などの職務執行の準則において，学校医及び学校歯科医のみならず，学校薬剤師の職務執行の準則にも新たに健康相談が加わった．また，これまで，学校歯科医の職務執行の準則においては，「・・・健康相談のうち歯に関する健康相談に従事すること」として健康相談の範囲を限定していたが，「法第8条の健康相談に従事すること」と改正され，範囲を限定する規定が削除された．

7　学校における相談活動

学校では，養護教諭，学級担任など，学校医，学校歯科医，学校薬剤師が行う健康相談の他に，教育相談・生徒指導担当教員や全教員による教育相談，学校カウンセラーによるカウンセリングなどが行われているが，

いずれも，相互に共通理解を図りながら連携のもとで相談活動は進められなければならない（図15-1，表15-1，表15-2，表15-3，表15-4）．

8　保健室登校

保健室登校とは，常時保健室にいるか，特定の授業に出席できても，学校にいる間は主として保健室にいる状態をいう．保健室利用状況調査（「保健室利用状況調査報告書」財団法人日本学校保健会）平成13年〜28年）によると，平成28年では保健室登校している児童生徒「有」の学校の割合は，小学校32.4％，中学校36.5％，高等学校36.8％であり，学校種間に大きな差はなかった．平成13年度からの推移を見ると各校種とも減少の傾向を示している．

表15-5　保健室登校の児童生徒の「有」の学校（%）

	小学校	中学校	高等学校
平成13年度	34.4	71.7	49.7
平成18年度	44.5	61.0	50.6
平成28年度	32.4	36.5	36.8

保健室登校については『教職員のための子供の健康相談及び保健指導の手引−令和3年度改訂−』において，保健室登校への対応として以下の指導が示されている．確認事項として

ア　本人が保健室登校を望んでいるか．

イ　保護者が保健室登校を理解しており，協力が得られるか．

ウ　全教職員（校長，学級担任，学年主任等）の共通理解及び協力が得られるか．

エ　保健室登校に対応できる校内体制が整っているか．

オ　支援計画が立てられているか．

また，指導のポイントとして

ア　全職員が保健室登校は養護教諭と学級担任だけに任せるものではなく，学校体制の中で取り組んでいく問題であるという共通認識を持つこと．

イ　保健室にいることで安全感を得られるようにするとともに，児童生徒との信頼関係を深めることが初期には大切である．

ウ　支援計画を立て，学級担任は毎日保健室へ来て声をかける，教科担当は教科指導に当たるなど，役割分担を行って対応する．

エ　長期化することは好ましくないので，その場合には指導方法の再検討が必要となることを，保護者や関係教職員が十分認識しておく必要がある．

9　自殺予防

文部科学省の「現代的健康課題を抱える子供たちへの支援～養護教諭の役割を中心として～」（2017年3月）において，資料として取り上げられたのは文部科学省：「教師が知っておきたい子どもの自殺予防」（2009年3月）である．児童生徒の自殺や自殺志願が，学校内における「いじめ」に起因することが多くみられる．また，「いじめ防止対策推進法」（2013年）が公布され学校におけるいじめの対処方法を明確にした．さらに，

自殺予防のマニュアルとされたものであるが，そこでは，自殺予防対策として養護教諭の役割が求められている．

また，文部科学省は，令和2年中の児童生徒の自殺者数は，前年比で4割増，そのうち，女子中高生は約2倍となっていることを明記し，令和2（2020）年度においては新型コロナウイルス感染症による影響を考慮し，「児童生徒の自殺予防について（通知）」（令和3年3月）を発出した．その中で，

(1)　学校における早期発見に向けた取組

(2)　保護者に対する家庭における見守りの促進

(3)　学校内外における集中的な見守り活動

(4)　ネットパトロールの強化

取り組み例として上記を掲げ，具体的には，

・学校における長期休業の開始前からアンケート調査，教育相談等を実施し，悩みを抱える児童生徒の早期

(人)

年度	1月	2月	3月	4月	5月	6月	7月	8月	9月	10月	11月	12月	計
平成29年	34	28	27	26	24	25	25	30	31	27	18	20	315
平成30年	31	27	35	24	33	40	31	38	34	29	19	28	369
令和元年	39	39	38	31	38	26	25	34	48	28	26	27	399
令和2年	36	33	35	25	29	45	38	65	55	41	58	39	499
令和3年	45	37	41	37	50	41	43	37	37	29	47	29	473

（出典）厚生労働省「自殺の統計：地域における自殺の基礎資料」（暫定値）及び「自殺の統計：各年の状況」（確定値）を基に文部科学省において作成

図15－2　児童生徒の月別自殺者数［推移］

［出典：文部科学省 Web サイト[1]］

資料　教師が知っておきたい子どもの自殺予防（一部抜粋）

---

(1)　相談しやすい雰囲気づくり

　　子どもの自殺の危険を察知するのは，本人の訴えはもちろんだが，一番身近にいる保護者や友人，学校においては学級担任や関係する教職員の気づきからである．いつでも，どこでも子どもの声に気づくことができる校内体制をつくる．

(2)　言葉にならない声の気づき

　　子どもの救いを求める声に気づき手を差し伸べることができるのは，教師やスクールカウンセラーばかりではない．子どもの問題に最初に気づくのが，図書館司書や事務職員，用務員，給食調理員などの学校職員のこともある．

(3)　多角的な視点を生かした子ども理解

　　多角的な視点から子どもを理解しきめ細かい対応を行うために，「学校全体で子どもを教育している」という認識を常に持って，情報を共有できる体制をつくることが大切である．

　また，自殺の危険が高まった子どもへの対応においてTALKの原則が求められている．

資料　TALKの原則

Tell：言葉に出して心配なことを伝える

Ask：「死にたい」という気持ちについて素直に尋ねる

Listen：絶望的な気持ちを傾聴する

　　　　死を思うほどの深刻な問題を抱えた子どもに対しては，子どもの考え方や行動を良し悪しで判断するのではなく，そうならざるを得なかった，それしか思いつかなかった状況を理解することが必要である．そうすることで，子どもとの信頼関係も強まる．徹底的に聴き役に回るならば，自殺について話すことは危険ではなく，予防の第一歩になる．これまでに家族や友だちと信頼関係を持てなかったという経験があるため，助けを求めたいのに，救いの手を避けようとしたり拒否したりという矛盾した態度や感情を表す子どももいる．不信感が根底にあることが多いので，そういった言動に振り回されて一喜一憂しないようにすることが大切である．

Keep safe：安全を確保する

　　　　危険と判断したら，まず一人にしないで寄り添い，他からも適切な援助を求めるようにする．

　このTALKの原則に基づき，1人で抱え込むのではなく，職員がチームで対応することが非常に重要なのであるとしている．

発見に努めること．
・SOSの出し方に関する教育を含めた自殺予防教育を実施するなど．
・「24時間子供SOSダイヤル」や，SNS等を活用した相談窓口の周知．
・GIGAスクール構想で整備する1人1台端末を活用して児童生徒の心身の状況を把握．

・スクールカウンセラー等によるオンラインカウンセリングの実施．
等の取組を紹介している．
　さらに，アニメーション動画を紹介し，様々な悩みを抱える児童生徒，特に女子中高生が共感でき，周囲や相談窓口への相談を後押しすることができるとしている．動画は10代・20代の女性を支援するNPO法

人「BONDプロジェクト」によるもので，厚生労働省とも連携し，YouTube の文部科学省公式チャンネル（※）に掲載するとともに，YouTube 広告としても発信している．※相談窓口PR動画「君は君のままでいい」（文部科学省・厚生労働省）：https://youtu.be/CiZTk8vB26I

10　災害等危機管理における相談活動

　近年，地震や台風等の災害や子どもが巻き込まれる事件・事故等が発生し，子どもの心身の健康に大きな影響を与えている．また，このような災害における危機のみならず，今日の社会環境の変化から児童虐待や，いじめ，不登校がなど少なくなく，不安や不眠などのストレスが子どもたちの心身に大きな影響を与えている．このような様々な危機に対する心のケアが重視されてきた．

　そこで，文部科学省は，子どもたちの健康問題の早期発見・早期解決を図るために学校保健安全法９条に示されている健康観察の実施を文書等で要請している．さらに，学校における心のケアを危機管理の一環として位置づけし，教職員用の指導参考資料「学校における子供の心のケア－サインを見逃さないために－」を作成した．

　危機管理における心のケアについては，「第17章　学校安全・危機管理」に記載．

注

1）児童生徒の自殺対策について　令和４年２月24日（木）文部科学省，https://www.mhlw.go.jp/content/12201000/000900898.pdf（2023/2/10アクセス）

引用・参考文献

1）日本学校保健会：教職員のための子供の健康相談及び保健指導の手引－令和３年度改訂－，（財）日本学校保健会，2022年．https://www.gakkohoken.jp/books/archives/259（2023/2/10アクセス）
2）文部科学省：学校保健法等の一部を改正する法律の公布について（通知），文部科学省，2008年．https://www.mext.go.jp/b_menu/houan/kakutei/08040703/080617/004.pdf（2023/2/10アクセス）
3）日本学校保健会：子どものメンタルヘルスの理解とその対応－心の健康つくりの推進に向けた組織体制づくりと連携－，（財）日本学校保健会，2010年．https://www.gakkohoken.jp/books/archives/79（2023/2/10アクセス）
4）広木克行監修：教育相談，学文社，東京，2008.
5）一丸藤太郎・菅野信夫編著：学校教育相談，ミネルヴァ書房，京都，2005.
6）文部科学省：生涯にわたる心身の健康の保持増進のための今後の健康に関する教育及びスポーツの振興の在り方について（保健体育審議会 答申），文部科学省，1997. https://www.mext.go.jp/b_menu/shingi/chousa/sports/004/toushin/010701j.htm（2023/2/10アクセス）
7）文部科学省：生徒指導提要，文部科学省，2011. https://www.mext.go.jp/a_menu/shotou/seitoshidou/1404008.htm（2023/2/10アクセス）
8）文部科学省：「現代的健康課題を抱える子供たちのへの支援」，2017.
9）文部科学省：「教師が知っておきたい子どもの自殺予防」，2009.

令和5年度（令和4年度実施）養護教諭採用試験問題

① 次の図は，「学校における子供の心のケアーサインを見逃さないために－（平成26年3月文部科学省）　第3章　メンタルヘルスの理解を深めるために　2　学校での取組を始める前に　(2)　学校が担う役割とは」の一部である．空欄　1　，　2　に当てはまる最も適切なものを，後の①～⑥のうちから選びなさい．

ケアとキュア ～ 学校と医療機関の役割

医療機関
　1　や精神症状に焦点を当てた専門的治療を行う

治療（キュア）レベル

連携して支援していく

学校
日常性と　2　を取り戻し，子供が安定した学校生活をおくれるように支援し，健康の回復を促進する

心のケアレベル

日常レベル

●ふだんの様子を把握する
●異変に気付く
●正しい知識を啓もうする

図　子供の心の健康状態

① 安心感　　　　② ストレス　　　　③ 安全感

④ トラウマ　　　⑤ 安堵感　　　　⑥ 問題行動

（神奈川県）

② 精神疾患について，次の1～3の各問いに答えなさい．

1　次の文章は，「高等学校学習指導要領（平成30年告示）第6節　保健体育　第2款　各科目」の「第2　保健」の一部である．文中の　①　～　④　に当てはまる語句を，それぞれ答えなさい．

2　内容
ア　現代社会と健康について理解を深めること．
　（オ）精神疾患の予防と　①
　　　精神疾患の予防と　①　には，運動，食事，休養及び　②　の調和のとれた生活を実践するとともに，　③　に気付くことが重要であること．また，疾病の　④　及び社会的な対策が必要であること．

2　「高等学校学習指導要領（平成30年告示）解説　保健体育編　体育編」において，適宜取り上げるよう例示されている精神疾患を4つ答えなさい．

3　「精神疾患に関する指導参考資料　新学習指導要領に基づくこれからの高等学校保健体育の学習」（日本学校保健会　令和3年3月発行）に示されている物質依存と行動嗜癖について，それぞれどのような状態か，簡潔に説明しなさい．

(熊本県・熊本市)

3　次の文は，「教職員のための子どもの健康相談及び保健指導の手引」（平成23年8月　文部科学省）に示された学校保健安全法第9条に関する記述である．文中の（ア）にあてはまる適切なものを①～⑤から選び，番号で答えよ．

　近年，メンタルヘルスに関する課題やアレルギー疾患等の現代的な健康課題が生ずるなど児童生徒等の心身の健康問題が多様化，深刻化している中，これらの問題に学校が適切に対応することが求められていることから，第9条においては，健康相談や担任教諭等の行う日常的な健康観察による児童生徒等の健康状態の把握，健康上の問題があると認められる児童生徒等に対する指導や（ア）を保健指導として位置付け，養護教諭を中心として，関係教職員の協力の下で実施されるべきことを明確に規定したものであること．

① 組織体制づくり	② 教育相談	③ 保護者に対する助言
④ 教室環境の整備	⑤ 専門家の講話	

(神戸市)

4　次の健康相談に関する問いに答えよ．

(1)　学校における健康相談実施上の留意点について，文中の下線部のうち，適切でないものを①～⑤から選び，番号で答えよ．

・健康相談の実施について 周知を図る とともに，児童生徒，保護者等が相談しやすい環境を整える．

・健康相談の場所は，相談者の プライバシー が守られるように十分配慮する．

・健康観察をはじめ 情報の収集 に当たり，養護教諭や学校医等と連携して的確な問題把握に努めることが大切である．

・継続支援が必要な者については，校内組織 及び必要に応じて関係機関と連携して実施する．

・児童相談所等の医療的見地から行う健康相談・保健指導の場合は，事前の打ち合わせを十分に行い，相談の結果について養護教諭，学級担任等と共通理解を図り，連携して支援を進めていくことが必要である．

(2)　学校における子供の心のケアで，子供の話の聞き方について，適切でないものを①～⑤から選び，番号で答えよ．

①　子供が自分のペースで話せるように傾聴を心がけ，結論を急ぎすぎないようにする．

②　子供の話の内容が分かりにくいときは，事実関係を確認しながら進める．

③　特に話の内容が深刻な場合には，その場で解決を示せなくても他の教職員や専門家と一緒に考えたいということを伝える．

④　健康相談について，個別の健康相談で状況を確認するようにし，積極的に子供を励ますようなメッセージを伝えることは避ける．

⑤　相談の終わりには，話の内容をまとめ，次につなぐ対応を心がける．

(神戸市)

5 次の文は，「学校・教育委員会等向け　虐待対応の手引き」（令和元年5月　文部科学省）における虐待が及ぼす子供への影響等に関する記述である．文中の下線部のうち，適切でないものを①〜⑤から選び，番号で答えよ．

・外傷のほか，<u>栄養障害や体重増加不良，低身長</u>①などがみられます．愛情不足による<u>医療放棄</u>②の結果，成長不全を呈することもあります．

・他人を信頼し<u>愛着関係</u>③を形成することが困難となるなど対人関係における問題が生じたり，自己肯定感が持てない状態となったり，<u>攻撃的・衝動的な行動</u>④をとったり，多動などの症状が表れたりすることがあります．

・ネグレクトの一種として子供を学校に通学（園）させない，いわゆる教育ネグレクトという形態もあり，そのような場合は<u>子供の教育を受ける権利を侵害する</u>⑤だけでなく教育上の著しい悪影響を及ぼすものと考えられます．

（神戸市）

6 次の文は，いじめ防止対策推進法（令和2年4月1日施行）の条文を一部抜粋したものである．
空欄A〜Dに当てはまる語句を，それぞれ1〜5から一つ選べ．

（学校におけるいじめの防止）

第十五条　学校の設置者及びその設置する学校は，児童等の　　A　　と道徳心を培い，心の通う対人交流の能力の素地を養うことがいじめの防止に資することを踏まえ，全ての教育活動を通じた道徳教育及び　　B　　等の充実を図らなければならない．

（いじめの早期発見のための措置）

第十六条　学校の設置者及びその設置する学校は，当該学校におけるいじめを早期に発見するため，当該学校に在籍する児童等に対する　　C　　その他の必要な措置を講ずるものとする．

4　学校の設置者及びその設置する学校は，相談体制を整備するに当たっては，家庭，　　D　　等との連携の下，いじめを受けた児童等の教育を受ける権利その他の権利利益が擁護されるよう配慮するものとする．

	A	B	C	D
1	豊かな情操	人権教育	個人面談	地域社会
2	規範意識	体験活動	健康相談	警察
3	想像力	特別支援教育	日常的な観察	児童相談所
4	自律心	課外活動	定期的な調査	いじめ問題対策連絡協議会
5	共感性	健康教育	入学時の面談	家庭裁判所

（大阪府・大阪市・堺市・豊能地区）

7　次の文章は，子供への虐待について述べたものである．誤っているものを，次の1～5の中から一つ選びなさい．

　1　虐待が及ぼす子供への身体的影響としては，外傷のほか，栄養障害や体重増加不良，低身長などがみられる．愛情不足により成長ホルモンが抑えられた結果，成長不全を呈することもある．

　2　虐待が及ぼす子供への知的発達面への影響としては，安心できない環境で生活することや，学校への登校もままならない場合があり，そのために，もともとの能力に比しても知的な発達が十分得られないことがある．

　3　虐待が及ぼす子供への心理的影響としては，他人を信頼し愛着関係を形成することが困難となるなど対人関係における問題が生じたり，自己肯定感が持てない状態となったり，攻撃的・衝動的な行動をとったり，多動などの症状が表れたりすることがある．

　4　健康診断においては，身体測定，内科検診や歯科検診を始めとする各種の検査等が行われることから，これら検査や水泳指導の際は身体的虐待やネグレクトを早期に発見しやすい機会であることに留意する．

　5　学校関係者は，幼児児童生徒の負った外傷（打撲傷，あざ（内出血），骨折，刺傷，やけどなど様々）の原因が不明確なため保護者に確認する場合，「お子さんは○○○と言っていました」と保護者に伝え，詳しく聞き取るようにする．

（鳥取県）

8　「学校保健の課題とその対応－養護教諭の職務等に関する調査結果から－　－令和2年度改訂－（令和3年3月公益財団法人日本学校保健会）第2章　調査結果から見た学校保健の課題とその対応」について，問いに答えなさい．

　問　次の記述は，「Ⅳ　健康相談及び保健指導　(4)　健康相談における養護教諭・学級担任等・学校医等の役割」の一部である．空欄　1　～　4　に当てはまる最も適切なものを，後の①～⑨のうちから選びなさい．
　【1】養護教諭が行う健康相談

　　　養護教諭の行う健康相談は，児童生徒等の心身の　1　に関して専門的な観点から行われ，個々の児童生徒等の健康管理にとどまらず，　2　を育むなど児童生徒の人間形成にも大きな役割を果たしており，学校における健康相談の充実を図る上で中心的な役割が期待されている．また，養護教諭は，職務の特質から，心身の　1　を発見しやすい立場にあり，　3　や児童虐待などの早期発見・早期対応に果たす役割も求められている．

　　　さらに，専門的な観点から，健康相談の必要性の判断，　4　の必要性の判断，地域の関係機関等との連携におけるコーディネーターの役割などが求められている．

| ①　自傷行為 | ②　自己管理能力 | ③　受診 | ④　健康課題 | ⑤　自己解決能力 |
| ⑥　不調 | ⑦　個別指導 | ⑧　健康状態 | ⑨　いじめ | |

（神奈川県）

第16章　学校救急処置

I　学校における救急処置の位置づけ

1　学校救急処置とは

　学校救急処置とは，教育活動に関わる学校の管理下におけるあらゆる疾病・負傷に対し，学校から医療機関を受診したり，保護者経由で医師へ引き継ぐまでの適切な応急処置をいう．学校救急処置は，応急処置であることや近年のアレルギーのある児童生徒の増加に伴い，原則として医薬品は使用せず，継続して行うべきものではない．

　児童生徒のアナフィラキシーについては，2009（平成21）年7月に文部科学省から「「救急救命処置の範囲等について」の一部改正について（依頼）」が出され，消防庁からも「自己注射が可能なエピネフリン（別名アドレナリン）製剤を交付されている児童生徒への対応について」が出された．また，2016年2月には「学校におけるてんかん発作時の坐薬挿入について」が，さらに2017年8月にも再度周知徹底を図るため「同（依頼）」が文部科学省からそれぞれ関係機関へ通知された．それら文書によって，児童生徒の生命が危険な状態である場合に，現場に居合わせた教職員の対応の重要性と医師法違反とはならない範囲が示された．

　各学校は当該児童生徒の在籍が確認された場合，「エピペン®」（商品名）や当該坐薬に関する一般的知識や児童生徒情報を教職員で共有し，保護者の同意を得た上で事前に地域の消防機関と連携しておくことも必要である．実際には，市レベルの教育委員会が地域の消防機関へ連絡・連携しているところもある．

　さらに，アナフィラキシーショックを生じた児童生徒に対して，現場に居合わせた教職員が自己注射できない児童生徒に代わって注射しなければいけない場面があることや，てんかんによるひきつけを起こし，生命が危険な状態等である児童生徒に対して，現場に居合わせた教職員が，坐薬を自ら挿入できない本人に代わって挿入し

なければいけない場面もあることを自覚しておく必要がある．「エピペン®」や当該坐薬の使用及び管理に関しては，学校・教育委員会・保護者・本人・主治医・学校医・学校薬剤師などが十分に協議を行う必要がある．教職員は緊急時に迅速な対応が行えるよう主治医から提出された指示書等を確認する必要がある．また，アレルギーに関しては「学校のアレルギー疾患に対する取り組みガイドライン」（文部科学省監修2008（平成20）年）を参考に，学校内での共通理解を深めることが重要である．

2　学校救急処置の法的位置づけと意義

　学校における救急処置は危機管理や保健管理の一環であり，養護教諭の重要な職務である．具体的には，1997（平成9）年の保健体育審議会答申「生涯にわたる心身の健康の保持増進のための今後の健康に関する教育及びスポーツの振興の在り方について」，1999（平成11）年の教育職員養成審議会第3次答申「養成と採用・研修との連携の円滑化について」，2008（平成20）年の中央教育審議会答申「子どもの心身の健康を守り，安全・安心を確保するために学校全体としての取組を進めるための方策について」，2009（平成21）年4月1日施行の学校保健安全法第7条（保健室）・第10条（地域の医療機関等との連携）等に盛り込まれている．特に1999（平成11）年の教育職員養成審議会第3次答申においては，「養護教諭については，救急処置や心や体の健康観察及び，健康相談活動の方法等についての能力」を求められている．しかし，学校現場では救急処置に関する研修ニーズが高いにも関わらず，期待に応えられていない現状がある．

　教育活動を行うにあたっては，児童生徒の生命・身体の安全確保のために最大の注意を払う必要があり，万一不測の事態が発生した場合には，それに即応できる知識と技術及び説明責任が果せるよう救急体制を整

えておかなければならない．学校救急処置は児童生徒や保護者，学校関係者から最も期待されている職務の1つであり，的確な学校救急処置を行うことで専門職としての信頼が得られ，児童生徒や保護者，学校関係者に安心感を与えることができる．

3　学校事故の近年の状況

独立行政法人日本スポーツ振興センター（以下，「JSC」とする）によると，2021（令和3）年度の負傷・疾病の発生件数は838,886件で，前年度より91,973件増加した．また，障害見舞金は321件（R2：393件），死亡見舞金は42件（R2：44件）であった．場合別では，障害の発生は小学校では休憩時間が，中学校では各教科が，高等学校等では課外指導中の体育活動時の発生が最多である．また，死亡の発生は，小学校では通学中及び各教科・道徳が，中学校では通学中が，高等学校等では各教科及び通学中の発生が最多である．その他，学校事故ではないが，近年の虐待事例などの増加と共に，家庭で発生したものに対しても救急処置や経過観察，保健指導等の重要性が増し，継続してフォローアップしなければならない事例もある．

Ⅱ　学校救急処置の流れ

学校における救急処置にあたっては，まず必要最小限（minimum requirement）の知識をおさえておく必要がある．更に，緊急性の判断根拠となる検査・検診（フィジカルイグザミネーション）を的確に実施し，児童生徒の状態を正しく捉え，フィジカルアセスメントを行うことが重要となる．そして，児童生徒の状態を総合的に判断する養護診断へとつなげていく．学校救急処置は，問題の認知→フィジカルアセスメント（フィジカルイグザミネーションを含む）→養護診断→処置・対応→事後措置と流れていく．フィジカルイグザミネーションとは，実際に情報を手に入れる手段や手技のことで，学校では主に，バイタルサインの測定やその場で実施できる簡便な検査をさす．

1　問題の認知

児童生徒の主訴や養護教諭の発見及び他者からの連絡等により，問題の概要を把握する．

2　フィジカルアセスメント

フィジカルアセスメントとは，児童生徒の症状や徴候から情報を収集するために問診，バイタルサインの測定，視診，触診，聴診，打診のあらゆる技術を用いて児童生徒の状態を判断することである．表16-1に示した内容は，常に実施できるよう日常からトレーニングしておくことが大切である．

特に，日常よく経験する挫傷打撲・捻挫・骨折・頭痛・腹痛については，それらの部位の解剖・生理につい

表16-1　基本的なフィジカルアセスメント

1）問診	事故の発生状況を確認する（5W1H）．養護教諭の思い込みで聞かず，児童生徒の**主訴**をよく聞き，**受傷機転**と情報収集先を明確にする．また，確認のため補足的に聴取した**症状**も記す．
2）バイタルサイン（vital signs）の測定（人間が生きている基本的な徴候）	脈拍，体温，呼吸，血圧，（意識）
3）視診	意識レベル，全身状態，顔色・表情・口唇色・爪の色，外傷・出血，眼球（瞳孔不同，眼位異常），けいれん，嘔気・嘔吐，四肢の状態，発疹等
4）触診	熱感・冷感，湿潤性，滑らかさ，硬さ，弾力性，形状，大きさ，可動性等
5）聴診	聴診器で呼吸音・心音・腸音等の観察
6）打診	胸腔や腹腔に貯留する液体や気体の識別，胸部での肺の含気状態の観察，副鼻腔の病変の確認，手足の反射の評価等

て理解しておき, 疑問点が生じた場合は, 必要に応じて受診時に医師から助言をもらうことも重要である. また, 内科的症状に関しては, 心理的な要因も原因となりうることを理解しておく必要がある.

記録にあたっては, アセスメントした内容の項目とその有無やレベルを明記する (気分不良あり, またはなし).

3　養護診断

養護診断とは, 養護教諭がフィジカルアセスメントによって, 総合的な情報を収集・分析した後に, 養護活動の計画を実施するため, 総合的に児童生徒の状態を判断することである. 養護診断は, 広くは問題の認知→フィジカルアセスメント→養護診断→処置・対応までの過程を含むこともある.

学校で遭遇する疾病・負傷に対して, 問診, バイタルサインの測定, 視診, 触診, 聴診, 打診等を的確な技術と鋭い観察によって, 身体的・生理学的な問題を明らかにし, 総合的な養護診断をすることが重要である. 経過観察が必要な事例の記録にあたっては, 問題の認知→フィジカルアセスメント (フィジカルイグザミネーションを含む) →養護診断→処置・対応→事後措置の流れで, 要経過観察者用記録用紙 (資料16-1) を作成しておくと記入漏れが少ない. 要経過観察者用記録用紙には, 養護診断の根拠も記入しておくと, 振り返りの際の資料となる.

養護診断の結果は, 表16-2のようにおおむね5段階に分けられ対応されることが多い.

2段階以降は必ず担任と保護者に連絡を入れ, 情報の共有と経過観察の依頼を行う. 1段階でも, 気になる

ようであれば担任に連絡を入れておくと, 何か変化があった場合, 児童生徒の様子を保健室に伝え返してくれることがある. いずれの段階も, その後の様子を本人や保護者等から確認し, 入手した情報は適切に記録する.

4　処置・対応

養護診断結果から適切な救急処置を行い, 児童生徒に対応する. その際, 児童生徒の発達段階に応じて保健指導を行なう. 保護者への連絡は, 主に担任が担う.

特に, 5段階のように医療機関への受診が必要と判断した場合は, 保護者に状況を説明して医療機関を決定したり, すでに受診を決定した医療機関を伝え, 来院の依頼をすることもあるため, 保護者への連絡は養護教諭が適切に行うのが望ましい. その際, 特に相手の心情を考え, 落ち着いて丁寧な言葉で説明し曖昧な表現はしない. 詳細については, 医療機関で再度説明する旨伝える. 管理職への連絡も必ず行う. 救急車の要請に当たっては, 養護教諭の判断が尊重されるよう, 事前に管理職と話し合っておくのがよい.

5　事後措置

処置・対応が一通り終了したら, 漏れている事項がないか確認した上で, 担任や関係者に状況を伝える. 担任には処置・対応の段階で連絡している場合もある. また, 校内の救急連絡体制が機能したか振り返り, 事故防止にも努める. 特に医療機関を受診した場合, 治癒するまで適切な受診や内服が行われているか保健指導を実施し, 必ず記録する. さらに, 救急車の要請や入院を要する事例については, 学校医に連絡を入れておく.

表16-2　養護診断の結果による対応

1段階	児童生徒を教室に帰らせ, 通常通り授業を受けさせる.
2段階	児童生徒を教室に帰らせ授業に参加させるが, 授業担当者や担任に経過観察を依頼する.
3段階	児童生徒を保健室で休養させ, 経過観察する.
4段階	児童生徒を家庭へ帰し休養させ, 経過観察や医療機関への受診を保護者に依頼する.
5段階	児童生徒を学校から医療機関に受診させる. 必要に応じて救急車を要請する.

資料16－1　要経過観察者用記録用紙

	来室・記入時刻	午前　　　　：　　　　　　午後　　　　　：
	退室時刻	午前　　　　：　　　　　　午後　　　　　：
1) 問 診	誰が (同姓同名に注意) (Who)	年　　組　　番　名前
	どうしたか 部位, 主訴・症状(What)	[部位]
	いつ・いつから　　(When)	
	どこで　　　　　　(Where)	
	なぜ・原因　　　　(Why)	
	どのようにして　(How)	
	誰からの情報か	(1)本人から(2)担当教員から(3)周囲の友人から(4)その他：
2)バイタルサイン 測定時刻　　　：		[脈拍]　　　/分　　　　　　[体温]　　　℃ [呼吸]　　　/分　　　　　　[血圧]　　　/　　　mmHg [意識]JCS または GCS
3)視診		
4)触診		
5)聴診		
6)打診		
養護診断 (判断根拠を書く)		

処置・対応
①医療機関を受診：　救急車・タクシー　[呼]　　　　　：　　　　　[着]　　　　：
その他：(付き添い者等)
受診機関名：　　　　　　　　　　　　　傷病名：
②帰宅(指示事項：
③保健室で経過観察(体位：
④教室で経過観察(指示事項：

(時刻, 状態・根拠)　　　　　　　→	(具体的処置・対応)

JSC手続き：済・不要	年　　　月　　　日(　　)初回用紙配布

III　あらゆる主訴に対して共通して確認すべき緊急時のポイント

1　意識レベルの確認

　意識レベルは客観的な尺度を用いることで，救急隊や医師に正確な情報を引き継ぐことができる．ジャパン・コーマ・スケールは学校現場でも利用可能な尺度である．

　特に頭部外傷時（傷の有無に関わらず）は，意識の有無・意識喪失時間・意識レベルの変化の観察は欠かせない．学校で行った経過観察の内容や帰宅後の継続観察や受診のポイントについても，きちんと保護者に引き継ぐことが重要である．

2　呼吸状態の確認

　咳，喘鳴，呼吸が苦しそう，チアノーゼ，胸痛など

3　ショック症状の確認

　顔面蒼白，苦悶の表情，冷汗，脈拍触知不能，血圧低下，浅い呼吸など

4　出血状態の確認

　出血の仕方（動脈からの出血：どくどく，静脈からの出血：にじみ出すような）出血量，深さなど

　特に歯科に関しては，歯が抜けたり，破折した時は，その歯を探して歯根部を触らず乾燥させないように歯の保存液に浸す．負傷した児童生徒の口をぬるま湯で軽くすすぎ，汚れや血を流し，歯の保存液に浸した歯を持ってできるだけ30分以内に歯科医院を受診する．

5　疼痛の程度・部位の確認

　本人の訴え，姿勢，顔色，冷汗の有無など

　特に頭部外傷時（傷の有無に関わらず）は，眼部やその周辺を強打していることもあるため，片眼ずつ視力障害や眼球の動き，物が2つに見えるかどうかも検査することが必要である．

IV　アレルギー疾患の緊急時対応

　アレルギー疾患の緊急時に適切な対応をするためには，アレルギー対応委員会等で①学校内での役割分担，②緊急時対応の流れ，③事故が起こった時の対応等について決めておき，全教職員が理解しておくことが必要である．

　特に緊急時対応の流れでは，アレルギー症状を認めたり，原因食物を食べてしまった等の場合には，発見者は，児童生徒等から目を離さず，助けを呼び，集まった人にエピペン®とAED等を持ってくるように指示する．13の緊急性が高いアレルギー症状のうち，一つでも症状があれば緊急性が高いアレルギー症状があると判断し，その判断は，5分以内に行わなければならない（資料16-2・3）．

V　学校における救急体制

1　救急連絡体制の整備（資料16-2）

1）養護教諭在校時の救急連絡体制

・情報がすみやかに且つ漏れなく保健室に入るよう救急連絡体制を確認する．

・養護教諭以外の教員が軽症と見なしても，頭部打撲や熱中症に関しては保健室に確実に連絡が入るよう，職員会議等で周知する．

> 特に頭部外傷に関しては，傷の有無に関わらず保健室に連絡してもらい，その後の確認は養護教諭自身が，直接児童生徒を呼び出して，フィジカルアセスメントを行う．

> また，エピペン®やてんかん発作時の坐薬を持参している児童生徒については，事前に保護者の同意を得て，主治医，学校最寄りの消防署や医療機関と連携をとっておく．

2）養護教諭不在時の救急連絡体制

・事後報告が後日，すみやかに且つもれなく保健室に入るよう職員会議等で周知する．

資料16－2

緊急時の対応

発見者＝観察者
・子どもから離れず観察
・助けを呼ぶ
・緊急性の判断
・エピペン®，AEDを指示

アレルギー症状がある（食物の関与が疑われる）

原因食物を食べた（可能性を含む）

原因食物に触れた（可能性を含む）

呼びかけに反応がなく，呼吸がなければ，心肺蘇（そ）生を行う

〈緊急性が高いアレルギー症状〉

全身の症状
□ぐったり
□意識もうろう
□尿や便を漏らす
□脈が触れにくい
□唇や爪が青白い

呼吸器の症状
□のどや胸が締め付けられる
□声がかすれる
□犬が吠えるようなせき
□息がしにくい
□持続する強いせき込み
□ぜーぜーする呼吸
　（ぜん息発作と区別できない場合を含む）

消化器の症状
□我慢できない腹痛
□繰り返し吐き続ける

緊急性が高い13の症状

一つでもあれば

緊急性が高いアレルギー症状があるか，5分以内に判断

東京都：「食物アレルギー緊急時対応マニュアル」一部改変し，引用　　文部科学省・（公財）日本学校保健会

［出典：文部科学省初等中等教育局健康教育・食育課監修（2020）学校のアレルギー疾患に対する取り組みガイドライン　令和元年度改訂，（公財）日本学校保健会，p21］

資料16－3

緊急性が高いアレルギー症状への対応　チームワークが大切

・救急車を要請（119番通報）
・ただちにエピペン®を使用
・反応がなく呼吸がなければ，心肺蘇（そ）生を行う　➡　AEDの使用
・その場で安静にする　立たせたり，歩かせたりしない！

〈安静を保つ体位〉

ぐったり，意識もうろうの場合：血圧が低下している可能性があるため，あお向けで足を15～30cm高くする

吐き気，おう吐がある場合：おう吐物による窒息を防ぐため，体と顔を横に向ける

呼吸が苦しくあお向けになれない場合：呼吸を楽にするため，上半身を起こし後によりかからせる

・その場で救急隊を待つ

文部科学省・（公財）日本学校保健会
東京都：「食物アレルギー緊急時対応マニュアル」一部改変し，引用

［出典：文部科学省初等中等教育局健康教育・食育課監修（2020）学校のアレルギー疾患に対する取り組みガイドライン　令和元年度改訂，（公財）日本学校保健会，p22］

[例]　　　　　　　　　　　○○年度平日及び休日の救急連絡体制について　　　　　　　○年４月○日 保健部

☆校内や宿泊行事等で事故・急病が発生した場合，下記の要領で処置をお願いします．

1．平日の救急体制

(1) 受診には，担当者・顧問・養護教諭・担任のうちいずれかが付き添う．受診時は，「**病院受診用紙**」（資料16－3）（保健室入口正面の机の上にある）に，必要事項を記入し持参する．

(2) 移送については，緊急時は救急車（119）を利用し，その他はタクシーを利用する．

(3) 受診後，付添い者或いは担当者は，「**学校管理下事故報告書**」（資料16－4）（保健室入口左ロッカー上・職員室の書類引き出しにある）に必要事項を記入し，速やかに保健室へ提出する．

2．休日の救急体制

(1) **応急処置方法・医療機関一覧・救急車の要請手順**については，保健室及び事務室に掲示している．

(2) 受診には，顧問・担当者のうちいずれかが付き添う．

(3) 移送及び受診後の処理については，平日と同様とする．

(4) 事故対応した担当者等は，後日速やかに保健室へ連絡し，確実に保健室と情報を共有する．

3．医療機関等の連絡先　　※　重症と判断した場合は，総合病院に電話を入れてから受診する．

・○○市民病院　　　　　TEL○○○○－○○○○　住所　○○○○○○○○

・○○脳神経外科病院　　TEL○○○○－○○○○　住所　○○○○○○○○

・休日診療所　　　　　　TEL○○○○－○○○○　住所　○○○○○○○○

・学校医　○○先生（内科・小児科）　　TEL○○○○－○○○○　　住所　○○○○○○○○

4．救急車を要請する時の注意

① 「119番，救急」であることを言う．

② 電話をかけている者の学校名，名前を言う．「○○学校の○○です．」

③ 状況説明を簡潔にする．

④ 学校の住所，電話番号，学校付近の目印になるものを伝える．

⑤ 救急車が学校に到着したら，誘導する．

「病院受診用紙」とは

　医療機関を受診する際，事前に必要最小限学校側が作成し持参するとよい用紙である．医療機関や救急隊に説明しなくとも手渡しできるので，処置までにかかる時間を短くすることができる．時間的余裕があれば，備考欄には本人のアレルギーや既往症，事故に関するメモ等を記入しておくとよい．

　　　資料 16 － 5

病院受診用紙						
年	月	日	名前(ふりかな)		男　女	
年	組	番				歳
住所						
連絡先	自宅					
	緊急時					
備考(メモ) アレルギー・既往症・ 事故関連等						

「学校管理下事故報告書」とは

　疾病・負傷の事故発生時に，保健室を経由しなかった事故に対して，事後に速やかに保健室に提出してもらう用紙である．担当者や生徒自身に書いてもらうため，様式はシンプルなものがよい．後日（翌日又はできるだけ早期に），養護教諭は該当生徒を呼び出し，この用紙を参考に「要経過観察者用記録用紙」（資料16－1）を作成する．

　　　資料 16 － 6

学校管理下事故報告書		
年　　組　　番　名前　　　　　　　記人者		
住所		
連絡先		
事故発生日時	年　　月　　日（　　）　　　　　　　時頃	
事故発生状況	1.どこで　2.なぜ　3.どのようにして　4.どうなったか	
事故後の対応	(学校で) (家で)	

3）学校医にも救急連絡体制や児童生徒の状況を伝えておく.

2　心肺蘇生法とAED活用の習得

（図16-1，図16-2）

一次救命処置（BLS）には，胸骨圧迫と人工呼吸による心肺蘇生法（CPR）とAEDが含まれ，必要時にすぐ行えるよう教職員全員が研修を受けておく必要がある．今後，AED活用の重要性がさらに増す．

JRC（日本蘇生協議会）ガイドライン2020が，2021年6月に書籍版で発刊され，これには通常時の対応（図16-1）とCOVID-19（新型コロナウイルス感染症）対応（図16-2）が示されている．

AEDの操作については，基本的にはAEDの音声メッセージなどに従って操作する．また，未就学児用パッド・モードはこれまで小児用パッド・モードの名称で販売されており，2021年時点では古い表記のままで設置されているものも多い．同様に小学生～大人用パッドは，成人用パッドの表記で設置されているものも多い．そのため，未就学児の傷病者にAEDを使用する場合，未就学児用パッドや未就学児用モードの切り替えがなければ，小学生～大人用パッドを使用する（表16-3）．

3　救急物品の整備

1）保健室内の物品

保健室には，緊急に呼ばれて教室等に行かなければならない時と保健室で応急処置を実施するために必要な物品とを，分けて準備しておくと処置・対応に入るまでの時間が短くなる．また，車椅子や松葉杖も備品として配置しておくと移動において児童生徒の傷病の安静を保つことができる．物品・備品共に定期的に点検しておく．

2）学校内の救急物品

保健室以外にも緊急時に備えて，「緊急時対応袋」を体育館等の教員室や職員室等に準備しておくと養護教諭不在時等の対応がスムーズに流れる．また，AEDや担架は多くの児童生徒が活動する場所やそこに近い場所で，誰もがわかりやすい場所に配備するよう校務分掌で検討し，職員会議などで周知する．

VI　救急時の感染対策

学校には様々な体調の児童生徒が在籍しており，不調時や受傷時には保健室に来室するのが一般的である．保健室で対応する養護教諭は，保健室は一般教室よりも病原体に暴露する可能性が高い場所であることを認識し，自他共に感染対策に十分留意しなければならない．特に事前と事後の手洗いに留意し，傷口の処置に対しては使い捨て手袋を使用する等，血液に触れないよう留意する．これは，標準予防策（スタンダード・プリコーション）の考えに基づく．

VII　個人情報の管理と整理

病院受診に当たっては，原則として保護者の同意を得るが，その際連絡先を正しく把握しておくことが大切である．保護者の連絡先が変更になった場合には，直ちに保健室に連絡が入るよう校内の体制を整備しておく必要がある．

また，知り得た児童生徒の個人情報は，必要最小限の教員が共有し，教育に活かすために児童生徒が安全で安心して教育を受けられ，教育効果が上がるよう配慮することが必要である．

表16-3　未就学児用パッドおよび小学生～大人用パッドの適応傷病者

	未就学児用パッド・モード（旧：小児用パッド・モード）	小学生～大人用パッド（旧：成人用パッド）
未就学児の傷病者	◎（推奨）	○（可）
小学生や中学生以上の傷病者	×（不可）	◎（推奨）

［出典：日本救急医療財団心肺蘇生法委員会 監修（2021）改訂6版 救急蘇生法の指針2020 市民用・解説編，へるす出版，p.43（一部加筆）］

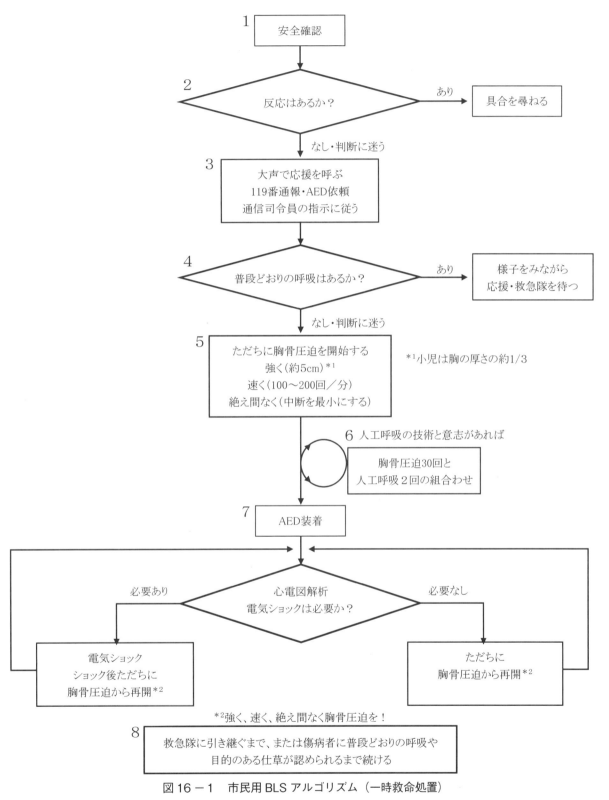

1　安全確認

2　反応はあるか？　→　あり　→　具合を尋ねる

なし・判断に迷う

3　大声で応援を呼ぶ
119番通報・AED依頼
通信司令員の指示に従う

4　普段どおりの呼吸はあるか？　→　あり　→　様子をみながら
応援・救急隊を待つ

なし・判断に迷う

5　ただちに胸骨圧迫を開始する
強く（約5cm）*1
速く（100～200回／分）
絶え間なく（中断を最小にする）

*1 小児は胸の厚さの約1/3

6　人工呼吸の技術と意志があれば

胸骨圧迫30回と
人工呼吸2回の組合わせ

7　AED装着

心電図解析
電気ショックは必要か？

必要あり

必要なし

電気ショック
ショック後ただちに
胸骨圧迫から再開*2

ただちに
胸骨圧迫から再開*2

*2 強く、速く、絶え間なく胸骨圧迫を！

8　救急隊に引き継ぐまで、または傷病者に普段どおりの呼吸や
目的のある仕草が認められるまで続ける

図16－1　市民用BLSアルゴリズム（一時救命処置）

[出典：（一社）日本蘇生協議会監修（2021）JRC蘇生ガイドライン2020, 医学書院, p20]

1 安全確認　　　可能な限り，日常的にマスクを装着しておく

2 反応はあるか？ → あり → 具合を尋ねる

なし・判断に迷う

3 大声で応援を呼ぶ
119番通報・AED依頼
通信司令員の指示に従う

4 普段どおりの呼吸はあるか？*1 → あり → 様子をみながら 応援・救急隊を待つ

なし・判断に迷う

5 ただちに胸骨圧迫を開始する*2
強く（約5cm）*3
速く（100～200回／分）
絶え間なく（中断を最小にする）

*1 傷病者の顔にあまり近づきすぎないようにする

*2 胸骨圧迫を開始する前に，マスクやハンカチ，タオル，衣服などで傷病者の鼻と口を覆う
救助者もマスクを着用する

*3 小児は胸の厚さの約1/3

6 ・成人には人工呼吸の技術と意志があっても実施しない
・乳児・小児には，技術と意志があれば，人工呼吸を組合せて行ってもよい．人工呼吸用の感染防護具があれば使用する

7 AED装着

心電図解析
電気ショックは必要か？

必要あり

必要なし

電気ショック
ショック後ただちに
胸骨圧迫から再開*4

ただちに
胸骨圧迫から再開*4

*4 強く，速く，絶え間なく胸骨圧迫を！

8 救急隊に引き継ぐまで，または傷病者に普段どおりの呼吸や
目的のある仕草が認められるまで続ける

救急隊の到着後に，傷病者を救急隊に引き継いだあとは，
すみやかに石鹸と流水で手と顔を十分に洗う

図16－2　COVID-19流行下の市民用BLSアルゴリズム

[出典：（一社）日本蘇生協議会監修（2021）JRC蘇生ガイドライン2020，医学書院，p490]

Ⅷ　独立行政法人日本スポーツ振興センター（JSC：Japan Sport Council 旧NAASH）（表16-4，表16-5）

　JSCでは，義務教育諸学校，高等学校，高等専門学校，幼稚園，幼保連携型認定こども園，保育所等及び特定保育事業の管理下における災害に対し，災害共済給付（医療費，障害見舞金又は死亡見舞金）を行っている．学校においては，学校の管理下で発生した疾病・負傷に関して，医療機関等を利用した場合に，災害共済給付の手続きをすることになる．その役割分担は，保健部等の校務分掌組織で行っていく．

　学校の管理下で疾病・負傷が発生した場合には，速やかに状況を把握する必要がある．そのためにも，各学校で組織づくられた救急連絡体制が効果的に機能しているかを点検し，不備があれば迅速に改善及び周知する．養護教諭は後日，JSCの対象者を呼び出し，学校管理下事故報告書（資料16-6）を基に，要経過観察者用記録用紙（資料16-1）を作成する．作成済み要経過観察者用記録用紙の内容は，関係者に周知徹底するため回覧するか，コピーして関係教職員名を記入し渡す．情報管理のため，どの教員に渡したかを記録しておく．特に入院に至った事例や他者によって発生した事例については，危機管理レベルが高い情報として扱い，管理職に要経過観察者用記録用紙のコピーを手渡し，口頭説明も加えて報告する．その際，保護者への対応についても報告と相談をする．この記録用紙は，JSCの事務手続きの際の原本資料となる．事務手続きは，インターネットを使ってJSCの「災害共済給付オンライン請求システム」から，パソコン入力により行う．

　夏季休暇前や年度末には統計処理を行い，事故発生予防のための保健指導の資料とする．

引用・参考文献

1）文部科学省：「救急救命処置の範囲等について」の一部改正について（依頼），2009（2022.11.8アクセス）

2）文部科学省：「学校におけるてんかん発作時の坐薬挿入について（依頼）」

http://www.mext.go.jp/content/20200525-mxt_tokubetu02-000007449_9.pdf(2022.11.8アクセス)

3）文部科学省教育職員養成審議会：養成と採用・研修との連携の円滑化について（第3次答申），1999
http://www.mext.go.jp/a_menu/shotou/senkou/1243315.htm(2022.11.8アクセス)

4）日本スポーツ振興センター：学校安全Web災害共済給付
https://www.jpnsport.go.jp/anzen/saigai/toukei/tabid/80/Default.aspx（2022.11.8アクセス）

5）杉浦守邦：改訂3版　養護教諭のための診断学＜外科編＞，pp.8-25，東山書房，京都，2015

6）永井利三郎，荒木田美香子，池添志乃，石原昌江，津島ひろ江：初心者のためのフィジカルアセスメント，p.23，東山書房，京都，2013

7）山内豊明：フィジカルアセスメントガイドブック第2版，pp.ix-xii医学書院，東京，2011

8）日本学校保健会：学校のアレルギー疾患に対する取り組みガイドライン（文部科学省監修，2020）

9）JRC蘇生ガイドライン2020，日本蘇生協議会，p.20，p.490，医学書院，東京，2021

10）日本救急医療財団心肺蘇生法委員会 監修：改訂6版救急蘇生法の指針2020，市民用・解説編，p.43，へるす出版，東京，2021

表16－4　給付の対象となる災害の範囲

災害の種類	災害の範囲
負傷	その原因である事由が学校の管理下で生じたもので，療養に要する費用の額が5,000円以上のもの
疾病	その原因である事由が学校の管理下で生じたもので，療養に要する費用の額が5,000円以上のもののうち，文部科学省令で定めているもの ・学校給食等による中毒 ・ガス等による中毒 ・熱中症 ・溺水 ・異物の嚥下又は迷入による疾病 ・漆等による皮膚炎 ・外部衝撃等による疾病 ・負傷による疾病
障害	学校の管理下の負傷又は上欄の疾病が治った後に残った障害で，その程度により，1級から14級に区分される（障害等級表）
死亡	学校の管理下において発生した事件に起因する死亡及び上欄の疾病に直接起因する死亡

死亡欄内：
突然死	運動などの行為に起因する突然死
	運動などの行為と関連のない突然死

◆供花料　学校の管理下における死亡で，損害賠償を受けたことなどにより死亡見舞金を支給しないものに対し供花料（17万円）を支給

◆歯牙欠損見舞金　学校の管理下における児童生徒等の負傷による1歯以上の欠損（障害見舞金の対象となるものを除く．）に対し，歯牙欠損見舞金として1歯につき8万円を支給

◆へき地通院費　へき地にある学校（義務教育諸学校）の管理下における児童生徒の災害に対し，通院日数に応じ，1日当たり定額1,000円の通院費を支給

※　負傷・疾病の範囲の詳細については，

「独立行政法人日本スポーツ振興センター災害共済給付の基準に関する規程」に定めています．

[出典：JSC]

表16－5　学校の管理下となる範囲

学校の管理下となる場合	例
1．学校が編成した教育課程に基づく**授業**を受けている場合（保育所等における保育中を含む）	・各教科（科目），道徳，自立活動，総合的な学習の時間，幼稚園における保育中 ・特別活動中（児童・生徒・学生会活動，学級活動，ホームルーム，クラブ活動，儀式，学芸会，運動会，遠足，修学旅行，大掃除など）
2．学校の教育計画に基づく**課外指導**を受けている場合	・部活動，林間学校，臨海学校，夏休みの水泳指導，生徒指導，進路指導など
3．**休憩時間**に学校にある場合，その他校長の指示又は承認に基づいて学校にある場合	・始業前，業間休み，昼休み，放課後
4．通常の経路及び方法により**通学**する場合（保育所等への登園・降園を含む）	・登校（登園）中，下校（降園）中
5．学校外で授業等が行われるとき，その場所，集合・解散場所と住居・寄宿舎との間の合理的な経路，方法による往復中	・鉄道の駅で集合，解散が行われる場合の駅と住居との間の往復中など
6．学校の寄宿舎にあるとき	

※　学校の管理下の範囲の詳細については，

「独立行政法人日本スポーツ振興センター災害共済給付の基準に関する規程」に定めています．

[出典：JSC]

[第16章関連]

令和５年度（令和４年度実施）養護教諭採用試験問題

① 「改訂６版　救急蘇生法の指針2020（市民用）（監修　日本救急医療財団心肺蘇生法委員会）」の内容の一部について，次の１～３の問いに答えなさい.

　1　次の文は，「救急蘇生法とは」について述べたものである. 文中の（　　）の①～④に当てはまる語句の正しい組み合わせを，下のａ～ｅの中から一つ選びなさい.

　市民が行う救急蘇生法は一次救命処置とファーストエイドです.

　突然の心停止，もしくはこれに近い状態になった傷病者を社会復帰に導くための方法を一次救命処置といいます. 一次救命処置には胸骨圧迫や人工呼吸による心肺蘇生と（　①　）（自動体外式除細動器）を用いた電気ショックに加え，異物で（　②　）をきたした傷病者への気道異物除去も含まれます. 一次救命処置は特別な資格がなくても誰でも行えるだけでなく，救急救命士や医師が医療資材を用いて行う二次救命処置よりも命を守るために大きな役割を果たします.

　一方，急な病気やけがをした人を助けるために最初に行う一次救命処置以外の行動をファーストエイドといいます. ファーストエイドにより命を守り，苦痛を和らげ，それ以上の悪化を防ぐことが期待できます. ファーストエイドには（　③　）への対応や出血に対する（　④　）が含まれます.

	a	b	c	d	e
①	ＡＥＤ	ＢＬＳ	ＡＥＤ	ＢＬＳ	ＢＬＳ
②	中毒	窒息	窒息	中毒	窒息
③	急性心筋梗塞	急性心筋梗塞	熱中症	急性心筋梗塞	熱中症
④	圧迫止血	圧迫止血	圧迫止血	輸血	輸血

（茨城県）

　2　次の文は，「市民による一次救命処置と社会復帰率」について述べたものである. 文中の（　　）の①～④に当てはまる語句の正しい組み合わせを，下のａ～ｅの中から一つ選びなさい.

　心臓が止まってから時間の経過とともに救命の可能性は急激に低下しますが，救急隊を待つ間に居合わせた市民が救命処置を行うと救命の可能性が２倍程度に保たれることがわかっています.

　わが国では119番通報をしてから救急車が現場に到着するまでにかかる時間は全国平均で（　①　）（令和元年）であり，救急車が現場に到着してから救急隊が傷病者に接触するまでにはさらに数分を要することがあるので，市民による一次救命処置が社会復帰の鍵になります.

　実際，市民により倒れるところを目撃された突然の心停止について，市民が心肺蘇生を実施しなかった場合の１か月後の社会復帰率4.4％に比べ，実施した場合は（　②　）でした. また，救急隊が電気ショックを実施した場合の１か月後の社会復帰率20.9％に対し，市民が救急隊の到着までに電気ショックを行った場合は（　③　）でした.

　そばに居合わせた市民による「心肺停止傷病者への応急手当実施率」は平成６年には13.4％でした. 令和元年には（　④　）となりました.

	a	b	c	d	e
①	6.2分	6.2分	8.7分	8.7分	8.7分
②	9.0%	10.5%	10.5%	12.3%	12.3%
③	30.0%	30.0%	46.0%	46.0%	55.0%
④	50.7%	40.4%	67.0%	50.7%	40.4%

（茨城県）

3 次の(1), (2)の文は, 「ファーストエイド」について述べたものである. 各文中の下線部①~⑧について, 正誤の組み合わせとして正しいものを, 下のa~eの中からそれぞれ一つ選びなさい.

(1) 傷病者の体位と移動

　　反応はないが普段どおりの呼吸をしている傷病者に対しては, 横向きに寝た姿勢（①回復体位）にして, 喉の奥の空気の通り道が狭まったり, 吐物で詰まったりすることを予防します. ①回復体位では傷病者の下になる腕を前に伸ばし, 上になる腕を曲げ, その②手のひらに傷病者の顔を乗せるようにします. 横向きに寝た姿勢を安定させるために, 傷病者の上になる膝を③約45度曲げ前方に出します. ①回復体位にした場合には, 傷病者の④呼吸の変化に気づくのが遅れないように, 救急隊が到着するまでの間, 観察を続けます.

	①	②	③	④
a	正	正	正	正
b	正	誤	誤	正
c	誤	正	正	誤
d	正	正	誤	誤
e	誤	誤	誤	誤

(2) 熱中症

　　熱中症は重症化すると死に至る緊急事態です. 炎天下での作業やスポーツなどで生じるだけでなく, 高温多湿の室内ですごす⑤高齢者や, 炎天下の車内に残された⑥小児に生じることもあります.

　　立ちくらみ, こむらがえり, 大量の汗といった症状だけなら, 傷病者を風通しのよい日陰やクーラーの効いた部屋などに移して安静にさせ, 体を涼ませながら, ⑦塩分と糖分を含んだ飲み物（経口補水液, スポーツドリンクなど）を与えます. 頭痛や吐き気, 倦怠感などの症状があるときは体を冷やし, 医療機関を受診させます. 意識がもうろうとしている, 体温が極端に高いなどの症状がある場合は, ただちに119番通報し, 救急隊が到着するまで体を冷やしつづけてください.

　　体を冷やすために, 衣服を脱がせて体を濡らし, うちわや扇風機で風を当てるのが効果的です. 氷のうや冷却パックなどを用いて冷やすときは⑧脇の下, 太ももの付け根, 首などに当てますが, 頬, 手のひら, 足の裏などでもよいでしょう.

	⑤	⑥	⑦	⑧
a	正	正	正	正
b	正	誤	誤	正
c	誤	正	正	誤
d	誤	誤	正	正
e	誤	誤	誤	誤

（茨城県）

② 一次救命処置及び心疾患について，各問いに答えよ．

1　次の（ア）〜（カ）は，死戦期呼吸がみられる傷病者の発見から救急車に引き継ぐまでの一次救命処置の手順を示したものである．正しい順番に並び替えよ．

（ア）呼吸の確認

（イ）胸骨圧迫の開始

（ウ）AEDの装着

（エ）周囲の観察・全身の観察

（オ）119番通報・AED依頼

（カ）反応（意識）の確認

2　次の（ア）〜（オ）は，AEDに関して述べた文ある．誤っているものを全て選び，記号で答えよ．

（ア）傷病者の胸がぬれている場合，乾いた布やタオルで拭いてから電極パッドを貼り付ける．

（イ）電極パッドを貼り付ける位置に貼り薬が貼られている場合には，薬の効果が失われないよう，その上から電極パッドを貼り付ける．

（ウ）二人で救助をする際，一人が傷病者の胸に電極パッドを貼り付けている間，もう一人は胸骨圧迫をしてはいけない．

（エ）AEDの設置に当たっては，倒れてから5分以内に電気ショックを行うことが可能な配置，体制が目標である．

（オ）乳児や小児（未就学児）には，未就学児用パッドを使用するが，未就学児用パッドがないときは，小学生〜大人用パッドで代用する．

3　次の①〜⑥の心疾患について，突然死を起こす可能性のあるものにはA，危険のほとんどないものについてはBを記入せよ．

①　洞性不整脈　　　　②　ブルガダ症候群　　　③　不完全右脚ブロック

④　上室期外収縮　　　⑤　QT延長症候群　　　⑥　心筋炎

（岡山県）

③ 足首を捻挫した時の応急処置について，簡潔に説明しなさい．

（熊本県・熊本市）

4 次の文は，骨折の救急処置についての記述である．（ア）～（エ）にあてはまる適切なものを，それぞれ①～⑤から選び，番号で答えよ．

(1) 骨折の分類

　　骨折は，いろいろな観点から分類される．創があって骨折部が外界と交通するものを開放骨折（複雑骨折）といい，外界と交通しないものを（　ア　）（単純骨折）という．

　　① 脊椎骨折　　　② 病的骨折　　　③ 閉鎖骨折　　　④ 疲労骨折　　　⑤ 外傷性骨折

(2) 骨折の症状

　　局所症状と全身症状とがある．骨折部には腫脹，圧痛とともに，わずかでも動かすと強い痛みがあり，そのため患部の運動は障害される．骨折の特徴的症状としては，短縮や異常な弯曲などの変形，あるいは本来動くべきでない部位や方向への可動性がある．全身的には，受傷直後に一過性の（　イ　）に陥ることがある．

　　① 脊髄傷害　　　② 一次ショック　　　③ 脳性麻痺　　　④ 末梢神経障害　　　⑤ 骨軟化症

(3) 骨折の手当

　　・全身及び患部を安静にする．

　　・患部を固定する（骨折した手足の末梢を観察できるように，手袋や靴，靴下などを予め脱がせておく）．

　　・患部を固定後は，傷病者の最も楽な体位にする．（　ウ　）を防ぐために，できれば患部を高くする．

　　・全身を毛布などで包み，保護する．

　　① 腫れ　　　② 筋力低下　　　③ 筋の萎縮　　　④ 知覚の障害　　　⑤ 変形

(4) 固定の効果

　　骨折の場合，患部や患部の上下の関節を固定して患部の動揺を防ぐことにより，次のような効果がある．

　　・患部の痛みを和らげる．

　　・（　エ　）を防ぐ．

　　・傷病者が体位を変えたり移動する場合に，患部の動揺で新たにきずがつくことを防ぐ．

　　① 骨新生　　　② 代謝異常　　　③ 循環障害　　　④ 拘縮　　　⑤ 出血

（神戸市）

⑤　傷病別のファーストエイドと留意事項について，文中の（　①　）～（　⑩　）に入る語句を答えなさい．

(1)　ファーストエイドの基本的手順は，救助者である自分自身及び周囲の（　①　）を確保した上で傷病者を観察し，生命の危険があるような（　②　）の有無と，どのような手当が必要かを判断する．

(2)　心臓震盪は，胸壁が薄く柔らかい運動選手において，野球のボール，ホッケーパック，ラクロスボールによる打撃，他の選手との衝突など前胸部への衝撃が，心室頻拍または（　③　）を発生させ突然死を起こすことが報告されている．直ちにCPRを開始し（　④　）を用いた除細動を迅速に行う．

(3)　ショックとは，急性全身性循環障害で，重要臓器機能を維持するために十分な血液循環が得られない結果，生体機能異常が発生した状態であり，多くは血圧（動脈圧）（　⑤　）を伴う．このような場合には（　⑥　）に寝かせ，毛布で全身を包み保温に努め，安静にする．

(4)　全身状態には問題がない場合，局所の打撲や骨折，捻挫などに対する外傷では，「安静」「冷却」「圧迫」「拳上」の四つの処置の頭文字を取った（　⑦　）処置を行う．

(5)　けいれんとは，全身あるいは一部の（　⑧　）が自分の意思とは関係なく発作性に（　⑨　）する状態である．原因は，てんかん，頭部外傷，低血糖などが多い．対応では，発作中のけがの予防と発作後の（　⑩　）が重要である．

（佐賀県）

⑥　救急処置について，次の問に答えよ．

問1　次に示すものは，頭頚部外傷事故が発生した時の対応についてまとめたものである．│　ア　│～│　エ　│にあてはまる語句をA～Jから選び，記号で答えよ．

頭頚部外傷が発生したら，│　ア　│の有無を確認する．

・│　ア　│がなければ，頚髄・頚椎損傷の疑いを確認する．

・│　イ　│，筋力低下，しびれ，異常感覚があるときは，頚髄・頚椎損傷を疑う．

・頚髄・頚椎損傷が疑われた場合は動かさないで速やかに│　ウ　│をする．

・頚髄・頚椎損傷の疑いがなければ，│　エ　│の有無を確認する．

・│　エ　│には，頭痛，吐き気，気分不快，けいれんや普段と違う行動パターン，バランステストの異常等がある．

A　ショック　　　　　B　人工呼吸　　　　　　　C　呼吸の確認　　　　D　脳震盪症状

E　心停止　　　　　　F　運動マヒ　　　　　　　G　水分補給　　　　　H　熱けいれん

I　意識障害　　　　　J　119番通報・AEDの手配

問2　熱傷について，次の(1)～(3)に答えよ．

(1)　次の事例について，熱傷の程度は何度か，答えよ．

　小学校6年生の児童が，理科の実験中に，誤って左手第一指がアルコールランプに触れてしまい，皮膚が腫れぼったく，赤くなってしまった．水ぶくれになっている部分もあり，強い痛みと焼けるような感じがある．

---

(2) 熱傷の手当について述べたもののうち，正しいものをA〜Eからすべて選び，記号で答えよ．

A　1度，2度の熱傷で範囲が狭いときは，冷たい水や水道水で痛みが取れるまで冷やす．

B　2度，3度の場合，冷たい水，水道水で冷やし，その後濡れたタオルなどで冷やす．

C　水疱（水ぶくれ）ができているときは，蛇口から勢いよく出ている水道水などを直接熱傷部にあてる．

D　熱傷部が衣類で覆われている場合は，脱がせて急いで冷やす．

E　熱傷の範囲が広い場合，全体を冷却し続けることは，体温をひどく下げる危険性があるので，10分以上広範囲を冷却することは避けて手当をする．

(3) 熱傷の手当において，冷却の効果を三つ記せ．

（島根県）

7　次の表は，熱中症の症状と重症度分類について表したものである．表中の下線部①〜⑤について，正しいものを○，誤っているものを×としたとき，組み合わせとして正しいものを，下の1〜5の中から一つ選びなさい．

分類	症　状	症状からみた診断	重症度
Ⅰ度	めまい・失神 筋肉痛・筋肉の硬直 手足のしびれ・気分の不快	①熱疲労 熱けいれん	
Ⅱ度	②頭痛・吐き気・嘔吐・倦怠感・虚脱感	③熱失神	
Ⅲ度	Ⅱ度の症状に加え， 意識障害・けいれん・④手足の運動障害 高体温 肝機能異常，⑤緑内障，血液凝固障害	熱射病	

1	①	○	②	○	③	○	④	×	⑤ ×
2	①	×	②	○	③	×	④	×	⑤ ○
3	①	×	②	○	③	×	④	○	⑤ ×
4	①	○	②	×	③	○	④	○	⑤ ×
5	①	○	②	×	③	○	④	×	⑤ ○

（鳥取県）

8　次の文章は，一次救命処置について述べたものである．誤っているものを，次の1〜5の中から一つ選びなさい．

1　傷病者に反応がない場合には，胸と腹部の動きに注目して呼吸を確認する．

2　呼吸はあるが普段どおりではない場合，傷病者の呼吸状態の観察を続けつつ，救急隊の到着を待つ．

3　胸骨圧迫を開始する際，まず傷病者を仰臥位に寝かせ，救助者は傷病者の胸の横にひざまずく．

4　胸骨圧迫の部位は胸骨の下半分とする．

5　小児における圧迫の深さは胸の厚さの約1／3とする．

（鳥取県）

⑨ 次のア～エの各文は，独立行政法人日本スポーツ振興センターの災害共済給付制度について述べたものである．正しいものを○，誤っているものを×としたとき，正しい組合せを選びなさい．

ア 学校の管理下における災害により歯牙が1本欠損した場合は，歯牙欠損見舞金が支給される．「歯牙の欠損」とは，永久歯が根から全部取れてなくなったもの（喪失歯），破折したものを指す．

イ 給付対象の範囲として，技能検定試験（柔・剣道の昇段試験，そろばん・簿記・調理・被服などの検定試験等）を学校の教育計画に位置付けて，教師の引率監督の下に参加した場合は，学校の管理下として給付対象になる．

ウ 給付の制限について，中学校，高等学校，高等専門学校及び高等専修学校の生徒又は学生が，自己の故意の犯罪行為により，又は故意に負傷したり，疾病にかかったり，死亡したときは，医療費，障害見舞金，死亡見舞金のいずれの支給も行わない．

エ 松葉杖レンタル代は，給付対象にはならない．

	ア	イ	ウ	エ
①	×	×	○	○
②	×	○	×	○
③	×	○	○	×
④	○	×	×	×
⑤	○	○	×	×

（福岡県）

⑩ 「学校におけるてんかん発作時の坐薬挿入について」（平成28年2月文部科学省事務連絡）では，学校現場等で児童生徒がてんかんによるひきつけを起こし，生命が危険な状態等である場合に，現場に居合わせた教職員が，緊急やむを得ない措置として，坐薬を自ら挿入できない本人に代わって挿入する場合に，医師法違反とはならないための条件が示されている．次の各文は，その条件について述べたものである．適切でないものを選びなさい．

①	当該児童生徒及びその保護者が，事前に医師から，学校においてやむを得ず坐薬を使用する必要性が認められている児童生徒であること及び坐薬の使用の際の留意事項に関して書面で指示を受けていること．
②	当該児童生徒及びその保護者が，学校に対して，やむを得ない場合には当該児童生徒に坐薬を使用することについて，具体的に依頼（医師から受けた坐薬の挿入の際の留意事項に関する書面を渡して説明しておくこと等を含む．）していること．
③	当該児童生徒を担当する教職員は，当該児童生徒がやむを得ず坐薬を使用することが認められる児童生徒本人であることを改めて確認し，坐薬の挿入の際の留意事項に関する書面の記載事項を遵守すること．
④	衛生上の観点から，手袋を装着した上で坐薬を挿入すること．
⑤	当該児童生徒の保護者又は教職員は，坐薬を使用した後，当該児童生徒の状態を経過観察し，発作がおさまらない場合は医療機関での受診をさせること．ただし，発作がおさまった場合は，必ずしも医療機関での受診をさせる必要はない．

（福岡県）

第17章　学校安全・危機管理

I　学校安全

　近年，学校管理下において児童生徒の生命にかかわるようなさまざまな事件や事故，自然災害が発生しており，児童生徒や教職員の生命や身体を守るために，より一層学校安全や危機管理の取組の重要性が高まっている．

　文部科学省は，「学校は，子どもたちの健やかな成長と自己実現を目指して学習活動を行うところであり，その基盤として安全で安心な環境が確保されている必要がある．また，学校における安全教育では，教育活動全体を通じ，自らの安全を確保することのできる基礎的な資質・能力を継続的に育成していくことが求められる．」としている．

　しかし，小学校において，2001（平成13）年，大阪府池田市不審者が侵入して児童や教職員に危害を加える事件や，2004（平成16）年奈良市で，2014（平成26）年では神戸市，2018（平成30）年新潟市では下校中の児童が殺害されるという事件が，また，1995（平成7）年兵庫県南部地震（阪神・淡路大震災），2011（平成23）年東日本大震災，2016（平成28）年熊本地震等が，さらに，2018（平成30）年及び2019（令和元）年では局地的集中豪雨により大災害が引き起こされ，また，南海トラフや首都直下地震が懸念されているところである．このような事件や自然災害に加えて，スマートフォンやSNSのトラブルなどの危機事象も発生している．

　2009（平成21）年施行された学校保健安全法では，学校安全が重視されその目的とした第1条では，「学校における教育活動が安全な環境において実施され，児童生徒等の安全の確保が図られるよう，学校における安全管理に関し必要な事項を定め，もって学校教育の円滑な実施とその成果の確保に資すること」と示され，第26条，第27条，第28条，第29条，第30条などの学校安

全に関する留意事項として，学校安全に関する学校の設置者の責務を求めるとしており，安全管理における危機管理としての側面を意図している．

　文部科学省は，平成30年2月「学校の危機管理マニュアル作成の手引き」を刊行した．その中で

> 学校の危機管理マニュアルは，学校管理下で事故等が発生した際，教職員が的確に判断し円滑に対応できるよう，教職員の役割等を明確にし，児童生徒等の安全を確保する体制を確立するために必要な事項を全教職員が共通に理解するために作成されるものです．このため，作成した後も，訓練等の結果を踏まえた検証・見直しをすることが必要です．あわせて，学校のみならず保護者や地域，関係機関に周知し，地域全体で安全確保のための体制整備を行うことが重要です．

としており，従来の学校安全に比べ，危機管理の視点を重要視している．さらに，こうした現状を踏まえ，2019（平成31）年，文部科学省は「『生きる力』を育む学校での安全教育」第2版を刊行した．そこでは，

> 学校における安全管理は，安全で安心な学校環境の整備や，子供たちの安全を確保するための組織的な取組を一層充実させることであり，学校における安全教育は子供たちに，いかなる状況下でも自らの命を守り抜くとともに，安全で安心な生活や社会を実現するために主体的に行動する態度を育成することです．

としている．

　2008（平成20）年の中央教育審議会答申で「養護教諭は学校保健推進の中核的役割を担う」と明記されたように，養護教諭は児童生徒が健康で安全な生活を送るために必要な資質や能力を養い，心身の発達を図るためにも重要な役割を担うことが求められる．

Ⅱ　安全教育と安全管理

1　目的と内容

学校安全は児童生徒が自他の生命尊重を基盤として，自ら安全に行動し，他の人や社会の安全に貢献できる資質や能力を育成するとともに，児童生徒の安全を確保するための環境を整えていくことをねらいとしている．

学校安全の領域としては，「生活安全」「交通安全」「災害安全（防災と同義．以下同じ．）」の3つの領域が挙げられる．

① 「生活安全」：学校・家庭など日常生活で起こる事件・事故を取り扱う．誘拐や傷害などの犯罪被害防止も含まれる．

② 「交通安全」：様々な交通場面における危険と安全，事故防止が含まれる．

③ 「災害安全」：地震・津波災害，火山災害，風水（雪）害等の自然災害に加え，火災や原子力災害も含まれる．

加えて，近年，スマートフォンやSNSの普及など児童生徒等を取り巻く環境の変化や学校を標的とした新たな危機事象の出現などに応じて，学校安全の在り方を実態にあわせて見直していくことが求められる．

2　学校における安全教育と安全管理

文部科学省「『生きる力』をはぐくむ学校での安全教育」2019（平成31）年において，学校における安全教育・安全管理について，次のように述べられている．

学校安全の主要な活動の体系は図17-1に示すとおりである．

① 安全教育：児童生徒等自身に，日常生活全般における安全確保のために必要な事項を実践的に理解し，自他の生命尊重を基盤として，生涯を通じて安全な生活を送る基礎を培うとともに，進んで安全で安心な社会づくりに参加し貢献できるような資質・能力を育成することを目指して行われるものである．

また，安全に配慮しつつ，児童生徒等が危険な状況を知らせたり簡単な安全点検に関わる体験活動に取り組んだりすることは，安全教育の観点から重要であるとともに，児童生徒等独自の視点や協力により安全管理の取組が充実することにもつながる．

② 安全管理：事故の要因となる学校環境や児童生徒等の学校生活等における行動の危険を早期に発見し，それらを速やかに除去するとともに，万が一，事故等が発生した場合に，適切な応急手当や安全措置ができるような体制を確立して，

図17-1　学校安全の体系

［出典　文部科学省「『生きる力』をはぐくむ学校での安全教育」2019（平成31）年3月］

児童生徒等の安全の確保を図ることを目指して行われるものである．安全管理は，児童生徒等の心身状態の管理及び様々な生活や行動の管理からなる対人管理，さらには学校の環境の管理である対物管理から構成される．

③　組織活動：安全教育と安全管理を効果的に進めるためには，校内で組織的に取り組む体制を構築するとともに，教職員の研修や家庭及び地域社会との密接な連携など，組織活動は安全教育と安全管理を効果的，且つ円滑に進めるための活動である．

3　学校安全計画

学校保健安全法第27条では，「学校においては，児童生徒等の安全の確保を図るため，当該学校の施設及び設備の安全点検，児童生徒等に対する通学を含めた学校生活その他の日常生活における安全に関する指導，職員の研修その他学校における安全に関する事項について計画を策定し，これを実施しなければならない」とされている．

文部科学省スポーツ・青少年局長通知（「学校保健法等の一部を改正する法律の公布について」2008（平成20）年7月9日）では留意事項として，以下のことを挙げている．

①　学校安全計画は，学校において必要とされる安全に関する具体的な実施計画であり，毎年度，学校の状況や前年度の学校安全の取組状況等を踏まえ，作成されるべきものであること．

②　学校においては，生活安全（防犯を含む），交通安全及び災害安全（防災）に対応した総合的な安全対策を講ずることが求められており，学校保健安全法においては，これらの課題に的確に対応するため，各学校が策定する学校安全計画において，①学校の施設設備の安全点検，②児童生徒等に対する通学を含めた学校生活その他の日常生活における安全指導，③教職員に対する研修に関する事項を必要的記載事項として位置付けたものであること．

③　学校の施設設備の安全点検：校舎等からの落下事故，学校に設置された遊具による事故などが発生していることや近年の地震から想定される被害等も踏まえ，施設設備の不備や危険箇所の点検・確認を行うとともに，必要に応じて補修，修繕等の改善措置（学校保健安全法第28条）を講ずることが求められること．

④　児童学校の施設設備の安全管理を行うに当たっては，児童生徒等の多様な行動に対応したものとなるよう留意されたいこと．

また，学校においては，児童生徒等の安全の確保を

図17－2　PDCA サイクル

［出典　文部科学省「『生きる力』をはぐくむ学校での安全教育」2013（平成25）年3月］

図るためには，計画（PLAN）－実施（DO）－評価（CHECK）－改善（ACTION）のサイクルの中で，定期的に計画の内容や取組を評価し見直しを行い，効果的な学校安全活動を充実させていくことが必要である．さらに，保護者や関係機関・関係団体等と連携協力を図りながら推進することが重要である．

4　安全教育とその進め方

学校における安全教育の目標は，日常生活全般における安全確保のために必要な事項を実践的に理解し，自他の生命尊重を基盤として，生涯を通じて安全な生活を送る基礎を培うとともに，進んで安全で安心な社会づくりに参加し，貢献できるような資質や能力を養うことにある．

1）安全に関する資質・能力

中央教育審議会答申「第2次学校安全の推進に関する計画の策定について」（平成29年2月）において，安全に関する教育の充実方策として，以下の資質・能力が述べられている．

① 様々な自然災害や事件・事故等の危険性，安全で安心な社会づくりの意義を理解し，安全な生活を実現するために必要な知識や技能を身に付けていること．（知識・技能）

② 自らの安全の状況を適切に評価するとともに，必要な情報を収集し，安全な生活を実現するために何が必要かを考え，適切に意思決定し，行動するために必要な力を身に付けていること．（思考力・判断力・表現力等）

③ 安全に関する様々な課題に関心をもち，主体的に自他の安全な生活を実現しようとしたり，安全で安心な社会づくりに貢献しようとしたりする態度を身に付けていること．（学びに向かう力・人間性等）

また，各学校においては，これを踏まえ，各学校には，これを踏まえつつ地域の特性や児童生徒等の実情に応じた安全教育の推進が求められる．

2）幼稚園，小学校，中学校，高等学校，特別支援学校等における重点とすべき内容

安全教育は，幼稚園，小学校，中学校，高等学校，特別支援学校等の発達段階や児童生徒の実態，あるいは地域の実情に応じて，安全計画を作成し，保健指導や保健学習等の安全教育が進められる必要がある．このなかで，現代的な諸課題に対応して求められる資質・能力の一つとして，「教科等の関係を明確にし，どの教科等におけるどのような内容に関する学びが資質・能力の育成につながるのかを可視化し，教育課程全体を見渡して確実に育んでいくこと」とされており，これを踏まえ，各学校におけるカリキュラム・マネジメントの確立や，主体的・対話的で深い学び（アクティブ・ラーニング）の視点からの授業改善により，安全に関する資質・能力を，各学校段階を通じて教科等横断的な視点で体系的に育んでいくことが重要である．

養護教諭は児童生徒の保健室経営における障害の実態等健康情報をもとに参画し，より安全教育を推進することが求められる．

3）安全教育の各領域の内容

学校安全の領域としては「生活安全」「交通安全」「災害安全」がある（表17-1）．

学校における安全教育は，児童生徒等が安全に関する資質・能力を教科等横断的な視点で確実に育むことができるよう，自助，共助，公助の視点を適切に取り入れながら，地域の特性や児童生徒等の実情に応じて，各教科等の安全に関する内容のつながりを整理し教育課程を編成することが重要である．

学習指導要領等が幼稚園・小学校・中学校は2017（平成29）年3月，2018（平成30）年3月に改定され，各学校においては，児童や学校，地域の実態を適切に把握し，教育の目的や目標の実現に必要な教育の内容等を教科等横断的な視点で組み立てていくこと，教育課程の実施状況を評価してその改善を図っていくこと，教育課程の実施に必要な人的又は物的な体制を確保するとともにその改善を図っていくことなどを通して，教育課程に基づき組織的かつ計画的に各学校の教育活動の質の向上を図っていくことに努めるものとする．

表 17 － 1　安全教育における各領域の内容

(1) 生活安全に関する内容	日常生活で起こる事件・事故の内容や発生原因，結果と安全確保の方法について理解し，安全に行動ができるようにする． ① 学校，家庭，地域等日常生活の様々な場面における危険の理解と安全な行動の仕方 ② 通学路の危険と安全な登下校の仕方 ③ 事故発生時の通報と心肺蘇生法などの応急手当 ④ 誘拐や傷害などの犯罪に対する適切な行動の仕方など，学校や地域社会での犯罪被害の防止 ⑤ スマートフォンやSNSの普及に伴うインターネットの利用による犯罪被害の防止と適切な利用の仕方 ⑥ 消防署や警察署など関係機関の働き
(2) 交通安全に関する内容	様々な交通場面における危険について理解し，安全な歩行，自転車・二輪車（自動二輪車及び原動機付自転車）等の利用ができるようにする． ① 道路の歩行や道路横断時の危険の理解と安全な行動の仕方 ② 踏切での危険の理解と安全な行動の仕方 ③ 交通機関利用時の安全な行動 ④ 自転車の点検・整備と正しい乗り方 ⑤ 二輪車の特性の理解と安全な利用 ⑥ 自動車の特性の理解と自動車乗車時の安全な行動の仕方 ⑦ 交通法規の正しい理解と遵守 ⑧ 自転車利用時も含めた運転者の義務と責任についての理解 ⑨ 幼児，高齢者，障害のある人，傷病者等の交通安全に対する理解と配慮 ⑩ 安全な交通社会づくりの重要性の理解と積極的な参加・協力 ⑪ 車の自動運転化に伴う課題（運転者の責任），運転中のスマートフォン使用の危険等の理解と安全な行動の仕方 ⑫ 消防署や警察署など関係機関の働き
(3) 災害安全に関する内容	様々な災害発生時における危険について理解し，正しい備えと適切な判断ができ，行動がとれるようにする． ① 火災発生時における危険の理解と安全な行動の仕方 ② 地震・津波発生時における危険の理解と安全な行動の仕方 ③ 火山活動による災害発生時の危険の理解と安全な行動の仕方 ④ 風水（雪）害，落雷等の気象災害及び土砂災害発生時における危険の理解と安全な行動の仕方 ⑤ 放射線の理解と原子力災害発生時の安全な行動の仕方 ⑥ 避難場所の役割についての理解 ⑦ 災害に関する情報の活用や災害に対する備えについての理解 ⑧ 地域の防災活動の理解と積極的な参加・協力 ⑨ 災害時における心のケア ⑩ 災害弱者や海外からの来訪者に対する配慮 ⑪ 防災情報の発信や避難体制の確保など，行政の働き ⑫ 消防署など関係機関の働き

［出典　文部科学省「『生きる力』をはぐくむ学校での安全教育」2019（平成31）年を参照とし，岡本表作成加筆］

5　安全教育の評価

　安全教育を評価するための方法には様々な手法が考えられるが，評価方法は，いくつかの方法を併用して，評価を進めていくことが必要である．また，児童生徒等だけではなく，保護者等から得られた情報も生かされなければならない．

6　安全管理の進め方

学校における安全管理は，事故の要因や危険を早期に発見し，速やかに除去するとともに，万が一，事故等が発生した場合に，適切な応急手当や安全措置ができるような体制を確立して，児童生徒等の安全の確保を図るようにすることである．

　また，安全管理は，安全教育と一体的な活動を展開することによって，初めて学校における安全が確保できるため，学校安全計画や危機管理マニュアル作成時には十分留意し，実効的なものとする必要がある．養護教諭は，児童生徒の健康管理をになう視点からの助言，推進役をになうことが求められる．

　学校保健安全法においても「学校環境の安全の確保」が挙げられ，第28条「校長は，学校の施設又は設備について，児童生徒等の安全の確保を図る上で支障となる事項があると認めた場合には，遅滞なく，改善に必要な措置を講じ，又は当該措置を講ずることができない

表17－2 安全教育における各領域の評価

生活安全・交通安全・災害安全の評価項目	生活安全	交通安全	災害安全
(1) 日常生活における事故の現状，原因及び事故の防止について理解できたか．			
(2) 現在及び将来に直面する安全の課題に対して，的確な思考・判断に基づく意思決定や行動選択ができるようになったか．			
(3) 日常生活の中に潜む様々な危険を予測し，自主的に安全な行動をとるとともに，自ら危険な環境を改善できるようになったか．			
(4) 自他の生命を尊重し，安全な社会づくりの重要性を認識して，学校，家庭及び地域社会の安全に進んで参加・協力できるようになったか．			
指導計画の評価項目	生活安全	交通安全	災害安全
(1) 全校的な指導体制が確立されているか，教職員間の連携が図れているか．			
(2) 訓練等の日程や時間，実施回数は適切であるか．			
(3) 安全管理との連携が図れているか．			
(4) 児童生徒等の実態，地域の特性を反映しているか．			
(5) 指導の内容や方法に課題はないか．			
(6) 指導に必要な教材・教具，資料等が整備されているか．			
(7) 保護者や地域諸機関の協力や理解が得られているか．			

［出典 文部科学省「『生きる力』をはぐくむ学校での安全教育」2019（平成31）年を参照とし，岡本表作成加筆］

ときは，学校の設置者に対し，その旨を申し出るものとしたこと．」となっている．

具体的には，学校環境の安全管理，学校生活の安全管理，事件・事故災害発生時の安全管理，通学の安全管理などを年間の計画に基づいて行う．また，今日の問題とされる防犯に関する安全管理への対策は不可欠である．

安全管理は，すべての校種や児童生徒に共通して行われるものもあるが，学校環境や児童生徒の特性に応じた安全管理を具体的に推進していく必要がある．

安全管理には対人管理と対物管理がある．対人管理には，あらゆる教育活動の中で，児童生徒の心身の状態を把握し，事件・事故の発生を防止することである．対物管理には，学校環境の安全を図るための安全点検や環境の改善がある（学校保健安全法第27条 第28条 第29条）．

1）安全点検

学校保健安全法第27条及び学校保健安全法施行規則第28条に示された安全点検は，計画的に系統的に行わなければならないとされ，また，臨時的，日常的に行うこととされている．文部科学省が示している安全点検の内容と実施時の留意事項を表17-3にまとめた．

この他に，幼児児童において事故問題視される施設に遊具がある．

遊具によって，衣服がひっかかったりして，窒息による死亡事故や転落，あるいは腐食による遊具の転倒による死亡事故などが発生している．文部科学省による「『学校の危機管理マニュアルの作成の手引き』2018（平成30）年」において，点検管理のポイントとして「遊具点検10か条」が記載されている．

2）安全点検の着眼点

定期的な点検が形式に流れることなく，目視・打音・振動・付加・作動により，全教職員の共通理解のもと組織的，計画的に行われなければならない．しかし，教師が行うのは授業等の業務に付随して行う日常点検の範囲にとどめ，事故の多い回転遊具等の金属疲労などは

表17－3　安全点検の種類と対象者

安全点検の種類	回　数	内　容	法的根拠	留意事項
定期の安全点検	毎学期1回以上計画的に，全教職員が組織的に実施（学期はじめが望ましい）	児童生徒等が使用する施設・設備及び防火に関する設備などについて	学校保健安全法施行規則第28条　27条の安全点検は他の法令に基づくもののほか，毎学期1回以上，児童生徒等が通常使用する施設及び設備の異常の有無は系統的に行わなければならない．	①点検実施者は，実施計画に基づき，全教職員の共通理解のもとに行い，対象や種類別安全点検表及び項目の観点や役割分担して行う．特別な場所については，専門家により点検する． ②組織的に，安全に配慮して点検を実施する． ③養護教諭は助言指導を行う． ④安全点検の記録や事後評価を行い，次年度へ継続保管する．
月例の安全点検	毎月1回計画的に，全教職員全員が組織的に実施	児童生徒等が多く使用すると思われる校地，運動場，教室，特別教室，廊下，昇降口，ベランダ，階段，便所，手洗い場，給食室，屋上等		
臨時の安全点検	①必要があるとき：運動会や体育祭，学芸会や文化祭，展覧会などの学校行事の前後 ②暴風雨，地震，近隣での火災などの災害時 ③近隣で危害の恐れのある犯罪（侵入や放火など）の発生時　学校行事の前後や災害時など必要時	必要に応じて点検項目を設定	学校保健安全法施行規則第28条2　学校において必要があるときは，臨時に，安全点検を行うものとする．	①その都度必要に応じて関係職員で行う． ②災害の規模を考え，必要に応じて専門家により実施する．
日常の安全点検	毎授業日ごと	児童生徒等が最も多く活動を行うと思われる場所	学校保健安全法施行規則第29条　学校においては，前条の安全点検のほか，設備においては，日常的に点検を行い，環境の安全の確保を図らなければならない．	①養護教諭は校内巡視により点検を実施．避難階段や消火器等の施設設備にも留意． ②教諭は毎授業時に教室内の安全を確認して授業を行う． ③児童生徒等には，危険を発見した場合は直ちに教職員に連絡をするよう指導する（安全面には配慮するよう指導しておく）．

［出典　文部科学省「『生きる力』をはぐくむ学校での安全教育」2019（平成31）年3月　岡本一部加筆］

表17－4　遊具点検10ヶ条

日頃からの管理	①点検は定期的・継続的・組織的に行っていますか．（毎日・毎週・毎月・毎年） ②遊具の使用方法，危険箇所を発見したときの対処方法，事故が起きた場合の対応はマニュアル化され，かつ共通理解が図られていますか．
設計・製造・設置段階	①遊具の設置面が固かったり，周囲に他の施設等はありませんか． ②他の遊具との間隔は十分ですか．見通しの良い場になっていますか． ③遊具に引っかかりや絡まりを起こす部分はありませんか． ④遊具に身体の一部が挟み込みを起こす部分はありませんか． ⑤落下防止柵，境界柵はありますか．
維持管理段階	①ぐらつきや腐食（錆），腐朽はありませんか． ②極端なすり減り（磨耗）や部材の欠損はありませんか． ③遊具の周りに危険なものはありませんか．（石，ガラス，木の根，地面の凸凹等）

［出典　文部科学省「学校の危機管理マニュアルの作成の手引き」2018（平成30）年2月岡本改編］

専門家による点検を行う必要がある．学校内の施設等の点検作業は，安全管理の一環として行うものである．

3）安全点検表の作成及び管理

安全点検は，確実に行わなければならない．そのためには，対象や場所別，項目別の点検チェック表や，項目別の観点や分担を明示した実施要領を作成し，実施にあたっては，安全点検表に実施結果を記録し，継続的な記録を残すことが必要である．

安全点検表は，点検の観点，点検の方法，判定結果，不良箇所とその程度，事後措置の状況などを記録できるようにする．安全点検や記録の方法を評価し，必要に応じて改善，変更していく必要がある．

4）安全点検の事後措置

学校保健安全法第28条には「校長は，当該学校の施設又は設備について，児童生徒等の安全の確保を図る上で支障となる事項があると認めた場合には，遅滞なく，その改善を図るために必要な措置を講じ，又は当該措置を講ずることができないときは，当該学校の設置者に対し，その旨を申し出るものとする．」と示されているが，安全点検で確認された危険箇所，あるいは予想される危険については早急に対処し事故発生の予防を図ることは，重要な安全管理の役割である．事後措置が学校内で出来ない場合には，学校の設置者に速やかに報告し，適切な措置の実現を図る必要がある．

7　学校安全の組織活動とその進め方

学校安全教育と学校安全管理を効果的に進めていくには，全教職員の共通理解のもとで学校運営組織の中に位置づけられることが求められる．また，家庭や地域関係機関・団体との関係者の参加による連携や情報交換がなされることによって，地域に根ざした学校保健が展開され充実したものになる．この際，養護教諭は，保健室経営の立場からの情報の収集・報告・発信等の重要な役割を担うことになる．

Ⅲ　学校における危機管理

1　学校における危機管理

児童生徒等を犯罪被害から守るためには，学校や地域の実情等に応じた実効性ある対策を講じなければならない．その中心となるのは学校が行う危機管理である．学校は適切かつ確実な危機管理体制を確立し，さまざまな事件・事故に備える必要がある．

危機管理とは，「人々の生命や心身等に危害をもたらす様々な危険が防止され，万が一，事件・事故が発生した場合には，被害を最小限にするために適切かつ迅速に対処すること」をいう．危険等発生時対処要領の作成等については，学校保健安全法に示されている．

第29条　学校においては，児童生徒等の安全の確保を図るため，当該学校の実情に応じて，危険等発生時において当該学校の職員がとるべき措置の具体的内容及び手順を定めた対処要領（次項において「危険等発生時対処要領」という．）を作成するものとする．
2　校長は，危険等発生時対処要領の職員に対する周知，訓練の実施その他の危険等発生時において職員が適切に対処するために必要な措置を講ずるものとする．
3　学校においては，事故等により児童生徒等に危害が生じた場合において，当該児童生徒等及び当該事故等により心理的外傷その他の心身の健康に対する影響を受けた児童生徒等その他の関係者の心身の健康を回復させるため，これらの者に対して必要な支援を行うものとする．

2　学校における危機管理の三段階

学校における危機管理の目的は，児童生徒等や教職員等の生命や心身等の安全を確保することである．

そのため，学校における危機管理の三段階があり，各段階において，とるべき対応をあらかじめ整理し，教職員が迅速かつ的確な判断で対応することで事態の悪化を最小限にとどめ，児童生徒等の安全を確保することが必要である．

学校における危機管理の三段階
①　事前の危機管理：安全な環境を整備し，事故等

の発生を未然に防ぐとともに，事故等の発生に対して備えるための管理．

② 発生時の危機管理：事故等の発生時に適切かつ迅速に対処し，被害を最小限に抑えるための管理．

③ 事後の危機管理：危機が一旦収まった後，心のケアや授業再開など通常の生活の再開を図るとともに，再発の防止を図る管理．

3 危機管理マニュアルの作成

学校保健安全法第29条において，「学校においては，児童生徒等の安全の確保を図るため，当該学校の実情に応じて，危険等発生時において当該学校の職員がとるべき措置の具体的内容及び手順を定めた対処要領（次項において「危険等発生時対処要領」という．）を作成するものとする．」とされている．対処要領として学校は危機管理マニュアルを作成するものとされ，これは，学校安全計画を踏まえ，地域の実情を考慮して作成するものである．

文部科学省により2018（平成30）年2月刊行された「学校の危機管理マニュアル作成の手引き」によると，危機管理を進める上で必要な項目を全体構成図として以下に分けて示している．

① 危機管理マニュアルは，学校管理下で危険等が発生した際，教職員が円滑かつ的確な対応を図ることを目的とするもので，教職員の役割等を明確にし，児童生徒等の安全を確保する体制を確立するために必要な事項を全教職員が共通に理解することが必要である．

② 危機管理マニュアルを作成する際には，各学校の実情に応じて想定される危険を明確にし，事前・発生時・事後の三段階の危機管理を想定して，児童生徒等の生命や身体を守る方策について検討する．併せて，全ての教職員，保護者や関係機関・関係団体等の参画や周知が重要である．

③ 作成後も，全国各地において発生する様々な事故等・自校を取り巻く安全上の課題やその対策について，訓練，評価，改善を繰り返し行ってい

くことが必要である．

④ 学校における危機管理マニュアル作成のポイント

1）各学校の実情に応じて想定される危険を明確にし，危険等発生時にどう対処し，いかに児童生徒等の生命や身体を守るかについて検討する．

想定される危険等学校の立地する環境や学校規模，児童生徒等の年齢や通学の状況を踏まえること．

⑴ 日常的な学校管理下における事故等（体育や運動部活動での事故，頭頚部外傷，熱中症，食物アレルギーなど死亡や障害を伴う重篤な事故等）

⑵ 犯罪被害（不審者侵入や略取誘拐など，通学・通園中を含め，児童生徒等の安全を脅かす犯罪被害）

⑶ 交通事故（通学・通園中，校外活動中の交通事故）

⑷ 災害（地震・津波や風水害などによる被害）

⑸ その他の危機事象（学校に対する犯罪予告，弾道ミサイルの発射等）

2）事前・発生時・事後の三段階の危機管理を想定して危機管理マニュアルを作成し，安全管理と安全教育の両面から取組を行う．

3）全ての教職員の役割分担を明確にし，共通理解を図る．

4）家庭・地域・関係機関と連携して児童生徒等の安全を確保する体制を整備するとともに，協働して危機管理マニュアルの作成や避難訓練等を行う．

5）教育委員会等の学校の設置者は，各学校におけるマニュアルの作成・改善等について必要な指導助言を行い，体制整備や事故等発生時に必要に応じて学校をサポートする．

6）事後の危機管理においては，事故等の検証や児童生徒等・保護者への適切な対応等を実施するために，「学校事故対応に関する指針」を

参考に危機管理マニュアルの見直し・改善を図る.

4　学校における事前の危機管理

1）危機管理体制の整備

学校における危機管理に関する組織体制については，各学校の実情に応じて，想定される危険等を明確にし，事前，発生時及び事後の危機管理に応じた体制を，家庭・地域・関係機関等，あるいは地域住民やボランティア等との連携をし，必要に応じて教育委員会のサポートを受けながら整備しておく必要がある．児童生徒等の生命や身体を守るために，教職員等の役割分担及び情報収集・伝達方法など，全教職員の理解を図り，各自の適切な行動に結びつけられるよう危険等発生時の体制整備が求められる.

2）危機管理における点検

学校内の施設設備・器具及び通学路の安全を点検することは，児童生徒等が事故等に巻き込まれることを未然に防ぐ重要な危機管理の一つである．登下校を含めた学校生活の環境内にある危険箇所を①教職員，児童生徒等，保護者，地域から提供される情報②過去の事故等の発生に関する情報③事故等の発生条件に関する情報から「危険箇所を抽出」し，また，①複数の目による客観的な分析②児童生徒等の行動を分析③児童生徒等による調査から「危険箇所を分析」し，さらに，①防犯カメラ等の物理的対策と見守り活動とする人による対策や②協議会・委員会による組織的な取り組み，また，③事故等の情報の共有など「危険箇所の管理と組織体制」とする取組を，PDCAサイクルに基づき組織的に進めることが重要である.

3）避難訓練

避難訓練の目的は，危険等発生時に危機管理マニュアルに基づく教職員の役割等の確認と，生徒等が安全に避難できる実践的な態度や能力を養うことである.

目的を明確にした避難訓練

(1)　避難の目的と危険等の認識

「避難行動」は，数秒から数分，数時間後に発生するおそれのある危険等から「命を守るための行動」である．学校は，児童生徒等の生命や身体を守る点から，生命や身体を脅かす対象や危険度，また，どのような時期に，どんな行動をとる必要があるかを考える.

(2)　危険等発生時の避難計画

危険等発生時の避難行動は「難を逃れるための安全確保行動」とすると，空間的な分類から「その場に留まる（待避）」「垂直に移動する（垂直移動）」「水平に移動する（水平移動）」や，二次災害を想定した避難行動においても，同様に考えておくことが必要である．また，危険等発生時，学校は対策本部等を設け，全教職員が情報収集，避難誘導，救護などの役割分担に応じて，児童生徒等の生命や身体を守らなければならない．危機管理マニュアルをもとに，避難場所，避難経路を設定し，避難計画を立てておくことが必要である.

(3)　避難訓練の留意点

①　訓練の内容は，危険等によって異なり，火災や地震とした訓練に偏らない.

②　実施の時期や回数は，法の規定及び児童生徒等の実態，地域の実情に基づいて年間を通して季節やほかの安全に関する指導との関連などを考慮して設定する.

(4)　地域と連携した訓練

各地域の警察署・各地域の消防署等と連携し，訓練の充実を図ったり，専門家の評価により，訓練の検証，危機管理マニュアルの点検，改善につなげたりすることが求められる.

4）教職員研修

教職員は，危険等から児童生徒等の生命や身体の安全を守るため，状況に応じた的確な判断や行動が求められる．学校における組織体制や安全教育の重要性と緊急性を十分認識し，安全に関する自らの意識や対応能力，安全教育に関する指導力を一層高めることが求められる．そのためには，学校や地域の実態に即した実践的な研修を行う必要がある.

5）安全教育

児童生徒等の安全を確保するためには，施設・設備

の安全点検等の安全管理を徹底することのみならず，児童生徒等自身が，危険を予測し，自ら回避することができるような安全教育が非常に大切である．全ての学校において，避難訓練等も含めた安全教育に関する内容を学校安全計画に位置付け，教育活動全体を通じた安全教育が求められる．

5　事故発生時の対応

1）事故発生時の対応の基本

　学校の管理下において事故等が発生した際，児童生徒等の生命と健康を守ることが求められる．そのためには，学校は危機管理体制のもとに敏速で，適切な対応しなければならない．日頃から全ての職員がそのマニュアルについて理解し，被害児童等の状況に応じて応急処置や心肺蘇生の技術を身に付けておくことが大切である．

図17－3　個別の危機管理　事故発生時の対処，救急及び緊急連絡体制

［出典　文部科学省「学校の危機管理マニュアル作成の手引き－2019（平成31）年3月］

　文部科学省「『学校の危機管理マニュアル作成の手引き』－2019（平成31）年3月」によると，事故発生時の対応の中で，被害児童生徒等の保護者への連絡の留意点として挙げている．

> 1．被害児童生徒等の保護者に対し，事故等の発生（第1報）を可能な限り早く連絡します．その際，事故等の概況，けがの程度など最低限必要とする情報を整理した上で行う．
>
> 2．被害の詳細や搬送先の医療機関等，ある程度の情報が整理できた段階で第2報を行うとともに，以後，正確かつ迅速な連絡に努める．
>
> ＊緊急の際の連絡方法を複数確保しておくとともに，搬送車や搬送先を記録しておく．

　また，応急手当を実施する際の留意点として次の諸事項が掲出されている．

　突然倒れた場合などは「119番」に通報し救急車が到着するまでの間，その場で心肺蘇生等の一次救命処置が求められます．事故等の態様によっては救命処置が一刻を争うことを理解し，行動しなければならない．

> 1．被害児童生徒等の生命に関わる緊急事案については，管理職への報告よりも救命処置を優先させ迅速に対応する．
>
> 2．教職員は事故等の状況や被害児童生徒等の様子に動揺せず，またその他の児童生徒等の不安を軽減するように対応する．
>
> 3．応急手当を優先しつつも，事故等の発生状況や事故等発生後の対応及びその結果について，適宜メモを残すことを心掛け，対応が一段落した時点でメモを整理する（応援に駆けつけた教職員に対し，記録担当の役割を指示する．）

2）不審者への対応

図17－4　個別の危機管理　不審者の立ち入りへの緊急対応例－はじめの対応－

［出典　文部科学省「学校の危機管理マニュアル作成の手引き」2019（平成31）年3月］

3）気象災害への対応

　近年，台風や集中豪雨による大雨・大雪，地震による災害が多発し，児童生徒の安全な登下校に影響を及ぼすことが多くみられるようになってきた.

　登下校時に危険が予測される場合は，児童生徒等の安全を確保するために臨時休業や学校待機等の措置をとることが求められる. その際，気象情報，河川情報や自治体が発令する避難に関する情報など正確な情報を収集し，適切に判断することが重要である.

図17-5　大雨発生時の学校・教育委員会の対応例

［出典　文部科学省「学校の危機管理マニュアル作成の手引き」2019（平成31）年3月］

４）雷への対応における留意点

文部科学省「学校の危機管理マニュアル作成の手引き−2019（平成31）年」によると，次のように述べられている.

　雷は，積乱雲の位置次第で，海面，平野，山岳など場所を選ばず落ちます. また，周囲より高いものにほど落ちやすいという特徴がある.

　グラウンド，平地，山頂，尾根等の周囲の開けた場所にいると，積乱雲から直接人体に落雷（直撃雷）することがあり，その場合，約8割の人が命を落とすと言われている.

　また，落雷を受けた樹木等のそばに人がいると，その樹木等から人体へ雷が飛び移る（側撃雷）ことがある. 木の下で雨宿りなどをしていて死傷する事故は，ほとんどがこの側撃雷である.

(1)　避難の留意点

> 1．部活動などの屋外活動を中断し，速やかに屋内に避難する.
> 2．下校前の場合は，素早く情報を収集し，必要に応じて学校に児童生徒等を待機させる. その際は，学校の対応を保護者等に連絡することが大切である.

５）竜巻への対応

　近年，我が国においても，竜巻の発生が発生することがみられるようになり，被害も報告されている. 学校においても，考慮されなければならない.

(1)　竜巻の現象

> ＜竜巻の予兆＞
> ①　真っ黒い雲が近づき，周囲が急に暗くなります.
> ②　雷鳴が聞こえたり，雷光が見えたりします.
> ③　冷たい風が吹き出します.
> ④　大粒の雨やひょうが降り出します.
> ＜竜巻が起こったら＞
> ①　「ゴー」という音が聞こえてきます.
> 　　真っ黒い雲から漏斗状の雲が下がって見えます.
> ②　トタン板や発泡スチロールなどのごみが宙を舞ったりします.

(2)　避難の留意点

> ＜教室にいる場合＞
> ①　飛来物の影響を抑えるため，窓を閉め，カーテンを引きます.
> ②　窓ガラスからできるだけ離れます.
> ③　丈夫な机の下に入るなど，身の回りにある物で頭を守るなどの避難姿勢をとります.
> ＜教室以外の校舎内にいる場合＞
> ①　雨戸やシャッターを閉じます.
> ②　風の通り道やガラスが飛んでくるのを避けられる場所に身を寄せます.
> ③　壁に近い場所で避難姿勢をとります.
> ④　建物の最下階に移動します.
> ＜体育の授業や部活動などで屋外にいる場合＞
> ①　校舎など頑丈な建物に避難します.
> ②　物置やプレハブ（仮設建築物）などには避難しないようにすることが大切です.
> ＜登下校中の場合＞
> ①　屋根瓦など，飛ばされてくるものに注意します.
> ②　橋や陸橋の下には行かないようにします.
> ③　近くの頑丈な建物や地下などに避難し，建物に避難できない場合は，くぼみ等に身を伏せ，横風を受けないようにすることが大切です.

６）地震津波への対応

　東日本大震災は児童生徒や学校の校舎等甚大な被害をもたらしました. 各学校においては地震・津波の発生時の児童生徒の命を守ることは重要である. また，発生後の学校教育活動の再開への取り組みも求められる. 日頃から，危機管理マニュアルをもとに訓練を実施し，児童生徒の誘導等各教職員の役割等の緊急時の対応体制や，学校外の関係機関保護や保護者等への連絡・連携体制を確認することは大切である.

７）新たな危機事象への対応

(1)　弾道ミサイル発射への対応

　国際情勢によって，我が国においても弾道ミサイル発射やテロ等の被害が想定されるようになってきて，適切な対応が求められている.

- 上記のフローチャートは、震度5弱以上の大規模地震発生の場合を想定していますが、地震発生時には震度が判断できないことから、初期対応の「落ちてこない・倒れてこない・移動してこない」場所への避難行動は、震度に関わらず必要です。
- 災害対策本部の設置時期については、災害規模や、管理下、管理外により変わることが考えられます。
- このフローチャートでは、初期対応を揺れが続いている期間、二次対応は揺れが収まってから津波や火災など地震の次に起こる危険から避難するまでの期間として示しています。

図17−6　学校における地震防災のフローチャート

［出典　文部科学省「学校防災マニュアル（地震津波災害）作成の手引き」2012（平成24）年3月］

8）インターネット上の犯罪被害へとなっての対応

　インターネットによる犯罪被害が増加の途をたどり，児童生徒が被害に遭遇すること発生している．中でもSNSの被害は多様化され，深刻差が問題となって，出会い系サイトへの接続や自画像の拡散とした犯罪は性犯罪被害が引き起こされている．また，何気ない書き込みは，いじめとなったり，自殺などの人権侵害や犯罪にまで至っている．このような犯罪被害のみ全防止や問題の早期発見や情報モラルや倫理について指導や，保護者，警察などの関係機関等との連携を深めていくことが求められている．

6　事後の対応

　災害や事故等の事後の対応として，児童生徒の安全を確認後，安全な下校方法や保護者への引き渡しや，心のケアさらには学校における教育活動の再開など，敏速で適切な組織的な取り組みが求められる．

1）安否確認

　大勢が被災する災害などでは，児童生徒の安否確認は重要である．学校内においても，授業時間とは限らない時間帯や校外活動，あるいは夜間や休業日などとした場合は安否確認体制や保護者等との連絡連携体制の整備が求められる．

2）引き渡しと待機

　ひと度，災害が起きたときに問題となるのは，児童生徒の登下校の安全の確保と保護者への引き渡しである．平素から，校長が全教職員に周知し，決められた役割のもと安全が確保されるための気象情報や警報，さらには地域の災害情報等の収集から判断をし，具体的な対応がなされるべきものである．そのためには，学校関係機関だけではなく，保護者や地域住民との共同体制がなされるようにしなければならない．

図17－7　事後の対応　教育活動の継続

［出典　文部科学省「学校の危機管理マニュアル作成の手引き」2019（平成31）年3月］

表17－5　安否確認の留意点

(1) 児童生徒等が学校内にいる場合の安否確認	① 負傷者がいるかどうか，全員を集合させるもしくは，授業等の担当者が把握して報告します．
	② 休憩時間や放課後などは，児童生徒等の状況把握が困難となるため，教職員はあらかじめ決められた，それぞれの担当場所に急行し，速やかに負傷者の有無を確認します．
	③ 児童生徒等が校舎外に出て，学校周辺の店や民家，子供110番の家などに避難していないかを調べます．
	④ 校外活動中の場合も上記のような安否確認を行い，学校に報告します．
(2) 児童生徒等が登下校中や自宅での安否確認	児童生徒等の自宅やその周辺，学校周辺の店や民家，子供110番の家，避難所などに避難している者がいないか，けがをしていないかを調べます．その際，教職員は被害（二次被害等も含め）に巻き込まれないように注意することが大切です．
(3) 安否情報の集約	① 職員室や事務室など，各学校で情報を集約する場所，総括担当者を決め，確認を進めます．（事前に負傷者名簿を備えておくことが大切です．）
	② 負傷者がいる場合には，速やかに，応急手当ての実施や救急車の要請などの対応に移ります．
	③ 学校の電話に問合せが殺到し，使用できなくなることに備え，連絡・通信手段の複線化を図っておきます．

［出典　文部科学省「『生きる力』をはぐくむ学校での安全教育」2019（平成31）年3月　岡本改編］

(1) 引き渡しの基準

「学校の危機管理マニュアル作成の手引き（2019（平成31）では，以下の基準が示されている.

①通学路に被害が発生していないか

②地域の被害が拡大するおそれがないか

③下校の時間帯に危険が迫ってこないか

④引渡す保護者にも危険が及ばないか

(2) 引き渡しの手順の明確化

引き渡しについても，手順をあらかじめ明らかにし，混乱が予想される中速やかに引き渡しができるように，毎年，児童生徒の引き渡しカードに引き渡す相手の名前の登録等の確認や手順を明確にしておくことは需要である.

(3) 学校教育活動の継続・再開

児童生徒の安否確認がなされた後には，状況判断がなされた上で，学校教育活動の継続・再開がなされなければなりません. しかし，中には学校が地域の避難所となる場合が多く，関係機関との連携調整が求められる.

① 校舎内の安全な場所で学習スペースを確保する. 校舎が使えない場合は他校を使用することも検討する.

② 事故等の発生現場等の使用は避けた校舎の使用計画を検討する.

③ 養護教諭・スクールカウンセラーや学校医等と連携し，児童生徒等の心身の状態に配慮しながら検討する.

3）心のケア

(1) 自然災害とストレス

文部科学省は，「児童生徒の心のケアのために―災害や事件・事故発生時を中心に―」を作成した（2010（平成22）年7月）. そこでは，児童生徒に現れやすいストレス症状の健康観察のポイント（表17−6），及び急性ストレス障害（ASD）と外傷後ストレス障害（PTSD）の健康観察のポイント（表17−7）を述べている.

① 児童生徒に現れやすいストレス症状の健康観察のポイント

児童生徒は，自分の気持ちを自覚していないことや，言葉でうまく表現できないことが多く，心の問題が行動や態度の変化，頭痛・腹痛などの身体症状となって現れることが多いため，きめ細かな観察が必要である. 危機発生時の心身の健康観察のポイントとして，表17−7のようなことが考えられる.

(2) 急性ストレス障害（ASD：Acute Stress Disorder）と外傷後ストレス障害（PTSD：Posttraumatic stress disorder）の健康観察のポイント

災害等に遭遇した後に現れることが多い反応や症状には，不安感，絶望感，ひきこもり，頭痛，腹痛，食欲事故等に児童生徒等が遭遇すると，恐怖や喪失体験などにより心に傷を受け，そのときの出来事を繰り返し思い出す，遊びの中で再現するなどの症状に加え，情緒不安定，睡眠障害などが現れ，生活に大きな支障を来すことがある. こうした反応は誰にでも起こり得ることであり，ほとんどは，時間の経過とともに薄れていくが，このような状態が，事故等の遭遇後3日から1か月持続する場合を「急性ストレス障害（Acute Stress Disorder 通称ASD）」といい，1か月以上長引く場合を「心的外傷後ストレス障害（Post Traumatic Stress Disorder 通称PTSD）」としている. そのため，事故等の発生直後から児童生徒等や保護者等に対する支援を行い，PTSDの予防と早期発見に努めることが大切である. なお，事故等の遭遇後まもなくASD症状を呈し，それが慢性化してPTSDに移行するケースのほか，最初は症状が目立たないケースや症状が一度軽減した後の2〜3か月後に発症するケースもあることから，なるべく長期にわたって心のケアを実施することが大切である. また，被害児童生徒等の保護者や教職員は，自らのことを後回しにしたり，心身の不調に対し鈍感になることがあり，心のケアが必要になることがある. 被害児童生徒等にとっては，周囲にいる保護者や教職員が精神的に安定していることが大切である. このため，自分自身の心身の不調に早めに気付き，意識的に休息したり，相談したりするなど，心のケアが必要であることを理解することが重要である.

なお，心のケアが長期にわたって，必要になることがあるため，被害児童生徒等が進学や転校した場合にお

いても心の健康状態の把握や支援体制等を継続して行われるよう，学校間で引継ぎ等の連携を十分に図っておくことも必要である．

4）調査・検証・報告・再発防止

　学校の管理下における事故等について，学校及び学

校設置者は事故発生直後から発生原因の究明やそれまでの安全対策を調査検証し，再発防止策を策定し実施することや，被害児童生徒等の保護者への十分な説明と継続的な支援が求められる．

図17－8　事後の対応　心のケア

［出典　文部科学省「学校の危機管理マニュアル作成の手引き－2019（平成31）年3月］

表17－6　子どもに現れやすいストレス症状の健康観察のポイント

体の健康状態	心の健康状態
・食欲の異常（拒食・過食）はないか ・睡眠はとれているか ・吐き気・嘔吐が続いてないか ・下痢・便秘が続いてないか ・頭痛が持続していないか ・尿の回数が異常に増えていないか ・体がだるくないか	・心理的退行現象（幼児返り）が現れていないか ・落ち着きのなさ（多弁・多動）はないか ・イライラ，ビクビクしていないか ・攻撃的，乱暴になっていないか ・元気がなく，ぼんやりしていないか ・孤立や閉じこもりはないか ・無表情になっていないか

［出典　文部科学省「子どもの心のケアのために－災害や事件・事故発生時を中心に－」2010（平成22）年］

表17－7　外傷後ストレス障害（PTSD）の健康観察のポイント

体の健康状態	心の健康状態
持続的な再体験症状	・体験した出来事を繰り返し思い出し，悪夢を見たりする ・体験した出来事が目の前で起きているかのような生々しい感覚がよみがえる〈フラッシュバック〉等
体験を連想させるものからの回避症状	・体験した出来事と関係するような話題などを避けようとする ・体験した出来事を思い出せないなど記憶や意識が障害される（ボーッとするなど） ・人や物事への関心が薄らぎ，周囲と疎遠になる等感情や緊張が高まる
覚せい亢進症状	・よく眠れない，イライラする，怒りっぽくなる，落ち着かない ・物事に集中できない，極端な警戒心を持つ，ささいなことや小さな音で驚く等

［出典　文部科学省「子どもの心のケアのために－災害や事件・事故発生時を中心に－」2010（平成22）年］

アニバーサリー反応への対応

　災害や事件・事故などが契機としてPTSDとなった場合，それが発生した月日になると，いったん治まっていた症状が再燃することがあり，アニバーサリー効果やアニバーサリー反応と呼ばれている．このような日付の効果は必ずしも年単位とは限らず，同じ日に月単位で起きることもある．対応としては，災害や事件・事故のあった日が近づくと，以前の症状が再び現れるかも知れないこと，その場合でも心配しなくても良いことを保護者や子どもに伝えることにより，冷静に対応することができ，混乱や不安感の増大を防ぐことができる．

［出典　文部科学省「子どもの心のケアのために－災害や事件・事故発生時を中心に－」2010（平成22）年］

表17－8　自然災害時の心のケアに関する養護教諭の役割

A：震災から学校再開まで 　安否確認・健康状態の把握と組織体制の確立	B：学校再開から1週間まで 　心身の健康状態の把握と支援活動	C：再開1週間後から6か月 　中・長期的な心のケア
ア　安否の確認と心身の健康状態の把握 ・家庭訪問，避難所訪問 ・健康観察の強化 ・教職員間での情報の共有 ・担任等との連携等 イ　保健室の状況確認と整備 ウ　管理職との連携 エ　学校医，学校薬剤師との連携 オ　心のケアに関する啓発資料の準備 ☆障害や慢性疾患のある子どもへの対応	ア　心身の健康状態の把握 ・健康観察の強化 ・心のケアの質問紙調査，相談希望調査等 ・教職員間での情報の共有 イ　保健だより等の啓発資料の配布 ウ　管理職との連携 エ　心のケアに関する保健指導の実施 オ　健康相談の実施 カ　学校医，スクールカウンセラー，専門機関等との連携 キ　感染症の予防対策 ☆障害や慢性疾患のある子どもへの対応	ア　心身の健康状態の把握 ・健康観察の強化 ・心のケアの質問紙調査，相談希望調査等 ・教職員間での情報の共有 イ　心のケアの継続支援・校内組織との連携 ウ　保健だより等の啓発資料の配布 エ　心のケアに関する保健指導の実施 オ　健康相談の実施 カ　心のケアに関する校内研修の企画・実施 キ　学校医，スクールカウンセラー，専門機関等との連携 ク　感染症の予防対策 ☆障害や慢性疾患のある子どもへの対応

［出典　文部科学省「子どもの心のケアのために－災害や事件・事故発生時を中心に－」2010（平成22）年より抜粋］

図17-9　学校でできるトリアージ

[START 法および鈴木（日体大）を参考に筆者作成]

Ⅳ　被災地における養護教諭の役割

1995年1月17日早朝，突然の揺れで自宅の箪笥や本棚が倒れた．幸い，受傷はなかったため部屋はそのままにして職場に急いだ．これが阪神・淡路大震災であり，この後，甚大な被害が報告された．勤務校は幸い大きな被害はなかったが，神戸から親戚を頼って生徒が転校してきた．また，2011年3月11日に発生した東日本大震災では地震，津波に原発事故を伴う大規模な被害をもたらしたが，現地を訪れた時，その惨状に驚愕するばかりであった．その後も，地震，洪水，竜巻など未曾有の災害が，多発している．このような災害に対して養護教諭はどう動けるのか，何ができるのか．

1　被災と初動対応

被災直後の学校現場では状況が混乱し，対応をスムーズに行うことが難しい．日頃から想定される災害に応じた危機管理マニュアルを策定しているので，それに基づいて冷静に行動することが重要である．養護教諭の初動対応は，児童生徒の安否確認と応急処置である．多くの傷病者が同時に出た場合，ふるい分けを迅速におこなうことが被害を最小限にできる．重症度，緊急度などによって，優先順位を決めるために一次トリアージ（START法）[15]を活用して応急処置や救急搬送に繋げる．負傷者が①歩行できるか，②呼吸しているか，③橈骨動脈は触れるか．④手を握れるか（従命反応）を目安としてチェックし応急手当をして救急隊を待つ．タッグには実施者の氏名，実施時刻，傷病者名，受傷箇所などを書いておくと，引き継がれた際にも情報がスムーズに伝わる（図17-9）．

2　心身の健康観察

新潟県中越大震災の報告書[16]によると，災害発生直後の養護教諭のチェック項目として，①児童生徒の安否確認，②心身の健康状態の確認，③避難所設営及び運営協力をあげている．

（参考）避難者の健康維持のために
① 救急 Tel，内科 Tel，外科 Tel を確認しておく．
② 巡回医師，薬剤師に「お薬手帳」を作ってもらう．医療チームに相談，助言を受ける．
③ 毎朝必ず，病気を持っている人，けがをしている人，妊婦の変化の様子を観察する．
④ 病気やけがの人が移動・転院する場合には本人確認が確実にできるようにする．
⑤ 水分補給（1日1リットル），体操・屈伸運動をするように声かけをする．
⑥ 病気・けがをしている方のリストをつくる．

図17-10　避難者の健康維持のためにお願いしたいこと

[出典：医療安全全国共同行動 Web サイト，避難所健康維持チェックリスト[17]]

養護教諭は日頃から，児童生徒の健康観察結果を読み解き，保健管理や個別の健康相談に役立てている．心身の健康状態の確認においては健康観察のチェックシートを参考にし，作成しているものを使用する．養護教諭の「気づき」や「勘」も貴重であるのでメモしておくと良い．健康観察結果により，学級担任等とともに必要に応じて避難所や家庭訪問をすることも重要である．また，保護者が行う健康観察も，児童生徒の心身の状況を把握する上で大切であるので，保護者の理解と協力を得るとともに，児童生徒の健康観察の視点等について広報しておくと役立つ．

3　感染症予防対策

被災地においては，感染症の流行が心配される．

・食事面での注意としては，夏は特に暑いところに放置された食事や加熱が不十分な食材を食べることは控える．また食事の前の手洗い，アルコール手指消毒薬を使用する．

・トイレの使用後の手洗い，消毒も心がける．また，タオルの貸し借りは避ける．また，尿・糞便処理時における手指衛生と適切な個人防護具を着用する．

・咳などがある時には咳エチケット（くしゃみや咳の症状がある時はマスクをする，咄嗟のくしゃみの時はティッシュや肘の内側で口と鼻を覆う，鼻水や痰が手に付いた時は手を洗う）を心がける．

避難所における感染管理上のポイントとしては，薬剤や医療器具などの共用を避けることや，処置時における手指衛生の励行，職業感染対策（防護服，安全器材と針廃棄容器の使用，ワクチンの接種）が参考になる[18]．

図17－11，17－12は，日本医師会による新型コロナウイルス感染症時代の避難所マニュアルから，実際の避難所運営について，スペースの確保と換気について，避難所の衛生環境の確保，新型コロナウイルス感染が疑われる避難者の対応について図示したものである．

4　被災と養護教諭の実践活動

被災地での養護教諭は，被災直後から学校再開までの約40日間の実践活動の中で，「保健室の環境整備」，「情報支援」，「避難所の運営」，「人的支援」「養護教諭への支援」の５つの課題を挙げていた[20]．その中で，保健室の機能が災害には極めて脆弱であることを述べている．学校が避難所となることを考えれば，保健

内閣府資料より一部改変

図17－11　スペースの確保と換気について

[出典：日本医師会，新型コロナウイルス感染症時代の避難所マニュアル[19]，2020]

内閣府資料より一部改変

図17－12　新型コロナウイルス感染が疑われる避難者の対応
[出典：日本医師会，新型コロナウイルス感染症時代の避難所マニュアル[19]，2020]

室がどのような機能を果たせるのかを普段から意識する必要がある．学校救急処置や環境整備，人的支援等について考えておく必要がある．

　被災地での養護教諭の実践活動について，新潟県地震の体験から「避難所への保健室備品提供と緊急応急的な対応」，「児童生徒の安否確認と健康観察」，「児童生徒の心のケア」，「衛生管理と感染予防活動」「避難所での継続的支援と他職種との連携」，「学校再開に向けて保健室復元」，「教職員の健康管理」に整理している．

　被災地の中学校養護教諭は「校内外のコーディネーション」の機能を担い，「外部支援の対応」を行うとともに，それらを「生徒への支援」，「教職員の健康管理」「避難所対応」に生かしながら職務を遂行していた．そして，全ての取り組みは「生徒への支援」に帰着するものであり，将来の「防災教育の充実」に向けた職務へと広げていたことを報告している[21]．

　災害が発生したとき，養護教諭は子どもたちの救護

や心のケアなど，体と心に対する支援の中心的な役割を担うことになる．また，教職員の体調や心にも配慮し，必要なサポートをすることにもなる．報告から養護教諭は「校内外のコーディネーション」の機能をあげていたが，その課題の一つとして，「保健室の環境整備」をあげており，保健室の機能が災害には極めて脆弱であることを述べている[18]．学校が避難所となることを考えれば，保健室がどのような機能を果たせるのかを普段から意識する必要がある．学校救急処置や保健室環境，人的支援等について考えておく必要がある．

5　保健室の復元と機能

　保健室そのものが被災し，役割が果たせなくなった経験のある学校の養護教諭にインタビューした時のことである．室内が水没し，仮設の保健室で業務を行った後，保健室の備品で使用できないものは新調したが，困ったのは帳簿類である．乾燥させて可能な限り再生したが，記入にあたって「油性の筆記具を使用するこ

との大切さ」が分かったとのことであった．考えてみると保健室には多くのデータや書類がある．被災し，保健室が機能しなくなったことを想定した対応を考えておくことの大切さを再認識した．また，避難所開設時の保健室の機能について「本部での救護活動」「職員等の宿泊」「養護教諭以外の医療関係者による医療」「養護教諭と医療関係者共同の救護所」「養護教諭中心の救護所」等が挙げられている[22]．

学校保健活動のセンター的機能
① 健康診断
② 健康相談
③ 保健指導
④ 救急処置（休養を含む）
⑤ 発育測定
⑥ 保健情報センター
⑦ 保健組織活動のセンター

図17−13　保健室の機能
[出典：文科省（2014）保健室経営計画の手引]

6　被災後の心のケア

東日本大震災の折に，徳島県の養護教諭が春休みに支援を申し出たところ被災県の快諾が得られた．その結果，チームを組んで被災学校の児童生徒の心のケアの援助をおこなうことができた．当時を振り返り被災地の養護教諭は「災害時には，多くの人手が必要でありボランティアを志願してくれる人も多いが，案外，児童生徒には目が届いていなくて寂しい思いをしていた．このような折に子どもたちの心のケアに関わってくれる養護教諭の存在が有難かった．」との話をしてくれた．台風被害で被災した学校に対して，被害のなかった近隣の学校が何かできることがあればと伺ったところ，「泥かきやら運び出しの作業はボランティアの方たちが手伝ってくれる．しかし，子ども達は居場所がない．教職員は避難所等の対応で多忙である．子どもの心のケアをお願いしたい」とのことであった．支援の必要な場所や人に必要な援助を届けることの大切さを改めて感じた．支援の具体的な方法として紹介する[23]と，被災地の子ども達の心理的なダメージやトラウマは長期にわたり続くため，災害時の心のケアは，専門機関の協力を得ながら全教職員によって進められるべきである．養護教諭は，スクールカウンセラー等の専門家とともに児童生徒の心のケアに関わる．情報を共有（管理職，担任，他職種，他機関と継続的な連携，保護者も含めて）し，児童生徒の心のケアに中核的に関わる．健康観察では，体調不良のサインを見逃さないこと．そのためにも日頃からの良好な関係性の構築が求められる．

学校や保健室が避難所になる場合も考えられる．そのような場合は，積極的にルール作りに参画し，発言し，避難生活の環境改善に取り組みたい．

被災地において養護教諭の果たすべき役割の一例

○私たち養護教諭は，皆さんのニーズに添ってサポートいたします．何でもお申し付けください．
○特に下記のようなニーズがあれば，資格上お力になれると思います．
1　被災者の方々とのお話を通して，健康観察・健康相談をします．
2　年齢を問わず，お話相手になれます．心の不安や悩みを聴く相手になれます．
3　子どもたちの不安や悩みを聴くことができます．相談にものれます．
4　子どもの様子に不安を持っておられる保護者の相談相手になれます．
5　子どもたちの遊び相手になれます．

[資料：新潟県養護教員研究協議会災害ボランティア]

7　養護教諭と防災教育

南海トラフ全域で大規模地震発生の切迫性が高まっていることはよく報道されている．災害の多い日本は，常に災害の発生を想定するとともに，災害が発生した場合における被害の最小化及びその迅速な回復を図ることを考えなければならない．また，学校を取り巻く地域でも，住民一人ひとりが自ら行う防災活動や自主防災組織など多様な主体が自発的に行う防災活動を促進している．

東日本大震災で被害の大きかった宮城県の養護教諭を訪問インタビューし次のようなことを教わった．

① 危機発生前対応として，日頃から地域住民と連携し，あらゆる災害を想定した避難訓練を実施しておくこと．

② 危機発生時の対応として，生命最優先の対応をおこなう．

③ 家族や友人，財産を失うことで，強いストレスや恐怖に苛まれる．将来への希望が持てるかどうか，生活や人生に関わる被害から守ることも，防災である．

また，内閣府の2015年の資料「釜石東中学校における防災教育の効果－地域における防災教育の実践に関する手引き－」には，岩手県釜石市立釜石東中学校での防災教育の取り組みが紹介されている．そこでは，防災教育の目的として，1 自分の命は自分で守る 2 助けられる人から助ける人へ 3 防災文化の継承の3点が掲げられている．

また宮崎（2016）は，養護教諭が被災した児童生徒や教職員の心身の健康と関わる際には，3つのL（Life＝生命，Livelihood＝生活，Lives＝人生）を守る意識の大切さを説いている（図17－14）．

養護教諭の観察するという専門性を発揮して阪神・淡路大震災から25年が経過した．自宅や職場でも家具の固定や家の耐震化，防災バッグや非常食の備蓄，避難訓練や防災マップの作製，周辺チェックなどを行ってきたが，来るべき災害を想定してハード・ソフト両面で防災・減災に取り組んでいくことが求められる．

これまでに地震，台風，津波等の被害を直接または間接的に経験してきたが，その間，学校や家庭の設備や建物の耐震化，防災バッグや非常食の備蓄，避難訓練や防災マップの作成と周辺チェックなどハード・ソフト両面で取り組みを行ってきた．

しかし，このような体験には限界がある．未曾有の危機に対処するためには，日頃からの養護実践の中で，子どもたちの主体性を大切にし，養護教諭自身も，自ら率先して行動するように心掛けたい．

引用・参考文献

1）文部科学省：「生きる力」をはぐくむ学校での安全教育，文部科学省，2019．

2）独立行政法人日本スポーツ振興センター：学校への不審者侵入時の危徴管理マニュアル，独立行政法人日本スポーツ振興センター，2002．

3）独立行政法人日本スポーツ振興センター：学校の安全管理に関する取組事例集，独立行政法人日本スポーツ振興センター，2003．

4）文部科学省：学校の安全管理における取り組み事例集－学

図17－14　自助の基本 3つのL（Life, Livelihood, Lives）

[出典 宮崎 賢哉（2016）保健主事・養護教諭のための防災教育～3つのLを守る～[24] を元に著者作成]

287

校への不審者侵入時の危機管理を中心に－，文部科学省，2003.

5）采女智津江編集代表：新養護概説（7版），少年写真新聞社，東京，2013.

6）文部科学省：子どもの心のケアのために－災害や事件・事故発生時を中心に－，文部科学省，2010.

7）文部科学省：「生きる力」をはぐくむ学校での安全教育，文部科学省，2019.3.

8）文部科学省：「東日本大震災を受けた防災教育・防災管理等に関する有識者会議」中間とりまとめ，文部科学省，2011. https://www.mext.go.jp/b_menu/shingi/chousa/sports/…/1311688_01_1.pdf（2022/1/30アクセス）

9）文部科学省：東日本大震災を受けた避難経路等の緊急点検について，文部科学省，2011. https://www.mext.go.jp/a_menu/ saigaijohou/syousai/1304773.htm（2022/1/30アクセス）

10）文部科学省：学校保健法等の一部を改正する法律の公布について（通知）文部科学省，2008年

11）文部科学省：「生きる力」をはぐくむ防災教育の展開，文部科学省，2013.

12）文部科学省：「子どもの心のケアのために－災害や事件・事故発生時を中心に－」文部科学省，2010.

13）文部科学省：学校防災マニュアル（地震・津波災害）作成の手引き，文部科学省，2012（平成24）年．資料17－1 教室等の安全点検表

14）文部科学省：子どもの心のケアのために－災害や事件・事故発生時を中心に－，2010（平成22）年．

15）木村純一・鈴木健介：教職員が行う「トリアージ」（緊急度評価）　「子どもと健康」編集委員会　養護教諭と「トリアージ」，労働教育センター，50-51，2013.

16）新潟県養護教員研究協議会：地震が起きたその時，学校は保健室は－養護教諭の対応と保健室の役割－，Office2，2008.

17）医療安全全国共同行動Web サイト，避難所健康維持チェックリスト http://qsh.jp/saigai_doc/hinanjyo_kenkouiji.pdf（2021/12/3 アクセス）

18）東北感染症危機管理ネットワーク：感染予防ガイドブック，2011. https://www.tohoku-icnet.ac/news/index.php?e=109

（2022/2/25アクセス）

19）日本医師会（2020）新型コロナウイルス感染症時代の避難所マニュアル 第1版 https://www.med.or.jp/dl-med/kansen/novel_corona/saigai_shelter_manual.pdf（2021/12/3 アクセス）

20）佐光恵子・中下富子・伊豆麻子他：新潟県中越沖地震における養護教諭の実践活動と学校保健室の機能について－養護教諭へのインタビューによる質的分析から－，日本公衆衛生誌58-4，2011.

21）藤原忠雄他：東日本大震災の被災後5年間において養護教諭が果たした役割，2015. https://www.hyogo-u.ac.jp/riron/pdf/28_fujiwara.pdf（2022/2/25アクセス）

22）石原貴代・重川希志依：災害時における養護教諭の対応とその役割の変化に関する研究，地域安全学会梗概集42，2018.

23）新潟県養護教員研究協議会：地震が起きたその時，学校は保健室は－養護教諭の対応と保健室の役割－，Office2，2008.

24）宮崎賢哉：保健主事・養護教諭のための防災教育～3つのLを守る～，2016. https://kenyamiyazaki.com/archives/963（2022/2/25アクセス）

25）内閣府：釜石東中学校における防災教育の効果　地域における防災教育の実践に関する手引き，6p，2015.

26）文科省：教職員のための子どもの健康観察の方法と問題への対応，2006.

27）教職員のための子どもの健康観察の方法と問題への対応－メンタルヘルスを中心として－，PTSDの理解とその予防，2008.

28）岡田加奈子：東北・関東大震災後の子ども達への対応についての情報・知識，千葉大学教育学部ヘルス・プロモーティング・スクールプロジェクト，2011.

29）文部科学省：学校の危機管理マニュアル作成の手引，2018.

30）文科省：特集2　激甚化する災害への対応強化．

31）木野毅彦：救護活動で身につけておきたい看護の知識と技術，トリアージ（START法），2012.

[コラム]

被災地における養護教諭の役割

　忘れもしない2011.3.11に未曾有の災害が起きた．その時，多くの学校施設が避難所となった．避難所の指定の有無など関係なく，一時的に避難住民を受け入れた．その数は岩手県内で132校にものぼり，体育館を中心に特別教室・普通教室・空き教室などが利用された．一時は，700～1,000人を超える被災者が身を寄せ合った学校もあった．中には，保健室がDMAT等の支援による診療室と化し，かつて用務員室と呼ばれていたような小さな小部屋に仮の保健室とした学校もあった．そして，避難所としてだけではなく同時に遺体安置所になった学校もあった．平成23年3月下旬までに，約6割の学校で避難所が閉鎖されたが，地域全体が被災地となった沿岸地域では，新年度も継続したり，数年にも及んだりした学校もあった．

　こうした避難所となった学校の8割強で，期間には地域差はあるものの，教職員が中心となってその運営に当たっていた．関係機関との連絡調整をはじめ，物資の配布と調整，避難所の管理，避難スペースの割り当て，児童生徒への指導など多様な業務を担っていた．自らが被災者でもある中で，自分の生活と奉仕精神のはざまで苦労した教職員が多かった．また，避難所の運営と並行して，学校再開のための方策も講じなければならず，教職員に課せられた役割と負担は大きなものであった[1]．養護教諭の声として，「避難所で，ないない尽くしの中，みんなで知恵を出し合いながら一つ一つ切り抜けました．」「保健室の布団もなく，避難所で捨てられていた布団を拾ってきて使っています．」等の言葉があった．

　発災直後，広範囲のライフライン喪失，ガソリン等燃油の極端な欠乏等の緊迫した状況の中，通信網の復旧に伴い，岩手県養護教諭部会では会長や事務局長を中心に情報収集に懸命に動いたが，ガソリン不足のうえに一般車両は沿岸部への走行を制限されている状況で「何とかしなければ」という思いの反面，改善しない情報不足に歯がゆい思いのつらい日々を送っていた．ようやく，3月の下旬頃の発災から2週間が経った頃，事務局会議を開催し，被災地域の会員に部会からのメッセージや子供のケアに関する資料等を送る準備に着手した．その後，県教育委員会を訪問し連携をしていくことを確認したり，新潟県養護教員研究協議会の「新潟県中越大震災に学ぶ」の冊子を参考にしたりして本格的な支援活動を始めた．その後，メッセージを添えた資料や参考となりそうな本などを送り，メールなどで情報交換をしたり，被災地訪問を行い，必要物品について調査し，県教育委員会や県薬剤師会

東日本大震災では岩手県の太平洋沿岸12市町村（地図上の濃いアミ部分）に甚大な被害が及び，人的被害は死者4,672人，行方不明者1,122人の合計5,794人にも及んでいる．家屋被害も全壊・半壊を併せて26,077棟に上り，その大半が津波によるものである．

［数値は平成29年2月28日現在のもの．いわて震災津波アーカイブ～希望～ http://iwate-archive.pref.iwate.jp（2021.11.22 アクセス）より］

へ要請したりした．その後，有志による「東日本大震災対策委員会」を立ち上げ，大震災時の記録と対策を検討し，令和元年度までの9年間の活動を行った[2]．

養護教諭の先生方は前述のような業務をこなしながら，専門性を発揮し，避難所における保健衛生的な業務や，派遣されてくるカウンセラーとのパイプ役をし，岩手県が独自に開発した「こころの健康診断（9年間継続）」と「こころのサポート授業」にも参画した．

養護教諭は，児童生徒との関わりの中で，時折訪問してくるカウンセラーではなく，常勤の学校に内在している教育職員だからこそ，子供たちの小さな変化にも気づき，連携して学校組織で対応していたという報告もあった[3]．

また，沿岸南部の高等学校部会気仙支部では大きな災害を想定したマニュアル「けせんちゃんマニュアル」を作成していたが，実際に直面してみると不備がたくさん見られた．それは，マニュアルとしては全国各地や過去のものを参考にしながら，かなりの検討を加え，地域の実情や資源等にも配慮して作成されたマニュアルであったものの，地震と津波，加えて放射線の被害など，まさに複数の災害があり，東北特有の厳しい寒さと山野率の高さが示すように立ちはだかる道路事情などが加わり，想定外のことばかりで十分に活用できない結果となってしまった．

一方，多くの被害を被ったが，学校管理下での児童生徒の死亡者がいなかったということは，今までの教育が生かされたということであろう．「釜石の奇跡」と呼ばれ防災教育の必要性が高まったが，これこそ，日常の教育活動が重要なのだと思う．自然災害が多発する昨今，予期される最悪の事態を想定して準備をすることが被害を最小限に食い止めるはずであり，養護教諭として必然であることを忘れてはならない．もちろん養護教諭だけが担う役割ではなく学校全体で，学校教育の中で繰り返し訓練を重ね，日常の中に訓練が身につくことによって，自分が助かるだけでなく他者をも救うことができることにつながっていく．「率先避難者たれ」というキーワードが釜石では合言葉となっているようにマニュアルにとらわれずに考えて行動できるようになることこそ重要であると考える．

発災直後に県の指導主事となった私は，被災地の養護教諭の先生方を支援する際に，他県からの支援の申出もあった中で，次にどういう支援を望むかとの質問に対して，「頑張っているから，もう支援は少し待ってください．とにかくそっと見守っていてください．頑張りますから．」「日常の児童生徒対応に十分に労力と時間をかけたいので，支援はそのお気持ちだけで十分なのです．」との言葉に，支援するという事象に熱心になったあまり当事者感覚を忘れていた自分を反省した．何とかしたいという思いが責める方向に感じられたのだと思う．支援物資がどんどん運ばれて来て，多くの支援者への訪問対応に疲弊しきっていた状況であったと思う．同じ被災者ではあっても，相手の現在の状況を見極め，「心に寄り添うこと」を忘れてはならないと強く感じた体験であった．マニュアルを実施することも重要であるが，支援者たる教員たちへの支援も並行して行うことが重要であると思う．特に，養護教諭はその専門性から支援を求めにくいことを自身で自覚して欲しい．「つらい」と言葉に出せる人間関係であることを願いたい．

注
1）「岩手県東日本大震災津波の記録」岩手県，2013.
2）「東日本大震災にかかわる養護教諭の実践報告集」岩手県学校保健会養護教諭部会，2013.
3）「災害時にこそ問われる学級経営力　岩手三陸編」河村茂雄編，早稲田大学出版部，2011.

（入駒　一美・東京医療保健大学和歌山看護学部）

[第17章関連]

令和５年度（令和４年度実施）養護教諭採用試験問題

① 次の記述は，「学校安全資料『生きる力』をはぐくむ学校での安全教育（平成31年３月改訂２版文部科学省）　第１章　総説　第２節　学校安全の考え方　3　学校安全に関わる法令」の一部である．空欄 ［1］，［2］ に当てはまる最も適切なものを，後の①〜⑥のうちから選びなさい．

○第27条　学校安全計画について

・　学校安全計画は，学校において必要とされる安全に関する具体的な実施計画であり，［1］，学校の状況や前年度の学校安全の取組状況等を踏まえ，作成されるべきものであること．

・　学校においては，生活安全（防犯を含む），交通安全及び災害安全（防災）に対応した総合的な安全対策を講ずることが求められており，学校保健安全法においては，これらの課題に的確に対応するため，各学校が策定する学校安全計画において，(1)学校の施設設備の安全点検，(2)児童生徒等に対する通学を含めた学校生活その他の日常生活における安全指導，(3)教職員に対する研修に関する事項を必要的記載事項として位置付けたものであること．

⑴　学校の施設設備の安全点検については，校舎等からの落下事故，学校に設置された遊具による事故などが発生していることや近年の地震から想定される被害等も踏まえ，施設設備の不備や危険箇所の点検・確認を行うとともに，必要に応じて補修，修繕等の改善措置（第28条）を講ずることが求められること．

　　なお，学校の施設設備の安全管理を行うに当たっては，児童生徒等の多様な行動に対応したものになるよう留意されたいこと．

⑵　児童生徒等に対する安全指導については，児童生徒等に安全に行動する能力を身に付けさせることを目的として行うものであり，児童生徒等を取り巻く環境を安全に保つ活動である安全管理と一体的に取り組むことが重要であること．

　　近年，学校内外において児童生徒等が巻き込まれる事件・事故・災害等が発生していることを踏まえ，防犯教室や交通安全教室の開催，避難訓練の実施，通学路の危険箇所を示したマップの作成など安全指導の一層の充実に努められたいこと．

⑶　教職員の研修については，学校安全に関する取組が ［2］ 学校全体として行われることが必要であることを踏まえ，文部科学省が作成している安全教育参考資料や独立行政法人日本スポーツ振興センターが作成している事故事例集も活用しつつ，また，必要に応じて警察等の関係機関との連携を図りながら，学校安全に関する教職員の資質の向上に努められたいこと．

①　毎学期	②　全ての教職員の連携協力により	③　毎月
④　校長の指揮管理のもと	⑤　毎年度	⑥　家庭，地域との協働のもと

（神奈川県）

② 次は，「『生きる力』をはぐくむ学校での安全教育」（平成31年３月　文部科学省）に示されている「第３章　学校における安全管理　第２節　事故等の未然防止のための安全管理　１　学校環境の安全管理」の一部です．（　①　）～（　④　）に入る語句の組み合わせとして正しいものを，下の**１**～**４**の中から１つ選びなさい．

安全点検の種類	時期・方法等	対象	法的根拠等
定期の安全点検	（　①　）以上 計画的に，また教職員全員が組織的に実施	児童生徒等が使用する施設・設備及び防火，防災，防犯に関する設備などについて	（　①　）以上，幼児，児童，生徒又は学生が通常使用する施設及び設備の異常の有無について（　②　）に行わなければならない（規則28条第１項）
	毎月１回 計画的に，また教職員全員が組織的に実施	児童生徒等が多く使用すると思われる校地，運動場，教室，特別教室，廊下，昇降口，ベランダ，階段，便所，手洗い場，給食室，屋上など	明確な規定はないが，各学校の実情に応じて，上記（規則28条第１項）に準じて行われる例が多い
臨時の安全点検	必要があるとき ・運動会や体育祭，学芸会や文化祭，展覧会などの学校行事の前後・暴風雨，地震，近隣での火災などの災害時 ・近隣で危害のおそれのある犯罪（侵入や放火など）の発生時など	必要に応じて（　③　）を設定	必要があるときは，臨時に，安全点検を行う（規則28条第２項）
日常の安全点検	毎授業日ごと	児童生徒等が最も多く活動を行うと思われる箇所について	設備等について日常的な点検を行い，（　④　）の安全の確保を図らなければならない（規則29条）

	①		②		③		④	
1	①	毎学期１回	②	系統的	③	点検項目	④	環境
2	①	３か月に１回	②	系統的	③	実施計画	④	児童生徒等
3	①	毎学期１回	②	組織的	③	実施計画	④	児童生徒等
4	①	３か月に１回	②	組織的	③	点検項目	④	環境

(埼玉県)

③　学校保健安全法について，以下の(1)，(2)の各問いに答えよ．

(1)　学校保健安全法の条文の（　①　）～（　④　）に入る適切な語句をそれぞれ答えよ．

第９条　養護教諭その他の職員は，相互に（　①　）して，健康相談又は児童生徒等の健康状態の（　②　）な観察により，児童生徒等の心身の状況を把握し，健康上の問題があると認めるときは，（　③　）なく，当該児童生徒等に対して必要な指導を行うとともに，必要に応じ，その保護者（学校教育法第十六条に規定する保護者をいう．第二十四条及び第三十条において同じ．）に対して必要な（　④　）を行うものとする．

(2) 学校保健安全法の条文の（　①　）～（　④　）に入る適切なものを下のA～Hから選び，記号でそれぞれ答えよ．

第29条　学校においては，児童生徒等の（　①　）を図るため，当該学校の実情に応じて，危険等発生時において当該学校の職員がとるべき措置の具体的内容及び手順を定めた対処要領（次項において「危険等発生時対処要領」という．）を作成するものとする．

　2　（　②　）は，危険等発生時対処要領の職員に対する周知，訓練の実施その他の危険等発生時において職員が適切に対処するために必要な措置を講ずるものとする．

　3　学校においては，事故等により児童生徒等に（　③　）が生じた場合において，当該児童生徒等及び当該事故等により心理的外傷その他の心身の健康に対する影響を受けた児童生徒等その他の関係者の心身の健康を回復させるため，これらの者に対して必要な（　④　）を行うものとする．この場合においては，第十条の規定を準用する．

A　学校の設置者	B　危険	C　校長	D　健康の保持増進
E　支援	F　安全の確保	G　検査	H　危害

（山口県）

4　学校保健安全法について，次の問に答えなさい．

問　次の①～⑤の各文は，危険等発生時対処要領の作成に当たってのポイントについて述べたものである．内容が正しいものを○，誤っているものを×とすると，○×を正しく組み合わせているものはどれか．下のア～オから1つ選び，記号で答えなさい．

① 各学校の実状に応じて想定される危険を明確にし，危険等発生時に児童生徒等の生命や身体を守るための具体的な対応について検討する．

② 事前・事後の二段階の危機管理を想定して危機管理マニュアルを作成し，安全教育の観点から取組を行う．

③ 管理職の役割分担を明確にして共通理解を図る．

④ 家庭・地域・関係機関と連携して児童生徒等の安全を確保する体制を整備するとともに，協働して危機管理マニュアルの作成や避難訓練等を行う．

⑤ 心のケアを危機管理の一環として位置づけ，適切に対応できるようにする．

	①	②	③	④	⑤
ア	○	×	×	○	○
イ	○	○	○	×	○
ウ	×	×	○	×	○
エ	×	○	○	×	○
オ	○	○	×	×	×

（京都府）

第18章 学校環境衛生活動

Ⅰ 学校環境衛生活動の意義と位置づけ

1 学校環境衛生活動の意義

学校は，発達段階の児童生徒が一日の大半を集団で過ごす場所であり，様々な学習活動を行っている．学校の衛生環境が児童生徒の健康に大きな影響を及ぼすことがあるため，適切な環境整備が必要である．

そのため，学校においては児童生徒及び職員の心身の健康の保持増進を図り，適切な学習環境の維持・改善を推進することを目的として学校環境衛生活動が行われている．

2 法的な位置づけ（法的根拠）

学校環境衛生活動は学校保健安全法等の法令に基づいて実施されている．学校環境衛生に関して，学校保健安全法及び学校保健安全法施行規則には次のように示されている．

＜学校保健安全法＞

（学校保健計画の策定等）

第5条　学校においては，児童生徒等及び職員の心身の健康の保持増進を図るため，児童生徒等及び職員の健康診断，環境衛生検査，児童生徒等に対する指導その他保健に関する事項について計画を策定し，これを実施しなければならない．

（学校環境衛生基準）

第6条　文部科学大臣は，学校における換気，採光，照明，保温，清潔保持その他環境衛生に係る事項（学校給食法（昭和29年法律第160号）第9条第1項（夜間課程を置く高等学校における学校給食に関する法律（昭和31年法律第157号）第7条及び特別支援学校の幼稚部及び高等部における学校給食に関する法律

（昭和32年法律第118号）第6条において準用する場合を含む．）に規定する事項を除く．）について，児童生徒等及び職員の健康を保護する上で維持されることが望ましい基準（以下この条において「学校環境衛生基準」という．）を定めるものとする．

2　学校の設置者は，学校環境衛生基準に照らしてその設置する学校の適切な環境の維持に努めなければならない．

3　校長は，学校環境衛生基準に照らし，学校の環境衛生に関し適正を欠く事項があると認めた場合には，遅滞なく，その改善のために必要な措置を講じ，又は当該措置を講ずることができないときは，当該学校の設置者に対し，その旨を申し出るものとする．

＜学校保健安全法施行規則＞

（環境衛生検査）

第1条　学校保健安全法（昭和33年法律第56号．以下「法」という．）第5条の環境衛生検査は，他の法令に基づくもののほか，毎学年定期に，法第6条に規定する学校環境衛生基準に基づき行わなければならない．

2　学校においては，必要があるときは，臨時に，環境衛生検査を行うものとする．

（日常における環境衛生）

第2条　学校においては，前条の環境衛生検査のほか，日常的な点検を行い，環境衛生の維持又は改善を図らなければならない．

まとめると図18－1のとおりであり，学校では定期的に必要な検査等を実施し，学校環境衛生基準に基づいて学校環境等が適正であるか判断し，必要な措置を取り，環境維持と改善に努めることが求められている．

図 18 － 1　学校環境衛生活動の法的根拠

［出典　文部科学省『改訂版 学校環境衛生管理マニュアル（平成 30 年度改訂版）』2020, p11］

図 18 － 2　学校環境衛生活動の進め方

［出典　徳山美智子他編『学校保健安全法に対応した　改訂 学校保健』東山書房，2009, p216（改変）］

Ⅱ　学校環境衛生活動の進め方

1　学校環境衛生活動の目的

①　児童生徒の心身の成長を促進し，健康の保持増進を図る

②　学習能率の向上を図る

③　清潔で美的な環境下で快適な生活をすごさせ，豊かな情操の陶冶を図る

2　学校環境衛生活動の進め方

学校環境衛生活動を円滑に進めるためには，学校の教職員が，学校環境衛生活動が児童生徒及び教職員の心身の健康の保持増進を図る活動であり，教育活動の一環として行うものであることを共通理解して学校全体で取り組むことが重要である．そのため，学級担任，養護教諭，保健主事，学校薬剤師等をはじめ全教職員がそれぞれの職務の特性を活かした役割について，学校保健計画，学校校務分掌等において明確にし実施する必要がある．

3　定期検査，日常点検及び臨時検査

「学校環境衛生基準」に示される定期検査，日常点検及び臨時検査の概略は図18－3のとおりである．

1）定期検査

定期検査は，それぞれの検査項目（学校環境衛生基

図 18 – 3　定期検査，日常点検及び臨時検査の概略

[出典　文部科学省『改訂版 学校環境衛生管理マニュアル（平成 30 年度改訂版）』2020，p19]

準に検査項目・基準値・検査方法が示されている．）についてその実態を客観的，科学的な方法で定期的に把握し，その結果に基づいて事後措置を講ずるためのものである．検査の実施に当たっては，その内容により，学校薬剤師が自ら行う，学校薬剤師の指導助言の下に教職員が行う，又は学校薬剤師と相談の上外部の検査機関に依頼することなどが考えられるが，いずれにしても各学校における検査の実施について責任の所在の明確化を図り，確実及び適切に実施することに留意しなければならない．

特に，検査機関に検査を依頼する場合にあっては，検査機関に任せきりにするのではなく，検査計画の作成，検体採取（又は検体採取立会い），結果の評価等については，学校薬剤師等学校関係者が中心となって行い，適切な検査の実施に努めなければならない．

なお，学校薬剤師を置いていない大学においては，

保健所等に相談して信頼できる検査機関に依頼するなど，適切に実施することが求められている．

2）日常点検

日常点検は，点検すべき事項（表18 – 1）について，毎授業日の授業開始時，授業中，又は授業終了時等において，主として官能法によりその環境を点検し，必要に応じて事後措置を講じるためのものである．その際，校務分掌等に基づいて実施するなど，教職員の役割を明確にする必要がある．また，それらの結果については，定期検査及び臨時検査を実施する時の参考となるようにすべきである．

学校環境衛生活動は，身の回りの環境がどのように維持されているかを知る保健教育の一環として，児童生徒等が学校環境衛生活動を行うことも考えられる．その際，教職員が指導するなど，日常点検等が適切に行

われるようにする必要がある．

3）臨時検査

　臨時検査は，下記に示すような場合，必要があるときに，必要な検査を行うものである．なお，臨時検査を行う場合，定期検査に準じた方法で行うものとされている．

・感染症又は食中毒の発生のおそれがあり，また，発生したとき．

・風水害等により環境が不潔になり又は汚染され，感染症の発生のおそれがあるとき．

・新築，改築，改修等及び机，いす，コンピュータ等新たな学校用備品の搬入等により揮発性有機化合物の発生のおそれがあるとき．

・その他必要なとき．

表18－1　日常における環境衛生に係る学校環境衛生基準

	検査項目		基　準
教室等の環境	(1)	換気	(ア) 外部から教室に入ったとき，不快な刺激や臭気がないこと．
			(イ) 換気が適切に行われていること．
	(2)	温度	18℃以上，28℃以下であることが望ましい．
	(3)	明るさとまぶしさ	(ア) 黒板面や机上等の文字，図形等がよく見える明るさがあること．
			(イ) 黒板面，机上面及びその周辺に見え方を邪魔するまぶしさがないこと．
			(ウ) 黒板面に光るような箇所がないこと．
	(4)	騒音	学習指導のための教師の声等が聞き取りにくいことがないこと．
飲料水等の水質及び施設・設備	(5)	飲料水の水質	(ア) 給水栓水については，遊離残留塩素が0.1mg/L以上保持されていること．ただし，水源が病原生物によって著しく汚染されるおそれのある場合には，遊離残留塩素が0.2mg/L以上保持されていること．
			(イ) 給水栓水については，外観，臭気，味等に異常がないこと．
			(ウ) 冷水器等飲料水を貯留する給水器具から供給されている水についても，給水栓水と同様に管理されていること．
	(6)	雑用水の水質	(ア) 給水栓水については，遊離残留塩素が0.1mg/L以上保持されていること．ただし，水源が病原生物によって著しく汚染されるおそれのある場合には，遊離残留塩素が0.2mg/L以上保持されていること．
			(イ) 給水栓水については，外観，臭気に異常がないこと．
	(7)	飲料水等の施設・設備	(ア) 水飲み，洗口，手洗い場及び足洗い場並びにその周辺は，排水の状況がよく，清潔であり，その設備は破損や故障がないこと．
			(イ) 配管，給水栓，給水ポンプ，貯水槽及び浄化設備等の給水施設・設備並びにその周辺は，清潔であること．
学校の清潔及びネズミ，衛生害虫等	(8)	学校の清潔	(ア) 教室，廊下等の施設及び机，いす，黒板等教室の備品等は，清潔であり，破損がないこと．
			(イ) 運動場，砂場等は，清潔であり，ごみや動物の排泄物等がないこと．
			(ウ) 便所の施設・設備は，清潔であり，破損や故障がないこと．
			(エ) 排水溝及びその周辺は，泥や砂が堆積しておらず，悪臭がないこと．
			(オ) 飼育動物の施設・設備は，清潔であり，破損がないこと．
			(カ) ごみ集積場及びごみ容器等並びにその周辺は，清潔であること．
	(9)	ネズミ，衛生害虫等	校舎，校地内にネズミ，衛生害虫等の生息が見られないこと．
水泳プールの管理	(10)	プール水等	(ア) 水中に危険物や異常なものがないこと．
			(イ) 遊離残留塩素は，プールの使用前及び使用中1時間ごとに1回以上測定し，その濃度は，どの部分でも0.4mg/L以上保持されていること．また，遊離残留塩素は1.0mg/L以下が望ましい．
			(ウ) pH値は，プールの使用前に1回測定し，pH値が基準値程度に保たれていることを確認すること．
			(エ) 透明度に常に留意し，プール水は，水中で3m離れた位置からプールの壁面が明確に見える程度に保たれていること．
	(11)	附属施設・設備等	プールの附属施設・設備，浄化設備及び消毒設備等は，清潔であり，破損や故障がないこと．

［出典　文部科学省『改訂版 学校環境衛生管理マニュアル（平成30年度改訂版）』2020，pp142-143］

表18－2　学校環境衛生活動と養護教諭の役割

学校環境衛生活動	養護教諭の役割
学校環境衛生に関する 情報の収集	児童生徒の実態からの情報
	学校医・学校薬剤師，児童生徒，地域・保護者等からの情報
	校内巡視の結果
	情報の整理・保存・活用
学校環境衛生活動 基本計画・実施計画作成	情報・資料等の提供
	計画作成に協力・参画
日常点検の実施 定期・臨時検査の実施	学校薬剤師等と連携し協力・実施
	児童生徒の日常点検の指導（委員会活動等）
	点検・検査の結果の把握に協力・参画
事後措置	保健的な視点から環境維持改善のための助言と提案
評価	資料等の提供
	評価原案作成への協力

［出典　徳山美智子他編『学校保健安全法に対応した　改訂 学校保健』東山書房，2009，p216（改変)］

4）検査結果，点検結果に関する記録

　定期及び臨時に行う検査の結果に関する記録は，検査の日から5年間保存するものとされている．また，毎授業日に行う点検の結果は記録するように努めるとともに，その記録を点検日から3年間保存するように努めるものとされている．

　　［「学校環境衛生基準（平成21年文部科学省告示第60号）」］

5）評価

　学校の環境衛生活動の実態を総合的に把握し，課題や改善策等を明確にして，次の活動に活かすことが大切である．そのためには，実施計画に基づいて，学校環境衛生活動が組織的に行われているか，環境の維持・改善がなされているか，また教育活動としての成果はどうかなどの観点が重要である．

Ⅲ　学校環境衛生活動における養護教諭の役割

　学校環境衛生活動は，校長の責任のもとに学校医や学校薬剤師を含め全ての教職員によって，組織的に進められる必要がある．その中でも学校薬剤師が中心的な役割を担っているが，養護教諭にとっても，子どもたちの健康の保持増進に大きく関与する学校環境衛生活動は重要な職務の一つである．学校環境衛生活動の様々な段階で積極的に関わっていくことが大切である．また，学校薬剤師，学校医はもちろん，地域の関係機関等と連携を図るコーディネーター的な役割も必要となっている．

引用・参考文献

1）文部科学省：（告示）「学校環境衛生基準」，平成21年（2009）

2）文部科学省：（告示）「学校環境衛生基準の一部改正について」，平成30年（2018）

3）文部科学省：「学校環境衛生管理マニュアル　「学校環境衛生基準」の理論と実践（平成30年度改訂版）」，2020

4）徳山美智子編集代表：『学校保健安全法に対応した　改訂　学校保健　－ヘルスプロモーションの視点と教職員の役割の明確化－』東山書房，2009

5）学校保健・安全実務研究会編：『新訂版　学校保健実務必携（第4次改訂版）』，第一法規，2017

表18-3

日常点検表（例）　令和〇〇年　〇月

検査項目		基　準	1日	2日	3日	4日	5日	・・・・	31日
教室等の環境	換　気	教室に不快な刺激や臭気がないか							
		換気が適切に行われているか							
	温　度	18℃以上28℃以下であるか							
	明るさ・まぶしさ	黒板面・机上等の文字、図形等がよく見える明るさか							
		黒板面、机上面及びその周辺に見え方を邪魔するまぶしさがないか							
		黒板面に光る箇所がないか							
	騒　音	教師の声等が聞き取りにくくないか							
飲料水等の水質及び施設・設備	飲料水の水質	給水栓水は遊離残留塩素が0.1 mg/L（汚染のおそれあるときは0.2 mg/L）以上あるか							
		給水栓水は外観、臭気に異常がないか							
	雑用水の水質	冷水器等飲料水も上記と同様に管理されているか							
		給水栓水は遊離残留塩素が0.1 mg/L（汚染のおそれあるときは0.2 mg/L）以上あるか							
		給水栓水は、外観、臭気に異常がないか							
	施設・設備	水飲み・洗口、手洗い場、足洗い場並びにその周辺は清潔で破損や故障がないか							
		配管、給水栓、給水ポンプ、貯水槽及び浄化設備等の給水施設・設備並びにその周辺は清潔か							
学校の清潔及びネズミ・衛生害虫等	学校の清潔	教室、廊下等の施設及び机、いす、黒板等教室の備品等は清潔で破損や故障がないか							
		運動場・砂場等は清潔、設備は、清潔で破損や故障がないか							
		便所の施設・設備及びその周辺は、泥や砂が堆積しておらず、悪臭はないか							
		排水溝やその周辺は清潔で破損がないか							
		飼育動物の施設　設備は清潔で破損がないか							
		ごみ集積場及びごみ容器等並びにその周辺は清潔か							
	ネズミ・衛生害虫等	校舎・校地内にネズミ、衛生害虫等の生息がないか							

[出典　文部科学省『改訂版 学校環境衛生管理マニュアル（平成30年度改訂版）』2020, p158（一部改変）]

令和5年度（令和4年度実施）養護教諭採用試験問題

1 学校における化学物質による健康障害について，次の各問いに答えなさい．

(1) 次の文章は，「健康的な学習環境を維持管理するために－学校における化学物質による健康障害に関する参考資料－」
（平成24年1月　文部科学省）からの抜粋である．空欄（　①　）～（　⑧　）に当てはまる語句をそれぞれ答えなさ
い．

第1章　「シックハウス症候群」及びいわゆる「化学物質過敏症」について

1　「シックハウス症候群」について

(1)　「シックハウス症候群」の症状

　症状は多彩であり，具体的には，皮膚，（　①　），鼻，咽頭等の粘膜の刺激症状，頭痛，頭重，
（　②　），吐き気，嘔吐，倦怠感，皮膚の発疹等の訴えが比較的多いといわれています．

(2)　「シックハウス症候群」の発生要因

①　化学物質

（中略）

②　化学物質以外の要因

　（　①　），鼻，咽頭の刺激症状や皮膚の発疹等は，温度，（　③　）及び気流等の温熱環境の因子並び
に（　④　），ダニ及び真菌のような生物学的な因子が症状の発症及び増悪要因となることが知られていま
す．（中略）

第2章　「シックハウス症候群」に対する予防対策の考え方

（中略）

4　日常の留意点

（中略）

(2)　施設管理等に関する留意点

（中略）

①　床ワックス

　床のワックスがけは，可能な限り（　⑤　）に行い，新学期までの間に十分な換気を行うことが望まし
く，換気等に留意してください．（中略）

第4章　いわゆる「化学物質過敏症」を有する児童生徒等に対する個別対応の基本的な考え方

（中略）

2　いわゆる「化学物質過敏症」とみられる児童生徒等への対応

（中略）

(1)　症状及び原因関連因子の把握

（中略）

　学校内において児童生徒等が過敏に反応する化学物質を把握するためには，症状が出るまでの当該児童生
等の（　⑥　）や（　⑦　）について養護教諭及び学級担任が経過観察することも有効であると思われます．
その結果を管理職・（　⑧　）・主治医に報告できるように記録を取ることにより以後の対策に役立つと考え
られます．

　いわゆる「化学物質過敏症」は，その症状や原因物質が一人一人異なり，重篤な症状を呈する場合もあるこ
とから，当該児童生徒等の主治医及び（　⑧　）の指導の基に危機管理も含めた個別の健康管理計画を作成す
ることも有効であると考えられます．

---

(2)　「学校環境衛生基準」（令和4年文部科学省告示第60号）に示されている教室等の環境に係る基準について，空欄（　①　）～（　⑧　）に当てはまる数値を下のア～シからそれぞれ1つずつ選び，記号で答えなさい．ただし，同じ記号を2回以上用いてもよい．

検査項目			基準
換気及び保温等	換気		換気の基準として，二酸化炭素は，（　①　）ppm以下であることが望ましい．
	揮発性有機化合物		
		ホルムアルデヒド	（　②　）µg/㎥以下であること．
		トルエン	（　③　）µg/㎥以下であること．
		キシレン	（　④　）µg/㎥以下であること．
		パラジクロロベンゼン	（　⑤　）µg/㎥以下であること．
		エチルベンゼン	（　⑥　）µg/㎥以下であること．
		スチレン	（　⑦　）µg/㎥以下であること．
	ダニ又はダニアレルゲン		（　⑧　）匹/㎥以下又はこれと同等のアレルゲン量以下であること．

ア　50	イ　100	ウ　200	エ　220
オ　240	カ　260	キ　480	ク　500
ケ　870	コ　1500	サ　2400	シ　3800

（京都府）

② 次の「学校環境衛生管理マニュアル」（平成30年度改訂　文部科学省）についての問いに答えよ．

問　次の換気の検査方法等の解説の記述における下線部のうち，適切でないものを①～⑤から選び，番号で答えよ．

（ア）検査回数

　　毎学年 ①2回定期に行うが，どの時期が適切かは地域の特性を考慮した上，学校で計画立案し，実施する．

（イ）検査場所

　　学校の授業中等に， ②各階1以上の教室等を選び，適当な場所1か所以上の ③机上の高さにおいて検査を行う．なお，幼稚園等では，例えば子供たちが床で活動するのであれば，床の上で検査を行うなど，子供たちの活動状況を考慮して検査を行う．

（ウ）検査方法

　　二酸化炭素濃度測定は，授業開始前から授業終了時まで経時的に行うことが望ましいが，測定回数を1回とする場合は，二酸化炭素濃度が ④高くなる授業終了直前に行うこと．

　　二酸化炭素は， ⑤定電位電解法又はこれと同等以上の方法により測定する．

（神戸市）

3 学校環境衛生活動いついて，**問1～問5**に答えなさい.

問1 次は，学校保健安全法の一部である．空欄①～④に当てはまる語句の組合せとして，正しいものを選びなさい.

第五条 学校においては，児童生徒等及び職員の心身の健康の保持増進を図るため，児童生徒等及び職員の健康診断，環境衛生検査，児童生徒等に対する　①　その他保健に関する事項について計画を策定し，これを実施しなければならない.

第六条　②　は，学校における換気，採光，照明，保温，清潔保持その他環境衛生に係る事項について，児童生徒等及び職員の健康を保護する上で維持されることが望ましい基準（以下この条において「学校環境衛生基準」という．）を定めるものとする.

2　③　は，学校環境衛生基準に照らしてその設置する学校の適切な環境の維持に努めなければならない.

3　④　は，学校環境衛生基準に照らし，学校の環境衛生に関し適正を欠く事項があると認めた場合には，遅滞なく，その改善のために必要な措置を講じ，又は当該措置を講ずることができないときは，当該学校の設置者に対し，その旨を申し出るものとする.

	①	②	③	④
ア	指導	市町村の教育委員会	校長	校長
イ	指導	文部科学大臣	学校の設置者	校長
ウ	指導	文部科学大臣	校長	学校薬剤師
エ	管理	市町村の教育委員会	学校の設置者	校長
オ	管理	学校の設置者	校長	学校薬剤師

問2 換気について説明した次の文の空欄①～④に当てはまる語句の組合せとして，正しいものを選びなさい.

小学校3年生40人と教師1人の計41人が在室する容積180㎥の教室において，授業を1時間行った場合に発生した二酸化炭素量は，　①　㎥/時である．なお，小学生（低学年）1人当たりの二酸化炭素呼出量は，0.011㎥/時，大人1人当たりの二酸化炭素呼出量は，0.022㎥/時とする.

この教室において，授業開始時の教室内の二酸化炭素濃度が400ppmの場合，授業開始から1時間経過後の教室内の二酸化炭素濃度を換気の基準である　②　ppm以下に保持するために必要な換気量は，　③　㎥/時であり，換気回数は　④　回/時である.

※換気回数とは，換気の効果を表す数値であり，単位時間当たりに教室等の容積に対し何倍の空気が入れ換わるのかを示す値である．1時間当たりの窓開けの回数を示すものではない.

	①	②	③	④
ア	0.046	2000	420	4.6
イ	0.440	1500	287	3.4
ウ	0.462	1200	330	2.4
エ	0.440	2000	330	3.4
オ	0.462	1500	420	2.4

問3　照度に係る学校環境衛生基準に関する内容として，適当なものの組合せを選びなさい．

① 教室でタブレットを使用する場合，机上の照度は，300〜1000ルクス程度が望ましい．

② テレビやコンピュータ等の画面の垂直面照度は，100〜500ルクス程度が望ましい．

③ 教室の照度は，雨の日でも300ルクス以上必要であり，500ルクス以上であることが望ましい．

④ 保健室の照度は，800ルクス以上であることが望ましい．

ア　①②　　イ　①③　　ウ　②③　　エ　②④　　オ　③④

問4　次は，A小学校の水泳プールに係る学校環境衛生検査の事例である．学校環境衛生基準に照らして，下線部①〜③の正誤の組合せとして，最も適当なものを選びなさい．

A小学校では，水泳プールの日常点検の検査項目である遊離残留塩素については，プールの 使用前及び使用中1時間ごとに1回以上測定し，濃度が，どの部分でも基準を満たしていることを確認している．また，透明度については， 水中で3m離れた位置からプールの壁面が明確に見える程度に保っている．

定期検査の検査項目である大腸菌は， 30日ごとに1回行い，1mL中200コロニー以下に保っている．

	①	②	③
ア	正	正	正
イ	正	正	誤
ウ	誤	正	誤
エ	誤	誤	正
オ	誤	誤	誤

問5　水泳プールに関連する疾病について説明したa〜cの文の正誤の組合せとして，最も適当なものを選びなさい．

a　咽頭結膜熱は，発熱，結膜炎，咽頭炎を主症状とする疾患であり，飛沫感染・接触感染する．塩素消毒が不十分なプールでの目の結膜からの感染もある．

b　アタマジラミ症は，アタマジラミが頭皮に寄生し，頭皮に皮膚炎を起こす疾患である．適切な治療を始めれば，プールに入って構わない．

c　伝染性軟属腫は，黄色ブドウ球菌などを病原体とし，紅斑，水疱，びらんができる疾患であり，プールで直接肌が触れると感染する．

	a	b	c
ア	正	正	正
イ	正	正	誤
ウ	正	誤	正
エ	誤	誤	正
オ	誤	誤	誤

（北海道・札幌市）

303

④　『学校環境衛生管理マニュアル「学校環境衛生基準」の理論と実践［平成30年度改訂版］』（平成30年６月，文部科学省）について，次の問に答えよ．

問　次は，「第１章　５　学校環境衛生活動の内容　(3)」についての学校環境衛生活動の概略を示した図である．下のア～カにあてはまることばをそれぞれ記せ．なお，同じカタカナには同じことばが入るものとする．

図

（山梨県）

第19章 組織活動・関係職員・関係機関

I 学校保健における組織活動

1 学校保健における組織活動の意義

学校保健は，第1章の図1−1に示すように保健教育，保健管理，組織活動で構成される．学校保健組織活動は組織活動に位置づけられ，『学校保健すべてについていろいろな問題を発見し，それらの問題を自分たち自身のものとし，これを主体的に効果的に解決するために，学校及び関連する集団の人的，物的，行財政的な資源を活用して実行していく過程である』と定義されている[1]．つまり，学校における健康に関する課題を研究協議し，健康つくりを推進するための組織である．

中央教育審議会答申（2008（平成20）年）では，メンタルヘルスやアレルギー疾患等の現代的な心身の健康課題，事件・事故・災害等に対する児童生徒の安全に関する課題，基本的な生活習慣の乱れや食に関する課題等の解決に向けた校内外の組織的な活動や連携の必要性が示されている．

学校保健組織活動の意義・目的として次の3点が挙げられる．

1）生涯保健

小・中・高の学校間での健康管理と地域での関係機関との連携協同により，ライフサイクルに沿った健康教育の推進が必要とされる．

2）地域保健と学校保健との連携

児童生徒の健康課題は不登校・心身症・虐待など背景要因が複雑であり，地域保健と学校保健の連携による課題解決が不可欠となっている．

3）開かれた学校保健

家庭や地域への学校保健活動の公開や生活習慣予防や心の健康に関する啓発活動など，学校保健に対する理解や協力を図る取り組みが求められている．

また，近年，地域学校保健委員会やヘルスプロモーティング・スクール／ヘルシースクール等が推進されており，地域社会を巻き込み地域の特性を踏まえた取組みの重要性が指摘されている．その際，教育委員会はもとより母子保健や保健福祉行政などとの組織的な連携が重要となる．

2 学校保健における組織活動の根拠となるもの

学校保健に位置づけられる保健管理及び保健教育を円滑に推進するために組織活動がある．

3 養護教諭に求められる役割

中央教育審議会答申（2008（平成20）年）において，養護教諭は学校保健活動の推進にあたり，中核的な役割を果たしていると示されている．組織活動を効果的に実践していくためには，児童生徒，全教職員，保護者，関係機関，地域社会の人々と協力・連携することが必要となる．養護教諭は，推進役やコーディネート役としての役割を担っている．その役割を十分果たすためには，日頃から企画力・調整能力・実行力・プレゼンテーション能力を養い，専門性を活かしてそれぞれの特性や役割を十分に理解し，人や組織が有機的なつながりを持つよう，調整していく能力が求められている．

II 校務分掌における組織活動の実践

1 「部」・「課」としての組織

学校における教育活動は，学校教育目標の達成を目指して学校長のリーダーシップの下，学校管理・運営に必要な役割を目的によって小集団に編成した校務分掌組織で行っている．学校保健組織活動は，校務分掌の

一部門である保健・安全に関する内容が中心となっている．各学校によって名称が異なる場合があるが，保健部（課），厚生部（課）等がある．養護教諭はその部門に所属し，学校保健推進のための中心的役割を担っている．それぞれの校内組織が緊密な連携を図ることにより，その機能を十分に発揮することができる．改正された学校保健安全法には，学校保健及び学校安全の充実を図ることや学校給食を活用した食に関する指導の充実について示されている．いじめ，不登校等の問題や心身の健康課題が多岐にわたり一人ひとりのニーズも多様化している．さらに，特別な配慮を必要とする児童生徒等の教育的支援も課題である．このような健康課題に効果的に取組むためには組織的な教育活動の推進が必要である．

2 委員会活動としての組織

学校保健に関連する校内委員会の代表的なものとして，学校保健委員会がある．

学校保健委員会は，学校保健における組織活動の中核を担うものである．学校保健安全法等による法の整備や中央教育審議会・保健体育審議会を経て活性化が図られている．近年の学校保健委員会の歴史的経緯と意義について表19−1に示す．

学校保健委員会には，その学校における健康の問題を研究協議し，健康つくりを推進する役割りがある．様々な健康問題に適切に対処するため，家庭，地域社会等の教育力を充実する観点から，学校と家庭，地域社会を結ぶ組織として学校保健委員会を機能させることが求められている．

1）学校保健委員会の組織

学校保健委員会は，学校長・教頭・教諭・保健主事・養護教諭・栄養教諭（学校栄養職員）等の教職員，学校医，学校歯科医，学校薬剤師，保護者代表，児童生徒等の代表，地域の関係機関の代表等で構成されている．養護教諭は，その専門性や保健室の機能を生かした学校保健委員会の企画・運営を行うことが大切である．その際，保健主事と協力・連携し，学校保健委員会の推進に努めなければならない．また，学校保健委員会が円滑に実施できるよう学校内外の関係者の調整を行い連携する重要な役割を担っている．今日では，養護教諭が保健主事を兼ねることが可能となり（学校教育法施行規則第45条の3）養護教諭には企画力・実行力・調整能力が一層求められている．

2）学校保健委員会の組織構成

学校保健委員会は，学校と家庭，地域社会が連携して，児童生徒等の健康問題の解決を推進していくもの

表19 − 1　学校保健委員会の歴史的経緯と意義

西暦 （年号）	根拠となるもの	意　　義
1958 （昭33）	文部省体育局長通達 「学校保健法および同法施令等の施行にともなう実施基準について」	• 学校保健委員会が学校保健計画の立案及び実施に関わる役割の強調 • 組織運営を企画・調整することで学校保健活動の円滑な遂行
1997 （平9）	保健体育審議会答申	• 学校における健康の問題を研究協議し，それを推進するための学校保健委員会の設置の促進 • 地域との連携・協働の推進機関 • 学校保健委員会・地域学校保健委員会の活性化
2008 （平20）	中央教育審議会答申	• 学校保健委員会の構成委員の提示，保健主事が中心となって運営すること • 学校・家庭・地域・関係機関などの連携による学校保健活動の活性化 • 学校保健委員会の位置づけの明確化，設置の推進，質の向上，地域間格差の是正を図ること

［出典：「学校保健─ヘルスプロモーションの視点と教職員の役割の明確化」徳山美智子他，2008（一部改変）「全国養護教諭連絡協議会第14回研究協議会」全国養護教諭連絡協議会，2009］

表 19 - 2　組織構成の視点

視　点	たとえば・・・
目的（何のために）	児童生徒の健康の保持増進を促進するため
問題・課題（何を）	体力低下について（改善と実践）
対策（どのように）	学級活動や体育の授業，学校行事を通して学校全体で取り組む 【体育】体を動かすことの楽しさや意義 【学級活動】クラス内でグループ対抗ドッチボール大会を実施 【学校行事】マラソン大会の開催等

図 19 - 1　学校保健委員会構成例

である．組織づくりのポイントは，それぞれの学校の実態にてらして，どのような健康問題を解決したいのかを明確にし，その上で構成メンバーを考えることが望ましい．（表19-2，図19-1）また，固定的な観念にとらわれず，機能を重視し，問題解決に活用できる組織を目指すことが大切である．

3）学校保健委員会実施にあたっての手順（表19-3）

　学校保健委員会の運営を効果的に進めるためには，学校教育目標達成に寄与すること，学校保健計画，学校安全計画に位置づけられていることを確認し，見通しをもった年間計画を立てて進めることが大切である．

　開催回数は，毎学期1〜2回の開催が望ましいが，感染症の大流行や薬物やいじめなどの問題が発生したときは臨時に開催する必要がある．また，学校保健委員会の成果をあげるためには，PDCA（S）：計画（Plan）・実施（Do）・評価（Check）・改善行動（Action）の一連の流れをふまえた手順で進めることが大切である．（S）は，標準化（Standardization）を意味し，通常のPDCAサイクルの後に標準化を入れることで，一度改善したものが後戻りしないようにすることができる．

表 19 − 3　学校保健委員会実施にあたっての手順

手 順	活 動 事 項	運 営 の ポ イ ン ト
計 画	・学校保健計画，学校安全計画への明確な位置づけ ・組織づくり ・年間計画の作成 ・運営委員会・職員会議への提案 ・関係者との調整	・学校教育目標達成に機能する内容であること． ・昨年度の活動結果から児童生徒等の健康つくりにどんなことが生かされたのかを明確にする． ・今年度のテーマを検討する． ・他の学校行事との関連を考慮して参加しやすい日程を調整する．
準 備	・期日や議題の決定	・昨年の反省に基づき，本校の課題解決の方向を見出せる議題の設定に心がける．
	・関係者への連絡	・学校医・学校歯科医・学校薬剤師にはあらかじめ課題や資料提供を示し，専門的な立場から助言をいただけるように依頼する．
	・開催通知の発送	・事前にテーマや資料を示し各立場からの意見，質問，感想等が発言していただけるように打ち合わせをしておく．
	・運営の役割分担（司会，記録，進行，会場準備，資料作成） ・資料や運営案作成 ・当日の準備	・運営上の役割は校内教職員だけでなく，保護者からも選出する． ・資料は見やすく，具体的で効果的な資料作成を心がける．個人情報保護には慎重に留意する．
実 施	・会場の設営	・参加人数に合った会場設営をする． ・協議しやすいように座席の位置を配慮する． ・会の雰囲気を盛り上げるために花を飾るなど壁面を利用して関係資料を提示する．
	・提案，報告，発表，協議	・短時間に簡潔に提案や報告を行い，資料等を活用する． ・わかりやすく，興味関心をもってもらえるように視聴覚機器を活用する． ・参加者全員の協議ができるよう，配慮する．
事後活動	・記録の整理と報告	・検討事項は早くまとめ，全教職員に報告するとともに保健だよりなどを通して全家庭に知らせる． ・提案された課題の解決策が出されたら，学校として実行可能なことは即時実行する． ・PTA 活動や児童生徒会活動を通して実践する．
	・反省と評価	・反省と評価を実施し，次年度への活動に生かす． ・出席した委員から感想や意見をよせていただく．

［出典：学校保健委員会マニュアル，日本学校保健会，2000　保健主事の手引き〈改訂版〉日本学校保健会，2002（一部加筆）］

4）地域学校保健委員会

　地域学校保健委員会とは，一定地域内の幼稚園や小・中・高校，特別支援学校の各学校保健委員会が連携して，地域の子どもたちの健康問題の解決や健康つくりの推進に関して協議等を行うために設置するものである．（図19−2，図19−3）同校種の学校相互の連携はもとより，異校種間の連携や交流が可能になり，同じ地域に住む園児・児童・生徒一人ひとりに一貫して健康教育が展開でき開かれた学校つくりにも寄与できる．地域学校保健委員会の利点として，その委員会活動が地域内での連携強化や学校医・学校歯科医・学校薬剤師との連携強化が図られ，校内の共通理解や深化・意識向上があげられる．

　一方で，地域学校保健委員会を開催している学校が少ない課題がある．

5）その他の関係する委員会

　学校保健に関連する校内委員会には，学校保健委員会の他に，いじめ・不登校対策委員会，学校安全委員会，食育推進委員会，特別支援教育に関わる校内委員会等が挙げられる．それぞれが受け持つ役割を明確化して共通理解を図り相互に連携していくことが望まれる．

資料19－1　学校保健委員会運営案　例

令和○○年度　学校保健委員会実施要項（案）

○○立○○学校

学校保健委員会とは
　学校保健委員会は，児童生徒たちが生涯を通じて健康で安全な生活を送ることができる力を身に付けるため，学校における主に児童生徒の健康問題を研究協議し，健康づくりを推進するために設置されている組織である．

開催日時：令和　年　月　日（　曜日）　13：30～14：30

開催場所：○○○学校　会議室

参加者　：学校長，副校長，教頭，学年主任，保健主事，生徒課長，養護教諭
　　　　　学校医，学校歯科医，学校薬剤師，PTA役員

議　題：　○　今年度の本校の学校保健概況
　　　　　　　・　身体計測
　　　　　　　・　疾病異常
　　　　　　　・　保健室来室状況
　　　　　　　・　日本スポーツ振興センター利用状況
　　　　　　　・　学校環境衛生検査実施状況
　　　　　　　・　出席停止を伴う学校感染症罹患状況

　　　　　　○　生徒の健康活動
　　　　　　　・　自分の体型についての意識調査（生徒保健委員会）
　　　　　　　・　性教育講演会（1学期・2学期実施）
　　　　　　　・　栄養指導（3年生）

　　　　　　○　校内敷地内禁煙について

　　　　　　○　質疑応答，指導・助言

［西岡かおり］

資料19－2　学校保健委員会依頼文書　例

令和○○年○○月○○日

学校医　殿

○○○立○○○○学校
学校長　　○○○○

学校保健委員会開催のお知らせ

　寒冷の候，先生には益々ご健勝のことと存じます．また，日頃の本校学校保健活動へのご協力，ご支援を賜り御礼申し上げます．
　さて，このたび令和○○年度学校保健委員会を次の通り開催いたしますので，ご出席くださいますよう，お願い申し上げます．

記

1．日　時　　令和○○年○○月○○日（○）　13時30分から14時30分まで

2．場　所　　本校　会議室

3．議　題　　○　今年度の本校の学校保健概況
　　　　　　　○　生徒の健康活動
　　　　　　　○　校内敷地内禁煙について*
　　　　　　　○　質疑応答，指導・助言
　　　　　　　○　その他

＊当該年度に行った保健活動や調査研究等の報告をする

［西岡かおり］

○○地区ブロック
学校保健委員会

A小学校
H小学校
B小学校
G小学校
C小学校
F小学校
D小学校
E小学校

メンバー
・当番校の校長，教頭，養護教諭
　学校三師，PTA代表
・それに各学校代表，区委員

企画・運営
・当番校及び次回当番校の校長
・養護教諭部

◎当番校は8校の持ち回り
◎当番校が会場となり，各校と連絡をとりながら運営

図19－2　地域学校保健委員会の実践例その1　必要感から同種の学校間で組織された
例（東京都○○地区）[地域学校保健委員会のしおり（日本学校保健会）より]

[出典：（公財）日本学校保健会（2000）学校保健委員会マニュアル－共に学び合い，子どもにたくましく生きる力をはぐくむため－，p59]

Ⅲ　児童・生徒保健委員会活動の実際

1　児童・生徒保健委員会とは

　児童生徒による保健に関する活動として，児童・生徒保健委員会の活動がある．これは児童会・生徒会の活動の1つで，教育課程では「特別活動」の中の「児童会活動」「生徒会活動」に位置づけられている．小学校・中学校学習指導要領解説 特別活動編[2) 3)] によると，児童・生徒会活動は，学校生活全般に関する自発的，自治的な集団活動で，卒業後においては，地域社会における自治的な活動につながる活動である．児童・生徒保健委員会は，学校におけるヘルスプロモーションを推進するという役割を担い，異年齢集団の児童生徒が，学級の枠を超え，高学年の児童・生徒がリーダーシップを発揮しながらよりよい学校づくりに参画し，協力して諸問題の解決を行う．

　児童・生徒保健委員会には様々な活動の形があるが，基本的な活動の流れは，「問題の発見確認・課題の設定」「解決に向けての話し合い」「解決方法の決定」「決めたことの実践」「振り返り」「次の課題解決へ」というものである．

　指導にあたっては，以下の点に留意し，年間指導計画（表19－4）を作成し実施する．

○学級や学校の実態や児童生徒の発達の段階を考慮し，児童生徒による自主的，実践的な活動が助長されるようにする．

○各教科，道徳科，外国語活動，総合的な学習の時間などの指導との関連を図る．

○家庭や地域の人々との連携，社会教育施設等の活用などを工夫する．

図19－3　地域学校保健委員会の実践例その2　既存の町学校保健委員会を拡大発展させた例（愛知県○○町）

［出典：（公財）日本学校保健会（2000）学校保健委員会マニュアル－共に学び合い，子どもにたくましく生きる力をはぐくむため－，p60］

年間指導計画に基づき，児童生徒が活動計画を作成し，委員会を運営していく．活動計画には年間や1単位時間，活動内容別などがある．また，活動が一部の児童生徒にとどまることなく1人ひとりの児童生徒が自己の責任や役割を果たし，自己有用感や達成感を味わうことができるようにすることも大切である．

2　児童・生徒保健委員会活動の内容

児童・生徒保健委員会活動の内容例として以下のものが考えられる．各活動内容の具体例については表19－5から9において示す．

1）保健委員会の組織づくりと児童生徒による活動計画の作成，運営

毎月の1時間単位の活動では，主に常時活動（学校の環境衛生や安全確認，健康観察，保健室来室者の補助等）や学校生活より健康課題を発見し，活動目標や活動内容，役割分担など活動計画（表19－5）についての話し合い活動を行う．また，実践に向けた準備や実践後のまとめと評価（表19－6）を行い，次の活動に生かすようにする．なお，計画，実施においては感染症予防に留意する．

表19－4　生徒会活動（保健委員会）の年間指導計画（例）

目標	自主的に健康課題の解決に取り組み，学校全体の健康力を高める．	
時間場所	毎月第3火曜日の6時間目　○○教室	
月	予想される活動内容	
4月	• 自己紹介，役員（委員長・副委員長・書記・記録）の選出 • 活動目標と活動内容（定例活動・常時活動・重点活動）の話し合い • 年間活動計画の立案と役割分担の決定 • 5月の活動計画の立案	
5月	• 4月の常時活動の反省 • 重点活動実施に向けた話し合い • 6月の活動計画の立案	
6月	• 5月の常時活動と歯磨き集会の反省 • 重点活動についての準備，進捗状況の確認 • 7月の活動計画の立案	

［筆者作成］

表19－5　児童保健委員会の活動計画（例）

重点目標	給食後の正しい歯磨きで，むし歯や歯肉の病気を防ぐ．
月	活動内容
4月	• 自己紹介，役員（委員長・副委員長・書記・記録）を決める． • 活動目標と活動内容（常時活動・重点活動），役割分担を決める． • 月別活動内容と重点活動について話し合う．
5月	• 4月の常時活動の反省をする． • 歯磨き集会について話し合う．（内容・プログラム・役割分担・準備等）
6月	• 歯磨き集会の準備と練習をする．（業間休み・昼休み） • 6月○日，体育館で歯磨き集会をする． • 歯磨き集会の反省をする．

［筆者作成］

2）異年齢集団による交流

全校児童が参加する歯磨き集会（表19-7）や健康かるた大会，業間休み等に行うストレッチや目の体操，運動クラブ部員を対象とした熱中症や心肺蘇生法の講習会等を企画し実施する．また，健康に関する紙芝居や絵本の読み聞かせ，保健だよりや壁新聞の作成などを行う．なお，実施においては感染症予防に留意する．

3）関連する学校行事への協力

健康診断の準備や事前指導に関するポスターの作成，運動会・体育大会・校外学習等における救護補助，文化祭でのエイズや性感染症，生活習慣病，がん等の予防（表19-8）喫煙防止等に関する展示や発表，縄跳び・マラソン週間におけるうがい・手洗い等の啓発，防犯教室に関連した安全マップの作成，学校環境衛生検査や就学時健康診断の手伝いなどを行う．なお，実施においては感染症予防に留意する．

4）地域・社会の健康課題を解決するためにボランティア活動などの社会参画

歯と口の健康週間ポスターコンクール等への応募，食育フェスティバルや薬物乱用防止キャンペーン等への参加，自治体主催の健康展での展示や発表，給食センターと連携した廃油石けん作り（表19-9）や地域の幼児や高齢者と交流し健康情報の提供などを行う．

また，学校保健委員会に児童生徒が参加し，保健委員会の活動を発表することもある．さらに，地域学校保健委員会を開催し，他校や地域の人々と交流し，地域の特性を踏まえて健康課題を解決する取り組みを行うことも有効である．なお，実施においては感染症予防に留意する．

表 19 － 6　生徒保健委員会の評価表（例）

保健員会振り返りシート		年　　　組　　　氏名			
自己評価	【到達度】　1 できた　　2 ほぼできた　　3 あまりできなかった　　4 全くできなかった				
学期	目標	自主的に活動できた	協力して活動できた	役割を果たした	感想
1 学期		1　2　3　4	1　2　3　4	1　2　3　4	
2 学期		1　2　3　4	1　2　3　4	1　2　3　4	
3 学期		1　2　3　4	1　2　3　4	1　2　3　4	

［筆者作成］

表 19 － 7　児童保健委員会による「歯磨き集会」（例）

歯磨き集会実施要項

1．目標　むし歯や歯肉の病気について理解し，予防するための正しい歯磨きの技能を身に付ける．

2．日時　2022 年 6 月○日　8 時 30 分から 8 時 50 分　8 時 25 分までに全員入場

3．場所　体育館（誘導は安全委員会児童）

4．プログラム

　　①代表委員会児童による初めの言葉

　　②保健委員会児童による「歯や口の健康大作戦！」

　　　・クイズ・劇・歯の磨き方ワンポイントレッスン

　　③代表委員会児童による今日の集会についての児童・教員へのインタビュー

　　④代表委員会による終わりの言葉

5．準備　業間休み・昼休みを利用

　　・クイズ係　　　クイズの選定とパワーポイントでクイズを作成，発表の練習

　　・劇係　　　　　シナリオの決定と演技の練習，小道具の作成

　　・歯の磨き方係　パワーポイントで歯の磨き方のポイントを作成，発表練習

6．まとめと振り返り

　　振り返りシートに記入し，歯磨き集会実施日の放課後までに担当教員へ提出

　　次回の保健委員会活動時に全体のまとめを行う．

［筆者作成］

表19－8　生徒保健委員会による「文化祭でがん予防に関する取り組み」（例）

文化祭におけるがん予防に関する取り組み実施要項
1．目標　がん予防や早期発見・早期治療のための正しい知識情報を提供し啓発する．
2．日時　2022年11月○日
3．場所　展示（○教室）　発表（多目的ホール）
4．内容　「高校生にとって，がんってなに？」
①展示
•がんについての基礎知識，がん予防クイズ，アンケートやインタビュー結果のまとめを掲示する．
•がん出前授業のDVDを放映する．
②発表　展示内容について発表する．
③啓発　がん啓発リボンとメッセージカードを配布する．
5．準備
•がんについて書籍・インターネットで調べまとめる．
•高校生のがんについての意識調査を行う．
•保健所や専門医，がん患者へのインタビューを行う．
•掲示物や発表用パワーポイント，がん啓発リボン等の作成と発表練習を行う．
•当日の来場者へのアンケート用紙を作成する．
6．まとめと振り返り
•自己評価を振り返りシートに記入し，当日の来場者の感想と合わせてまとめを行う．

［筆者作成］

表19－9　児童保健委員会による「給食センターと連携した廃油石けん作り」（例）

1．目標　廃油から石けんを作ることで食の大切さや環境問題について理解し，好き嫌いなく食べることができる．
2．日時　2022年7月○日　6時間目
3．場所　家庭科室
4．内容
①事前指導　6月○日
•栄養教諭より給食や給食センターで働く人の話を聞く．
②廃油石けん作り（本時）
•給食センターの調理員による指導のもと，廃油石けんを作る．
③事後指導　7月△日
•廃油石けんをラッピングする．給食センターで働く方へ廃油石けんにメッセージを添えて送る．
•朝の会に各教室に廃油石けんを配布し，石けんを活用してもらうとともに，食の大切さや環境問題について話し，好き嫌いなく食べることについて啓発する．
•次回の保健委員会活動時に全体のまとめを行う．
5．準備　業間休み・昼休みを利用
•廃油石けんの作り方について調べ，牛乳パックやラッピング材料を用意する．

［筆者作成］

Ⅳ　関係職員・関係機関

1　学校・家庭・地域社会と児童生徒

児童生徒は，学校，家庭，地域等様々な環境の中で様々な人と関わり生活をしている．したがって，その児童生徒に対し心身両面で支援を行う養護教諭の連携の対象も学校内外を問わず多方面に及んでいる．

近年，都市化・少子高齢化・情報化等による社会環境や生活環境の急激な変化により児童生徒の健康課題は，メンタルヘルスに関わるもの，アレルギー疾患や新型の感染症等新たな課題を含め複雑・多様化している．それらに対応していくためには，個人的な課題として捉えるのではなく，子どもを中心に学校，家庭，地域社会が連携して社会全体で取り組むことが不可欠である（図19-4）．

2008（平成20)年1月中央教育審議会答申「子どもの心身の健康を守り，安全・安心を確保するために学校全体として取組を進めるための方策について」において次のことが述べられている．「子どもの現代的な健康課題の対応に当たり，学級担任等，学校医，学校歯科医，学校薬剤師，スクールカウンセラーなどの学校内における連携，また医療関係者や福祉関係者などの地域の関係機関との連携を推進することが必要となってくる中，養護教諭はコーディネーターの役割を担う必要がある」ここに，養護教諭の果たすべき役割とその重要性が示唆されている．

例えば，健康日本21における「喫煙防止対策」では，学校と保健所や病院等の連携により未成年者の喫煙防止への効果が示されている．また，児童生徒の虐待については，児童相談所，子ども家庭支援センター，健康福祉センター等の行政機関との連携による効果的な対応が期待されている．最近では，それらに加え貧困問題やヤングケアラー等の福祉行政や地域社会と密接に関連する課題も示され，より一層関係職員や関係機関との連携・協働が求められている．

2015（平成27）年12月中央教育審議会は，「チームとしての学校の在り方と今後の改善方策について（答申）」が出された．「チームとしての学校」の在り方の中に，教員と多様な専門性を有する職員がそれぞれの専門性を生かし連携することの必要性と重要性が示された．この答申を受け，2017（平成29）年4月1日に学校教育法施行規則の一部改正が施行され，スクールカウンセラー及びスクールソーシャルワーカーの職務規定が新たに示された．校長のリーダーシップのもと学校

図19-4　児童生徒を支える環境と連携

［筆者作成］

表19-10　養護教諭の連携の対象

学校内	学級担任（HR担任），学年主任（学年担任），教科担任，関係分掌（教育相談・生徒指導等），関係職員（保健主事，栄養教諭，学校栄養職員等），管理職，学校医，学校歯科医，学校薬剤師，スクールカウンセラー，スクールソーシャルワーカー，医療的ケア看護職員，特別支援教育支援員，心の相談員等
学校外	【家庭】保護者 【教育機関】教育相談所（室），教育センター，教育研究所等 【福祉機関】児童相談所，福祉事務所，子ども家庭支援センター，児童福祉施設等 【保健医療機関】医療機関（主治医等），保健所，保健センター，精神保健センター等 【司法矯正機関】青少年センター，青少年補導センター，警察署，少年鑑別所，家庭裁判所等 【その他】医師会，歯科医師会，薬剤師会，地域教育連絡協議会，PTA協議会等

［筆者作成］

内における多様な専門家が，協働し円滑に職務を遂行していくための仕組みや学校組織の在り方を構築することが求められる．チームを構成する1人ひとりが立場や役割を自覚し，当事者意識を持ち様々な課題に取り組むことが不可欠となる（図19-5）．また，2021（令和3）年6月11日に，医療的ケア児及びその家族に対する支援に関する法律が成立し，学校の設置者の責務として学校に在籍する医療的ケア児が保護者の付添いがなくても適切な支援を受けられるよう看護師等の配置が示された．それを受け，2021（令和3）年8月23日には学校教育法施行規則の一部改正が施行され，医療的ケア看護職員（学校教育法施行規則第65条の2）が小学校における職員に関する規定に新たに位置付けられた．（幼稚園，中学校，高等学校，中等教育学校及び特別支援学校にも準用）養護教諭は，医療的ケアを必要とする子どもに関わる医療的ケア看護職員と連携し相互に共通理解を図り対応していくことが望まれる．

このように子ども達の多様な健康課題解決のために養護教諭は，その独自の専門性を効果的に発揮しこれまで以上に様々な立場で関わる教職員の役割や関係機関の機能を十分理解して連携する必要がある．学校は，教育目標の実現のために学校管理・運営のための校務分掌を組織し，多岐にわたる学校教育活動を展開している（図19-6）．また，学校保健安全法第23条により規定されている，学校医，学校歯科医，学校薬剤師は非常勤職員として位置づけられており，養護教諭と学校三師との情報交換，協働がこれまで以上に重要性を増している．養護教諭は，自らの専門性や保健室の機能を最大限に生かし，効果的な連携を図り，必要に応じてコーディネーター的な役割を担い課題解決につなぐことが期待されている．

一方で，様々な学校内外の関係者・関係機関との連携を図っていく際，児童生徒の個人情報やプライバシーの保護等，情報管理については十分な配慮が必要である．

2　連携の取り組みステップ

養護教諭が学校内外の関係者・関係機関と連携を図るためには，図19-7に示したようなステップが考えられる．

これらの実践を円滑に実施するために，養護教諭にはコミュニケーション能力や対人関係能力を磨き教職員，保護者や地域住民，関係機関との良好な人間関係を形成維持することが求められる．自らが中心的な役割を果たし（キーパーソン），連携のネットワークを組織する組織者（オーガナイザー）であり，連絡・調整者（コーディネーター）の役割を持つのである．養護教諭は，これらの役割を認識し遂行していくための資質を身につけることが必要である．

図19-5　「チームとしての学校」のイメージ

[出典：文部科学省，チームとしての学校の在り方と今後の改善方策について（答申）概要[4]]

図19－6　校務分掌組織例

図 19 − 7　連携のステップ例

[筆者作成]

注

1）江口篤寿他：学校保健大辞典，725，ぎょうせい，1996.

2）文部科学省：小学校学習指導要領解説 特別活動編　2017.

3）文部科学省：中学校学習指導要領解説 特別活動編　2017.

4）文部科学省，チームとしての学校の在り方と今後の改善方策について（答申）概要 https://www.mext.go.jp/component/b_menu/shingi/toushin/__icsFiles/afieldfile/2016/01/26/1365657_02.pdf（2022.3.4アクセス）

引用・参考文献

1）中央教育審議会答申：「子どもの心身の健康を守り，安全・安心を確保するために学校全体としての取り組みを進めるための方策について」，2008.

2）（財）日本学校保健会：保健主事のてびき〈改訂版〉，71，ぎょうせい，東京，2002.

3）（財）日本学校保健会：学校保健委員会マニュアル，1，9，10，17，2000.

4）全国養護教諭連絡協議会：全国養護教諭連絡協議会第14回研究協議会，2009.

5）西尾ひとみ：他職種との連携及び組織活動，三木とみ子編集代表：「保健室経営マニュアル−その基本と実際」，ぎょうせい，東京，p 97-99，2008.

6）中央教育審議会：「子どもの心身の健康を守り，安全・安心を確保するために学校社会としての取組を進めるための方策について」（答申）文部科学省　2008.

7）采女智津江編集代表：「新養護概説〈第2版〉」，少年写真新聞社，東京，2007.

8）植田誠治監修：「新版・養護教諭の執務のてびき第7版」，東山書房，京都，2008.

9）文部科学省Webサイト「チームとしての学校の在り方と今後の改善方策について」（答申）
http://www.mext.go.jp/b_menu/shingi/chukyo/chukyo0/toushin/__icsFiles/afieldfile/2016/02/05/1365657_00.pdf（2022.1.25アクセス）

[第19章関連]

令和5年度（令和4年度実施）養護教諭採用試験問題

1　次の文は，「チームとしての学校の在り方と今後の改善方策について」（中央教育審議会答申　平成27年12月）の中で，「教職員の指導体制の充実」として，養護教諭について述べたものである．（　1　）〜（　5　）にあてはまる語句をⅠ群から，（　6　）〜（　8　）にあてはまる語句をⅡ群から一つ選び，番号で答えよ．

（現状）

　養護教諭は，児童生徒等の「養護をつかさどる」教員（学校教育法第37条第12項等）として，児童生徒等の保健及び（　1　）の実態を的確に把握し，心身の健康に問題を持つ児童生徒等の指導に当たるとともに，健康な児童生徒等についても健康の増進に関する指導を行うこととされている．

（中略）

　養護教諭は，学校保健活動の中心となる保健室を運営し，専門家や専門機関との連携の（　2　）的な役割を担っており，例えば，健康診断・健康相談については，学校医や（　3　）と，学校環境衛生に関しては（　4　）との調整も行っているところである．

　さらに，（　5　）の健康問題のうち，食に関する指導に係るものについては，栄養教諭や学校栄養職員と連携をとって，解決に取り組んできているところである．

　このように，養護教諭は，児童生徒等の健康問題について，関係職員の連携体制の中心を担っている．

（成果と課題）

　養護教諭は，学校に置かれる教員として，従来から，児童生徒等の心身の健康について中心的な役割を担ってきた．

　今後は，スクールカウンセラーや（　6　）が配置されている学校において，それらの（　7　）との（　8　）が求められることから，（　8　）のための仕組みやルールづくりを進めることが重要である．

［Ⅰ群］

1　中核	2　基本的生活習慣	3　学校歯科医	4　検査機関
5　心身	6　児童生徒	7　コーディネーター	8　保健主事
9　環境衛生	0　学校薬剤師		

［Ⅱ群］

1　専門スタッフ	2　教育相談担当教員	3　情報交換
4　協働	5　特別支援教育コーディネーター	6　教育相談室
7　スクールソーシャルワーカー	8　医療スタッフ	

（愛知県）

② 次の文は、「学校保健安全法施行規則（昭和三十三年六月十三日文部省令第十八号）」の条文の一部を抜粋したものである。文中の（　）の①～②に当てはまる語句の正しい組み合わせを、下の a ～ e の中からそれぞれ一つ選びなさい。

＜学校保健安全法施行規則＞

第二十四条　学校薬剤師の職務執行の準則は、次の各号に掲げるとおりとする。

一　学校保健計画及び学校安全計画の立案に参与すること。

二　第一条の環境衛生検査に従事すること。

三　学校の環境衛生の（　①　）及び改善に関し、必要な指導及び助言を行うこと。

四　法第八条の健康相談に従事すること。

五　法第九条の保健指導に従事すること。

六　学校において使用する医薬品、（　②　）並びに保健管理に必要な用具及び材料の管理に関し必要な指導及び助言を行い、及びこれらのものについて必要に応じ試験、検査又は鑑定を行うこと。

七　前各号に掲げるもののほか、必要に応じ、学校における保健管理に関する専門的事項に関する技術及び指導に従事すること。

2　学校薬剤師は、前項の職務に従事したときは、その状況の概要を学校薬剤師執務記録簿に記入して校長に提出するものとする。

	a	b	c	d	e
①	維持	維持	処置	工夫	処置
②	毒物、劇物	消毒薬	毒物、劇物	毒物、劇物	消毒薬

（茨城県）

③ 「食に関する指導の手引　第二次改訂版（平成31年３月文部科学省）」について、問いに答えなさい。

問　次の記述は、「第６章　個別的な相談指導の進め方　第２節　学校内の体制及び教職員の役割　２　教職員の役割」の一部である。空欄　1　～　3　に当てはまる最も適切なものを、後の①～⑧のうちから選びなさい。

個別的な相談指導については、学級担任、養護教諭、栄養教諭、保健主事、体育主任（または部活動担当）、スクールカウンセラー、スクールソーシャルワーカー、学校医、保護者等が連携を図り、適切に対応することが大切です。児童生徒の変化や　1　の中に課題が感じられるときには、特に密接に連携の上、指導の必要性や具体的な方策を検討し、速やかに個別的な相談指導を進めていきます。

身体・精神の発達には個人差があり、対象の年齢によって理解力・実践力に違いが見られるほか、家庭環境も異なります。特に学級担任は、児童生徒の生活環境、日常の行動等を知る立場にあるので、教職員の共通理解と協力のもと、日頃から十分な教育的配慮を行うことが大切です。生活習慣の課題については、重点的に養護教諭、栄養教諭との連携を図ることにより、より良い生活習慣が身に付けられるよう導きます。

（略）

表　教職員の役割（例）

養護教諭	・健康診断結果や健康カードから健康問題のある児童生徒の把握 ・成長曲線を活用し，栄養教諭と連携して児童生徒の　2　を評価 ・保健室利用状況から児童生徒の生活習慣や　3　を把握 ・児童生徒の健康問題について学級担任や栄養教諭と情報共有 ・個別相談指導委員会等における報告，提案 ・栄養教諭が行う個別的な相談指導への協力，助言

① 体格　　② 態度　　③ 体調　　④ 発育
⑤ 様子　　⑥ 運動状況　　⑦ 発言　　⑧ 食行動

（神奈川県）

④　次の文章は，「保健主事のための実務ハンドブック」（令和3年3月　公益財団法人日本学校保健会）からの抜粋である．下の各問いに答えなさい．

> 【　X　】は，校長，養護教諭・栄養教諭・学校栄養職員などの教職員，学校医，学校歯科医，学校薬剤師，（　①　），（　②　），地域の保健関係機関の代表などを主な委員とし，保健主事が中心となって，運営することとされている．
> （中略）
> 【　X　】が，学校保健活動の中心として機能するだけでなく，学校，（　③　），地域の関係機関などの連携による効果的な保健活動につながるよう，その活性化を図っていくことが大切です．そのためには，保健主事が人，設備・用具，（　④　），情報などの各要素を調達・活用し，企画力，リーダーシップを発揮することが期待されます．

⑴　空欄【　X　】には，学校における健康に関する課題を研究協議し，健康づくりを推進するための組織が入る．その組織名を答えなさい．

⑵　空欄（　①　）〜（　④　）に当てはまる語句をそれぞれ答えなさい．

（京都府）

令和5年度　採用試験問題

5　次の文は，学校保健安全法施行規則（昭和33.6.13文部省令第18号）の条文である．文中の（　①　）～（　⑤　）に該当する語句の組み合わせを，下のa～eから一つ選びなさい．

第24条　学校薬剤師の職務執行の準則は，次の各号に掲げるとおりとする．

一　学校保健計画及び学校安全計画の立案に（　①　）すること．

二　第1条の（　②　）検査に従事すること．

三　学校の（　②　）の維持及び改善に関し，必要な指導及び助言を行うこと．

四　法第8条の健康相談に従事すること．

五　法第9条の（　③　）に従事すること．

六　学校において使用する医薬品，毒物，劇物並びに（　④　）に必要な用具及び材料の管理に関し必要な指導及び助言を行い，及びこれらのものについて必要に応じ試験，検査又は鑑定を行うこと．

七　前各号に掲げるもののほか，必要に応じ，学校における（　④　）に関する専門的事項に関する技術及び指導に従事すること．

2　学校薬剤師は，前項の職務に従事したときは，その状況の概要を学校薬剤師執務記録簿に記入して（　⑤　）に提出するものとする．

	①	②	③	④	⑤
a	参与	環境衛生	保健指導	保健管理	校長
b	協力	環境衛生	指導助言	保健教育	学校の設置者
c	協力	衛生管理	指導助言	保健管理	学校の設置者
d	参与	衛生管理	保健指導	保健教育	校長
e	参与	衛生管理	保健指導	保健管理	学校の設置者

（高知県）

6　次の文は，保健主事の職務に関する法規及び記述である．文中の下線部のうち，適切でないものをそれぞれ①～⑤から選び，番号で答えよ．

(1)　学校教育法施行規則　第45条

小学校においては，保健主事を置くものとする．

2　前項の規定にかかわらず，第4項に規定する保健主事の担当する校務を整理する 主幹教諭を置くときその他 特別の事情のあるときは，保健主事を置かないことができる．
①　　　　　　　　　　　　　　②

3　保健主事は，学校医，教諭又は 養護教諭をもって，これに充てる．
　　　　　　③　　　　　　④

4　保健主事は，校長の監督を受け，小学校における保健に関する事項の管理に当たる．
　　　　　　⑤

(2)　「保健主事のための実務ハンドブック－令和2年度改訂－」（令和3年3月　公益財団法人日本学校保健会）

保健主事に求められる 心のケアには，学校保健活動全体を視野に入れ，教職員， スクールカウンセラーなどの専門スタッフ， 地域の関係機関等に効果的に働きかけることがあります．こうした働きかけは，学校保健活動の計画づくり・運営と，これらに必要な 連絡・調整としておこなわれます．
①　　　　　　　　　　　　　　　　　　　　　②　　　　　　　　　　③　　　　　　　　　　　　　④　　　　　　　　　　⑤

（神戸市）

322

7　次の各文は，学校保健安全法及び施行規則の内容について述べたものである．適当なものを次の①～⑤のうちから三つ選び
　　なさい．

①　校長は，学校内において，感染症にかかつており，又はかかつている疑いがある児童生徒等を発見した場合において，
　必要と認めるときは，学校医に診断させ，法第十九条の規定による出席停止の指示をするほか，消毒その他適当な処置を
　するものとする．

②　法第十三条の健康診断を的確かつ円滑に実施するため，当該健康診断を行うに当たつては，小学校，中学校においては
　全学年において，幼稚園，高等学校，高等専門学校及び大学においては必要と認めるときに，あらかじめ児童生徒等の発
　育，健康状態等に関する調査を行うものとする．

③　学校には，健康診断，健康相談，保健指導，救急処置その他の保健に関する措置を行うため，保健室を設けるものとす
　る．

④　校長は，感染症の予防上必要があるときは，臨時に，学校の全部又は一部の休業を行うことができる．

⑤　児童生徒等の健康診断票は，五年間保存しなければならない．ただし，第二項の規定により送付を受けた児童又は生徒
　の健康診断票は，当該健康診断票に係る児童又は生徒が進学前の学校を卒業した日から五年間とする．

（千葉県・千葉市）

第20章　特別支援教育における養護活動

Ⅰ　特別支援教育とは

1　特別支援教育の定義

> 特別支援教育とは，障害のある幼児児童生徒の自立や社会参加に向けた主体的な取組を支援するという視点に立ち，幼児児童生徒一人一人の教育的ニーズを把握し，その持てる力を高め，生活や学習上の困難を改善又は克服するため，適切な指導及び必要な支援を行うものである（文部科学省）．

　障害のある児童生徒等（本章では，制度上幼児を含める箇所は「児童生徒等」と表記する．）の障害の重度・重複化や多様化に伴い，1人ひとりの教育的ニーズに応じた適切な教育の実施や，学校と福祉，医療，労働等の関係機関との連携がこれまで以上に求められるようになったことから，2007（平成19）年に学校教育法が一部改正され，それまでの「特殊教育」から「特別支援教育」への転換が図られた．

　この制度改正により，障害のある児童生徒等1人ひとりのニーズに柔軟に対応するための適切な指導，支援及び教育の一層の充実が，すべての学校において求められている．

2　特別支援教育の理念と動向

　障害者の権利に関する条約は2006（平成18）年に国連総会で採択され，日本は2014（平成26）年1月に批准した．「第24条　教育」によると，「インクルーシブ教育システム」（inclusive education system：包容する教育制度）とは，人間の多様性の尊重等の強化や，障害者が精神的および身体的な能力等を可能な最大限度まで発達させること，さらには，自由な社会に効果的に参加することを可能とするといった目的の下，障害のある者と障害のない者が共に学ぶ仕組みであり，障害のある者

が「general education system」（教育制度一般）から排除されないこと，自己の生活する地域において初等中等教育の機会が与えられること，個人に必要な「合理的配慮」が提供される等が必要であるとされている．

　このインクルーシブ教育システムの理念に基づき，特別支援教育は，障害のある児童生徒等への教育にとどまらず，障害の有無やその他の個々の違いを認識しつつ，様々な人々が生き生きと活躍できる「共生社会」の形成の基礎となるものとして着実に推進される必要がある．

> 合理的配慮とは，「障害者が他の者と平等にすべての人権及び基本的自由を享有し，又は行使することを確保するための必要かつ適当な変更及び調整であって，特定の場合において必要とされるものであり，かつ，均衡を失した又は過度の負担を課さないものをいう．」と定義されている．
> （障害者の権利に関する条約「第二条　定義」）

3　特別支援教育の現状

1）特別支援教育の場と対象児童生徒数

　特別支援教育においては，障害のある児童生徒等の自立と社会参加を見据え，1人ひとりの教育的ニーズに最も的確にこたえる指導を提供できるよう，小・中学校における通常の学級，通級による指導，特別支援学級，特別支援学校といった，連続性のある「多様な学びの場」の整備が行われている（表20−1）．少子化が進み，直近10年間で義務教育段階の児童生徒数は1割減少している一方で，医療の進歩，障害の重度・重複化などの背景により特別支援教育を受けている児童生徒数はほぼ倍増し，2019（令和1）年5月1日現在では，全児童生徒の5.6％が特別支援教育を受けていることが報告されている（図20−1）．

表 20 － 1　特別支援教育の場と法的根拠

特別支援学校	**学校教育法　第 72 条**　特別支援学校は，視覚障害者，聴覚障害者，知的障害者，肢体不自由者又は病弱者（身体虚弱者を含む．以下同じ．）に対して，幼稚園，小学校，中学校又は高等学校に準ずる教育を施すとともに，障害による学習上又は生活上の困難を克服し自立を図るために必要な知識技能を授けることを目的とする．
	学校教育法　第 80 条　都道府県は，その区域内にある学齢児童及び学齢生徒のうち，視覚障害者，聴覚障害者，知的障害者，肢体不自由者又は病弱者で，その障害が第七十五条の政令で定める程度のものを就学させるに必要な特別支援学校を設置しなければならない．
特別支援学級	**学校教育法　第 81 条 2** 　小学校，中学校，義務教育学校，高等学校及び中等教育学校には，次の各号のいずれかに該当する児童及び生徒のために，特別支援学級を置くことができる． 　一　知的障害者 　二　肢体不自由者 　三　身体虚弱者 　四　弱視者 　五　難聴者 　六　その他障害のある者で，特別支援学級において教育を行うことが適当なもの
	学校教育法施行規則　第 137 条 　特別支援学級は，特別の事情のある場合を除いては，学校教育法第 81 条第 2 項各号に掲げる区分に従つて置くものとする．
	学校教育法施行規則　第 138 条 　小学校若しくは中学校又は中等教育学校の前期課程における特別支援学級に係る教育課程については，特に必要がある場合は，第 50 第 1 項，第 51 条及び第 52 条の規定並びに第 72 条から第 74 条までの規定にかかわらず，特別の教育課程によることができる．
通級による指導	**学校教育法施行規則　第 140 条** 　小学校若しくは中学校又は中等教育学校の前期課程において，次の各号のいずれかに該当する児童又は生徒（特別支援学級の児童及び生徒を除く．）のうち当該障害に応じた特別の指導を行う必要があるものを教育する場合には，文部科学大臣が別に定めるところにより，第 50 条第 1 項，第 51 条及び第 52 条の規定並びに第 72 条から第 74 条までの規定にかかわらず，特別の教育課程によることができる． 　一　言語障害者 　二　自閉症者 　三　情緒障害者 　四　弱視者 　五　難聴者 　六　学習障害者 　七　注意欠陥多動性障害者 　八　その他障害のある者で，この条の規定により特別の教育課程による教育を行うことが適当なもの
	学校教育法施行規則　第 141 条 　前条の規定により特別の教育課程による場合においては，校長は，児童又は生徒が，当該小学校，中学校又は中等教育学校の設置者の定めるところにより他の小学校，中学校，中等教育学校の前期課程又は特別支援学校の小学部若しくは中学部において受けた授業を，当該小学校若しくは中学校又は中等教育学校の前期課程において受けた当該特別の教育課程に係る授業とみなすことができる．

〔学校教育法をもとに作成〕

特別支援学校等の児童生徒の増加の状況(H23→R3)

○直近10年間で義務教育段階の児童生徒数は1割減少する一方で，特別支援教育を受ける児童生徒数はほぼ倍僧．
○特に特別支援学級(2.1倍)，通級による指導(2.0倍)の増加が顕著．

図20－1　特別支援学校等の児童生徒の増加の状況

[出典：文部科学省（2021）特別支援教育の充実について，p 5 [1)]]

(1)　特別支援学校

　2007（平成19）年の学校教育法改正により，それまでの盲学校や聾学校，養護学校（一部の学校を除く）は，特別支援学校として一本化された．特別支援学校では，視覚障害，聴覚障害，知的障害，肢体不自由，病弱・身体虚弱者といった障害の程度が比較的重い児童生徒等が在籍している（表20－2）．幼稚部，小学部，中学部，高等部が設置され，幼稚園から高等学校に相当する年齢段階の教育が行われている．在籍する児童生徒等は，障害の状態に配慮した施設環境の中で，少人数の学級編成による指導を受ける．

　また，特別支援学校では小・中学校等に準ずる教育とともに，障害の状態などに応じて，教科等を合わせた指導を行うなど弾力的な教育課程を編成することができる．さらに，障害による学習上または生活上の困難を改善・克服するための「自立活動」という領域が設けられている．

(2)　特別支援学級

　特別支援学級は，小・中学校に障害の種別ごとに置かれ，1学級8人を上限とした少人数制の学級である．知的障害，肢体不自由，身体虚弱，弱視，難聴，その他障害のある者で特別支援学級にて教育を行うことが適当な児童生徒を対象としている（表20－2）．

(3)　通級による指導

　通級による指導は，学校教育法施行規則第140条および第141条に基づき，小学校，中学校，義務教育学校，高等学校又は中等教育学校で行われる教育課程に加え，またその一部に替えて特別の教育課程を編成することができる（表20－2）．通常の学級に在籍する児童生徒は，大部分の授業は通常の学級で行いつつ，一部

表 20 − 2　特別支援学校・特別支援学級・通級による指導の対象となる障害種と程度

		特別支援学校	特別支援学級	通級による指導
根拠法など	設置基準	学校教育法第 80 条	学校教育法 81 条	学校教育法施行規則 140 条
	障害種別と程度	学校教育法施行令 22 条の 3	・「通級による指導の対象とすることが手均等な自閉症者，情緒障害者，学習障害者又は注意欠陥多動性障害者に該当する児童生徒について」（通知）17 文科初第 1178 号，2006（平成 18）年 3 月 31 日 ・「障害のある児童生徒などに対する早期からの一貫した支援について」（通知）25 文科初第 756 号，2013（平成 25）年 10 月 4 日	
障害種	視覚障害者	両眼の視力がおおむね 0.3 未満のもの，または視力以外の視機能障害が高度のもののうち，拡大鏡などの使用によっても通常の文字，図形などの視覚による認識が不可能または著しく困難な程度のもの	【弱視者】拡大鏡などの使用によっても通常の文字，図形などの視覚による認識が困難な程度のもの	【弱視者】拡大鏡などの使用によっても通常の文字，図形などの視覚による認識が困難な程度のもので，通常の学級での学習におおむね参加でき，一部特別な指導を必要とする程度のもの
	聴覚障害者	両耳の聴力レベルがおおむね 60 デシベル以上のもののうち，補聴器などの使用によつても通常の話声を解することが不可能または著しく困難な程度のもの	【難聴者】補聴器などの使用によっても通常の話声を解することが困難な程度のもの	【難聴者】補聴器などの使用によっても通常の話声を解することが困難な程度のもので，通常の学級での学習におおむね参加でき，一部特別な指導を必要とする程度のもの
	知的障害者	一．知的発達の遅滞があり，他人との意思疎通が困難で日常生活を営むのに頻繁に援助をする程度のもの 二．知的発達の遅滞の程度が前号に掲げる程度に達しないもののうち，社会生活への適応が著しく困難なもの	知的発達の遅滞があり，他人との意思疎通に軽度の困難があり日常生活を営むのに一部援助が必要で，社会生活への適応が困難である程度のもの	
	肢体不自由者	一．肢体不自由の状態が補装具の使用によつても歩行，筆記など日常生活における基本的な動作が不可能または困難な程度のもの 二．肢体不自由の状態が前号に掲げる程度に達しないもののうち，常時の医学的観察指導を必要とする程度のもの	補装具によっても歩行や筆記など日常生活における基本的な動作に軽度の困難がある程度のもの	肢体不自由の程度が，通常の学級での学習におおむね参加でき，一部特別な指導を必要とする程度のもの
	病弱者	一．慢性の呼吸器疾患，腎臓疾患および神経疾患，悪性新生物その他の疾患の状態が継続して医療または生活規制を必要とする程度のもの 二．身体虚弱の状態が継続して生活規制を必要とする程度のもの	一．慢性の呼吸器疾患，その他疾患の状態が持続的にまたは間欠的に医療または生活の管理を必要とする程度のもの 二．身体虚弱の状態が持続的に生活の管理を必要とする程度のもの	病弱または身体虚弱の程度が，通常の学級での学習におおむね参加でき，一部特別な指導を必要とする程度のもの
	言語障害者		口蓋裂，構音器官のまひなど器質的または機能的な構音障害のあるもの，吃音など話し言葉におけるリズムの障害のあるもの，話す，聞く等言語機能の基礎的事項に発達の遅れがある者，その他これに準じるもの（これらの障害が主として他の障害に起因するものではない者に限る）で，その程度が著しいもの	口蓋裂，構音器官のまひなど器質的または機能的な構音障害のあるもの，吃音など話し言葉におけるリズムの障害のあるもの，話す，聞く等言語機能の基礎的事項に発達の遅れがある者，その他これに準じるもの（これらの障害が主として他の障害に起因するものではない者に限る）で，通常の学級での学習におおむね参加でき，一部特別な指導を必要とする程度のもの
	自閉症者		一．自閉症又はそれに類するもので，他人との意思疎通および対人関係の形成が困難である程度のもの 二．主として心理的な要因による選択性かん黙などがあるもので，社会生活への適応が困難である程度のもの	自閉症又はそれに類するもので，通常の学級での学習におおむね参加でき，一部特別な指導を必要とする程度のもの
	情緒障害者			主として心理的な要因による選択性かん黙などがあるもので，通常の学級での学習におおむね参加でき，一部特別な指導を必要とする程度のもの
	学習障害者			全般的な知的発達に遅れはないが，聞く，話す，読む，書く，計算するまたは推論する能力のうち特定のものの習得と使用に著しい困難を示すもので，一部特別な指導を必要とする程度のもの
	注意欠陥多動性障害者			年齢または発達に不釣り合いな注意力，または衝動性，多動性が認められ，社会的な活動や学業の機能に支障をきたすもので，一部特別な指導を必要とする程度のもの

［出典：和田慎也（2019）特別支援教育の推進　特別な支援を必要とする児童・生徒の就学とその支援，公衆衛生，Vol83（6），466-473（一部改変）］

の時間で障害に応じた特別の指導を受けるため「通級指導学級」や「通級指導教室」といった特別の場に通級する形態である．在籍校に通級による指導を行う学級がない場合には，他校に設置された通級指導学級に通うこともある．

2）特別支援教育の対象となる障害の程度

特別支援教育の対象となる障害種と程度は学校教育法施行令第22条の3や，文部科学省の通知によって示されている（表20−2）．これまでの特殊教育（盲・聾・養護学校，特殊学級，通級による指導）の対象となっていた児童生徒等に加え，知的な遅れのない発達障害も含め特別な支援を必要とする児童生徒等が対象となる．特別支援教育の対象となる児童生徒等がどこでどのように学ぶかについては，1人ひとりの教育的ニーズ，学校や地域の状況，保護者や専門家の意見などを総合的に勘案し，個別に判断・決定される．

2013（平成25）年9月に学校教育法施行令が一部改正され，児童生徒等の就学先は，保護者の意見を尊重しながら，特別支援学校，小・中学校のいずれかを選択できる制度となっている．そのため，表21−2の障害に該当する場合であっても，通常の学級に就学する場合もある．

4　発達障害について

1）発達障害とは

アメリカ精神医学会の診断基準DSM−5（2013年）において，発達障害（Developmental Disorder）は神経発達症群／神経発達症候群（Neurodevelopmental disorders）に改訂された．この改訂では，それまでのDSM−Ⅳの診断基準であった「広汎性発達障害」，「自閉症障害」，「アスペルガー障害」などの下位診断がなくなり，これらは全て「自閉スペクトラム症／自閉症スペクトラム障害」として統合された．

日本においては，2004（平成16）年に制定された発達障害者支援法（平成16年法律第167号）が2016（平成28）年に一部改訂され，発達障害の定義は第2条に以下のように示されている．

第2条（定義）発達障害者とは，発達障害（自閉症，アスペルガー症候群その他の広汎性発達障害，学習障害，注意欠陥多動性障害などの脳機能の障害で，通常低年齢で発現する障害）がある者であって，発達障害及び社会的障壁により日常生活または社会生活に制限を受けるもの
※社会的障壁：発達障害がある者にとって日常生活・社会生活を営む上で障壁となるような社会における事物，制度，慣行，観念その他一切のもの

2022（令和4）年に教員を対象に実施した文部科学省の調査によると，通常の学級に在籍する発達障害の可能性のある児童生徒は，8.8％に上っている．学校においては，発達障害のある児童生徒等がその年齢・能力に応じ，かつその特性を踏まえた十分な教育を受けられるよう配慮することや，個別の教育支援計画・個別の指導計画の作成の推進，いじめの防止等のための対策の推進などが求められている．

2）発達障害の種類と特性

(1)　自閉スペクトラム症／自閉症スペクトラム障害（ASD）

DSM−5では，自閉症やアスペルガー障害などが，自閉スペクトラム症として統合され，自閉症を中心にその特徴を軽度から重度まで連続的に捉えられている．診断基準は，①社会コミュニケーション，②限定された反復的な行動（こだわり）の2領域にまとめられている．また新しい診断基準として，こだわりの領域に感覚刺激に対する過敏／鈍麻の項目が追加され，各領域の重症度により診断される．コミュニケーションの障害では，会話の流れや文脈から理解・判断することが困難で，言葉の意味だけを理解してしまうことや，相手の表情や感情をくみ取ることが不得意で，周りから空気が読めないと思われることがある．また，こだわりの面では，興味や関心のあることには過度に熱中し，自分のルールや方法に固執することなどが見られる．

(2)　注意欠陥多動症／注意欠陥多動性障害（ADHD）

注意力の欠如および／または多動性，衝動性によって特徴づけられ，学童期以前に発症する行動障害のひ

とつである．不注意症状には，課題や活動を順序立てることが困難であること，外部からの刺激によって容易に注意をそらされること，注意が持続できないことなどが含まれる．多動・衝動性症状には落ち着きがない，じっとできない，順番を待つことが困難であるなどの症状が含まれる．これらの症状により社会生活に困難が見られ，2つの場面で6か月以上続くと臨床的に診断される．ASDとの併存例もみられる．

(3) 限局性学習症／限局性学習障害（LD）

全般的な知的発達に遅れは見られないものの，読みや書き，計算といった特定の領域で困難を抱える特異的な発達障害の1つである．①不正確で，遅くかつ／または努力を要する読字，②文書の意味理解の困難，③綴りの困難，④書字表出の困難，⑤数字概念の習得の困難，⑥数学的推理の困難のうち，少なくとも1つが6か月以上みられる場合に臨床的に診断される．LDの場合においても，ASDやADHDとの併存例がみられる．

5　医療的ケアについて

1）医療的ケアとは

「医療的ケア」とは，2021（令和3）年6月に成立した「医療的ケア児およびその家族に対する支援に関する法律」の中で，「人工呼吸器による呼吸管理，喀痰吸引その他の医療行為をいう」と定義されている．また，

一般的に，医療的ケアとは，病院などの医療機関以外の場所（学校や自宅など）で日常的に継続して行われる，喀痰吸引や経管栄養，気管切開部の衛生管理，導尿，インスリン注射などの医行為を指し，病気治療のための入院や通院で行われる医行為は含まれないものとされている．

2）学校における医療的ケアの現状

近年，医学の進歩や在宅医療の普及に伴い，人工呼吸器や胃ろう等を使用し，喀痰吸引や経管栄養等の医療的ケアが日常的に必要な児童生徒等（以下，「医療的ケア児」とする）が増加する中，各自治体においては，特別支援学校等に看護師等を配置するなどの整備がなされてきた．特別支援学校において日常的に医療的ケアが必要な児童生徒等は，2021（令和3）年度には8,485名（全在籍者数の6.0％）に上り，特別支援学校以外の小中学校等に在籍する医療的ケア児も年々増加している．学校における医療的ケアは，経管栄養や痰の吸引などの日常生活に必要とされる医療的な生活援助行為を指すが，人工呼吸器の管理等の特定行為以外の医療的ケアを必要とする医療的ケア児が通常学校に通学するようにもなってきており，医療的ケアの内容もより多様化・複雑化している．このような中で，文部科学省は「学校における医療的ケアの今後の対応について（平成31年3月20日付け30文科初第1769号初等中等教育局

図20−2　医行為と学校における医療的ケアの範囲

［出典：厚生労働省（2019）学校における医療的ケアの実施に関する検討会議「最終まとめ」概要，
学校における医療的ケアの実施に関する検討会議，p1 [2]］

長通知）」の中で，喀痰吸引や経管栄養以外の医療的ケアを含め，小学校等を含む全ての学校における医療的ケアの基本的な考え方や医療的ケアを実施する際の留意点等について各教育委員会等に示し，実施体制の整備を促すとともに，学校への看護師等の配置に係る経費の一部を補助するなどの対策を実施してきた．2021（令和３）年６月に「医療的ケア児及びその家族に対する支援に関する法律」が成立し，国及び地方公共団体等は，医療的ケア児に対する教育体制の拡充等を図ることが求められている．さらに，2021（令和３）年８月には，学校教育法施行規則の一部が改正され，医療的ケア看護職員が位置づけられた．

3）学校における医療的ケアの実施者

「医師の医学的判断および技術をもってするのでなければ人体に危害を及ぼし，または危害を及ぼす恐れの

ある行為」を「医行為」という．学校現場においては，医師はもちろん，看護師，保健師や助産師（以下，看護師等）は医師の指示の下で，医療的ケアを実施することができる「医療的ケア看護職員」として学校教育法施行規則の中に規定された．

また，医行為は，本来，医師免許や看護師等の免許を持たないものが反復継続して行うことはできないが，社会福祉士および介護福祉士法の一部改正により，2012（平成24）年４月から，教員が一定の研修を受け認定された行為（認定特定行為）については，一定の条件下で合法的に実施できるよう制度化された（図20－2）．そのため，学校現場では，特定の研修を受け都道府県知事に「特定行為業務従事者」として認定された教員に限り，一定の条件下で特定の医行為５項目（図20－3）は実施できることとなっている．教員等が含まれる認定特定行為業務従事者の研修内容は，基本研修（講義8

喀痰吸引（たんの吸引）
筋力の低下などにより，たんの排出が自力では困難な者などに対して，吸引器によるたんの吸引を行う．

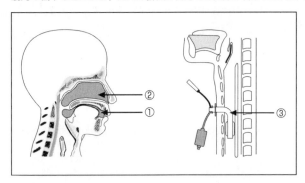

〈行為にあたっての留意点〉
①口腔内　②鼻腔内　③気管カニューレ内

・教員等によるたんの吸引は，咽頭の手前までを限度とする．
・教員等によるたんの吸引は，気管カニューレ内に限る．カニューレより奥の吸引は気管粘膜の損傷・出血などの危険性がある．

経管栄養
摂食・嚥下の機能に障害があり，口から食事を摂ることができない，または十分な量をとれない場合などに胃や腸までチューブを通し，流動食や栄養剤などを注入する．

〈行為にあたっての留意点〉
④胃ろうまたは腸ろう　⑤経鼻経管栄養

・胃ろう・腸ろうの状態に問題がないことおよび鼻からの経管栄養のチューブが正確に胃の中に挿入されていることの確認は，看護師等が行う．

図20－3　認定特定行為業務従事者が行える５つの特定行為

[留意点は，社会福祉士及び介護福祉士法の一部を改正する法律の施行についてより抜粋]

[出典：文部科学省初等中等教育局特別支援教育課：学校における医療的ケアの必要な児童生徒等への対応について[3]]

時間と演習１時間），実地研修（対象者のいる現場における研修）である．

Ⅱ　特別支援教育における養護教諭の役割

1　特別支援教育を行うための体制整備と取り組み

障害の重度・重複化に伴い，学校においては１人ひとりの健康状態に応じた配慮が求められている．中央教育審議会答申（平成20年）では，多様な健康課題への組織的対応として，養護教諭を中心に，関係教職員が健康相談や保健指導，健康観察等に積極的に参画することが提言されている．養護教諭は，特別な支援が必要な児童生徒等の存在に気づきやすい立場にある．保健管理・安全管理・生活管理の面から１人ひとりの状況を的確に把握するとともに，成長・発達段階にある児童生徒等が安全な学校生活を送ることができるよう，特別支援コーディネーターと連携してリーダーシップをとり，学校全体で特別支援教育に取り組むための体制整備をしていく必要がある．

学校においては，特別な支援が必要な児童生徒への早期支援を進めるための調整や介入，緊急時の迅速な対応やそのための校内体制整備が不可欠である．そのため，養護教諭は，日頃から支援が必要な児童生徒等の健康観察はもとより，その家庭，学校医等の学校関係者，福祉関係機関の関係外部機関等と連携を図るとともに，教職員の共通理解を進めていくことが必要である．さらに，その時々の児童生徒等の困り感への対応から卒業後を見据えた長期的な対応まで，広い視野を持ち支援を進めていく必要がある．

2　発達障害のある児童生徒等に対する養護教諭の役割

養護教諭は，全児童生徒等を対象としていることから，健康情報を把握できる立場にある．そのため，直接的な支援のみならず，関係諸機関と連携する際のコーディネーター役割を担っている．発達障害のある児童生徒等は，一般的に日常生活の中で対人関係やコミュニ

ケーションの部分で困難を抱えることが多い．１人ひとりの障害の程度や特性をよく理解し，本人や家族・教職員で共通理解を図ることが大切である．校内における生活環境や学習環境などの調整を行う場合や，保護者に助言・支援方法や支援内容を提案する場合には，専門的な視点から科学的根拠に基づいた提案が求められる．その児童生徒等に合った学校生活環境を工夫・調整することで，児童生徒等が本来持っている力を発揮できることもある．一方で，特性にそぐわない環境下での成長発達は，自己肯定感を低め，非行や問題行動など外在化する問題や，引きこもり，不登校などといった内在化する問題につながるおそれもある．そのため，養護教諭は，専門的な立場から児童生徒等を取り巻く環境を見直し，関係諸機関と連携・調整を図ることが必要である．

さらに，保健室は，発達障害のある児童生徒等の学校生活の問題や困りごとに関する情報を把握しやすい場所である．癇癪やパニックを起こしてしまった場合のタイムアウト（別の場所に移す）として保健室を使用することや，問題行動と向き合っていくための健康相談を行う場所でもある．養護教諭は，担任やスクールカウンセラーと連携を図りながら，保健室において実践可能なソーシャルスキルトレーニングを行っていくことも必要である．

3　医療的ケアにおける養護教諭の役割

医療的ケア児に対して，学校，保護者，関係機関が連携して一貫した支援を行っていくためには，医療的ケア児１人ひとりの障害やケア内容についての情報共有が必要不可欠である．養護教諭は，問題解決を組織的に進めるコーディネーター的役割を担い，校内体制を整備していくことが必要である．2019（平成31）年２月，文部科学省は「学校における医療的ケアの実施に関する検討会議」において，医療的ケアに関する基本的な考え方や災害時の対応等を検討している．その中で，医療的ケア児の状態に応じて看護師等を配置することや，看護師等を中心に教員等が連携協力して特定行為にあたることを基本的な考え方として示している．養護教諭は，直接的な医療的ケアの実施者ではないものの，

健康観察，健康診断などの健康管理を通して，医療的ケア児の発育・発達，健康に関する情報を把握できる立場にある．養護教諭の主な役割としては，医療的ケアに関わる全体管理（関係する物品や必要書類の作成及び管理，教職員のための研修体制の整備）や，医療的ケア児の情報提供（医療機関等との連絡調整，学校看護師や教員，保護者への情報提供），緊急時の対応などが挙げられる．さらに，養護教諭は教育職であることから，教育的な医療的ケアとその環境整備について考えることができる．学校における医療的ケアは，医療的ケア児が自己の健康を理解し，積極的にケアを受けようとする意欲を向上させ，自己管理能力を高めるなどの教育的効果も考えられる．そのため，保健室の機能を十分に生かし，保健指導の機会などを通じて医療的ケア児の自立心の育成を図ることも重要な役割である．

Ⅲ　特別支援学校における養護活動

中央教育審議会答申（H20.1）において，養護教諭の新たな役割として「…また，メンタルヘルスやアレルギー疾患などの子どもの現代的な健康課題の多様化により，医療機関などとの連携や特別な配慮を必要とする子どもが多くなっているとともに，特別支援教育において期待される役割も増してきている．…」と示されているが，特別支援学校には，医療的ケアを必要とする児童生徒を含め様々な疾病や障害がある児童生徒が在籍していることから，養護活動においても個々の疾病や障害に応じた配慮や対応が必要となると共に高い専門性も求められる．その中でも特に医療的ケアを必要とする児童生徒が多く在籍する肢体不自由特別支援学校及び医療機関との連携が重要となる病弱特別支援学校における養護活動は，特別支援学校ならではの養護活動となっている．

1　肢体不自由支援学校及び病弱特別支援学校における養護活動

表20−2は，肢体不自由特別支援学校の養護教諭の1日の活動について表したものである．養護教諭の役割

は「児童生徒の健康の保持増進」「健康課題の解決」「学校保健の推進」等であり，幼・小・中・高等学校に勤務する養護教諭と基本的には同様である．特別支援学校に勤務する養護教諭は，在籍する児童生徒（医療的ケアを必要とする児童生徒も含め）の障害や疾病に応じた対応を求められることから，特別支援学校として特性のある養護活動となっている．

病弱特別支援学校の養護活動の中心は，様々な疾病や障害により病院に入院している児童生徒が，治療をしながら学習活動を行う事ができるよう，個々のニーズに応じた支援を実施するために，教諭と共に医療機関と効果的な連携を行うことである．

1）健康観察の重要性

健康観察は，感染症の流行防止や，いじめや虐待などの早期発見や対応等の必要性から，幼・小・中・高等学校においても重視され，2008（平成20）年の中央教育審議会答申でも「学級担任などによる日常的な健康観察の充実」が明示されている．

(1)　肢体不自由特別支援学校における健康観察

肢体不自由特別支援学校に在籍する児童生徒は，肢体不自由だけでなく視覚，聴覚，知的等の重複した障害や疾病があり，その程度や状態も様々である．児童生徒が日々健康で安全に学習活動を行うためには，教職員は個々の児童生徒の健康状態を把握し，健康状態に応じた学習内容を計画することが必要である．そのため健康観察は学級担任だけでなく，看護師，保護者やスクールバスの添乗員などからの情報提供など，複数の目により様々な方法で行う必要がある．養護教諭の行う健康観察は，学級担任が行う健康観察結果から，学校全体の健康状態を把握するだけでなく，保健室において，学級担任や看護師と共に医療的ケアを必要とする児童生徒を対象に，個別の健康観察も実施している．

また，学習内容や学習環境の変化により健康状態に影響を受けやすく，体調の崩れに繋がりやすい児童生徒がいることから，朝の健康観察だけでなく，あらゆる学習活動の場面において健康観察の必要があり，養護教諭には結果に応じた遅滞の無い対応が求められると

共に，組織的な健康観察システムの構築が必要である．

(2)　病弱特別支援学校における健康観察

　病弱特別支援学校に在籍する児童生徒は，様々な疾病や障害により併設する医療機関において入院治療をすると共に学習活動を行っている．併設する医療機関の診療内容に応じて在籍する児童生徒の疾病や障害も異なっている．急性期の白血病や小児がんの児童生徒が在籍する場合は短期間の在籍となるであろうし，筋ジストロフィーや重度心身障害の児童生徒が在籍する場合は長期間の在籍となる．また，心身症や発達障害などで在籍する児童生徒は，治療効果に応じた在籍期間となるであろう．

　このように様々な疾病や障害の治療のために入院している児童生徒の健康観察の方法の中心となるのは医療機関との連携である．授業の開始前に，児童生徒が入院している各病棟看護師から体調の変化や治療等による欠席，遅刻，早退や学習活動に対する配慮事項などが電話により連絡が入る．それぞれの連絡事項を養護教諭は各担任に直接報告する．また，感染症の流行時期には，学校内での感染防止に努め，毎朝，保健室において全員の体温測定を実施するなど，丁寧な健康観察を実施することが必要となる．

　また，健康観察は授業開始前だけでなく，担任や教科担任，養護教諭などにより在学している時間帯すべてにおいてする必要があり，少しでも体調に変化が見られた場合は主治医や病棟看護師と連携をとり，早期対応が望まれる．

2）担任・保護者・多職種などとの連携の重要性

　2008（平成20）年の中央教育審議会答申において，養護教諭は「子どもの現代的な健康課題の対応に当たり，学級担任等，学校医，学校歯科医，学校薬剤師，スクールカウンセラーなど学校内における連携，また医療関係者や福祉関係者など地域の関係機関との連携を推進することが必要となっている中，養護教諭はコーディネーターの役割を担う必要がある」と示されている．

　また，2015（平成27）年の中央教育審議会答申「チームとしての学校のあり方と今後の改善方策について」に

おいては，多様化する児童生徒の健康課題を解決するためには，学校はSCやSSWを活用し，学校外は様々な専門機関や専門職とチームとなって組織的な取組を進める事としている．

(1)　肢体不自由特別支援学校における連携

　学校において医学的な知識を持つ教職員である養護教諭は，肢体不自由特別支援学校における重度重複障害がある児童生徒の健康課題の対応においては，看護師，学校医，理学療法士，作業療法士，栄養士，スクールカウンセラー等の多職種とのチームアプローチを行う上で，コーディネーターとしての役割が特に重要となる．

　表20−3の肢体不自由特別支援学校の養護活動においても，学級担任，スクールバス添乗員，看護師，理学療法士，作業療法士，栄養士，学校医（整形外科・小児内科・精神科等）と多岐にわたる連携を実施しており，養護活動を展開する中で，養護教諭としての専門性が求められている．

　その中でも特に，医療的ケアを必要とする児童生徒については学校看護師との日々の連携が重要となる．養護教諭は全校児童生徒が健康管理の対象であるが，学校看護師は医療的ケアを必要とする児童生徒がケア対象であり，実施したケア内容や体調の変化など詳細に連携を行う必要がある．

(2)　病弱特別支援学校における連携

　病弱特別支援学校に在籍する児童生徒は，様々な疾病や障害により併設する医療機関において入院治療をすると共に学習活動を行っていることから，入院している医療機関との連携は必須であり重要となる．

　連携内容は，欠席や早退などの日々の連携だけでなく，児童生徒の病状の変化に伴う連携，学校行事や校外学習の実施に伴う連携等様々である．

　その連携相手は，主治医を中心に，病棟看護師，理学療法士，作業療法士，臨床心理士，保育士，福祉関係職員など様々であり，ニーズに応じた連携を実施している．

表20－3　1日の養護活動（肢体不自由特別支援学校）

日　課	時刻	日々の活動	週の活動
職員朝会	8：35	行事の連絡	
学部朝会	8：45	欠席者及び健康状態の連絡・情報収集	
保健室朝会	8：55	看護師に本日の行事を連絡 医療的ケア生徒の欠席・体調連絡及び遅刻早退の連絡	
スクールバス 到着	9：00	児童生徒の登校出迎え（バス添乗員との連携） 医療的ケア生徒，看護師・担任と一緒にバイタルチェック及び 胃ろうボタン・マーゲンチューブ留置状況チェック及び 吸引器や与薬品のチェック 吸入・吸引の補助 看護師と医ケア生徒の健康状態について申し送り	
ストレッチ	9：30	運動感覚室・・・ストレッチの様子を観察 体育館・・・ランニングや運動の様子を観察	PT連携記録を閲覧 OT連携記録を閲覧
朝の会	10：00	健康観察に教室巡視 健康状態の把握 看護師と医療的ケア児童生徒の経過報告	医療連携記録を閲覧 訪問記録を閲覧
授　業	11：00	来室児童生徒への対応 吸入・吸引の補助	学校PT・OTと該当生徒の 体の状態について意見交換
給　食	12：00	食堂・・・食事の様子を観察 栄養剤注入の生徒の観察 食形態の異なる生徒に対し，形態の確認 看護師と医療的ケア児童生徒の経過報告	管理栄養士と食形態について 意見交換
授　業	13：00	来室児童生徒への対応 吸入・吸引の補助	学校医（整形外科・小児内科 心療内科）による医療相談
帰りの会	14：45	看護師と医療的ケア児童生徒の経過報告	
スクールバス 発車	15：00	児童生徒見送り 看護師と医療的ケア児童生徒の申し送り	
休　憩	15：25		
各種会議	16：10	報告書や起案書の作成等事務的仕事	学校行事担当係会 分掌会 学部・学年会に出席

2　養護活動における配慮事項

1）健康診断

　特別支援学校に在籍する児童生徒は，体重などの変化が体調変化の指標となる場合もあり，適切に健康診断を行う意義は大きい．しかし，児童生徒の障害の状態によっては一般的な健康診断の方法では実施が困難な場合もあり，適切に行うために，様々な工夫や教育上の配慮が必要となる．

　四肢の変形や拘縮を有する児童生徒の身長測定は，立位の姿勢がとれないことから，マットや畳上で仰臥位をとらせ，各計測点①頭頂②乳様突起③大転子④膝関節外測定中央点⑤外果⑥踵部をメジャーにより測定し，結ぶ長さを身長とする石原式測定法を利用すること

が多い．

　体重計上で立位や座位（体重計の座面が広くしてある）がとれない児童生徒の体重測定では，教職員が抱きかかえて体重測定を行い，教職員の体重を差し引いて測定する方法等を実施する場合もある．

　視力検査は，ランドルト環による測定が困難な児童生徒は，「とり」「いぬ」「ちょう」などの影絵を指標とし同じカードを用意し選ばせる等の方法もある．また視覚障害特別支援学校などと連携し専門的な方法で検査することも必要となってくる．

2）保健教育

　保健教育を行う場合は，個々の障害や疾病に応じた

個別指導が最も効果的であるが，集団を対象とした保健指導を行う場合には，児童生徒の実態が多様であるため，様々な工夫と教育的な配慮が必要となる．

　発達障害がある児童生徒を対象とした健康教育上の配慮事項は，①短時間の指導を繰り返して行う②ダンスや音楽，絵，物語などを取り入れ，楽しい雰囲気で行う③できるだけ小さな集団（同程度の発達課題のグループ）を対象にする④使用する教材を工夫する（紙芝居や人形等）⑤教育内容上児童生徒が一緒に参加できる場面を多く取り入れる等が考えられる．

　また「保健だより」の作成においても，対象とする児童生徒の障害や疾病に応じた内容や工夫が必要である．例えば視覚障害特別支援学校の「保健だより」においては，文字を点字に変換するなどの様々な配慮や工夫がされている．

3）保健管理

　在籍する児童生徒の中には，痰の吸引などの医療的ケアを必要とするてんかん発作がある，感情の起伏が激しく周囲に危険な行動をとる，感染症の罹患が重篤な状態を招くなど，健康面や情緒面で配慮すべき課題を有するケースが少なくない．特に保健室は，パニック状態や感染症に罹患の可能性により来室した児童生徒が，障害の重い児童生徒と同じ時間帯で利用する可能性のある場であることから，養護教諭はそれぞれの来室理由や状況に応じた細心の配慮と対応が必要となる．

　また，てんかん発作発症時などの対応として，主治医が処方し保護者から文書で依頼された坐薬などの薬を預かり，与薬する場合もある．与薬する際には学級担任などの関係教育職員と共に細心の注意が必要である．

4）応急処置

　一般的に特別支援学校に在籍する児童生徒とのコミュニケーションは，言語だけでなく，個々の障害や疾病に応じた様々な方法で行われている．

　疾病や傷害等により来室した児童生徒の状況を正しく理解し，養護診断に基づく適切な応急処置を行うことが求められる養護教諭は，1人ひとりのコミュニケーション方法の違いを理解しておくと共に，児童生徒の平素の状態を把握していることが重要となる．

　特別支援学校の養護教諭が，疾病や傷害に対し適切な応急処置を行うための必要な配慮事項としては，

(1)　児童生徒に関わる情報を収集する（保健室にある主治医からの意見書・保健調査票・健康診断表・健康観察表など）

(2)　引率の教職員などから疾病や傷害の発生状況や経緯などについての情報を収集する

(3)　児童生徒の傷害や疾病に応じたより丁寧なフィジカルアセスメントを行う（体温・脈拍・血圧・呼吸の状態・血圧・酸素飽和度・顔色・表情など）

(4)　養護教諭だけの判断でなく，必要に応じて学級担任，学校医や主治医，看護師，保護者等からの助言を参考にするなどである．

　特別支援学校の児童生徒は，疾病や傷害が発生し短時間で重症化するケースもあり，養護教諭の遅滞の無い適切な応急処置が求められることから，学校現場の医療知識を持つ教職員としての高い専門性が必要とされる．

注

1）文部科学省（2022）特別支援教育の充実について，p 5　https://www.mext.go.jp/content/000912090.pdf（2022/12/10アクセス）

2）厚生労働省（2019）学校における医療的ケアの実施に関する検討会議「最終まとめ」概要，学校における医療的ケアの実施に関する検討会議，p 1，https://www.mext.go.jp/a_menu/shotou/tokubetu/material/__icsFiles/afieldfile/2019/03/22/1413967-001.pdf（2022/1/10アクセス）

3）文部科学省初等中等教育局特別支援教育課：学校における医療的ケアの必要な児童生徒等への対応について　http://www.mhlw.go.jp/file/06-Seisakujouhou-12200000-Shakaiengokyokushougaihokenfukushibu/0000147112.pdf（2022/1/10アクセス）

引用・参考文献

1）文部科学省：特別支援教育の推進について（通知）19文科初第125号．

料〜医療的ケア児を安心・安全に受け入れるために〜.
https://www.mext.go.jp/content/20211014-mxt_
tokubetu02-000016489_1.pdf（2022/3/3アクセス）

2）外務省：障害者の権利に関する条約（略称：障害者権
利条約）（Convention on the Rights of Persons with
Disabilities）.
https://www.mofa.go.jp/mofaj/gaiko/jinken/index_
shogaisha.html（2022/1/12アクセス）

3）日本精神神経学会（監修）：DSM-5　精神疾患の診断・統
計マニュアル, 医学書院, 2014.

4）文部科学省：特別支援教育の体制整備の推進（4）幼稚
園, 小学校, 中学校, 高等学校, 中等教育学校及び特別支
援学校における支援体制の整備.
https://www.mext.go.jp/a_menu/shotou/tokubetu/
main/006/1294930.htm（2022/1/12アクセス）

5）文部科学省：通常の学級に在籍する発達障害の可能性のあ
る特別な教育的支援を必要とする児童生徒に関する調査結
果について, 2014.
https://www.mext.go.jp/b_menu/shingi/chousa/
shotou/089/houkoku/1339265.htm（2022/1/12アクセス）

6）文部科学省：平成20年中央審議会「子どもの心身の健康を
守り, 安全・安心を確保するために学校全体としての取組
を進めるための方策について」（答申）.
https://www.mext.go.jp/b_menu/shingi/chukyo/chukyo
5/08012506/001.pdf（2022/1/12アクセス）

7）瀧澤利行：基礎から学ぶ学校保健〔第2版〕, 建帛社,
2018.

8）森田健宏・田爪宏二　監修, 柳園順子　編集：よくわか
る！教職エクサイズ（8）学校保健, ミネルヴァ書房,
2019.

9）和田慎也：特別支援教育の推進　特別な支援を必要とす
る児童・生徒の就学とその支援, 公衆衛生, Vol83（6）,
466-473, 2019.

10）文部科学省：学校における医療的ケアの今後の対応につい
て, 平成31年3月20日付け30文科初第1769号初等中等教育
局長通知, 2019.
https://www.mext.go.jp/a_menu/shotou/tokubetu/
material/1414596.htm（2021/11/22アクセス）

11）津島ひろ江：医療的ケアのチームアプローチと養護教諭の
コーディネーション, 学校保健研究, 48（5）, 413-411,
2006.

12）文部科学省：小学校等における医療的ケア実施支援資

[第20章関連]

令和5年度（令和4年度実施）養護教諭採用試験問題

1　次の(1)〜(4)の各問いに答えよ.

(1)　人間の多様性の尊重等の強化, 障害者が精神的及び身体的な能力等を可能な最大限度まで発達させ, 自由な社会に効果的に参加することを可能とする目的の下, 障害のある者と障害のない者が共に学ぶ仕組みのことを何というか. ［　　　］から一つ選び, 番号で答えよ.

1　ヘルスプロモーション	2　ノーマライゼーション	3　バリアフリー
4　ユニバーサルデザイン	5　インクルーシブ教育システム	

(2)　聴力検査の学年は, 全学年で行われることが原則であるが, 小学校第（　1　）及び第6学年, 中学校及び高等学校第2学年は除くことができる. （　1　）にあてはまる学年を［　　　］から一つ選び, 番号で答えよ.

1　1学年	2　2学年	3　3学年	4　4学年	5　5学年

(3)　視力検査は, はじめに（　2　）の指標から開始するのを原則とし, 上下左右のうち4方向を任意に見させ, 指標の提示時間は3〜5秒間とする. （　2　）にあてはまる数値を［　　　］から一つ選び, 番号で答えよ.

1　0.3	2　0.5	3　0.7	4　1.0	5　1.2

(4)　学校保健安全法第16条（職員の健康診断）では,「（　3　）は, 前条の健康診断の結果に基づき, 治療を指示し, 及び勤務を軽減する等適切な措置をとらなければならない.」とされている. （　3　）にあてはまる語句を［　　　］から一つ選び, 番号で答えよ.

1　保健所	2　校長	3　学校医	4　養護教諭	5　学校の設置者

(愛知県)

2　子どもが抱える現代的な健康課題について, 次の(1)〜(3)の問いに答えよ.

(1)　次の文は,「医療的ケア児及びその家族に対する支援に関する法律」（令和3年法律第81号）の一部である. 文中の（　　）に当てはまる言葉を書け.

> 第1条　この法律は, 医療技術の進歩に伴い医療的ケア児が増加するとともにその実態が多様化し, 医療的ケア児及びその家族が個々の医療的ケア児の心身の状況等に応じた適切な支援を受けられるようにすることが重要な課題となっていることに鑑み, 医療的ケア児及びその家族に対する支援に関し, 基本理念を定め, 国, 地方公共団体等の責務を明らかにするとともに, 保育及び教育の拡充に係る施策その他必要な施策並びに医療的ケア児支援センターの指定等について定めることにより, 医療的ケア児の健やかな成長を図るとともに, その家族の（　　）の防止に資し, もって安心して子どもを生み, 育てることができる社会の実現に寄与することを目的とする.

(2) 次の文は、「精神疾患に関する指導参考資料～新学習指導要領に基づくこれからの高等学校保健体育の学習～」（令和3年3月日本学校保健会）に示されている、摂食障害の神経性やせ症の特徴である。下線部①～⑥の中で誤っているものを一つ選び、その番号を書け。

神経性やせ症の特徴は、<u>著しい低体重でBMI17あるいは18前後</u>①で<u>月経不順</u>②がみられる。本人は自覚がないことが多く、<u>筋肉量の減少により女性ホルモンが減少</u>③し、<u>骨粗しょう症</u>④などが進行し、身長の伸びが止まることもある。症状としては肥満恐怖があり、<u>過活動</u>⑤や<u>運動強迫</u>⑥が特徴である。

(3) 次の文は、「子供たちを児童虐待から守るために－養護教諭のための児童虐待対応マニュアル－」（平成26年3月日本学校保健会）に示されている、特徴のある外傷所見（身体的虐待による外傷）である。適切なものを次のア～オから選び、その記号を全て書け。

ア　平手打ちによってできる皮下出血のことをやじりマークという。

イ　左右の犬歯と犬歯の距離が3cm以上ある場合は、大人によるかみ傷である。

ウ　紙巻きたばこを押しつけられたやけどの場合、直径が約8mmで境界鮮明な円形を呈しており、中央部分よりも周辺部分に深いやけどが認められる。

エ　抜けた毛の毛根が発赤している、脱毛部分が腱膜下血種によって膨隆しているなどの場合は、頭髪を引き抜かれたことによる脱毛が疑われる。

オ　熱した液体を浴びせられたときにできる液体熱傷に特徴的なマークを、スラッピング・マークという。

（愛媛県）

③ 次は、「小学校等における医療的ケア実施支援資料　～医療的ケア児を安心・安全に受け入れるために～」（令和3年6月）［文部科学省初等中等教育局特別支援教育課］の一部である。（　①　）～（　⑤　）にあてはまる語句を下のa～jから選び、記号で答えよ。

3　教職員の役割

　　小学校等において看護師等が医療的ケアを行うに当たって、教職員は、医療的ケアを小学校等において行う教育的意義や必要な（　①　）環境などについて理解するとともに、学級担任をはじめ教職員により行われる日常的な子供の（　②　）状態の把握を通じて、看護師等と必要な情報共有を行い、緊急時にはあらかじめ定められた（　③　）に基づき対応することが、特に重要である。

　　また、教職員が、看護師等の管理下において、医療的ケア以外の支援、例えば、医療機械・器具の装着時に（　④　）を手伝ったり、医療的ケアを受けやすい姿勢保持等の（　⑤　）を行ったりすることは可能であり、教職員と看護師等とが連携して医療的ケア児の支援に当たることが重要である。

| a　健康 | b　家庭 | c　補助 | d　役割分担 | e　体調管理 |
| f　学習 | g　衛生 | h　衣服の着脱 | i　マニュアル | j　指示 |

（滋賀県）

第21章　養護活動の評価

Ⅰ　評価の対象

評価は，目標に対して実施した活動がどれほどの効果があったかを判定するためのものであり，その後の活動の計画立案や改善に役立てられる．評価を行うことにより，活動の質が向上するのみでなく，組織の活性化や個人の資質向上にもつながる．

養護教諭は，学校に1人しかいないことがほとんどであり，他者の養護活動との比較をする場面が少ない．そのため，学校保健における自身の養護活動を振り返り，評価することを常に意識することが必要である．

現在，学校では，人事考課の考え方に基づく教員個々の評価である「教職員評価」と平成19年の学校教育法および学校教育法施行規則の一部改正により実施されている学校運営全体の評価である「学校評価」，平成29年の教育公務員特例法の一部改正により策定が義務づけられた「教員評価指標」が公的な評価システムとして導入されている．これを学校保健及び養護教諭に当てはめると，「教職員評価」および「教員評価指標」は養護教諭の個人的な目標に基づく，資質や能力に関する評価であり，「学校評価」は学校保健計画を含み，教員個々や様々な組織活動の総体としての学校保健の評価と考えることができる．しかし，学校保健では，養護教諭個人と学校全体の評価の間に位置づく，「保健室経営」についても評価をするべきである．保健室経営は，「各種法令，当該学校の教育目標等を踏まえ，児童・生徒等の健康の保持増進を図ることを目的に，養護教諭の専門性と保健室の機能を最大限生かしつつ，教育活動の一環として計画的・組織的に運営すること」である（財団法人日本学校保健会　保健室経営計画検討委員会）．養護教諭がその専門性を生かしつつ機能させる保健室の果たす機能や役割は，上記の2種による評価では不十分であり，学校保健目標の具現

化のための保健室の機能評価を「保健室経営計画」に基づいて行うことが望まれる．

しかし，これら3つの評価は別個に行われるものではなく，学校保健という枠の中に含まれるものであり（図21-1），それぞれが連動して学校保健の向上につながっているというイメージを持って評価をしていくことが重要である．つまり，学校保健計画具現化のために，保健室で養護教諭が行っていく活動についての保健室経営計画を立案し，実施・評価をしていく．これらの計画を有効に展開していくためには，活動の主体である養護教諭個人の資質・力量の向上が欠かせない．教育相談や救急処置の個別事例対応，健康教育や保健管理に関する養護教諭の活動について，その資質・力量の視点から養護教諭が評価を積み上げていくことが，保健室経営の質を高め，学校保健計画の具現化につながる．

図21-1　学校保健の評価レベル（イメージ）

Ⅱ　評価の観点

評価は，具体的な指標と適切な方法によって行われなければならない．しかし，教育に関する最終的な評価は，結果が出るまでに長期間を要することや，比較的短期間でとらえやすい態度や意識の変化についても数値

化・可視化しにくいなどの問題を持つことが多い. 以下に示すような, 様々な観点から適切な指標を見出す工夫が必要となる.

1) 適切性の評価

適切性とは, 活動の必要性のことであり, 対象にとってその活動が必要とされている程度が評価となる. しかし, 学校保健では, 対象となる児童生徒は必要性を感じていないが, 生涯にわたる健康保持のために知識を身に付けさせることを目的とした事業など, 児童生徒の将来に向けての必要性が適切性の評価にあたる場合が多い.

2) 過程 (プロセス) の評価

過程の評価は, 事業計画通りに実施されたかを確認することである. 具体的には, 実施内容, 期間, 参加者などがこれに当たる. 予定通りに事業を進めることができたか, できなかった場合には, 何が問題であったかの確認が評価となる. 例えば, 歯科検診が予定時間を超えてしまった場合は, その問題が人員不足であったのか, 時間設定に無理があったのかなどを確認することが必要となる.

3) 費用効果の評価

費用効果は事業にかかる費用とそれに見合う効果のことである. 学校保健活動は, ヘルスプロモーションをその理念としている活動であり, その効果を純粋に算出することは非常に困難である. しかも, 公的機関である学校に, 経済的な考え方はなじみにくく, 費用効果の評価はあまり行われてこなかった. しかし, 限られた資源, 費用, 人員の中でより良い仕事をするという考え方のもとに活動を行う意識を持つことは必要である.

4) 有効性の評価 (影響の評価)

有効性の評価は, 事業の目的が達成できたかについて短期的な評価をすることである. 児童生徒の反応や満足度をその活動中や直後に確認することがこれに含まれる. 児童生徒の活動中の反応や, 事後に書いた感想文の内容などを評価に用い, その態度や意識の変化

を指標とすることができる.

5) 成果の評価

成果についての評価は, 初めに設定した目標の達成度を長期的な視点で確認することである. つまり, 事業の最終的な結果の判断である. 学校保健活動における成果は, 究極的には, 生涯にわたって健康を保持増進する生活習慣を継続できる, というところにあるため, その評価は難しい. 歯科保健活動を例にすれば, 学校在学期間中の歯磨きの継続やう歯・歯肉炎の罹患状況などは評価に活用できる資料となり得る.

活動を行うときには, 計画時にこれらの評価の観点ごとに具体的な指標を明確にしておくことが重要である. 評価指標があることで, 目指す成果や到達点が明らかになり, 活動の質自体を高めることにつながる.

Ⅲ　評価の方法

評価をだれが, いつ, どのように行うのか. 評価の指標に合わせて明確にしておかなければならない.

1) 評価者

評価をする人については, 養護教諭が自己評価をすることが適切な指標もあれば, 児童生徒, 保護者, 教員や管理職等による他者評価が有用な場合もある. 例えば, 応急処置の評価をする時, 養護教諭がその方法をわかり適切に処置できたと感じているかという自己の資質・能力の評価には, 自己評価は有用であり, 学校体制として児童生徒の病院搬送はどうあるべきかの評価を行う場合には, 保護者による他者評価が役立つかもしれない.

2) 評価の時期

過程 (プロセス) の評価は活動中に, 有効性の評価は活動中やその直後に, 成果の評価は一定の期間の後で行われる. 評価したい内容に適した時期があるため, 活動計画の立案時に評価の時期を考慮に入れることで, 機を逸することなく評価を実施することができる.

3）評価に用いられる手法

　評価に用いられる手法は，非常に多様である．イン
タビューやアンケート調査，事例検討，観察，記録（記
述・写真・動画など），実験的手法，疾病罹患率や発
生率，検査，試験やテストなどがある．これらの手法に
よって得た情報を質的あるいは量的に分析し，評価を行
う．評価のためのアンケート回収やその分析には，ICT
を活用することで省力化をはかることができる．

　対象者のプライバシーや記録の情報管理など，倫理
的に十分な配慮をする必要がある．

Ⅳ　評価のためのモデル

　養護活動を評価するうえで役立つモデルをいくつか
紹介する．これらを参考にすることにより，健康課題の
設定および計画立案から評価までの一連の流れが系統
的なものとして整理でき，評価すべきことを明確にしや
すくなる．

1）プリシード・プロシードモデル

　プリシード・プロシードモデルは，ヘルスプロモー
ションのための計画や評価の枠組みとして適用されて
おり，アセスメントと実施，評価を8つの段階で示して
いる．特に，介入のための道筋を下記の4段階のアセス
メントによって多角的に分析することにより，同時に評
価の指標も明確になる．様々な視点からのアセスメント
を網羅しているため，計画における介入の選択肢の幅
が広がり，評価後ただちに新たな介入を組み立てられ
るという利点もある．

⑴　第1段階：社会アセスメント

　地域や学校，児童生徒やその保護者について情報収
集を行い，関心ごとや要望（ニーズ）を明らかにする．
文化や社会状況を踏まえた上で，地域が学校に求めて
いること，学校が目指す児童生徒像，保護者が学校や
児童生徒に望むこと，児童生徒が直面している悩みや
課題などを分析するプロセスである．ここでは，児童生
徒の自己肯定感，主観的健康感，学力テスト等の調査
結果，保護者による学校評価などが情報源となる．

⑵　第2段階：疫学アセスメント

　地域や学校，児童生徒や保護者にとって最も重要な

図21-2　プリシード・プロシードモデルの養護活動への応用例
［グリーン（Green LW）・クルーター（Kreuter MW）により開発されたモデルを応用して筆者作成］

健康課題を明確にし，その原因となる行動要因（健康問題に関係する個人の行動や生活習慣）や環境要因（経済的状況や社会の制度，物理的環境など）に優先順位を付け，評価の指標を特定する．介入による変化のしやすさと重要度を考慮し，優先順位を決めて計画を立てることで，効率的・効果的な活動を行うことができる．

健康課題の抽出では，県や全国などのデータと比較することも方法の1つとなる．因果関係の特定では，疫学的情報を用いた根拠のある分析が求められる．

(3) 第3段階：教育／エコロジカルアセスメント

目標とした行動要因と環境要因を改善するための方法を，前提要因，強化要因，実現要因の3点から検討する．

前提要因は行動の前提となる知識や態度，価値観，認識であり，学校では，集団及び個別指導，児童生徒保健委員会などの組織活動それぞれで行う教育の目標について検討することがこれにあたる．強化要因は行動の維持・継続に関係する，行動後に得られる心地よさや報酬（仲間や家族，教員に褒められるなど）であり，学校では，目標達成に応じてシールを配るなどの方法がとられる．実現要因は行動実現に直接関係する具体的な技術や設備，利用しやすさを指し，歯科保健の場合，歯みがき用の手洗い場の整備などがあげられる．

これら3要因を分析することにより，目標達成のための介入の具体的な評価項目や内容，方法が明確になる．

(4) 第4段階：運営・政策アセスメント

第3段階までに抽出した介入を実施するための具体的な実施計画を立案する．介入の対象や目標を設定し，必要な人員や物品が準備できるか，時間を確保できるかなどを確認し，実現性を高める．介入を行う上で関係する教科や学校行事，法律，円滑に進めるための促進要因や障害となる要因がないかについても検討する．

2）PDCAサイクル

PDCAサイクルは，生産・品質などの管理を円滑に進めるための業務管理手法として提唱され，現在は様々な分野の業務改善に応用されており，Plan（計画），Do（実施），Check（評価），Act（改善）の4段階から構成されている．最後のActではCheckの結果から最初のPlanを継続または中止・修正し，次のPlanにつなげ，このプロセスをらせん状に継続していくことで，業務改善を目指す．

(1) Plan（計画）：

アセスメントに基づき，具体的な目標を設定し，目標達成のための活動計画を立案する．この時，各段階における評価の観点や指標を明確にしておく．

(2) Do（実施）：

計画にそって活動を行う．記録（記述・写真・動画）を取っておくと過程の評価に役立つ．

(3) Check（評価）：

図21-3　養護活動におけるPDCAサイクル

活動の実施を評価指標に基づき，確認する．

⑷　Act（改善）：

　評価の結果から，計画を見直す．計画を継続するのか，するのであれば，改善が必要かどうか，どのように改善するかを検討し，次の計画への資料とする．

V　養護活動の評価の実際

　養護活動の評価は，これまで述べた内容を踏まえて計画・実施される．評価項目は，地域の実情や学校保健目標により変化するため，学校ごとにそれぞれ検討されることとなる．ここでは，どの学校でも共通となる養護教諭の個々の活動評価について述べる．

　以下に養護教諭の力量形成の観点から，専門的機能（第1章参照）をもとに基本的評価項目を例示する．養護教諭は，記録，観察等の方法により，以下の事項について日々の活動を振り返り，自分なりの目標をもって資質・力量の向上を目指すことが求められる．

　①　学校救急看護の機能
　　・適切な救急処置ができたか
　　・救急時の校内体制が機能しているか
　　・感染症の早期発見，適切な対処ができたか
　　・健康や疾病についての最新情報を得ようとしているか
　②　集団の保健管理の機能
　　・健康診断・保健調査・健康観察を適切かつ機能的に実施できているか
　　・健康診断・保健調査・健康観察による児童生徒の心身の健康情報が把握できているか
　　・災害防止，学習効率の向上を考慮した環境の整備に努めているか
　　・学校の全職員が共有すべき情報を個人情報に配慮しつつ周知できているか
　③　保健教育における独自の機能
　　・保健教育について，学内の理解や協力を得られる体制づくりに努めているか
　　・健康問題に応じた保健教育を計画・実施できたか
　　・保健教育に参加・協力できたか
　　・目標に合った，効果的な授業・指導を行うことができているか
　　・ヘルスプロモーションを念頭に置いた組織活動や広報活動ができているか
　④　人間形成の教育（教職）機能
　　・健康診断に基づく健康相談を適切に行うことができたか
　　・様々な場面で児童生徒の心身の問題を示すサインの発見に努めているか
　　・児童生徒の健康問題を心身両面から多角的に分析し，適切に対応することができているか
　　・児童生徒が相談しやすい環境づくりや対応に努めているか
　　・保護者や教員に対して，専門的立場から助言や情報提供をするよう努めているか
　⑤　外部システムと連携し，コーディネートする機能
　　・地域や家庭への広報活動に努めているか
　　・外部の関係機関や専門家と情報交換をするなど，関係づくりに努めているか
　　・適切な外部の関係機関や専門家と連絡を取り，児童生徒の学校生活の調整をすることができたか

VI　教員育成指標の必要性と養護教諭の活動の評価

　2015年（平成27年）中央教育審議会の答申「これからの学校教育を担う教員の資質能力の向上について～学び合い，高め合う教員育成コミュニティの構築に向けて～」では，教員育成指標の策定の必要性が示された（第3章VI参照）．教員育成指標とは「教職課程に在籍する学生や現職教員の両方にとって，教職キャリア全体を俯瞰しつつ，現在自らが位置する段階において身に付けるべき資質や能力の具体的な目標となり，かつ，教員一人一人がそれぞれの段階に応じて更に高度な段階を目指し，効果的・継続的な学習に結びつけることが可

能となる体系的な指標となるべきもの」とされている．
つまり，教員がキャリアステージに応じて身に付けるべ
き資質や能力の評価指標である．答申を受け，教育公
務員特例法が改正され，校長及び教員としての資質の
向上に関する指標（第22条の3第1項）及び教員研修計
画（第22条の4第1項）の策定が2017年（平成29年）よ
り義務付けられた．それにともない，養護教諭の専門性
を考慮した養護教諭のための育成指標を作成している
都道府県・政令指定都市教育委員会は増えつつある．
今後，すべての都道府県・政令指定都市教育委員会で
養護教諭独自の評価指標が開発され，養成から現職の
キャリアアップへと一貫した自己研鑽に貢献することが
望まれる．（p25育成指標，p27表3−2参照）

引用・参考文献

1）曽根智史，湯浅資之，渡部　基，鳩野洋子訳：健康行動と
　　健康教育　理論，研究，実践，pp.218-236，医学書院，東
　　京，2009.

2）日本看護協会監修：新版保健師業務要覧第3版，pp.92-
　　97，日本看護協会出版会，東京，2013.

3）荒賀直子，後閑容子編集：第3版データ更新版公衆衛生
　　看護学.jp，pp.92105-107，インターメディカル，東京，
　　2013.

4）静岡県養護教諭研究会編著，林典子監修：養護教諭の活動
　　の実際，pp.287-292，東山書房，京都，2011.

5）文部科学省：これからの学校教育を担う教員の資質能力
　　の向上について　〜学び合い，高め合う教員育成コミュニ
　　ティの構築に向けて〜（答申）（中教審第184号），
　　https://www.mext.go.jp/b_menu/shingi/chukyo/
　　chukyo0/toushin/1365665.htm（2022/1/30アクセス）

[第21章関連]

令和5年度（令和4年度実施）養護教諭採用試験問題

① 次の記述は，「現代的健康課題を抱える子供たちへの支援～養護教諭の役割を中心として～（平成29年3月文部科学省）

第2章　学校における児童生徒の課題解決の基本的な進め方」の一部である．空欄　1　～　3　に当てはまる最も

適切なものを，後の①～⑧のうちから選びなさい．

ステップ1	対象者の把握
	1 体制整備
	養護教諭は，関係機関との連携のための窓口として，コーディネーター的な役割を果たしていくことが重要である．
	2 気付く・報告・対応
	養護教諭は，日頃の状況などを把握し，児童生徒等の変化に気付いたら，管理職や学級担任等と情報を共有するとともに，他の教職員や児童生徒，保護者，学校医等からの情報も収集する．児童生徒の健康課題が明確なものについては，速やかに対応する．

ステップ2	課題の背景の把握
	1 情報収集・分析
	養護教諭は，収集・整理した情報を基に専門性を生かしながら，課題の背景について分析を行い，校内委員会に報告する．
	2 校内委員会におけるアセスメント
	養護教諭は，校内委員会のまとめ役を担当する教職員を　1　するとともに，児童生徒の課題の背景について組織で把握する際，専門性を生かし，意見を述べる．

ステップ3	支援方針・支援方法の検討と実施
	1 支援方針・支援方法の検討
	養護教諭は，健康面の支援については，専門性を生かし，具体的な手法や長期目標，短期目標等について助言する．
	2 支援方針・支援方法の実施
	養護教諭は，課題のある児童生徒の　2　を把握し，必要に応じ，健康相談や保健指導を行う．

ステップ4	児童生徒の状況確認及び支援方針・支援方法等の再検討と実施
	児童生徒の状況確認及び支援方針・支援方法等の再検討と実施
	養護教諭は，これまでの支援に基づく実施状況等について，児童生徒の課題が正確であったか，その他の原因は考えられないか，新たな要因が生じていないかなど，情報収集及び分析を行い，支援方針・支援方法を再検討するに当たり，児童生徒にとって　3　なものになるか，専門性を生かし助言する．

① 補佐　　　② 経過　　　③ 適切　　　④ 不調

⑤ 有意義　　⑥ 心身の状態　⑦ 先導　　　⑧ 有効

（神奈川県）

附章　養護教諭採用試験に向けての対策

教員採用試験の正式名称は「教員採用候補者選考試験」といい，公立学校の教員を採用するため，文部科学省が管轄し各都道府県が実施している．他に私立学校教員採用試験がある．私立学校は採用試験を各校独自に実施している．本章では公立学校教員採用試験（養護教諭）の概要について説明する．

Ⅰ　養護教諭採用試験の概要

1　教員採用試験科目の内容

一般的に「筆記試験」，「面接試験」，「実技試験」，「適性検査」で構成されている．

筆記試験には，「一般教養」，「教職教養」，「専門教養」，「小論文」があり，教職教養には「教育原理」，「教育法規」，「教育心理」，「教育史」，「教育方法」さらに特別支援教育，道徳教育，人権教育の原理などの分野がある．

2　専門教養

教員試験の中で最も割合の大きいものが専門教養である．養護教諭採用試験は教育職員免許法に定められている「養護に関する科目」に関係した教育内容から多くが出題されている．「教育職員免許法施行規則第9条」に定められている「養護に関する科目」（第3章の養護教諭養成カリキュラムを参照）は下記のとおりである．

養護に関する科目
① 衛生学・公衆衛生学（予防医学を含む．）
② 学校保健
③ 養護概説
④ 健康相談活動の理論・健康相談活動の方法
⑤ 栄養学（食品学を含む）
⑥ 解剖学・生理学
⑦ 「微生物学，免疫学，薬理概論」
⑧ 精神保健
⑨ 看護学（臨床実習及び救急処置を含む．）

本書『学校における養護活動の展開　改訂10版』のテキストは下線の科目「学校保健」，「養護概説」や「健康相談活動の理論及び方法」，「解剖生理学」，「精神保健」などに関連する計21章で構成されている．各章末には令和4年度に実施された32都道府県の養護教諭採用試験〔専門教養〕の問題を収集して，各章の内容に関連の深い問題を厳選し，章末に掲載している（全国の問題ではなく32都道府県の問題である）．

Ⅱ　採用試験（令和4年度実施）に出題された問題の根拠となった法令，通達，マニュアルなど

令和4年度に実施された養護教諭採用試験〔専門教養〕に出題された32都道府県の問題を収集し，出題されたすべての問題について根拠となる法規，通達，手引き，マニュアルなどを調査して表にまとめた（表附−1）．どこから出題されたのかが分かるよう一覧表にまとめた例は他には見当たらず，貴重で有用性の高い資料になっていると考えている．採用試験対策に活用していただければ幸いである．

表附－1　令和4年度実施採用　養護教諭採用試験出題内容（関係法規，手引き，ガイドライン，マニュアル等）一覧

No.	分類	各県出題法規・手引・ガイドライン等	No.	分類	各県出題法規・手引・ガイドライン等
1	関係法規	教育基本法	49	栄養アレルギー	学校給食における食物アレルギー対応指針
2		教育公務員特例法	50		学校等における食物アレルギーの手引
3		学校教育法施行規則	51		学校のアレルギー疾患に対する取り組みガイドライン※
4		教育職員免許法	52		日本食品標準成分表2020年版（八訂）
5		新型インフルエンザ等対策特別措置法	53		食に関する指導の手引　第二次改訂版
6		自殺対策基本法	54	保健安全教育	「生きる力」を育む学校での歯・口の健康づくり
7		児童虐待の防止等に関する法律	55		「生きる力」を育む小学校保健教育の手引
8		発達障害者支援法	56		「生きる力」を育む中学校保健教育の手引
9		労働安全衛生法	57		「生きる力」を育む高等学校保健教育の手引
10		感染症法	58		「生きる力」をはぐくむ学校での安全教育
11		感染症の予防および感染症の患者に対する医療に関する法律	59		教職員のための子どもの健康相談及び保健指導の手引
12		医療的ケア児及びその家族に対する支援に関する法律	60		がん教育推進のための教材
13		いじめ防止対策推進法	61		学校におけるがん教育の在り方について
14		学校保健安全法※	62		外部講師を活用したがん教育ガイドライン
15		学校保健安全法施行令	63	養護教諭の職務	教職員のための子どもの健康観察の方法と問題への対応
16		学校保健安全法施行規則※			
17		学校教育法施行規則	64		学校保健の課題とその対応－養護教諭の職務等に関する調査結果から－
18		医師法第17条，歯科医師法第17条及び保健師助産師看護師法第31条の解釈について	65		学校と家庭で育む子どもの生活習慣 改訂版
19		性的指向及び性自認の多様性に関する不眠の理解の増進に関する条例	66		現代的健康課題を抱える子供たちへの支援～養護教諭の役割を中心として～
20	学習指導要領	小学校学習指導要領※	67		子供たちを児童虐待から守るために－養護教諭のための児童虐待対応マニュアル－
21		中学校学習指導要領※	68		学校・教育委員会等向け虐待対応の手引き
22		高等学校学習指導要領※	69	精神保健	教師が知っておきたい子どもの自殺予防
23		現代高等保健体育改訂版	70		学校における子供の心のケア－サインを見逃さないために－
24	手引き	小学校施設整備指針	71		子供に伝えたい自殺予防　学校における自殺予防教育導入の手引
25		令和3年度版　学校保健の動向			
26		保健主事のための実務ハンドブック	72		性犯罪・性暴力対策の強化の方針の決定について
27		保健室経営計画作成の手引※	73		教職員のための指導の手引～UP DATE！エイズ・性感染症～
28		小学校等における医療的ケア実施支援資料～医療的ケア児を安心・安全に受け入れるために～	74		子どもの心のケアのために－災害や事件・事故発生時を中心に－
29	健康診断	児童生徒等の健康診断マニュアル※	75		子どものメンタルヘルスの理解とその対応
30		学校検尿のすべて 令和2年度改訂版	76		精神疾患に関する指導参考資料
31		子供の運動器の健康　学校における運動器検診の手引き	77		令和2年度児童生徒の問題行動・不登校等生徒指導上の諸課題に関する調査結果
32		学校心臓検診の実際　スクリーニングから管理まで			
33		心疾患児　学校生活管理指導のしおり	78	喫煙薬物	第五次薬物乱用防止五カ年戦略
34		腎疾患児　学校生活管理指導のしおり	79		喫煙，飲酒，薬物乱用防止に関する指導参考資料小学校編
35		学校における色覚に関する資料			
36		学校の運動器疾患・障害に対する取り組みの手引き	80		ギャンブル等依存症などを予防するために 生徒の心と体を守るための指導参考資料
37		児童，生徒，学生，幼児及び職員の健康診断の方法及び技術的基準の補足的事項及び健康診断票の様式例の取り扱いについて	81	救急処置	改訂6版 救急蘇生法の指針2020
			82		JRC蘇生ガイドライン2020
			83		学校におけるてんかん発作時の坐薬挿入について
38	学校環境	学校環境衛生管理マニュアル「学校環境衛生基準」の理論と実践※	84		独立行政法人日本スポーツ振興センター「令和元年度の災害共済給付のデータ」
39		健康的な学習環境を維持管理するために－学校における化学物質による健康障害に関する参考資料－	85		スポーツ事故防止ハンドブック
40		学校における水泳プールの保健衛生管理	86		独立行政法人日本スポーツ振興センター法
41		「体育活動中における骨折事故の傾向及び事故防止対策」調査研究報告書	87	情報教育	学習者用デジタル教科書の効果的な活用の在り方等に関するガイドライン
42		熱中症環境保健マニュアル2022			
43		学校における薬品管理マニュアル	88		GIGAスクール構想の下で整備された1人1台端末の積極的な利活用について
44	感染症	感染症発生動向調査			
45		学校において予防すべき感染症の解説※			
46		学校における新型コロナウイルス感染症に関する衛生管理マニュアル			
47		学校における麻しん対策ガイドライン（第二版）			
48		学校における結核対策マニュアル			

※分析した問題のうち，比較的多数の出題事例があった資料

Ⅲ　令和4年度実施の採用試験問題（解剖・生理）より抜粋

養護教諭の採用試験〔専門教養〕において，最も多く出題されている分野に解剖・生理が挙げられる．人の健康にかかわる専門家として，解剖・生理の基本的な知識は極めて重要である．以下，令和4年度実施の採用試験の出題から抜粋したものを練習問題として掲出する．

---

[1]　脳・神経系の構造と機能について，以下の(1)，(2)の各問いに答えよ．

(1)　図1の神経細胞の構造を示したものについて，（　①　）～（　③　）の各部位の名称をそれぞれ答えよ．

図1

(2)　図2の神経系の分類を示したものについて，次のア，イの各問いに答えよ．

図2

ア　（　①　），（　②　）に入る適切な語句をそれぞれ答えよ．

イ　下線部aについて，副交感神経系が優位に働いているときの刺激（興奮）作用として，正しい組み合わせを下のA～Eからすべて選び，記号で答えよ．

A　瞳孔　－　縮小	B　心拍数　－　増加	C　気管平滑筋　－　弛緩
D　消化管　－　蠕動・分泌亢進	E　涙腺　－　分泌抑制	

（山口県）

---

[2]　次の文は，ヒトの脳についての記述である．文中の　1　～　3　に当てはまる語句として最も適切なものを①～⑨の中からそれぞれ一つ選びなさい．

間脳は，　1　と　2　からなる．　1　は，多くの感覚神経系が大脳へいたる途中の中継地点となっている．

　2　は，体内部の状態を常に監視し制御する自律機能の調節・統合の重要な中枢で，血糖・体温・血圧・水分などの調節に関与している．

　3　は，脊髄に続く部分で，生命維持に不可欠な呼吸や血液量の調節などを行う中枢である．

①　小脳	②　延髄	③　脳梁	④　前頭葉	⑤　頭頂葉
⑥　視床	⑦　側頭葉	⑧　後頭葉	⑨　視床下部	

（三重県）

令和5年度　採用試験問題

③　次の図は，大脳皮質の構造と機能分化を示したものである．（　①　）～（　④　）に該当する語句の組み合わせを，下の a～eから一つ選びなさい．

図

	①	②	③	④
a	感覚野	聴覚野	運動野	視覚野
b	運動野	感覚野	聴覚野	視覚野
c	感覚野	運動野	視覚野	聴覚野
d	運動野	感覚野	視覚野	聴覚野
e	視覚野	運動野	聴覚野	感覚野

（高知県）

④　次の文は，やめられなくなる脳の仕組みについて述べたものである．文中の（　①　）～（　⑤　）に該当する語句の組み合わせを，下のa～eから一つ選びなさい．

　脳には，美味しいものを食べる，試験に合格するなどによって快感や幸せを感じる機能があります．これは，（　①　）が生まれるプロセスに重要な役割を果たしています．

　ギャンブル等を行ったり，依存物質を摂取したりすることにより，脳内で（　②　）という神経伝達物質が分泌されます．（　②　）が脳内に放出されることで（　③　）が興奮して快感・多幸感が得られます．この感覚を脳が「（　④　）」と認識すると，その（　④　）を求める回路が脳内にできあがります．

　しかし，その行為が繰り返されると次第に「（　④　）」回路の機能が低下していき，「快感・喜び」を感じにくくなります．そのため，以前と同じ快感を得ようとして，依存物質の使用量が増えたり，行動がエスカレートしたりしていきます．また，脳の思考や創造性を担う部位（（　⑤　））の機能が低下し，自分の意思でコントロールすることが困難になります．

	①	②	③	④	⑤
a	行動嗜癖	ドーパミン	中枢神経	報酬（ごほうび）	前頭前野
b	行動依存	ドーパミン	下垂体	快楽（よろこび）	前頭前野
c	行動嗜癖	メラトニン	下垂体	報酬（ごほうび）	前頭後野
d	行動嗜癖	ドーパミン	下垂体	快楽（よろこび）	前頭後野
e	行動依存	メラトニン	中枢神経	快楽（よろこび）	前頭前野

（高知県）

5　文中及び図中の（　①　）～（　④　）に当てはまる語句を答えよ．ただし，同一番号には同一語が入る．

　　　正常な心臓は，4つの部屋と，それぞれの部屋につながる4種類の主な（　①　）からできている．また，心臓の中には，血液が（　②　）しないように，右心房と右心室の間にある（　③　），右心室の出口にある肺動脈弁，左心房と左心室の間にある（　④　），左心室の出口にある大動脈弁の4つの弁がある．

　　　心臓は規則正しく収縮や拡張を繰り返すことによって，図の矢印の方向に血液を送り出している．

正常な心臓の構造と働き

（長崎県）

6　図は，呼吸にかかわる人体の器官の模式図である．　ア　～　エ　の名称を答えよ．

（島根県）

7　次の図は，ヒトの手と足の骨を示したものです．（　①　）～（　③　）の名称の組み合わせとして最も適切なものを，下の1～4の中から1つ選びなさい．

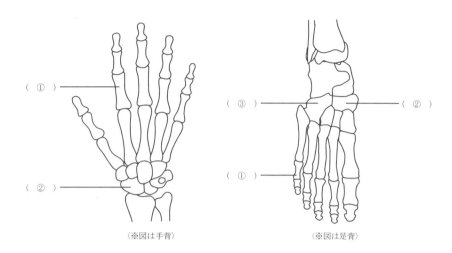

〈※図は手背〉　　　　　　　　〈※図は足背〉

1	① 中節骨	② 舟状骨	③ 外側楔状骨
2	① 中節骨	② 月状骨	③ 立方骨
3	① 基節骨	② 舟状骨	③ 立方骨
4	① 基節骨	② 月状骨	③ 外側楔状骨

（埼玉県）

8　図中の靱帯，骨について，　①　～　⑦　に当てはまるものを下の（ア）～（シ）から1つずつ選び，それぞれ記号で答えなさい．

（ア）腓	（イ）大腿	（ウ）前脛腓	（エ）尺
（オ）踵腓	（カ）前十字	（キ）前距腓	（ク）脛
（ケ）舟状	（コ）距	（サ）後距腓	（シ）踵

（熊本県・熊本市）

⑨ 次の図は，ヒトの眼球の断面図である．図中の（ ① ）〜（ ⑦ ）にあてはまる名称をそれぞれ書きなさい．

（独立行政法人日本スポーツ振興センター資料より）

（山形県）

⑩ 耳の構造とはたらきについて，次の各問いに答えなさい．

(1) 聴こえの仕組みについて，（ ）に当てはまる語句を下の選択肢から1つ選び，記号で答えなさい．ただし，同じ番号には同じ語句が入るものとする．

> 耳介で集められた空気の振動は，外耳道に導かれ，その奥にある（ ① ）を振動する．その振動は耳小骨の連鎖の働きで，（ ② ）に効率よく伝えられ，この管を満たすリンパ液に振動を伝える．この振動は（ ② ）の中で電気信号に変換され，その電気信号が（ ③ ）を経て脳に伝えられ，音として認識される．

ア 蝸牛　　　　イ 中耳腔　　　ウ 聴神経
エ 耳管　　　　オ 鼓膜　　　　カ 三半規管

(2) (1)の（ ① ）〜（ ③ ）に該当する部位を，下の解剖図から1つ選び，記号で答えなさい．

（宮崎県）

11　次の図は，皮膚の構造について模式的に示したものである．空欄①〜③に当てはまる組織の名称の組合せとして，正しいものを選びなさい．

	①	②	③
ア	表皮	皮下組織	筋肉
イ	表皮	真皮	筋肉
ウ	表皮	真皮	皮下組織
エ	角質層	筋肉	皮下組織
オ	角質層	表皮	真皮

（北海道・札幌市）

12　女性の生殖器について，図の（　①　）〜（　⑤　）の名称を答えよ．

図　女性の生殖器（側面）

（岡山県）

章末　令和5年度（令和4年度実施）養護教諭採用試験問題 解答例

[第1章]
1　ア
2　1
3　c
4　d
5　4

[第2章]
1　①　キ　②　ス　③　コ　④　タ　⑤　ケ　⑥　エ　⑦　カ　⑧　ア　⑨　セ　⑩　サ
2　問1　①　広汎性発達障害　②　脳機能　③　低年令　④　健康相談
　　　　　⑤　健康上の問題　⑥　遅滞　⑦　3年　⑧　担当
　　問2　（A）オ　（B）ア　（C）ケ

[第4章]
1　a
2　(1)　①　×　②　×　③　○　④　○
　(2)　「オーバードーズ（Overdose）」とは，薬を使うときの一回あたりの用量（dose）が過剰である（over）こと，または薬物の過剰摂取に及ぶ行為のことをさす.
3　b
4　a
5　2
6　1　①　（ウ）　②　（イ）　③　（エ）　④　（ア）
　2　1．通常時においては，保健室の機能を活かしながら，健康観察，健康診断，健康相談，応急処置時等において早期発見に努める.
　　　2．通告時，通告後においては関係機関と定期的な情報共有を行い，連携をする.
　　　3．学校内のチームの一員として，教職員やスクールカウンセラーやスクールソーシャルワーカーと連携しながら幼児児童生徒の心のケアを行う.
　　　など.
7　②

[第6章]
1　1　①　健康診断　②　健康相談　③　保健指導　④　救急処置
　2　①　キ　②　シ　③　ケ　④　カ　⑤　ウ　⑥　セ
2　③
3　(1)　d　(2)　c
4　3
5　ア　学校教育目標　イ　全教職員　ウ　評価
6　3

[第7章]
1　e
2　(1)　保健教育　(2)　保健管理　(3)　組織活動　(4)　養護教諭
3　ウ

[第8章]
1　1　（ア），（イ），（ウ）
　2　対人関係
2　d
3　c
4　1　（ア）c　（イ）h　（ウ）d　（エ）f
　2　第九条
5　（ア）感染の拡大防止　（イ）自他の健康　（ウ）自己管理能力
6　1　⑥　2　②　3　⑤　4　①　5　④

[第9章]

1 3

2 2

3 e

4 1

5 問1 ア 21　イ 予防処置　ウ 医療　エ 特別支援学級　オ 運動　カ 保健指導
　問2 キ J　ク C　ケ I　コ D
　問3 C

6 2

7 ア 視診　イ 左右差　ウ 保健調査票　エ 医療機関の受診　オ 健康教育

8 ①

9 1 ①　2 ⑥　3 ⓪　4 ③　5 ⑨　6 ②　7 ⑦

10 1 ① 学校　② 15　③ 就学時　④ 市（特別区を含む）町村教育委員会　⑤ 11
　2 6月30日
　3 ① 脊柱　② 胸郭　③ 四肢　④ 聴力　⑤ 耳鼻咽頭
　　⑥ 皮膚　⑦ 口腔　⑧ 結核　⑨ 心臓　⑩ 尿

[第10章1]

1 問1 オ　問2 ア

2 a セ　b オ　c ケ　d カ　e ク　f キ　g ウ　h シ　i ス　j ア

3 ⑤

[第10章2]

1 ア 安心　イ 学校給食　ウ 校長　エ 組織的　オ 研修　カ 正しい知識　キ 保護者

2 b

3 ①

4 (1) ⑤　(2) ①

5 問1 C
　問2 プールでの配慮事項を以下から2つ記載する
　　＜紫外線対策＞
　　・見学の際や休憩時間は日陰に待機させる　・日焼け止めクリームの塗布の許可　・ラッシュガードの許可
　　＜プールでの塩素対策＞
　　・悪化要因であるプール水の消毒に用いる塩素は，（0.4mg以上）1.0mg/l以下にする．
　問3 a ×　b ×　c ○　d ○

6 ① エピペン®　② 心肺蘇生　③ 救急車　④ 保護者　⑤ 5

7 ④

8 ⑤

9 ⑤

10 ④

[第11章]

1 (1) イ，オ
　(2) ① エ　② イ

2 3

3 (1) ① 患者の隔離　② 感染経路遮断　③ 手洗い
　　④ 抵抗力を高める（抵抗力の増強）　⑤ バランスがとれた　⑥ 予防接種
　(2) ① 発症した後5日を経過し，かつ，解熱した後2日（幼児にあつては，3日）を経過するまで．
　　② 特有の咳が消失するまで又は5日間の適正な抗菌性物質製剤による治療が終了するまで．
　　③ 解熱した後3日を経過するまで．
　　④ 主要症状が消退した後2日を経過するまで．
　　⑤ 症状により学校医その他の医師において感染のおそれがないと認めるまで．

4 (1) c
　(2) b

5 ① 3　② 不妊症　③ 膿　④ 帯下　⑤ びらんや潰瘍　⑥ 梅毒

6 (1) ①，④，⑤

(2) ア ②　イ ①　ウ ⑨　エ ⑥　オ ⑦
7　3
8　④
9　1 ④　2 ①　3 ②　4 ⑧
10　(1) イ　×3日　→　○2日
　　(2) ①　感染リスク　②　密集　③　密接　④　地域　⑤　部活動　⑥　保障

[第12章]
1　[1] 0　　[2] 7　　[3] 1　　[4] 3　　[5] 4　　[6] 9
2　[1] ③　　[2] ①　　[3] ⑥
3　3
4　4
5　①　心理的　②　認知　③　統合失調症　④　摂食障害　⑤　薬物　⑥　ギャンブル
　　⑦　身体　⑧　食事　⑨　不眠　⑩　持続的　⑪　社会環境　⑫　差別
6　b
7　①　健全　②　環境　③　生徒会　④　疾病　⑤　自然災害　⑥　有害性　⑦　情報
8　a　思考　b　判断　c　表現　d　生活習慣　e　運動　f　睡眠　g　保持増進　h　医薬品
9　健康の考え方，現代の感染症とその予防，生活習慣病などの予防と回復，喫煙，飲酒，薬物乱用と健康，精神疾患の予防
　と回復
10　1 ⑦　2 ②　3 ③　4 ⑨　5 ⑧

[第13章]
1　(A) 2　　(B) 5　　(C) 1

[第14章]
1　(1)　①　3　　②　続発無月経　　③　月経困難症　　④　有酸素運動
　　　　⑤　ホルモン療法　　⑥　月経前症候群（premenstrual syndrome: PMS）
　　(2)　ア　9　イ　声変わり　ウ　7　エ　初経（生理）
　　(3)　大血管転移症やファロー四徴症などで心不全や不整脈があるもの，複雑心奇形，大動脈弁狭窄症，心筋症，心筋炎，
　　　　川崎病後冠動脈瘤，冠動脈狭窄，冠動脈閉鎖，冠動脈低形成，冠動脈起始異常，多形成心室期外収縮，R on T型心室
　　　　期外収縮，心室頻拍，洞結節機能不全，心室頻拍，洞結節機能不全，3度房室ブロック，高度房室ブロック，QT延
　　　　長症候群，カテコラミン誘発多形性心室頻拍，ブルガダ症候群，一部のWPW症候群，原発性肺高血圧症，アイゼン
　　　　メンジャー症候群，マルファン症候群などから2疾患．
2　[1] e　[2] d
3　1　健康診断の結果，保健指導を必要とする者/保健室等での児童生徒の対応を通して，保健指導の必要性がある者/日常
　　　の健康観察の結果，保健指導を必要とする者/心身の健康に問題を抱えている者/健康生活の実践に関して課題を抱え
　　　ている者　より3つ
　　2　坐位や臥位から起立するときはゆっくり起立すること．/規則正しい生活をすること．　など．
4　①　月経困難症　②　オスグッド病　③　脳脊髄液減少症
　　④　1型糖尿病　⑤　心的外傷後ストレス障害（PTSD）
5　(A) 1　(B) 2　(C) 2　(D) 1　(E) 2
　　(F) 1　(G) 2　(H) 2　(I) 1　(J) 1
6　ア　姿勢　イ　30分　ウ　明るさ　エ　メラトニン　オ　学校医
7　ア 3　イ 3　ウ 2
8　問1　①　キ　②　サ　③　エ　④　イ　⑤　シ　⑥　タ　⑦　セ　⑧　カ
　　問2　(1)　性同一性障害
　　　　　(2)　クエスチョニング

[第15章]
1　[1] ④　　[2] ③
2　1　①　回復　②　睡眠　③　心身の不調　④　早期発見
　　2　うつ病，統合失調症，不安症，摂食障害
　　3　行動嗜癖：ギャンブルやゲーム等の何らかの行為にのめりこんでいる状態をいう．
　　　　物質依存：アルコールや薬物，カフェイン，ニコチン等の物質に依存している状態をいう．
3　③

④ (1) ⑤　(2) ④
⑤ ②
⑥ ［A］1　［B］2　［C］4　［D］1
⑦ 5
⑧ ［1］④　［2］⑤　［3］⑨　［4］③

[第16章]
① 1　c　2　d　3(1)　b　(2)　a
② 1　(エ) ⇒ (カ) ⇒ (オ) ⇒ (ア) ⇒ (イ) ⇒ (ウ)
　 2　(イ), (ウ)
　 3　① B　② A　③ B　④ B　⑤ A　⑥ A
③ 包帯で足を氷嚢ごと巻き込んで固定し，足首が心臓より高くなるように保ちながら15～20分安静にする．この時，皮膚が赤くなったらいったんアイシングを中止し，赤くなくなったらもう一度患部を冷やす．
④ (ア) ③　(イ) ②　(ウ) ①　(エ) ⑤
⑤ ① 安全　② 呼吸　③ 心室細動　④ AED　⑤ 低下
　 ⑥ 安全な場所　⑦ RICE　⑧ 筋肉　⑨ 収縮　⑩ 受診
⑥ 問1　［ア］I　［イ］F　［ウ］J　［エ］D
　 問2　(1) 2度
　　　　(2) A, E
　　　　(3) ①症状を軽くする．　②痛みを和らげる．　③水ぶくれなどの進行の拡大を防ぐ．
⑦ 3
⑧ 2
⑨ ②
⑩ ⑤

[第17章]
① ［1］⑤　［2］②
② 1
③ (1) ① 連携　② 日常的　③ 遅滞　④ 助言
　 (2) ① F　② C　③ H　④ E
④ ア

[第18章]
① (1) ① 眼　② めまい　③ 湿度　④ 花粉
　　　⑤ 長期休業中　⑥ 行動範囲　⑦ 接触物　⑧ 学校医
　 (2) ① コ　② イ　③ カ　④ ウ　⑤ オ　⑥ シ　⑦ エ　⑧ イ
② ⑤
③ 問1 イ　問2 オ　問3 ウ　問4 ウ　問5 イ
④ ア 日常点検　イ 臨時検査　ウ 換気　エ 温度　オ 飲料水　カ 照明

[第19章]
① ［1］9　［2］7　［3］3　［4］0　［5］5　［6］7　［7］1　［8］4
② a
③ ［1］⑦　［2］④　［3］⑥
④ (1) 学校保健委員会
　 (2) ① 保護者代表　② 児童生徒　③ 家庭　④ 経費
⑤ a
⑥ (1) ③　(2) ①
⑦ ①, ③, ⑤

[第20章]
① (1) 5　(2) 4　(3) 1　(4) 5
② (1) 離職
　 (2) ③
　 (3) イ, エ

③ ① g ② a ③ d ④ h ⑤ c

[第21章]
① ［1］① ［2］⑥ ［3］⑧

[附章]
① (1) ① 樹状突起 ② 細胞体 ③ シナプス
(2) ア ① 中枢 ② 感覚
イ A，D
② ［1］⑥ ［2］⑨ ［3］②
③ d
④ a
⑤ ① 血管 ② 逆流 ③ 三尖弁 ④ 僧帽弁
⑥ ア 咽頭 イ 喉頭蓋 ウ 喉頭 エ 気管
⑦ 3
⑧ ①（サ） ②（オ） ③（キ） ④（ア） ⑤（ク） ⑥（コ） ⑦（シ）
⑨ ① 毛様体 ② 虹彩 ③ 角膜 ④ 前房 ⑤ 網膜 ⑥ 視神経 ⑦ 硝子体
⑩ (1) ① オ ② ア ③ ウ
(2) ① f ② d ③ c
⑪ ウ
⑫ ① 卵巣 ② 卵管 ③ 卵管采 ④ 子宮 ⑤ 膣

索　引

編集代表者　　津島　ひろ江

　　関西福祉大学　名誉教授

　　高知女子大学卒業，岡山大学教育学研究科修了（修士／教育学）

　　兵庫教育大学大学院連合学校教育学研究科博士後期課程修了（博士／学校教育学）

編 著 者　　荒木田　美香子

　　川崎市立看護大学　教授

　　聖路加看護大学卒業，筑波大学大学院修了（修士／体育学）

　　聖路加看護大学論文博士（博士／看護学）

池添　志乃

　　高知県立大学看護学部看護学科　教授

　　高知女子大学大学院看護学研究科修士課程修了（修士／看護学）

　　高知女子大学大学院健康生活科学研究科博士後期課程修了（博士／看護学）

岡本　啓子

　　四天王寺大学教育学部　教授

　　大阪教育大学大学院教育学研究科修了（修士／学術）

　　川崎医療福祉大学大学院医療福祉学研究科博士後期課程修了（博士／保健看護学）

養護教諭養成講座①

学校における養護活動の展開

改訂 10 版

2010 年 4 月 3 日　初版発行
2014 年 4 月 1 日　改訂 2 版発行
2016 年 4 月 2 日　改訂 3 版発行
2017 年 4 月 3 日　改訂 4 版発行
2018 年 4 月 1 日　改訂 5 版発行
2019 年 4 月 1 日　改訂 6 版発行
2020 年 4 月 1 日　改訂 7 版発行
2021 年 4 月 1 日　改訂 8 版発行
2022 年 4 月 1 日　改訂 9 版発行
2023 年 4 月 1 日　改訂 10 版発行

編集代表　　津島ひろ江

編　　著　　荒木田美香子　池添志乃　岡本啓子

発　　行　　ふくろう出版

　　〒700-0035　岡山市北区高柳西町 1-23
　　友野印刷ビル

　　TEL：086-255-2181
　　FAX：086-255-6324
　　http://www.296.jp
　　e-mail：info@296.jp
　　振替　01310-8-95147

印刷・製本　　友野印刷株式会社

ISBN978-4-86186-879-5 C3047　©2023

定価は表紙に表示してあります。乱丁・落丁はお取り替えいたします。

.